JN297222

佐藤愛子・利島　保・大石　正・井深信男＝編集

光と人間の生活

ハンドブック

朝倉書店

序

　北半球では，春が近づくと多くのトリが繁殖地を目指して渡りを開始する．この季節的繁殖行動をコントロールしているのは，昼夜の長さの変化であると古くから気づかれていた．これを実験的に証明したのは Rowan (1925) である．Rowan はスズメ科の Junco に人工的長日条件を与え，真冬でも生殖腺の発達してくることを明らかにした．光周期という言葉もこのころ使われはじめ，光と植物の開花現象との関係が注目されている．

　光周期と動物の繁殖については Rowan 以降，哺乳類では Bissonnette (1932)，魚類では Hoover (1937) によって最初の研究が行われている．その後，わが国でも，光周期に関する研究が行われているが，植物の光合成，動物の眼の網膜色素に関する化学的研究がいまも続いて主流をなしている．

　わが国における光と動物に関する著書としては，合田得輔(1947)の「光と動物」が河出書房から出版されたのが最初である．Rowan の論文が "Nature" に発表されてから22年を経ている．合田は動物の発生の過程で，細胞組織のなかに存在するビタミン，蛍光物質に注目し，もっぱら蛍光性と増感性の光化学的反応に焦点をあてた．動物の個体レベルの現象にまで及んでいない．

　それからさらに26年を経て，加藤　勝(1973)の「光と動物の生活」が共立出版の光生物学シリーズの一冊として出版された．ここでは生活に関連した眼以外の光受容系に注目し，光エネルギーの吸収を生殖腺の発達，胚の成長促進など，からだの発育調節のメカニズムに結びつけていることが大きな特徴になっている．さらに，動物個体にみられる光環境(量子エネルギー)と温度環境(熱エネルギー)の相互代償作用に着目し，そのメカニズムの存在を示唆している．

　そして，さらに20年，Rowan から70年，ようやく人間を対象にした「光と人間の生活ハンドブック」(編集：佐藤愛子・利島　保・大石　正・井深信男)が朝倉書店から出版される運びとなった．まことに感慨深いものを覚える．Rowan から今日まで対象となったそれぞれの動物の光受容系は，眼ではなく，しかもか

らだの光反応系は地球の光条件にセット（build in）されていて，繁殖行動にしても，意のままに変えられない仕組みになっている．脳の前頭連合野の発達した人間になってはじめて繁殖行動が光環境から開放され，新しく光と人間の生活を展開することになった．人間の光受容系はもっぱら眼であるため，光と人間の生活の関係は動物の場合とは異なり，神経生理と行動に関する事柄，および衣食住のことが中心になる．

　本書の第Ⅰ部では，光と眼・皮膚・成長発育などとの関係を近年の光生理学，光生物学の研究から解説している．第Ⅱ部では，現代都市生活に焦点をあて，光環境への視覚機能の適応の観点から，光源・測光測色方法から，物の見えかた・加齢・障害・視覚の個人差など，これまでの動物の生活ではみられなかった光とのかかわりを提示している．特に光環境と精神的健康については，現代生活がもたらした問題点に興味ふかく触れていて，光生物学に携わってきた私達に衝撃と感動を与えてくれる．第Ⅲ部では，野生生活と都市生活の比較から，光と人間のかかわりの今後のあり方に示唆を与えている．さらに次の20年後をめざして本書は数多くのスペクトルのなかから，果たしていかなる内容のものを新しい課題として開発していくのだろうか．光は科学の発展とともに，果てしなく楽しい夢を私達に描かせてくれる．

　動物から人間へ，光とのかかわりを展開した「光と人間の生活ハンドブック」刊行に際し，格別の御尽力をいただいた筑波大学名誉教授・金子隆芳氏と朝倉書店編集部に深く感謝する．

　1995年6月

京都大学名誉教授　加　藤　　　勝

執筆者

徳永 史生	大阪大学理学部宇宙地球科学科
安藤 啓司	神戸大学医学部生理学教室
阿山 みよし	宇都宮大学工学部情報工学科
Jean K. Lauber	University of Alberta, Department of Zoology
内海 博司	京都大学原子炉実験所
市橋 正光	神戸大学医学部皮膚科学教室
堀尾 武	関西医科大学皮膚科学教室
村上 昇	宮崎大学農学部獣医学科
本間 さと	北海道大学医学部生理学教室
野崎 眞澄	新潟大学理学部附属臨海実験所
*大石 正	奈良女子大学理学部生物学科
*井深 信男	滋賀大学教育学部心理学教室
大西 鐘壽	香川医科大学小児科学講座
伊藤 進	香川医科大学小児科学講座
吉田 茂	筑波大学体育科学系
佐川 賢	通商産業省工業技術院生命工学工業技術研究所
三星 宗雄	神奈川大学外国語学部
中村 直人	浜松医科大学心理学教室
舟川 政美	日産自動車(株)総合研究所基礎研究所
田山 忠行	北海道大学文学部心理システム科学科
川端 康弘	北海道大学文学部心理システム科学科
堀 忠雄	広島大学総合科学部人間行動研究講座
*利島 保	広島大学教育学部心理学科
吉田 弘司	広島大学教育学部心理学科
松尾 信彦	岡山大学医学部眼科学教室
本間 研一	北海道大学医学部生理学教室
三島 和夫	秋田大学医学部精神科学教室
大川 匡子	国立精神・神経センター精神保健研究所
江頭 和道	江頭クリニック
阿部 和彦	産業医科大学精神医学教室
宮谷 真人	広島大学教育学部心理学科
*佐藤 愛子	浜松行動科学研究所
佐藤 弘明	浜松医科大学社会学教室
藤田 和生	京都大学霊長類研究所

(執筆順,＊は編集者)

目　　次

I. 光は生活とどのようなかかわりをもつか
　　　―光生理学・光生物学の基礎データ―

1. 光　と　眼 ·· 2
　1.1. 光受容の分子機構 ···〔徳永史生〕·· 2
　　　a. 光と生物 ·· 2
　　　b. 光受容体 ·· 2
　　　c. 光退色過程 ·· 5
　　　d. 視細胞内情報伝達機構 ·· 5
　　　e. ロドプシンサイクル ·· 8
　　　f. 色覚色素 ·· 8
　1.2. 視覚の神経生理機構 ···〔安藤啓司〕·· 10
　　　a. ニューロンにおける電気信号（膜電位，脱分極，過分極） ················· 10
　　　b. ニューロンの興奮（活動電位） ·· 11
　　　c. ニューロン間の信号伝達（シナプス） ·· 12
　　　d. 網膜の構造 ·· 13
　　　e. 視細胞 ·· 13
　　　f. 水平細胞 ·· 14
　　　g. 双極細胞 ·· 15
　　　h. アマクリン細胞 ·· 17
　　　i. IP 細胞 ··· 17
　　　j. 神経節細胞 ·· 17
　　　k. 網膜以降 ·· 18
　1.3. 色覚の神経生理機構 ···〔阿山みよし〕·· 19
　　　a. 霊長類の視覚系 ·· 19
　　　b. 網膜の構造 ·· 20
　　　c. 錐体分光感度 ·· 20
　　　d. 受容野 ·· 21
　　　e. 神経節細胞 ·· 21
　　　f. 外側膝状体 ·· 23
　　　g. 視覚系における構造的・機能的分化 ·· 24
　　　h. V1 および V2 ··· 25
　　　i. V4 の色応答特性 ··· 25

   j．下部側頭葉の色応答 ………………………………………… 27
 1.4．光環境と眼 …………………………〔Jean K. Lauber／大石　正 訳〕‥ 29
   a．光誘導性鳥類緑内障 ………………………………………… 31
   b．ほかの鳥類の近視モデル …………………………………… 40

2．光と皮膚 …………………………………………………………………… 46
 2.1．光と DNA 損傷と修復 ………………………………〔内海博司〕‥ 46
   a．生命の誕生と紫外線 ………………………………………… 46
   b．生命を担う分子 DNA ……………………………………… 47
   c．DNA 修復と突然変異 ……………………………………… 49
   d．太陽光による障害 …………………………………………… 50
   e．DNA 損傷とその修復 ……………………………………… 51
   f．癌を起こしやすい遺伝病と DNA 修復 …………………… 56
 2.2．光と皮膚癌 ……………………………………………〔市橋正光〕‥ 58
   a．太陽紫外線とオゾン ………………………………………… 58
   b．太陽光線による急性（日焼け）と慢性皮膚反応がいかにして光老化に
    つながるか ……………………………………………………… 59
   c．DNA 損傷と修復 …………………………………………… 60
   d．紫外線による皮膚免疫反応の抑制 ………………………… 61
   e．皮膚癌の疫学研究と動物モデルによる皮膚癌誘発 ……… 63
   f．紫外線発癌の分子機構 ……………………………………… 66
   g．今後の展望 …………………………………………………… 68
 2.3．光線過敏症 ……………………………………………〔堀尾　武〕‥ 70
   a．日光による生理的皮膚反応 ………………………………… 70
   b．日光による病的反応―光線過敏症― ……………………… 71

3．光と性，成長・発達 ……………………………………………………… 81
 3.1．光と生物時計 …………………………………………〔村上　昇〕‥ 81
   a．光の概日リズムに及ぼす特徴的効果 ……………………… 81
   b．哺乳動物の生物時計機構 …………………………………… 83
   c．光による生物時計の同調の分子生物学的機構 …………… 85
 3.2．光とホルモン ………………………………………〔本間さと〕‥ 90
   a．光の直接作用と生物時計に対する作用 …………………… 90
   b．メラトニンの生合成 ………………………………………… 90
   c．メラトニンリズムの特徴 …………………………………… 92
   d．メラトニンの光抑制 ………………………………………… 93
   e．メラトニンリズムの光同調 ………………………………… 96
   f．松果体への光入力と網膜視物質 …………………………… 97

- 3.3. 光と生殖 (1)—霊長類を中心とした哺乳類— ………………〔野崎眞澄〕‥ 98
  - a. 哺乳類の性の周期性 ………………………………………………… 99
  - b. 繁殖活動の年周リズムと光周性 …………………………………… 99
  - c. ニホンザルの季節繁殖と光周性 …………………………………… 101
  - d. ヒトの性腺活動と光環境 …………………………………………… 106
  - e. ヒトの思春期発来と光環境 ………………………………………… 106
- 3.4. 光と生殖 (2)—哺乳類を除く鳥類を中心に— ………………〔大石　正〕‥ 110
  - a. 生殖腺の発達と繁殖期 ……………………………………………… 110
  - b. 光周期による繁殖期の決定 ………………………………………… 111
  - c. 光不反応期 …………………………………………………………… 113
  - d. 光周期と温度 ………………………………………………………… 114
  - e. 光周性と概日時計，概年時計 ……………………………………… 116
  - f. 光周性における眼以外の光受容機構 ……………………………… 116
- 3.5. 光と成長 ………………………………………………………………〔井深信男〕‥ 121
  - a. 日長変化に応答する動物のタイプ ………………………………… 121
  - b. エネルギーバランスの季節変動 …………………………………… 122
  - c. 体重調節の生理機構 ………………………………………………… 126
  - d. 体重の光周性調節 …………………………………………………… 129
- 3.6. 光とこども ……………………………………………〔大西鐘壽・伊藤　進〕‥ 134
  - a. 光と光受容物質と生物進化 ………………………………………… 134
  - b. 小児の健康に及ぼす光の影響 ……………………………………… 137
  - c. 小児における治療への光の応用 …………………………………… 150

II. 光と行動について意外に知られていないことは
—人間の光行動学的基礎データ—

1. 光の測定 …………………………………………………〔吉田　茂・佐川　賢〕‥ 166
   - 1.1. 明るさの測定 …………………………………………………………………… 166
     - a. 基本的な測光量 ……………………………………………………… 166
     - b. 分光視感効率関数 …………………………………………………… 171
     - c. グレア ………………………………………………………………… 175
   - 1.2. 色の測定 ………………………………………………………………………… 175
     - a. 表色系 ………………………………………………………………… 176
     - b. 色差 …………………………………………………………………… 182
   - 1.3. 明るさと色の関係 ……………………………………………………………… 184
   - 1.4. 測光・測色の実際 ……………………………………………………………… 185

2. 視覚機能の適応範囲 ………………………………………………………………… 188
   - 2.1. 人間を取巻く光環境 …………………………………………〔三星宗雄〕‥ 188

　　　　a．太陽光源･････････････････････････････････････ 188
　　　　b．人工光源･････････････････････････････････････ 193
　　　　c．自然界の色･･･････････････････････････････････ 196
　2.2. 人間の光情報処理の基本･･･････････････････････････ 206
　　2.2.1. 加重とコントラスト･････････････････････････････ 206
　　　　a．加　重･･･････････････････････････････〔中村直人〕･･ 206
　　　　b．コントラスト･･･････････････････････〔舟川政美〕･･ 209
　　2.2.2. 空間解像･････････････････････････････〔舟川政美〕･･ 212
　　　　a．空間周波数分析･･･････････････････････････････ 212
　　　　b．副尺視力････････････････････････････････････ 213
　　　　c．視認性･･････････････････････････････････････ 218
　　2.2.3. 動く物の見え方･･･････････････････････〔田山忠行〕･･ 221
　　　　a．動く物の検出･････････････････････････････････ 221
　　　　b．高速運動の知覚限界････････････････････････････ 223
　　　　c．動く物の速度知覚･･････････････････････････････ 223
　　　　d．運動残効と運動順応････････････････････････････ 225
　　　　e．明るさ・色彩・コントラストと仮現運動････････････ 226
　　　　f．動く物の見え方と時間知覚･･････････････････････ 227
　　2.2.4. 光と色･･･････････････････････････････〔川端康弘〕･･ 228
　　　　a．色の見え方･･･････････････････････････････････ 228
　　　　b．色覚型･･････････････････････････････････････ 229
　　　　c．演色性と恒常性･･･････････････････････････････ 235
　　　　d．色彩感情････････････････････････････････････ 235
　　　　e．色コントラストの知覚･････････････････････････ 235
　2.3. さまざまな環境下における物の見え方･･････････〔三星宗雄〕･･ 245
　　　　a．地上環境････････････････････････････････････ 245
　　　　b．海上における物の見え方･･･････････････････････ 248
　　　　c．水中環境････････････････････････････････････ 248
　　　　d．加速度環境における物の見え方･････････････････ 250

3. 光環境の下での視覚生活とその変容･････････････････････････ 252
　3.1. 人工的感覚遮断実験が示唆した光刺激の機能･･････〔堀　忠雄〕･･ 252
　　　　a．感覚遮断の定義と実験操作･････････････････････ 252
　　　　b．視知覚に及ぼす刺激削減の効果･････････････････ 253
　　　　c．生物リズムに及ぼす刺激削減の効果･････････････ 259
　3.2. 光刺激の視覚機能への影響･････････････････････････ 261
　　3.2.1. 光刺激の視覚的体制化機能･････････････〔利島　保〕･･ 261
　　　　a．光刺激の他モダリティへの影響･････････････････ 261

		b. 運動系の調和と統合に寄与する視覚の影響	262
		c. 視覚障害者の知覚体制化	263
		d. 開眼者の視覚形成過程	264
		e. 皮質損傷に伴う視覚機能障害	266
	3.2.2.	視覚発達に及ぼす光刺激の影響 〔吉田弘司〕	267
		a. 乳児の視覚機能を測定する(乳児精神物理学)	267
		b. 測定された乳児の視覚能力	269
		c. 視覚発達の敏感期と可塑性	272
	3.2.3.	視感覚に及ぼす光刺激の妨害効果 〔松尾信彦〕	273
		a. 光の波長と眼組織の透過・吸収	273
		b. 光線による眼障害	274
		c. 光線に対する保護眼鏡	277
3.3.	光環境と精神的健康		281
	3.3.1.	光とヒトの概日リズム 〔本間研一〕	281
		a. ヒトの概日リズム	281
		b. 同調因子としての光	282
		c. 光のマスキング効果	284
	3.3.2.	光と季節性感情障害―うつ病― 〔三島和夫〕	284
		a. 季節性うつ病(冬期うつ病,季節性感情障害)	285
		b. 高照度光療法	286
		c. 高照度光療法の治療効果	287
		d. 季節性うつ病の病因論と光療法の作用機序	288
	3.3.3.	睡眠-覚醒障害とその光療法 〔大川匡子〕	290
		a. 睡眠-覚醒リズム障害の分類	290
		b. 光治療の適用	291
		c. 光療法の発現機序	295
	3.3.4.	光・日照と自殺 〔江頭和道・阿部和彦〕	296
		a. 月間日照時間と月自殺率	297
		b. 地域を限定しての調査結果	299
		c. 日照時間は自殺とどう関係するか	300
3.4.	視覚と注意 〔宮谷真人〕		303
		a. 注意の喚起	303
		b. 空間的注意	307
		c. 注意と視空間の分割	311

4. 視覚機能の個人差 〔吉田　茂・佐藤愛子〕 316

4.1.	個人差の取扱い		316
		a. 単色光評価の個人内変動	316

　　　　b. 個人内時間変動と個人差の理想的個人との比較―中国古典医学の方法― ···· 318
　　　　c. 統計処理上の問題 ·· 319
　　4.2. 知覚レベルでの個人差 ·· 321
　　　　a. 刺激感受性の個人差 ·· 321
　　　　b. Broca-Sulzer 効果の個人差 ·· 323
　　　　c. 等色，視感効率の個人差 ·· 327
　　　　d. Stiles-Burch 分光視感効率データの個人差 ······························ 330
　　　　e. 性差と嗜好性 ·· 332
　　4.3. 生理・動物レベルでの個体差 ·· 333
　　　　a. 網膜錐体色素の個人差 ·· 333
　　　　b. 動物の個体差 ·· 336

III. 人間の日常生活にとっての快適光環境とは

1. 野生生活と光 ·· 342
　1.1. 北極圏地域住民の生活 ··························〔三星宗雄〕·· 342
　　　　a. 極地の光環境 ·· 342
　　　　b. 北極圏の動植物の生態 ·· 343
　　　　c. 北極圏の人々の生活 ·· 344
　1.2. 熱帯雨林地域住民の生活 ························〔佐藤弘明〕·· 346
　　　　a. 熱帯雨林の光環境 ·· 347
　　　　b. 住まいと光源 ·· 347
　　　　c. 森林における日常生活 ·· 348

2. 動物の光刺激選択と学習 ························〔藤田和生〕·· 350
　2.1. 光を報酬としたオペラント学習 ·· 350
　2.2. 明暗への好みと活動性 ·· 351

3. 快適光環境とは ································〔佐藤愛子〕·· 357
　3.1. 光の生理的必要量と文明的必要量 ·· 357
　3.2. 環境条件設定の問題―経済効率，環境保護，個人尊重のバランスはどこに― ·· 359
　　　　a. 同一刺激に対する反応の量の差と質(方向)の差 ·························· 359
　　　　b. 環境条件設定には出現率何パーセントの個人差までを含めるべきか ······ 360

あとがき ·· 363
索　引 ·· 365

I

光は生活とどのようなかかわりをもつか
―― 光生理学・光生物学の基礎データ ――

1. 光 と 眼

1.1. 光受容の分子機構

a. 光と生物

地球上の生物は太陽の光のもとで発生し，進化してきたので，良きにつけ悪しきにつけ，太陽の光の影響を受けている．植物は太陽光をエネルギー産生に利用し，動物はおもに情報の媒体として利用してきた．その光受容器としては動物を見渡すと，細胞内の空胞にその役割をもたせているミミズのような単純なものから，形態視や色識別の可能な昆虫の複眼のように複雑なものといろいろあるが，脊椎動物のカメラ眼が最も発達している光受容器といえよう．ヒトでは情報の80％以上を光，すなわち視覚によっているといわれている．

b. 光受容体

眼の構造はテレビカメラと対比できる（図1.1）．レンズは外界からの光を絞り，CCD (charge coupled device) などの二次元光電変換体に相当する網膜に像をつくる．絞りに相当する虹彩が適度の光量になるように調節している．網膜は層状の神経細胞からなっている（図1.2）．テレビカメラでは二次元の光強度分布を時間的電流強度として転送しているが，網膜では特徴抽出などの情報処理を行い，二次元の信号を同時に平行して脳に送っているところが大きく異なっている．光信号を生体の信号に変換する視細胞は，網膜の一番奥に位置している．光は数層の神経細胞を透過して視細胞に達する．脊椎動物の視細胞は形態的に桿体と錐体に大別され，一般的に桿体は薄暗いところで働き（薄明視），錐体は明るいところで働いている（昼間視）．色を識別するには光量が必要であり，興奮する光の波長の異なる複数の錐体によって色覚が形成されている．

視細胞に入射した光は，その中にある，光吸収物質，視物質によって吸収され，視細胞での光受容過程が始まる．視覚の光受容に働く視物質で，最もよく研究されているのは，桿体中で働くロドプシンである．ロドプシンは桿体細胞の円板膜中に存在している．視物質はすべて11シス型のレチナール（デヒドロレチナール，3-または4-ヒドロキシレチナールである場合もある）とそれを包む蛋白質オプシンからなる．視物質には発色団は同じでありながら吸収極大波長が異なるものが多くある．その違いはオプシン部分のアミノ酸配列の違いにある．

ロドプシンをはじめ情報受容分子は膜蛋白質である．蛋白質化学的にアミノ酸配列を決め

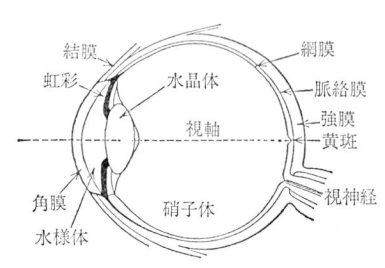

図1.1 ヒトの眼の模式図

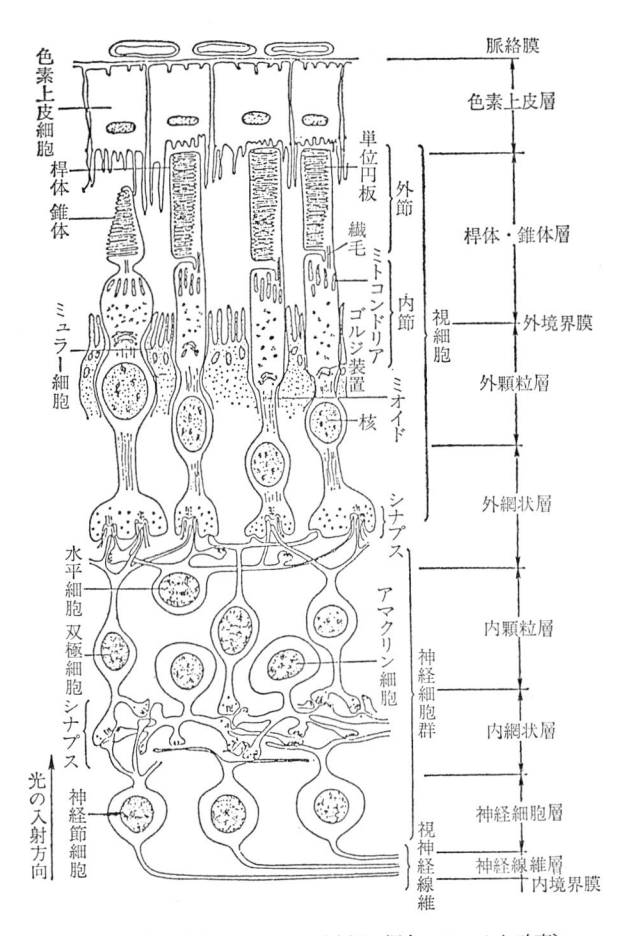

図 1.2 脊椎動物網膜の模式図（吉沢と堀内，1971 より改変）

るのが困難である．1970 年代後半より DNA 組換え技術が飛躍的に発展し，多くの情報受容分子の cDNA やゲノム DNA がクローン化された．そして，その塩基配列が決定され，その塩基配列からアミノ酸配列が推定されている．最初，ウシロドプシンについては化学的に決定されたアミノ酸配列が報告されたが，その後 DNA 組換えによる方法に移った．ウシロドプシンの報告を皮切りに，ヒト，ニワトリ，ヤツメウナギなど十数種の脊椎動物について報告されてきた．アミノ酸配列のハイドロパシープロットを行うと 7 個所の疎水的領域が推定された．電子線回折により立体構造が明らかにされているバクテリオロドプシンでは疎水の領域が 7 本の α ヘリックスを構成し，それが膜を貫通しているので，ロドプシンでも 7 個所の疎水的部分が膜中で α ヘリックスをなしていると推定され，折れ畳モデルがつくられ

てアミノ酸残基の役割など議論された(図1.3)．最近，ウシロドプシンの二次元結晶がつくられ，それの電子線回折の結果から7本の膜貫通αヘリックスの存在が裏付けられた．

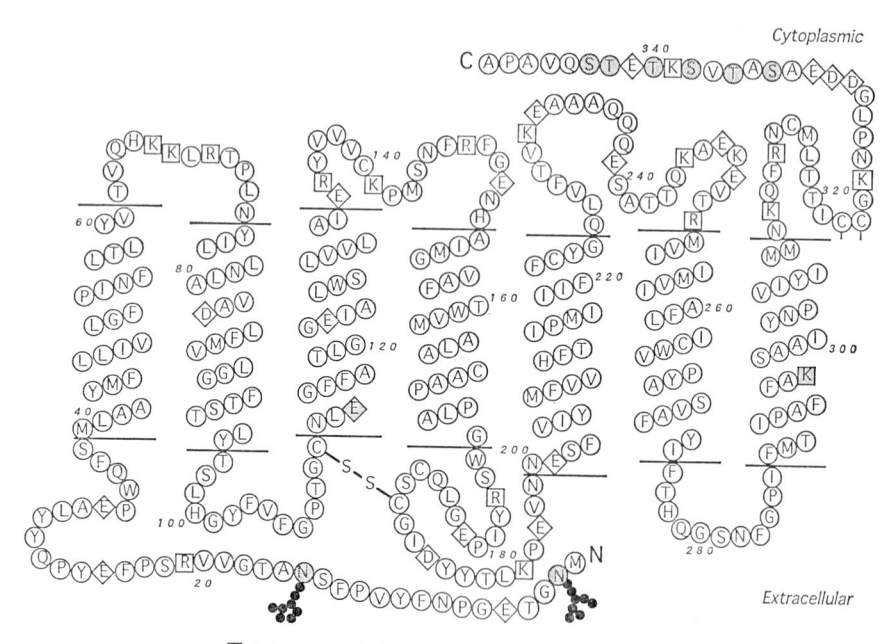

図1.3　ヒトロドプシンのアミノ酸配列と折れ畳モデル

得られているロドプシンのアミノ酸配列を比べてみると，アミノ酸配列は非常に高い相同性を示す．これまで知られている脊椎動物のものについては70%以上である．無脊椎動物の視物質もロドプシンとよばれ，ショウジョウバエをはじめ，タコ，ザリガニなど数種類について報告されているが，脊椎動物のロドプシンとのアミノ酸配列の相同性は低い．図1.3中の15番目のアスパラギン残基は，これまで決定された脊椎動物の視物質についてすべて相当する位置に存在しており，これには糖鎖が付加し，視物質の立体構造形成や輸送に関係していると考えられている．実際ヒトの場合，これに突然変異が起こると，網膜色素変性症になることが知られている．ロドプシンの場合はさらに2番目のアスパラギン残基にも糖鎖が付加している．また，C末端近くに二つのシステイン残基があり，これにはパルミチン酸が付加しており，これらが脂質膜中に入り込み，ロドプシンの構造を安定化している．110番目と117番目のシステイン残基もすべての視物質について保存されている．これらはジスルフィド結合を形成し，立体構造保持に働いている．

　光を吸収したロドプシンは，後述するような色の異なる中間体を経て退色する．その中間体のうち，室温でミリ秒の寿命をもつメタロドプシンⅡが次の情報伝達分子トランスデューシン(G蛋白質)を活性化する．またトランスデューシンの活性化を止めるために，ロドプシンキナーゼ，アレスチン(48 kDa蛋白質ともよばれる)などと相互作用する．これらの分子と

の相互作用部位はロドプシンの細胞質側であり，その意味でループの 1/2（膜貫通部分をN末端側から番号を付け，それらをつなぐループ部分は，それがつなぐ膜貫通部分の番号と / とで表す），3/4，5/6 および C 末端の部分は機能的に重要な意味をもっているものと考えられる．ショウジョウバエの脊椎動物のロドプシンのアミノ酸配列を比較してみると，ループ 1/2 で最も相同性が高く，ループ 3/4 がそれに次ぐ．このように，アミノ酸配列の比較から考えるとロドプシンとそれらの蛋白質との相互作用部位はループ 1/2 の可能性が高い．一方，合成ペプチドを用いて，ロドプシンとトランスデューシンとの結合を調べ，ロドプシンのカルボキシル末端の 317 残基から 339 残基が，そのなかでも特に，319，320，335，336 のスレオニン残基および 334，338 のセリン残基がトランスデューシンの活性化，すなわち GTPase 活性化するのに必須である．さらに蛋白質分解酵素で膜から出ているカルボキシル末端部分とループ 5/6 を取るとトランスデューシンとの結合がみられなくなる．したがって，ロドプシンとトランスデューシンの相互作用にC末端部分およびループ 5/6 の少なくとも一部が関与している．細胞の外側に当たる部分については，ループ 4/5 は脊椎動物からショウジョウバエに至るまで一次構造がよく保存されているので，何らかの機能的重要性を示唆しているのではないかと思われるが明らかでない．

レチナールは 296 番目のリジン残基の ε アミノ基とシッフ塩基結合している．そのシッフ塩基にはプロトンが配位しており，それを 113 番目のグルタミン酸のカルボキシル基の負電荷が安定化させるように働いている．

c. 光退色過程

ロドプシンはレチナールを発色団として含んでおり，その共役二重結合系の π 電子が光を吸収して励起される．その緩和過程で真中付近で曲がった 11-*cis* 型のレチナールが全 *trans* 型に異性化する．この過程は 100 フェムト秒で起こり，電子としては基底状態になる．しかし蛋白質としては，内部に構造変化を起こした発色団をもつことになり，蛋白質全体として構造的に不安定で，エネルギーの緩和過程が引き続いて起こることになる．この最初の中間体をフォトロドプシンとよび，蛋白質部分の構造はロドプシンのときと変化しているとは考えにくく，レチナールもまだ完全には全トランス型ではなく，ねじれていると推定される．次いで，蛋白質の局所的構造が変化し，レチナールの構造も少し変わり，色も多少異なるバソロドプシンになる．しかし，ここでもまだレチナールは完全に全 *trans* 型ではなく，ねじれが残っていると推定されている．レチナールの歪の解消に伴い蛋白質部分の変化が誘起され，色の異なるルミロドプシンに変化する．さらに色の異なる中間体メタロドプシン I，II，パラロドプシンを経て，全 *trans*-レチナールとオプシンに分解する（図 1.4；吉沢と神取，1989）．

d. 視細胞内情報伝達機構

ロドプシンの光退色過程で生じるメタロドプシン II は，GDP を結合したトランスデューシン（三量体のプロトマーを Tα，Tβ，Tγ と表す）に作用して，Tα と TβTγ とを解離させる．トランスデューシンは細胞内情報伝達に働く G 蛋白質ファミリーの一種で視細胞特異的なものである．大きさは Tα: 39 kD, Tβ: 36 kD, Tγ: 8 kD である．Tα の N 末端にはミリスチン酸が付加している．ミリスチン酸以外にラウリン酸などが付加しているものもある

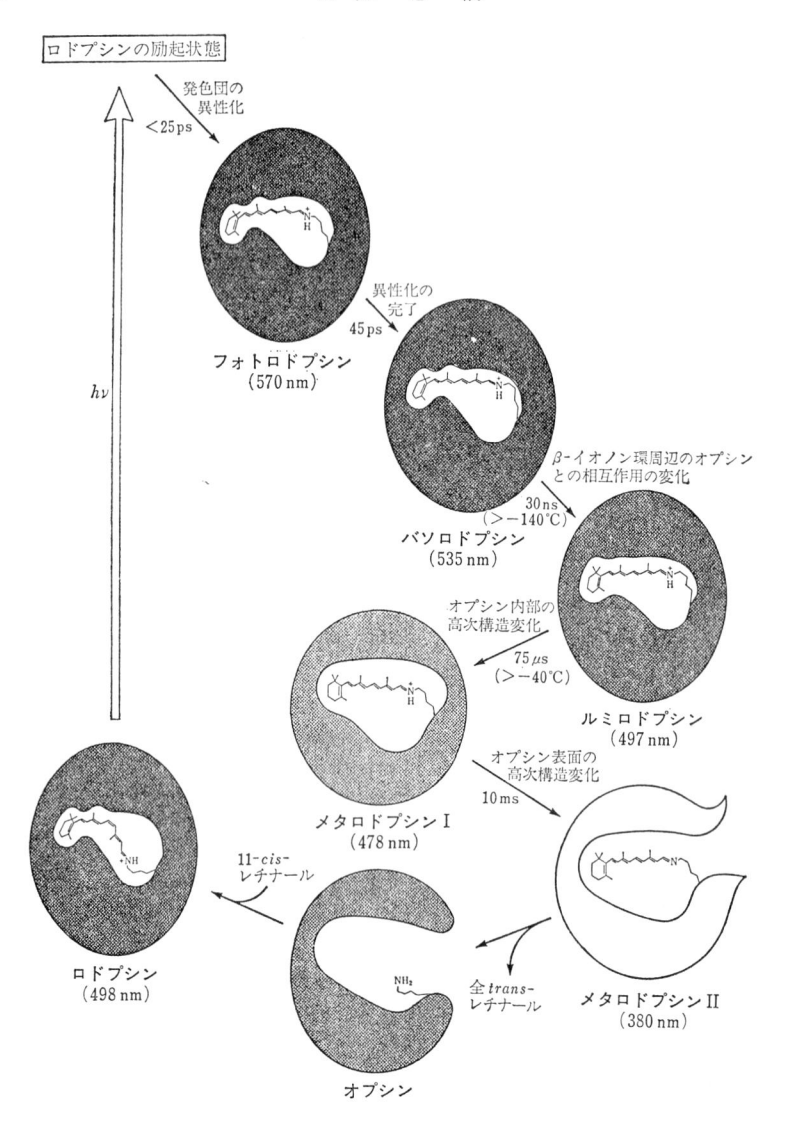

図 1.4 ロドプシンの退色過程(吉沢と神取, 1989)

が,それらの生理活性は低い.また $T\gamma$ のC末端近傍のシステイン残基はファルネシル化され,C末端はメチル化されている.これらの脂肪酸修飾がなされていないと,生理活性がない.メタロドプシンⅡによって $T\alpha$ と $T\beta T\gamma$ とに解離させられたとき,GDP は GTP に置き換わる.GTP を結合した $T\alpha$ は cGMP ホスホジエステラーゼ($P\alpha P\beta P\gamma$)から $P\gamma$ サブユ

ニットを引き離す．cGMP ホスホジエステラーゼ(PDE)も Pα: 88 kD, Pβ: 84 kD, Pγ: 13 kD の三量体であり，Pγ は PDE の酵素活性を抑える役割を果たしており，Pγ が外れると PDF が活性化される．PDE の活性化に伴って cGMP が GMP に加水分解される．外節の形質膜には Na$^+$ チャネルがあり，この Na$^+$ チャネルは cGMP を 3 分子結合して開き，Na イオンの細胞内への流入を許している．PDE の活性が上がると cGMP 濃度が低下する．そうすると Na$^+$ チャネルに結合していた cGMP が離脱し，Na$^+$ チャネルは閉じられる(図1.5)．その結果，Na イオンの流入は止まり，静止状態で視細胞内の電位(-30 mV 程度)がさらに数十 mV 下がる．これが視細胞の興奮である．cGMP は cGMP 合成酵素，グアニル酸シクラーゼによって GTP からつくられている．

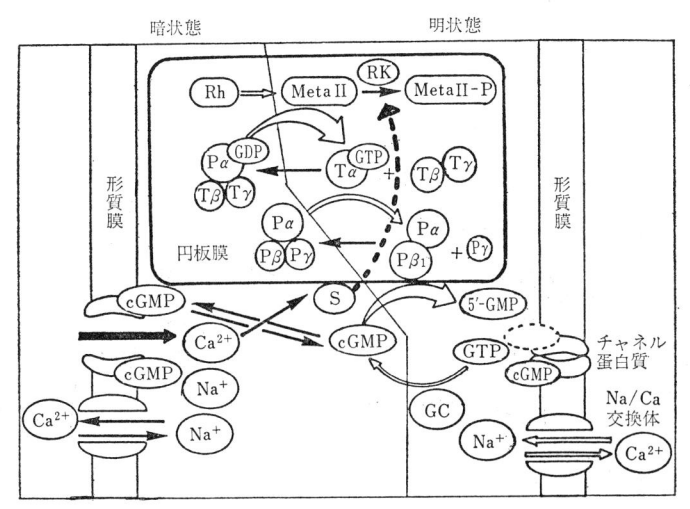

図 1.5 視細胞内情報伝達の模式図(徳永と斉藤，1994)
Rh: 視物質，Meta II: メタロドプシン II，Meta II-P: 燐酸化メタロドプシン II，RK: ロドプシン燐酸化酵素，T: トランスデューシン，P: ホスホジエステラーゼ，GC: グアニル酸シクラーゼ，S: S モジュリン．

視細胞内の伝達物質が Ca イオンである可能性が 1970 年代初頭より議論となってきた．これは Ca イオンが何らかの形で視興奮に関連して働いていることを物語っているが，その働きは不明であった．Stryer らは，Ca イオン非存在下でグアニル酸シクラーゼを活性化する蛋白質をウシの網膜でみつけ，リカバリンと名付けた．ウシのリカバリンは 202 残基のアミノ酸からなり，Ca イオンを結合するいわゆる FE ハンド構造を 2 個所もち，N 末端にはミリスチン酸が付加している．一方，河村らはカエル視細胞から，Ca イオン濃度が低いときにホスホジエステラーゼ活性を促進する蛋白質をみつけ，S モジュリンと名付けた．リカバリンと S モジュリンは分子量(32000)やアミノ酸配列がよく似ており，同じ機能の蛋白質であることがわかった．したがって，リカバリンもグアニル酸シクラーゼ性を活性化するのではなく，メタロドプシン II の燐酸化に影響を与えて，活性化されるトランスデューシンの

量を変化させることが明らかになってきた．そして，結果的には cGMP の加水分解量を変え，ナトリウムチャネルの開閉量を制御し，光信号に対し最もよく電気信号が出るように制御している．すなわち，S モジュリンは利得を制御している蛋白質といえよう．

e. ロドプシンサイクル

光を吸収したロドプシンはメタロドプシンIIになるとトランスデューシンと相互作用した後，ロドプシンキナーゼがメタロドプシンIIと複合体をつくることによって，トランスデューシンを活性化できなくする．そしてロドプシンの C 末端付近にあるセリン，スレオニンを燐酸化する．同時にロドプシンキナーゼも自動燐酸化され，メタロドプシンIIとの親和性が下がる．燐酸化されたメタロドプシンIIにはアレスチンが結合し，全 *trans*-レチナールがオプシンから離れる．燐酸化されたオプシンは蛋白質ホスファターゼ2A によって脱燐酸化を受けて，11-*cis* を結合し，ロドプシンとして再生する．これが現在考えられているロドプシンサイクルである(図1.6)．

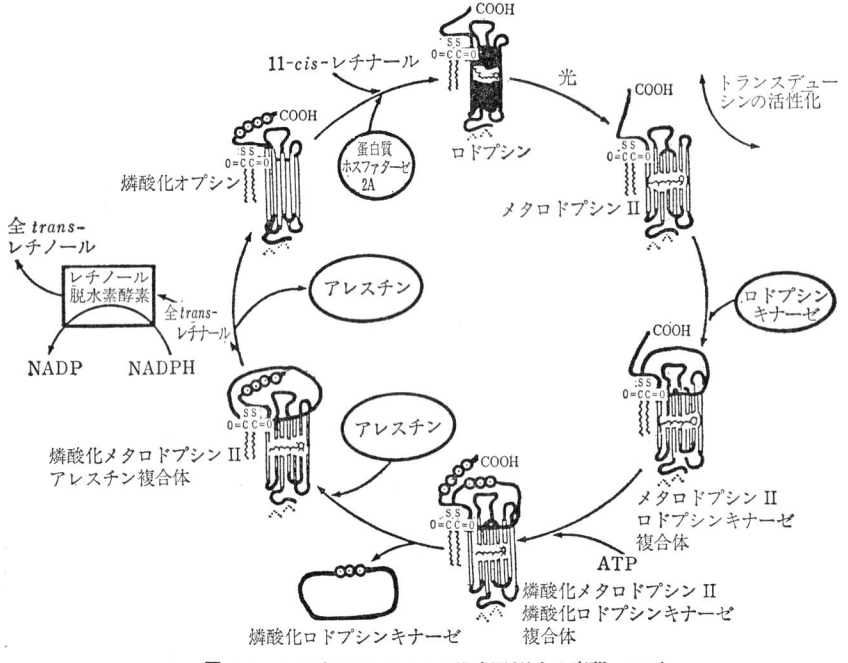

図 1.6　ロドプシンサイクルの模式図(徳永と斉藤，1994)

f. 色覚色素

ロドプシンは薄明視に働いており，500 nm 付近に吸収極大波長をもっている．さらに動物は，吸収極大の異なる数種類の視物質をもって色を識別している．現在までのところ錐体視物質としてはニワトリのものがよく研究されている(図1.7)．錐体視物質の発色団はロド

1.1. 光受容の分子機構

プシンと全く同じレチナールである．吸収する波長が異なるのは，レチナールの周囲にあるアミノ酸残基が異なることによる．ヒトの錐体視物質は赤・緑・青に感受性がある（図1.8）.

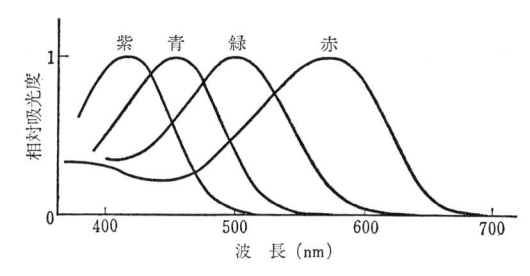

図 1.7 ニワトリ色覚色素の吸収曲線（深田, 1993 より改変）

Nathans ら(1986)は，ロドプシンの cDNA をプローブとして錐体視物質の cDNA および遺伝子 DNA の単離に成功した．ロドプシンの遺伝子は第三染色体，青色の光を吸収する青色覚色素は第七染色体上に存在していた．また，赤色覚色素と緑色覚色素はX染色体上に並んで存在していた．遺伝子の塩基配列からアミノ酸配列を推定したところ，赤と緑の色覚色素は96％，赤と青は43％，ロドプシンと赤は40％，ロドプシンと青は42％のアミノ酸が一致していた．このことから赤と緑の色覚色素の遺伝子は，比較的最近（約4千万年前）遺伝子重複が起こり，分化したと考えられる．また，赤と緑の色覚色素の遺伝子は，相同性が高いために交差を起こしやすいであろうことが予想された．実際，彼らは赤緑色盲の患者の遺伝子を調べ，交差が頻繁に起きていることを明らかにした．遺伝子の組換えの結果，色覚として正常な人でも赤色覚色素の遺伝子は1コピーであるが，緑色覚色素の遺伝子は，1コピーをもつ人，2コピーをもつ人，3コピーをもつ人がいることが明らかとなった．ただし，2,3コピーの緑色覚色素の遺伝子の場合でも，転写方向で一番5′側にある1コピーのみ翻訳され，色覚色素として働いている．

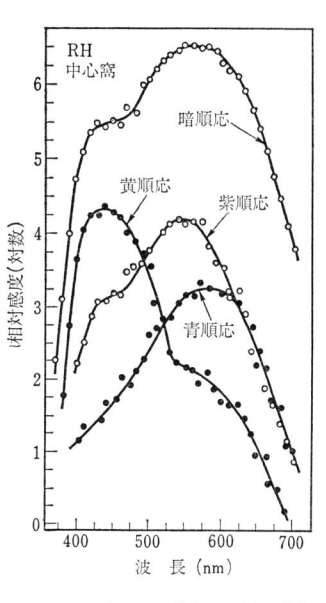

図 1.8 暗順応，黄色光順応，紫色光順応，青色光順応でのヒト中心窩の分光感度曲線（Wald, 1964 より改変）

脊椎動物の色覚を担う色覚色素の遺伝子は基本的には，紫，青，緑，赤の光を吸収する色覚色素に対応する4種類ある．その典型はニワトリにみられ，ニワトリは波数にしてほぼ等間隔に吸収極大をもつ色覚色素をもつ（図1.8）．ヒトの場合，赤と緑の色覚色素は30 nm ほどしか離れておらず，青色覚色素とは110 nm も離れており，吸収極大の間隔がいびつである．したがって，ニワトリはヒトより色感覚に優れ，鮮やかな世界をみているものと推定される．

ヒトの赤と緑の色覚色素は約4千万年前に分岐したと推定される．またヒトの青色覚色素は脊椎動物の基本的色覚色素遺伝子の紫に対応するものであり，したがってヒトは青と緑色覚色素遺伝子を失ってしまったことになる．また，ヒトの赤色覚色素には180番目がセリン

のヒトとアラニンのヒトが白人男性の中に 62：38 の割合でおり，セリンである赤色覚色素は 557 nm に吸収極大をもち，アラニンであるものは 552 nm にもつ．長波長領域の色は緑色覚色素と赤色覚色素とによって吸収され，色はそれらの吸収強度の差で識別されるが，二つの赤色覚色素の極大波長差は 5 nm で，赤と緑の色覚色素の吸収極大波長の差が 30～35 nm であるので，二つの赤色覚色素の吸収極大波長の差は無視できない．また，赤色覚色素は X 性染色体にのっており，男性の場合 2 種類の赤色覚色素のうち一つしかもっていないので，異なる赤色覚色素をもっている男性はこの領域の色を異なって感じていると想像される．すなわち，同じ景色をみても，厳密に同じ色調にみえている男性は約半分ぐらいであることを意味している．女性の場合はもっと複雑である．女性は X 性染色体を 2 本もち，成体の細胞では一つが不活化されるが，赤色覚色素の 2 種類とももっている女性は，錐体細胞で不活化される X 染色体の確率がほぼ等しいとすると，青，緑，それに 2 種類の赤色覚色素と 4 種類の色覚色素を網膜内にもつことになり，それらが脳に有効に反映されて識別されているとすれば，そのような女性はより繊細に色を区別している可能性があることを意味している．

〔徳永　史生〕

文　献

Nathans, J., Thomas, D. and Hogness, D. S.: Molecular genetics of human color vision: the genes encoding blue, green, and red pigments. *Science*, **232**, 193-202, 1986.
徳永史生・斉藤建彦: 視覚器―視興奮の分子機構と網膜再生. 生体の化学, **45**, 62-70, 1994.
Wald, G.: The receptors of human color vision. *Science*, **145**, 1007-1017, 1964.
吉沢　透・神取秀樹: 光励起ロドプシンに誘起される初期反応. 蛋白質 核酸 酵素, **34**, 405-417, 1989.

1.2. 視覚の神経生理機構

視覚は視細胞による光エネルギーの電気信号への変換により開始される．この信号はどのようにして脳へ伝えられるのであろうか．ヒト網膜には約 1 億の視細胞があるが，網膜と脳とを結ぶ視神経には約 100 万本の神経線維しか含まれていない．1 億個の視細胞が受けとめた膨大な量の画像情報は，網膜内で種々の処理が行われ，意味のある情報が抽出されて中枢へ伝えられている．しかも，その処理方法は固定したものでなく，たとえば明るい環境の下では分解能に重点を置いてコントラストを増強するような処理が行われているが，暗くなると分解能を犠牲にして光に対する感度を増すように神経の回路が変更される．では，どのようなメカニズムがそれを可能にしているのであろう．神経生理学の非専門家にも理解できるよう，神経生理学の基礎的な事項についても説明しつつ述べてゆきたい．そのため，まず神経細胞(ニューロン)における電気信号とはどのようなものか，神経細胞間で信号はどのようにしてやりとりされるかについて簡単に説明する．次に網膜の構造，構成する細胞，それらの役割について述べる．

a. ニューロンにおける電気信号(膜電位，脱分極，過分極)

先に光は電気信号に変換されると述べたが，具体的には光によって細胞内外の電位差が変化するのである．では，細胞内外の電位差(細胞膜を挟んでの電位なので膜電位とよぶ)は何

によって決定されるのであろう．

　神経細胞に限らず，すべての細胞の細胞膜は電気をほとんど通さない脂質の膜に種々の蛋白質が埋め込まれたものである．この細胞膜の電気(イオン)を通さない性質と，膜を貫通する蛋白質であるイオンポンプやイオンチャネルの作用により膜電位が発生する．一般に細胞内のイオン組成は細胞外のものと大きく異なっている．これは細胞内から Na イオンを汲み出し，細胞外から K イオンを取り込む Na-K イオンポンプの作用によるものであり，その結果，細胞外液の陽イオンの 90% 以上が Na イオンであるのに対し，細胞内では K イオンが 90% 近くを占めるようになる．さらに，細胞膜には各種のイオンチャネルが多数存在している．それらには Na, K など特定のイオンだけを選択的に通過させるものから，非選択的に何種類ものイオンを通過させるものまで多くの種類が知られている．また，チャネルの開閉を制御する因子には，膜電位やさまざまな化学物質があり，それによっても分類されている．

　さて，細胞が興奮していないとき(静止時)に開いているチャネルはほとんど K チャネルだけである．この状況は K イオンに関して 10 倍以上の濃度差がある溶液が K イオンだけを選択的に通過させる膜を挟んで接しているのと同じで，約 90 mV 細胞内が負となる拡散電位が発生する．これは細胞内に大量にある K イオンが濃度勾配に従って拡散して流出する流れと，その結果発生する細胞内の負電荷に引かれて細胞内へ向かう流れが平衡する電圧(平衡電位)と考えてもよい．

　しかし，実際には他のイオンチャネルが多少とも開口しているため，この平衡状態からはずれている．たとえば，視細胞では陽イオンを非選択的に通過させるチャネルが暗黒時には開いており，これを Na イオンが通過するため膜電位は $-40\,\mathrm{mV}$ 程度になっている．そして，光照射により cGMP 量が減少するとこのチャネルが閉じ，Na イオン流が抑制されるため膜電位が K イオンの平衡電位($-90\,\mathrm{mV}$)に近づくわけである．このように膜電位がより負になる方向への変化を過分極といい，逆に膜電位が減少する方向，さらには逆転して正になる方向へ変化することを脱分極という．だから，「視細胞は光照射で過分極する」あるいは「視細胞は暗黒時に脱分極している」といえる．細胞内は電解質で満たされているので，細胞の 1 個所に起こった電位変化は全体に広がる．視細胞では，光照射に伴う外節の過分極が内節を経てシナプス終末部へと伝わる．しかし，細胞内の電気抵抗などのため，信号の大きさは信号源から離れるほど減弱してしまう．そこで，ニューロンは次に述べる活動電位を利用して遠方まで信号を伝えているのである．

b. ニューロンの興奮(活動電位)

　ニューロンはある閾値を越えて脱分極すると"興奮"する．興奮に伴ってニューロンに特有な現象である活動電位発生と神経伝達物質の放出が起こる．活動電位とは数 ms の時間経過で起こる一過性の脱分極で，そのピーク時に膜電位は $+30\,\mathrm{mV}$ ほどに達する．これは脱分極すると開口率が増加する電位依存性 Na チャネルがニューロンに多数存在するために発生する．ニューロンが何らかの原因で脱分極すると，このチャネルが開く．その結果，ニューロンはさらに脱分極し，それがまたこのチャネルの開口率を増加させる．こうして膜電位は Na の平衡電位である $+60\,\mathrm{mV}$ へ急速に近づいてゆく．しかし，一旦開口したチャネル

は次々に不活性化して閉じ，また遅れて電位依存性 K チャネルも開くため，膜電位は再び元のレベルにもどる．この一連の電位変化は 5 ms 以内に完結し，幅のせまいパルス状にみえるので"スパイク"とか"インパルス"とよばれる．

ニューロン上の 1 個所で活動電位が発生すると，それ自身が脱分極の原因となって隣接する場所に活動電位を発生させる．このため，1 個所で発生した活動電位はニューロンに沿って次々と活動電位をひき起こす．ニューロンには 1 m にも及ぶ長い軸索とよばれる突起を有するものがあるが，その一端で発生した活動電位でもこうして他端にまで伝えられる．

活動電位の発生は膜電位が閾値以上か否かにより決定され，膜電位はニューロンへの入力の大きさによる．ニューロンへの入力が持続的に加えられると，その強さに応じた頻度で繰返し活動電位が発生する．こうしてニューロンは入力されたアナログ量を活動電位の頻度へと符号化し，その結果を遠方まで伝えているのである．

一般の神経組織ではスパイクが神経回路内をかけ巡っているが，網膜だけは例外である．網膜で活動電位を発生するのは神経節細胞と一部のアマクリン細胞だけである．神経節細胞がスパイクを出すのは，この細胞の役割が網膜の情報をパルス列にのせて 10 cm 以上離れた大脳まで伝えることであるから当然である．これ以外の網膜ニューロンのほとんどはなぜかインパルスを出さずにアナログ的に情報交換を行っている．

c. ニューロン間の信号伝達（シナプス）

ニューロンの興奮は細胞全体に広がるが隣の細胞までは伝わらない．ニューロンからニューロンへの信号の伝達は，シナプスとよばれる特別な装置で行われている．シナプスでは信号源のニューロン（シナプス前ニューロン）が脱分極すると神経伝達物質を放出する．伝達物質は 30～50 nm のシナプス間隙を拡散して信号を受けるニューロン（シナプス後ニューロン）に到着する．伝達物質は多くの場合，グルタミン酸や γ アミノ酪酸（GABA）のような簡単な化学物質である．それらはシナプス後ニューロンにある対応する特定の受容体に結合し，それとカップルしたイオンチャネルを開口させる．通常グルタミン酸は Na チャネルを開くことにより脱分極（興奮）をひき起こし，GABA は Cl チャネルを開いて過分極をもたらす．このように伝達物質には脱分極をもたらす興奮性のものと過分極をもたらす抑制性のものに分けられる．伝達物質の放出量はシナプス前ニューロンが脱分極するほど増加するので，興奮性伝達物質を用いたシナプスではシナプス後ニューロンの膜電位はシナプス前の変化に追従する．一方，抑制性伝達物質を用いた場合はシナプス前ニューロンが脱分極するほどシナプス後ニューロンは過分極することになり，シナプス前の信号が極性を反転して伝わる．一般に，一つのニューロンは多数のニューロンへシナプスを介して信号を送る．また，一つのニューロンは多数のニューロンから興奮性や抑制性の入力を受ける．それらの加算結果がそのニューロンの膜電位を決定し，それが次のニューロンへシナプスを介して伝えられる．このように，ニューロンはシナプスを介してネットワークを形成しており，そこで情報処理が行われているのである．

このようなシナプスを介したニューロン間の信号伝達のほかにニューロン同士がギャップジャンクションとよばれる小さな通路（イオンや小分子が通過できる）を通じて直接電気的に結合している場合もある．網膜では視細胞間や水平細胞間にギャップジャンクションが存在

d. 網膜の構造

網膜には50種類以上の細胞があるといわれているが，大きく分けると視細胞，双極細胞，神経節細胞，水平細胞，アマクリン細胞，interplexiform cell（IP細胞）などがあり，それらは図1.9のように層状に配列している．光は網膜の最外層に位置する2種類の視細胞（錐体，桿体）で電気信号に変換される．視細胞からの信号は双極細胞で中継されて神経節細胞に至り，視神経を通じて出力される．視細胞と双極細胞がシナプス結合している場所（外網状層）へ水平細胞も突起を出し，側方からの信号を伝えている．アマクリン細胞は双極細胞が神経節細胞とシナプスするところ（内網状層）で側方の信号の流れをコントロールしている．またIP細胞は内網状層から外網状層へ信号を送り返している．

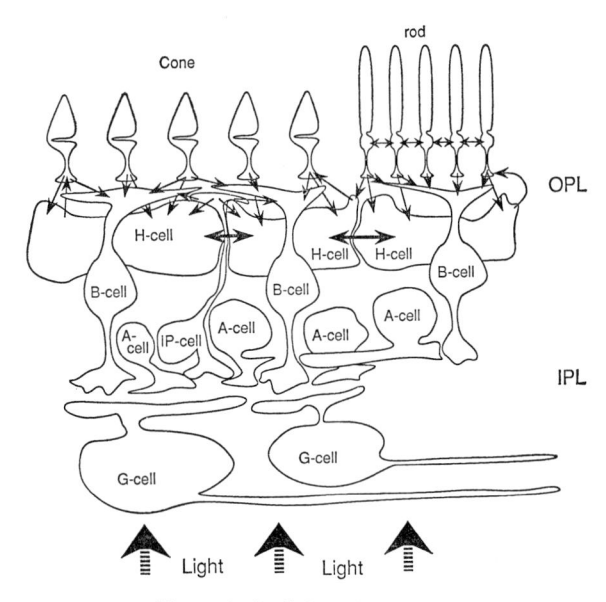

図1.9 網膜を構成する細胞とその配置
上からcone：錐体，rod：桿体，H-cell：水平細胞，B-cell：双極細胞，A-cell：アマクリン細胞，IP-cell：interplexiform cell（網状間細胞），G-cell：神経節細胞，OPL：外網状層，IPL：内網状層．外網状層付近の矢印は信号が伝わる方向を示す．両方向の矢印はギャップジャンクション，一方向のはシナプス．内網状層における信号の伝達はさらに複雑になるので描いていない．光は下方から入射し，網膜ニューロンを通り抜けて視細胞に達する．

e. 視細胞

目は画像をとらえる装置であるので，感光素子である視細胞はビデオカメラの感光素子のように格子状に規則正しく配列していると考えられるかもしれない．これは局所的には正しいが網膜全体にはあてはまらない．錐体に関して述べれば，密度は視野の中心の像が結ばれ

る場所(中心窩)で最も高く，中心窩から離れると急速に減少する．中心窩における密度は mm² 当たり 20 万個(錐体間の距離 2～3 μm)であるが，中心窩から 1 mm 離れるだけで密度は 1/10 の 2 万個にまで急速に減少し，さらに網膜周辺部では 5 千個になる．この結果，われわれの眼の解像力(視力)は，視野中心部では高いが中心を離れると急速に低下する．視力 1 の人は視角にして 1 秒離れた 2 点が離れていることを知覚できる．この 2 点間の距離は網膜上で 5 μm に相当するので中心窩では十分検出可能であるが，1 mm 離れた場所ではもはや識別できない．

一方，桿体の分布は錐体のものと異なる．桿体は中心窩には存在せず，0.2 mm ほど離れたところから出現し始め，中心窩から 3～6 mm の場所で mm² 当たりの密度は最高の 12 万個に達し，以後徐々に減少するが周辺部でも 5 万個程度存在する．暗い星を観察する際，視野の中心から少し外すとよくみえるのはこのためである．

暗黒中で視細胞は通常のニューロンに比べ脱分極しており，光が当たると過分極する．この事実が発見されるまで，神経生理学者は光が視細胞を興奮させると信じていた．一般に細胞は興奮すると脱分極し，それが引き金となってその細胞特有の現象(筋の収縮，神経伝達物質の放出，ホルモンの分泌など)が起こる．視細胞もこの例外ではなく脱分極時(暗黒中)に伝達物質(グルタミン酸)を放出する．この意味では暗黒が視細胞を興奮させるといえる．

われわれの眼は光子 1 個を感じることが可能である．光子を 1 個吸収した桿体に発生する電位変化は約 1 mV である．しかし，桿体同士は電気的に結合しているため，数百個の桿体当たり 1 個だけが光子を吸収するような状況では μV 単位の電位変化しか発生しない．この小さな信号がノイズに埋没することなく脳まで伝えられている．視細胞電位は暗黒時約 −40 mV であり，持続的に伝達物質が放出されている．この放出は，約 5 mV の過分極で完全に停止する．暗黒時の膜電位が，このような微妙な電位にあるため，1 光子による小さな膜電位変化でも伝達物質放出量が有意に減少し，ノイズレベル以上の膜電位変化が双極細胞にもたらされると考えられている．

視細胞のシナプス終末部には，双極細胞と水平細胞の両方が突起を出して視細胞の信号を受けている．また，ここでは水平細胞から視細胞へ抑制性伝達物質を介したフィードバック信号の伝達が行われている．

f．水平細胞

水平細胞は樹状突起を網膜面に平行に数十 μm の範囲にわたって伸ばしており，その範囲にある多数の視細胞とシナプス結合している．水平細胞には，すべての波長の光に対して過分極反応する L 型水平細胞と，刺激光の波長により反応の極性が変化する C 型水平細胞とがある．C 型細胞は色識別に重要な役割を果たしているが，ここではその詳細は述べず，両者に共通する性質について解説する．

先に述べたように視細胞は暗時に興奮性伝達物質を放出しており，光照射で放出が減少する．したがって，水平細胞も視細胞と同様に暗時に脱分極しており，光照射すると過分極する．この電位変化は水平細胞同士のギャップジャンクションを介して隣接する細胞にも伝わる．このため，シナプス結合している視細胞のどれもが光を受けていない水平細胞まで過分極を示す．

小さなスポット光を用いて光照射位置と水平細胞の応答振幅との関係を調べると，つり鐘型のグラフが描ける（このようにして求めた，ある感覚ニューロンが応答できる領域を受容野という）．水平細胞の受容野の直径は樹状突起が覆う範囲よりずっと広く，暗順応状態では1mm近くもある．これはギャップジャンクションによる結合の電気抵抗が非常に低いためである．この抵抗は網膜が明順応すると高くなり，受容野が狭くなる（後述）．

先に述べたように水平細胞は抑制性の伝達物質を用いて視細胞へフィードバック信号を返している．つまり，暗黒時に水平細胞はGABAを放出しており，その結果，視細胞シナプス終末部はフィードバックがない状態に比べ若干過分極している．光照射すると水平細胞は過分極し，GABAの放出量を減少させる．それに応じてフィードバックを受けている視細胞は脱分極する．このフィードバックの役割として視細胞の光応答の改善，視細胞から双極細胞への信号伝達における飽和防止，双極細胞の同心円状受容野の形成（後述），C型水平細胞に色弁別能力を与える，などがある．

g. 双極細胞

双極細胞は錐体から入力を受けるもの2種類と，もっぱら桿体の信号を担っている桿体双極細胞の3種類に大きく分けられる．これらは直接あるいはアマクリン細胞を経て神経節細胞へ信号を伝える．神経節細胞から網膜を出てゆく視神経の光応答をみると，受容野中心部へ光照射を開始（on）したときに興奮して活動電位を発生するon中心型と，停止（off）したときに興奮するoff中心型線維とがある．すなわち，網膜の出力線維はon経路とoff経路に分離しており，前者は通常の画像を，後者は白黒反転した画像を視覚中枢へ伝えている．これに対応して，錐体と神経節細胞を結ぶ双極細胞にもon中心型とoff中心型がある．すなわち，双極細胞のレベルでこのon経路とoff経路の分離が始まる．両者の割合は動物種により大きく異なり，哺乳類では大半がon中心型だが変温動物ではoff中心型の割合が多いようである．

錐体on中心型双極細胞は受容野中心部へ光照射すると脱分極し，周辺部照射で過分極する．逆にoff中心型双極細胞は中心部照射で過分極し，周辺部照射で脱分極する．このように中心部と周辺部が拮抗する受容野がどのようにして形成され，どんな意味をもつのであろう．また，視細胞からは1種類の伝達物質しか放出されていないにもかかわらず，なぜ2種類の全く逆の応答が発生するのだろう．

まず，錐体off中心型双極細胞から述べる．この細胞の膜電位はシナプス結合している錐体の膜電位と同じ方向へ変化する．これは，錐体から放出されている伝達物質がこの細胞を脱分極させるためである．したがって，小さなスポット光で受容野中心部が照射されると過分極し，周辺部が照射されると水平細胞によるフィードバックのために錐体がかえって脱分極するのを反映して脱分極する．

さて，on中心型双極細胞の応答は全く逆で受容野中心部が照射されると脱分極する．すなわちシナプス結合している錐体が過分極し，受け取る伝達物質量が減少するのにもかかわらず脱分極するのである．これはon中心型双極細胞が有するグルタミン酸受容体が水平細胞やoff中心型双極細胞のものと異なり，グルタミン酸が結合すると過分極をひき起こす特殊なタイプであるからである（グルタミン酸が結合するとNaイオンに対する透過性が減少

するため過分極するとされているが，K あるいは Cl イオンの透過性が増して過分極する動物もある）．この結果，on 中心型双極細胞の膜電位は錐体のものと逆方向に変化することになり，受容野中心部照射で脱分極，周辺部照射で過分極する．

また，桿体双極細胞も on 中心型双極細胞と同様に中心部照射で脱分極するが，これは一般のシナプスとは全く異なったメカニズムによる．桿体双極細胞が有するグルタミン酸受容体はロドプシンに似た構造の膜蛋白と考えられている．これにグルタミン酸が結合すると視物質が光を吸収したときのように構造変化を起こし，多数の GTP 結合蛋白を活性化する．さらにそれがホスホジエステラーゼを活性化して細胞内 cGMP 量を減少させると陽イオンチャネルが閉じ，過分極をもたらす．このように複雑な機構を介する結果，桿体から桿体双極細胞への信号伝達は驚異的な増幅度（約 100 倍，桿体が 0.1 mV 過分極すると双極細胞が 10 mV 程度脱分極する）をもつと考えられる．桿体双極細胞の受容野は単純な円形で，周辺部を照射してもはっきり中心部と拮抗するような応答はみられない．この細胞の樹状突起が広がる範囲が錐体双極細胞のものより広く，さらに桿体同士がギャップジャンクションで電気的に結合しているためである．この細胞の出力はアマクリン細胞で中継されて神経節細胞に至る．

錐体から入力を受ける双極細胞は中心部と周辺部が拮抗する同心円形受容野をもつが，この意味について考えよう．on 双極細胞は網膜全体を照らすような刺激に対してはあまり反応せず，受容野中心部だけが照らされたとき強く興奮する．すなわち，黒い背景上に受容野中心部より小さな白点が提示されたとき，この細胞は最も興奮する．off 双極細胞の場合は白い背景上の黒点によく反応する．どちらの細胞も周辺部まで含めた受容野全体の明るさの変動のような冗長な情報は捨て，受容野内で明るさが急変する場合にだけ反応している．これを可能にしているのは水平細胞を介した受容野周辺部からの（側方抑制とよばれる）負のフィードバックで，側方抑制が数学的には信号を空間的に（二次）微分するのと同じ結果をもたらすからである．これは次のように考えれば理解できる．

1 列に並んだ 3 個の視細胞(A, B, C)がそれぞれ a, b, c の強さの光を受けているとする．このとき，AB 間の光強度の変化分すなわち一次微分は $(a-b)$，BC 間の一次微分は $(b-c)$ であり，B の位置における二次微分の値はその差 $(a-b)-(b-c)=a-2b+c$ である．この式に受容野全面照射($a=1, b=1, c=1$)やなだらかに明るさが変化する状況($a=1, b=2, c=3$)を模倣した値を代入すると二次微分値は 0 となり，受容野内で明るさが急変する状況($a=1, b=0, c=0$)や周辺だけの光照射($a=1, b=0, c=1$)を模倣した値を代入すると正の値が得られる．これは off 中心型双極細胞の応答様式そのものであり，この細胞が二次微分値を出力していることを示す．

中心窩付近の双極細胞は 1 個の錐体からだけ直接入力を受けるので，密に配列した錐体からの画像信号を空間分解能を低下することなく神経節細胞へ伝えている．中心窩から離れると双極細胞が入力を受ける錐体の数が増し，しかも錐体の密度も低下するので受容野の面積は急速に広くなる．こうして広い面積から入力を受ける細胞は受容野内の細かい明るさの違いをならしたものに対して反応しているので空間分解能は低い．このように視野周辺部からの信号は解像度を下げて伝達されることになる．

h. アマクリン細胞

アマクリン細胞は双極細胞が神経節細胞とシナプスする内網状層で側方の信号の流れをコントロールしている．形態学的には約30種類のアマクリン細胞が区別され，機能の上からも多様なタイプが区別されているが，ここでは特徴的ないくつかのものについてのみ述べる．

1）transient アマクリン細胞　これは光照射時と停止時に一過性の脱分極を示すアマクリン細胞の総称である（注：視細胞，水平細胞，双極細胞は光刺激が持続している間持続的に応答する）．このタイプのアマクリン細胞では受容野のどこをどう刺激しても過分極応答を示すことはない．刺激強度が時間とともに変化するのを検出していると考えられる．また，このタイプの細胞は活動電位を脱分極のピーク時に発生することがある．

2）コリン作動性アマクリン細胞　これはアセチルコリンを神経伝達物質として合成，分泌する細胞で，動きを検出するのに関係していると考えられている．この細胞は，樹状突起をほぼ円形に広く伸ばし，しかも突起が覆う範囲がひどく重なり合っているのが特徴である．

3）AII アマクリン細胞　これは桿体双極細胞から興奮性の入力を受けており，桿体だけが反応できるような弱い光条件下で，光信号はこの細胞から on 中心型，off 中心型両方の錐体双極細胞のシナプス端末部に伝えられる．このとき on 中心型双極細胞への伝達はギャップジャンクションを介して行われ，信号の極性は保存される．一方，off 中心型双極細胞端末部へは抑制性シナプスを介して行われ，極性が逆転する．こうして錐体双極細胞に伝えられた信号は錐体からの信号と同様に，光照射時には on 中心型，停止時には off 中心型神経節細胞を興奮させる．

i. IP 細胞（interplexiform cell）

内網状層から入力を受け，外網状層へ信号を送っている細胞であり，ドーパミンを分泌して水平細胞や双極細胞の受容野や伝達物質に対する反応性をコントロールしている．ドーパミンは神経伝達物質としてではなく，ホルモンのように作用して水平細胞間のギャップジャンクションを閉じる．この結果，水平細胞の受容野は急激に狭くなり，双極細胞の同心円形受容野の大きさや形も変化する．すなわち，水平細胞を介してなされていた受容野周辺部から中心部への抑制作用が起こる範囲が狭くなると同時に強力になる．また，ドーパミンはシナプス伝達の効率にも影響を与える．ドーパミンが作用すると桿体から水平細胞，双極細胞への伝達効率が弱まり，錐体からの伝達効率が増す．こうして，ドーパミンが分泌されると網膜内の情報処理法が明所に対応したものに変わり，錐体からの信号がより高い解像度で伝えられるようになる．

j. 神経節細胞

これまで述べてきた細胞は入力された信号の大きさに応じて膜電位を変化させるアナログ的な方法で信号を処理してきた．そうして得られたアナログ入力信号を神経節細胞はスパイク列に変換して視覚中枢へ伝達している．神経節細胞は無刺激時も低い頻度でスパイクを発射しており，光刺激に応じて発射頻度を変化させる．スパイク列の最高頻度は毎秒100回程度なので，単位時間当たりに伝達できる情報量はアナログ信号に比べるとかなり少ない．他

の網膜ニューロンがスパイクによるデジタル的信号処理をしない理由の一つはこのためであろう．

神経節細胞は受容野の性質，軸索伝導速度，網膜内分布や形態などから W, X, Y の3型に分類されている．まず X 細胞と Y 細胞を比較しながら説明する．これらは on 中心型応答を示すものと off 中心型のものがあり，どちらも中心部と周辺部が拮抗する同心円状の受容野をもつ．on 中心型では中心部への光照射でスパイク発射頻度が増し，周辺部照射では減少する．off 中心型はこれと鏡像関係の応答を示す．刺激に対する反応様式は X と Y 細胞で異なり，持続的な刺激に対して X 細胞は Y 細胞に比べより持続的に応答し，Y 細胞は一過性に応答する．また，受容野内をすばやく移動する小さな刺激に対して Y 細胞はよく反応するが X 細胞はあまり反応しない．両者を形態学的に比較すると，Y 細胞は X 細胞に比べて細胞体が大きく，樹状突起が広い範囲を覆い，軸索が太い．この違いを反映して受容野中心部の直径は X 細胞が $0.2 \sim 1.0°$ と狭いのに対し，Y 細胞では $0.5 \sim 2.5°$ と広く，スパイクが軸索に沿って伝わる速度も Y 細胞が速い（Y 細胞 $30 \sim 40$ m/秒，X 細胞 $15 \sim 23$ m/秒）．また網膜内分布にも差があり，X 細胞は中心部に集中して存在するのに対し，Y 細胞は全域に分布している．

このように X 細胞は視野の中心部にあって空間分解能が高く，静止した刺激パターンに対し持続的に反応し続けるので，物の形をじっくりと詳細に分析するのに必要な情報を中枢へ伝える．一方，Y 細胞は空間分解能は低いが時間分解能が高く，視野の周辺部まで分布しているので，視野全体の大まかな描像をとらえ，どこかで変化（動き）があれば速やかに中枢へ伝える．

神経節細胞にはほかに細胞体が小さく細長い樹状突起を疎に出している W 細胞がある．これは受容野が広く，伝導速度が遅く反応様式もさまざまなので一概に機能を論じられないが，視覚情報を伝達するよりはむしろ瞳孔反射や眼球運動の調節などに関与していると考えられる．

k. 網膜以降

これまで述べてきたように視細胞でとらえられた視覚情報は，網膜内のニューロンネットワークを通過する過程で冗長度を減らされて神経節細胞軸索（視神経）を通じて中枢へ伝達される．視神経を流れる情報にはX型神経節細胞からの視野中心部にある物体の形に関する情報や，Y 細胞からの視野の中を移動する物体に関する情報などが混ざっている．それらは外側膝状体で整理され，大脳の後頭葉にある一次視覚中枢に至る．そこは多数の柱状機能単位（コラム）からなっており，各コラムでは視野内のある領域における形，色，運動やその方向などに関する情報を，それぞれ別のニューロン群が平行して処理している．たとえば形に関する処理として，一次視覚中枢は点の集まりである画像から輪郭線を構成する線分要素を抽出する．さらに上位の中枢では一次の中枢が抽出した要素を組合わせた □ や ☆ のような簡単な図形要素を検出する．こうして一旦分解された要素は次々と上位の中枢で統合され，徐徐に画像の意味が読取られる．これは，網膜がとらえた二次元画像から三次元の描像を再構成し，何が外界のどこにあるかを明らかにしようとする過程である．この再構成過程はある意味では脳の中に絵を描くようなもので，基本的な方法は各人共通であっても最終作品は個

人の経験や興味の違いを反映した個性的なものとなろう．最近の技術革新は生きたヒトの脳活動を非侵襲的に測定することを可能にした．こうした新しい技術が視覚の神経機構の研究にも応用され，近い将来この分野の研究が飛躍的に進むと期待される．

〔安藤　啓司〕

文　　献

田崎京三・小川哲朗：感覚の生理学．新生理学大系9（星　猛・伊藤正男編），pp. 90-216，医学書院，1989.
DeVries, S. H. and Baylor, D. A.: Synaptic circuitry of the retina and olfactory blub. *Cell*, **72** (Suppl), 139-149, 1993.
Dowling, J. E.: The Retina: An Approachable Part of the Brain. The Belknap Press of Harvard University Press, 1987.

1.3. 色覚の神経生理機構

多くの神経科学的および心理物理学的研究知見により，ヒトとマカクサルの色覚機構は類似していることが知られている．ここでは神経科学的研究の進んでいるマカクサル（以下サルと記す）の神経機構を中心に色覚メカニズムを概説する．

a. 霊長類の視覚系

網膜→外側膝状体(LGN)→第1次視覚野(V1)→視覚前野→視覚連合野 が霊長類の視覚系主経路である．V1からはその周囲に広がる視覚前野の各細分野〔第2次視覚野(V2)，第3次視覚野(V3)，第4次視覚野(V4)，MT野，PO野など〕に神経投射があり，異なる細分野を経て視覚連合野である下部側頭葉(IT)または下頭頂小葉(IP)に連絡している．ITは形態知覚・認知の中枢であり，IPは対象物の空間認知の中枢である．これらの神経経路はおのおの異なる視覚機能を分担しているが，色覚に関与しているのは，図1.10に示したV1→V2→V4→ITの経路である．V1およびV2は網膜との間に詳細な局所部位対応特性(retinotopic organization)があり，網膜全域が視野再現されているが(Danielら，1961；Gattassら，1981)，V4ではその対応は粗くなり，しかも中心視野領域(30°くらいまで)だけの再現となる(Gattassら，1988)．V4は，ITへの通過領域で，V1からは色・形態情報が伝達されている．色や形の処理には高解像度で弁別能に優れた中心視野情報で十分なのであろう．一方，視覚前野にはV1から周辺視野情報のみを受取る細分

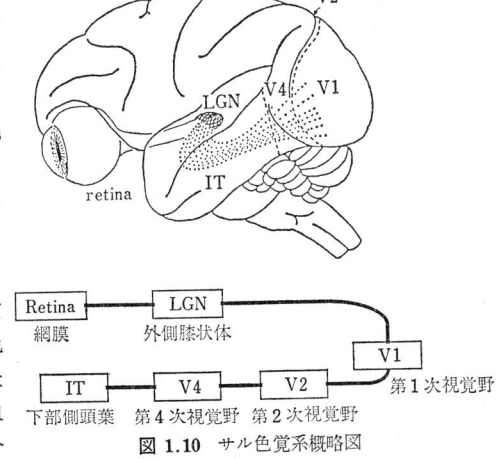

図1.10　サル色覚系概略図

野(PO野)もあり，そこは空間視中枢であるIPと密接な神経連絡がある(Colbyら, 1988)．網膜の中心・周辺領域の機能的相違が，大脳では異なる領野に分離されて受継がれているのは興味深い．

b. 網膜の構造

網膜は眼球の内面に張りついた厚さ0.2mmの薄い膜である．最も奥にメラニン色素を含む網膜色素上皮があり，眼球内に入射した光を吸収し乱反射を防いでいる．次に視細胞の層がある．多くの脊椎動物には暗所視で活動する桿体(rod)と明所視で活動する錐体(cone)の2種の視細胞があり，ヒトやサルを含む種々の動物で色覚に関与しているのは錐体である．網膜全体では桿体の数が錐体より10倍以上多いが，両者の分布はきわめて不均一である．錐体は中心窩に圧倒的に多く(ピーク値は中心小窩でヒトでは161900個/mm^2，サルでは189000個/mm^2)，桿体は中心窩には存在せず周辺15～20°をピーク(サルで184000個/mm^2)としてさらに周辺にゆくに従い減少する(Curcioら, 1987; Wiklerら, 1990)．

さて，桿体，錐体は外節とよばれる部分に光感受性のある視物質を含んでおり，その光化学反応の結果として過分極性の電位応答を発生する．桿体からの信号は桿体双極細胞(rod bipolar cell)を経て，錐体からの信号は錐体双極細胞(cone bipolar cell)を経て神経節細胞(ganglion cell)へ伝達され，視神経を通って中枢へ送られる．神経節細胞の軸索は網膜全域から集合し，乳頭から網膜を抜け視交叉を経てLGNに終末する．連続した神経線維であるが視交叉までを視神経といい，視交叉以後を視索とよぶ．

網膜にはほかに水平細胞(horizontal cell)とアマクリン細胞(amacrine cell)という神経細胞が存在する．水平細胞は広範囲の視細胞と結合しており，視細胞レベルでの信号を横方向に修飾している．1950年代にコイの水平細胞から初めてスペクトルの異なる波長光に対して過分極(静止電位よりマイナスへ)または脱分極(プラスへ)という極性の異なる応答(反対色応答)が記録され，反対色説の生理学的裏付けとして注目された(Svaetichin, 1956)．カメなど下等脊椎動物の水平細胞からは反対色応答が記録され色覚への関与が示唆されているが，哺乳動物の水平細胞には反対色応答はみられず，色覚への関与はないと考えられている(立花, 1991)．アマクリン細胞は神経節細胞同士を結合しており，また，神経節細胞と直接結合のない桿体双極細胞からの信号を神経節細胞に入力する介在ニューロンの役目もしている．

以上をまとめると，網膜の視覚経路は錐体・桿体→双極細胞→神経節細胞であり，第一の接合部では水平細胞により，第二の接合部ではアマクリン細胞によって信号伝達が修飾される構造となっている．

c. 錐体分光感度

色覚に関与するのは錐体だと述べたが，それは錐体視物質が複数種あるからである．1種の視物質は入射光の波長にかかわらず同一の反応を生じるので，入射光量を調節するとどの波長の光でも質・量ともに全く同じ反応がひき起こされる．桿体視物質は1種なので入射光の波長情報を次段階へ伝達できない．錐体には分光吸収特性の異なる視物質を含む3種類があるので，波長情報は3種の錐体の何らかの出力比に変換されて次段階へ伝達される．サルの単一錐体の電気的応答測定による3種の錐体分光感度を図1.11に示す(Baylorら, 1987)．

3種の錐体の最大感度波長はほぼ 430 nm, 530 nm, 560 nm で，おのおの短波長，中波長，長波長感受性錐体(short-, middle-, long-wavelength sensitive cones)ということから S, M, L 錐体とよばれている．これらを B (blue), G (green), R (red) 錐体とよぶこともある．ヒトの錐体分光感度もサルのものと類似しており，R, G 錐体のピーク波長はおのおの 560 nm と 530 nm である(Schnapf ら，1987)．

さて"色の三色性"，すなわち実在するすべての光は三つの原刺激〔たとえば 700 nm(赤)，546.1 nm(緑)，435.8 nm(青)の単色光〕の混色により等色できることは色覚の基本的な現象である．分光感度の異なる 3 種の錐体は"色の三色性"の基盤メカニズムといえる．なぜなら色覚系にとっては，光の分光特性ではなく R, G, B 錐体の 3 出力が本質なのであり，原刺激の混色比を調整して R, G, B 錐体の出力おのおのをテスト色刺激による 3 錐体の出力おのおのと等しくするならば，両刺激は色覚系にとって全く区別できないものとなる．つまり，等色が成立するのである．

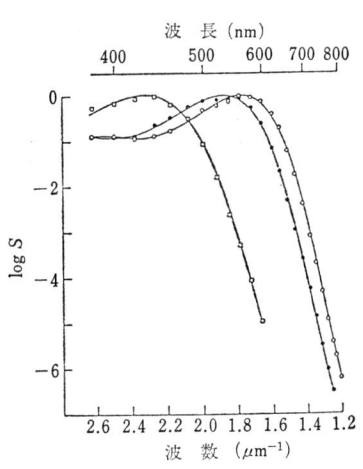

図 1.11 サル錐体の分光感度曲線 (Baylor, 1987)

d. 受容野

視細胞の出力は過分極性の緩電位発生すなわちアナログ信号であるが，神経節細胞以降の各段階における細胞応答はインパルス頻度の変化すなわちデジタル信号である．刺激がない状態でも一定頻度のインパルス発生(自発放電)がある．刺激によりインパルス頻度が自発放電より増加することを興奮，減少することを抑制という．また，一つの神経細胞は網膜上の特定の領域に光刺激が与えられたときのみ興奮性または抑制性の応答をする．この領域をその神経細胞の受容野という．図 1.12 に神経節細胞から V2 までの各レベルにおける代表的な受容野の型を示す．中心部照射により興奮性応答を，周辺部照射で抑制性応答を誘起する場合を on 中心-off 周辺型，その逆を off 中心-on 周辺型という．光照射による抑制応答は光の消灯時に発火頻度の増大を伴うことが多い．

e. 神経節細胞

サルの神経節細胞は形態学的に，細胞体が大きく樹状突起の広がりも大きい Pα，中程度の大きさの細胞体をもち，樹状突起の分枝は密でその広がりは小さい Pβ，少ない分枝で広く伸びる樹状突起が特徴的な Pγ などに分類されている(Perry ら，1981a, b)．図 1.13 にこれらの細胞の模式図を示す．ヒトでも Pα, Pβ に対応する神経節細胞の存在が報告されている(Rodieck ら，1985)．応答特性による分類では，受容野中心が小さく(0.02〜0.12°)，光照射中持続して応答する X-like 細胞と，受容野中心が大きく(0.12〜2°)，光照射の点灯・消灯時に一過性に応答し，軸索伝導速度が速い Y-like 細胞と，これらより軸索伝導速度が遅い W-like 型がある．X-like は Pβ，Y-like は Pα に対応する(Leventhal ら，1981；福

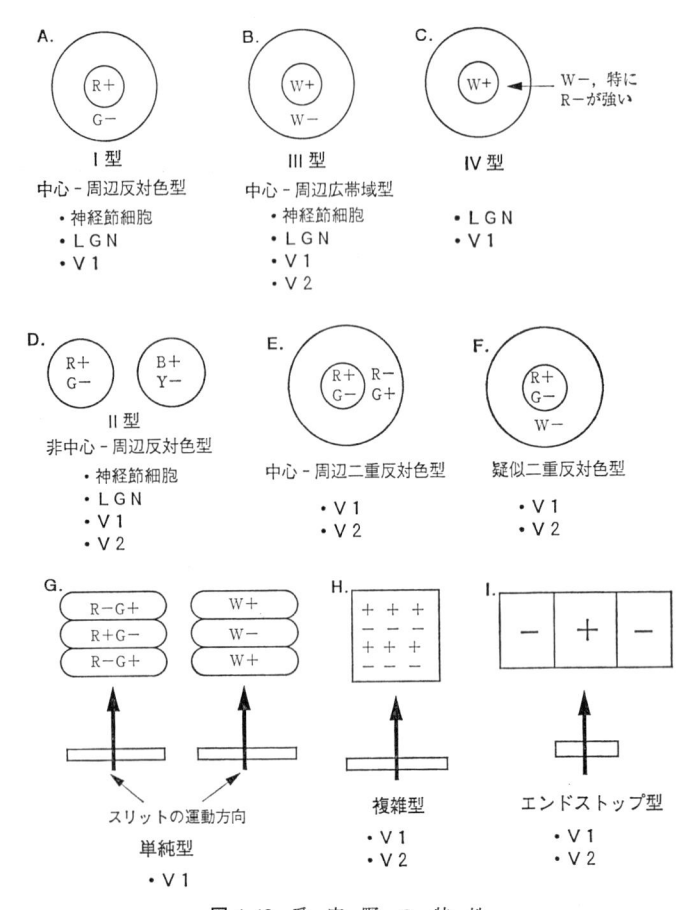

図1.12 受容野の特性

A. I型 中心-周辺反対色型 (R+/G−)
- 神経節細胞
- LGN
- V1

B. III型 中心-周辺広帯域型 (W+/W−)
- 神経節細胞
- LGN
- V1
- V2

C. IV型 (W+, W−, 特にR−が強い)
- LGN
- V1

D. II型 非中心-周辺反対色型 (R+/G−, B+/Y−)
- 神経節細胞
- LGN
- V1
- V2

E. 中心-周辺二重反対色型 (R+/G−, R−/G+)
- V1
- V2

F. 疑似二重反対色型 (R+/G−, W−)
- V1
- V2

G. 単純型 (スリットの運動方向)
- V1

H. 複雑型
- V1
- V2

I. エンドストップ型
- V1
- V2

田, 1989). $P\alpha$ は LGN の大細胞層へ, $P\beta$ は小細胞層へ軸索を送り, $P\gamma$ は上丘へ投射する(図1.13). 全神経節細胞のうち, $P\alpha$ が10%, $P\beta$ が80%, $P\gamma$ が10%である(Perryら, 1984a, b).

色情報伝達に関与しているのは $P\beta$ 細胞で, その多くはI型(図1.12A)である. たとえば中心部は赤色光に最も強い興奮性応答を, 周辺部は緑色光に最も強い抑制性応答を示す細胞である. このタイプは, 中心部にR錐体からの興奮性入力が, 周辺部にG錐体からの抑制性入力があり, R+/G− と表される. +, −はおのおの興奮性および抑制性の入力を示し, / は中心部と周辺部を区別している. R錐体とG錐体からの混合入力を中心に受ける G±R±/B∓(符号同順)も存在する. R・G錐体からの同じ極性の混合入力は黄色(yellow)を中心とした中・長波長領域で応答するので, Y±/B∓ と表記されることもある(Monasterio

1.3. 色覚の神経生理機構

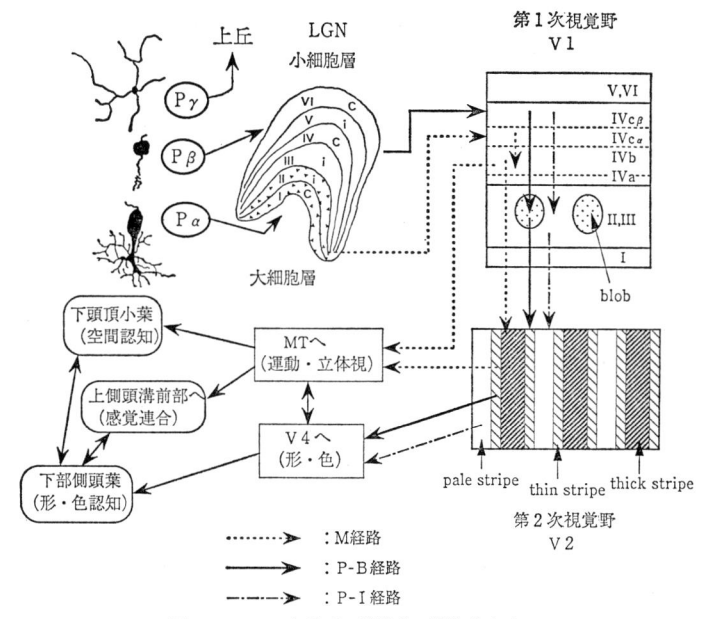

図 1.13 サル視覚系の構造的・機能的分化

ら, 1975). 反対色応答は示すが中心-周辺型受容野構造をもたないII型(図1.12 D)もある.

神経節細胞へのR錐体とG錐体の入力の重みづけは細胞間で大きく異なる. 受容野周辺までカバーする大きさのスペクトル光に対する応答特性は, たとえばR+/G-型なら長波長領域で興奮性, 中・短波長領域で抑制性となり, 興奮性と抑制性の応答が均衡して無応答となる波長(中性点という)が存在する. 中性点は個々の細胞で異なり, 白色背景光下で420～650 nmという広範囲に分布している. このように多様な波長特性を示す神経節細胞の応答は色知覚に直接寄与しているのではなく, より高次レベルでの処理に必要なコード化と考えられる. 大脳皮質に中性点検出細胞があると仮定すると, 色弁別特性, ベゾルトブリュッケ現象(輝度による色相変化), 色恒常性などが説明できるという(Zrenner, 1985).

受容野中心にB錐体から入力を受ける細胞はほとんどがB+で, B-は非常に少ない. このタイプにはR錐体とG錐体から抑制性入力があるが, B錐体からの興奮性入力領域とR・G錐体からの抑制性入力領域がほぼ重なっており, 興奮性受容野中心と抑制性受容野周辺が明確に分けられない(Gourasら, 1981).

Pα型細胞は, 中心-周辺型の受容野構造はあるが反対色応答はなく中心・周辺ともに広帯域の分光感度を示すIII型(図1.12 B)のタイプがある. これは明暗コントラスト情報を伝達し, 色覚には関与していないと考えられている.

f. 外側膝状体

サルの外側膝状体(LGN)はラグビーボールのような外形をした複雑な形状の核で, 中央部の前額断面は馬蹄形をしている. LGNには細胞が密に詰まっている細胞層が6層ある.

腹側のⅠ層とⅡ層の細胞は細胞体が大きいので大細胞層(Magnocellular layers)とよばれ，背側のⅢ・Ⅳ・Ⅴ・Ⅵ層の細胞は細胞体が小さいので小細胞層(Parvocellular layers)とよばれている．図1.13に示すように，Ⅱ・Ⅲ・Ⅴ層は同側(ipsilateral, 図中iと表示)の，Ⅰ・Ⅳ・Ⅵ層は対側(contralateral, 図中cと表示)の網膜から神経投射がある．

LGN細胞の応答特性を系統的に調べたのはWieselとHubelで，彼らは受容野特性をⅠ型，Ⅱ型，Ⅲ型，Ⅳ型(おのおの図1.12 A, D, B, Cに対応)に分類した(Wieselら，1966)．小細胞層はPβ細胞から入力を受けており，持続性応答を示すⅠ型とⅡ型(図1.12 A, D)，および一過性応答を示すⅢ型(図1.12 B)の細胞がある．前者は色情報処理に関与している．最近の報告では，Ⅰ型細胞の中心部応答は，受容野周辺部のさらに外側に中心部最適波長と離れた波長の光を与えると増大し，近い波長の場合には減少することが示されている(Creutzfeldtら，1991)．従来まで色対比や色誘導現象の基盤メカニズムとしてはV1の二重反対色細胞(後述)が考えられていたが，この知見はこれらの色知覚現象にLGNレベルですでに何らかの関与があることを示唆している．

大細胞層はPα細胞から入力を受けている．Ⅲ型およびⅣ型(図1.12 B, C)の受容野をもち，一過性の応答を示す細胞がある．いずれも広帯域型の分光特性を示すが，Ⅳ型の細胞は長波長光で周辺部を刺激すると強い抑制を生じる．これらは色覚には関与していないと考えられている(Wieselら，1966)．

g. 視覚系における構造的・機能的分化

大脳皮質は一般に6層構造をしており，皮質表面から順にⅠ～Ⅵ層という．これらの層は解剖学的特徴(細胞の形態や並び方)に基づいて分けられているが，層の違いは，そこへ終末をつくる神経線維がどこからくるか(起始細胞部位)，またそこの神経細胞がどこに神経線維を投射するか(投射部位)の違いにも対応している．視覚系皮質には視覚情報処理に関する階層構造があるが，通常Ⅳ層は下位レベルからの入力層である(Maunsellら，1983)．V1のⅣ層はⅣa・Ⅳb・Ⅳc層に細分され，Ⅳc層はさらにⅣcαとⅣcβに分けられている．さらに，V1およびV2においてはチトクロームオキシダーゼ酵素の分布についての微細構造があることが明らかにされている(Hortonら，1981; Livingstoneら，1987)．V1ではⅡ・Ⅲ層に最も顕著に斑点様(ブロブ)の模様が現れる．V2ではⅢ～Ⅴ層に縞状に染色され，しかも濃く染まる太い縞(thick stripe)と細い縞(thin stripe)と淡く染まる縞(pale stripe)の模様が現れる．V1のブロブやV2の縞は領野間および領野内の神経線維連絡の相違とほぼ対応しており，これを模式的に描いたのが図1.13である．

LGN, V1, V2さらにMTとV4を含む視覚領域には大きく分けて三つの神経経路がある．まずLGN大細胞層からの流れでM経路とよばれており，大細胞層→V1のⅣcα層→V1のⅣb層→V2のthick stripe→MTを結ぶ経路である．次にLGN小細胞層からV1のブロブを通る流れでP-B経路とよばれており，小細胞層→V1のⅣcβ層→V1のⅡ/Ⅲ層のブロブ→V2のthin stripe→V4を結ぶ経路である．3番目はLGN小細胞層からV1のブロブ間隙(interblob)を通る流れでP-I経路といわれ，小細胞層→V1のⅣcβ層→V1のⅡ/Ⅲ層のブロブ間隙→V2のpale stripe→V4を結ぶ経路である．M経路には刺激の運動方向・傾き・両眼視差に選択性を示す細胞が多く波長選択性はみられないので，

運動視や立体視への関与が考えられている．P-I経路の細胞は波長・方位・両眼視差選択性を示すが，空間解像度が高いので細かい形状知覚にかかわっていると推測されている．色情報処理に関与しているのはP-B経路で，どのレベルにおいても波長選択性を示す細胞が多く，運動方向や方位選択性を示す細胞は少ない．しかし，ブロッブにはLGN大細胞層からの入力も示唆されており，今後の詳細な検討が待たれる(Livingstoneら，1988; DeYoeら，1988).

サルLGNの小細胞層または大細胞層の細胞だけを神経毒で破壊した後，種々の視機能に関する心理物理学的実験を行い，破壊前の成績と比較した研究がある(Schillerら，1990). それによると大細胞層は動き，フリッカーの検出に関与しており，小細胞層は肌理，□と○の弁別，高空間周波数パターンによる立体視，および色覚に関与しているという．大細胞層(M経路)と小細胞層(P-IとP-B経路)における機能分化について行動学的に裏づけた所見である．

MTからは空間視中枢の下頭頂小葉(IP)および異種感覚連合や動きによるパターン認知に関与する上側頭溝前部へ，またV4からは形態視中枢の下部側頭葉(IT)への神経投射がある(図1.13). しかし，これらのレベルになると領野間相互の神経連絡が複雑になり，互いに独立な経路とはいいにくい．

h. V1およびV2

V1のⅣ層にはⅠ型，Ⅱ型，Ⅲ型(おのおの図1.12 A, D, B)の受容野をもつ細胞があり，これらはLGNと同種である．このほかにV1以降では，LGNまでにはなかった二重反対色細胞(double opponent cell)がみつかっている(Michael, 1978, 1985). たとえば，E図に示すように，中心部は赤で興奮し緑で抑制され，周辺部は緑で興奮し赤で抑制されるタイプである．最適刺激は緑に囲まれた赤となり，色対比現象を説明しやすい．しかし，F図のような受容野中心は反対色性をもつが，周辺はどの波長光にでも抑制される疑似二重反対色細胞(pseudo-double opponent cell)も存在する．このタイプは色対比に関与するとは考えにくい．二重反対色細胞の存在部位に関してはⅣcβ層，またはⅡ/Ⅲ層のブロッブなど研究者によって所見が異なる(Livingstoneら，1984; Michael, 1985). ブロッブから入力を受けるV2のthin stripeには，Ⅱ型とⅢ型(おのおの図1.12 B, D)，および二重反対色型が多い．これらのほかに，V1やV2には刺激の傾き，運動方向，長さに応答選択性を示す単純型，複雑型，エンドストップ型細胞(おのおの図1.12 G, H, I)があり，波長選択性を合わせもつものもある．V1・V2から視覚前野にかけて，Ⅰ型を基本ユニットとし，そのさまざまな結合によりⅡ型，二重反対色型がつくられ，さらに単純型，複雑型，エンドストップ型などの形処理ユニットが階層的に形成されるというモデルがある(Michael, 1978, 1985; Schienら，1990). このような形処理系における色情報の役割については，現段階では未解明である．

i. V4の色応答特性

V4には波長選択性を示す細胞が多い．スペクトル応答特性は狭帯域(10〜50 nm)になり特定の波長光に応答する．しかし，最大応答波長とは別の波長に応答の2次ピークを示す細胞もある．多くの細胞は，特定の波長領域の光に対して興奮性の応答を示し，反対色応答細

胞は非常に少ない．また，受容野中心の大きさはほぼ1〜10°であるが，その周辺に広い抑制性周辺野を有するものが多い．周辺も波長選択性があり，受容野中心の1次ピーク波長近傍の光で最も抑制が強くなり，異なる波長領域の光には無応答か，または中心の興奮を強める場合もある(Schienら，1990)．このような特性は，色対比現象への関与を示唆するものである．このほかにV4には刺激の波長にではなく"色"に応答する細胞が存在する(Zeki, 1983)．

ここで図1.14に示すようなさまざまな色パッチからなる色モンドリアン刺激を長波長(赤)，中波長(緑)，短波長(青)の光で照明する実験を考えてみよう．このような装置では，三つの照明光の混色比を変えることにより，図に示す黄・赤・青パッチ(これらは白色照明光下での色)からの反射特性をほぼ同じにすることができる．各照明条件において黒い紙にあけた小穴から黄・赤・青パッチだけを観察したならば，それらは分光反射特性が同じなのだから同じ色にみえるであろう．しかし，モンドリアン全体を観察する場合はどの照明条件でも黄は黄，赤は赤，青は青にみえる．これが色の恒常性である．さて，大脳の色細胞は刺激の分光反射特性と知覚される色のどちらに応答しているのだろうか．黄・赤・青パッチおのおのについてパッチがその受容野に位置するようモンドリアン全体を移動し，そこからの反射特性が等しくなるよう三つの照明光を調整する．色刺激の分光反射特性(たとえば長波長光が最適)に応答する細胞ならば三つのパッチに対して等しく応答するはずで，V1の色細胞はこ

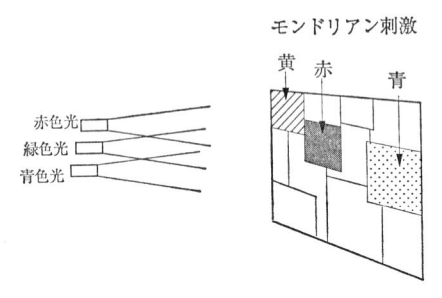

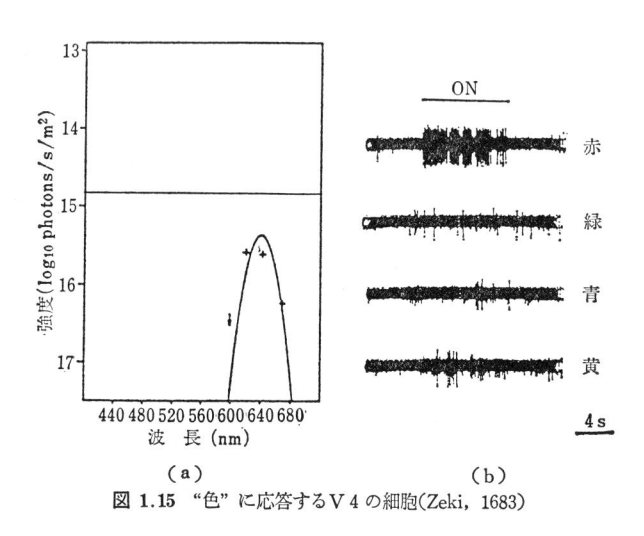

図1.14 色モンドリアンを3色の光で照明する実験

図1.15 "色"に応答するV4の細胞(Zeki, 1683)

のタイプである．しかし図1.15に示すV4細胞は赤パッチを受容野位置にもってきた場合のみ応答した．すなわち，この細胞は色刺激から反射される光の波長ではなく"赤色"をコーディングしており，色恒常性への関与が示唆される．

V4摘除ザルでは色恒常性に関する課題遂行に障害がみられるという行動学実験の所見がある(Wildら，1985)．色恒常性は広範囲視野での色比較(同時色対比)により生じる現象であるが，V4細胞の広い抑制性周辺野はそれとも合致している．種々の知見からV4は色彩中枢といわれているが，ヒトにおける皮質色盲の責任部位に相当する"色彩中枢"かについては議論もある(Heywoodら，1992)．

j. 下部側頭葉の色応答

下部側頭葉(IT)は形態知覚・認知さらに視覚性記憶にかかわる領野であるが，色応答細胞が存在することも知られていた(岩井，1984；Mikamiら，1980)．最近，ITで，特定の色領域に応答する細胞，色相にかかわらず鮮やかな色に応答する細胞などがみつかっている(Komatsuら，1992)．IT色細胞がよく応答する色度図上の色領域は，ヒトのカテゴリカル色領域(内川ら，1992)やユニーク色および均衡色領域(阿山ら，1994)と一致しており，ITの色細胞がカテゴリー的な色情報処理を行っていることが示唆される．

まとめ

網膜から大脳までの色覚の神経機構について，サルを用いた神経科学的研究知見をもとに概説した．色・形・運動・奥行きなど異なる視覚情報が視覚系主経路内の微細構造を縦断する異なる経路により並列的に処理されており，その機能分化がすでに網膜で始まっているのは驚嘆に値する．色覚については，双極細胞，アマクリン細胞の特性は未解明であるし，LGNも単なる中継点ではないといわれ始めている．さらに，V1およびV2での層やチトクロームオキシダーゼ微細構造における色細胞の分布，色恒常性とV4細胞の関係，形態認知におけるIT色細胞の役割など多くの興味ある課題が残されている．色覚系の機能的・構造的解明には，神経科学，心理物理学，および計算論的モデリングが融合した研究が今後さらに必要となるであろう． 〔阿山 みよし〕

文 献

阿山みよし・池田光男：$u'v'$色度図全域における色光の色相および飽和度．日本色彩学会誌, **18**, 186-199, 1994.

Baylor, D. A., Nunn, B. J. and Schnapf, J. L.: Spectral sensitivity of cones of the monkey *Macaca fascicularis*. *J. Physiol.*, **390**, 145-160, 1987.

Colby, C. L., Gattass, R., Olson, C. R. and Gross, C. G.: Topographical organization of cortical afferents to extrastriate visual area PO in the macaque: a dual tracer study. *J. Comp. Neurol.*, **269**, 392-413, 1988.

Creutzfeldt, O. D., Crook, J. M., Kastner, S., Chao-YiLi and Xing Pei: The neurophysiological correlates of colour and brightness contrast in lateral geniculate neurons. I. Population analysis. *Experimental Brain Res.*, **87**, 3-21, 1991.

Curcio, C. A., Sloan Jr., K. R., Packer, O., Hendrickson, A. E. and Kalina, R. E.: Distribution of cones in human and monkey retina: individual variability and retinal asymmetry. *Science*, **236**, 579-582, 1987.

Daniel, P. M. and Whitteridge, D.: The representation of the visual field on the cerebral cortex in monkeys. *J. Physiol.*, **159**, 203-221, 1961.

de Monasterio, F. M. and Gouras, P.: Functional properties of ganglion cells of the rhesus monkey retina. *J. Physiol.*, **251**, 167-195, 1975 a.

de Monasterio, F. M., Gouras, P. and Tolhurst, D. J.: Trichromatic colour opponency in ganglion cells of the rhesus monkey retina. *J. Physiol.*, **251**, 197-216, 1975 b.

DeYoe, E. A. and Van Essen, D. C.: Concurrent processing streams in monkey visual cortex. *Trends Neurosci.*, **11**, 219-226, 1988.

福田 淳: 視覚伝導路. 感覚の生理学（田崎京二・小川哲朗編）, 新生理学体系9, pp.117-129, 医学書院, 1989.

Gattass, R., Gross, C. G. and Sandell, J. H.: Visual topography of V2 in the macaque. *J. Comp. Neurol.*, **201**, 519-539, 1981.

Gattass, R., Sousa, A. P. B. and Gross, C. G.: Visuotopic organization and extent of V3 and V4 of the macaque. *J. Neurosci.*, **8**, 1831-1845, 1988.

Gouras, P. and Zrenner, E.: Color coding in primate reina. *Vision Res.*, **21**, 1591-1598, 1981.

Heywood, C. A., Gadotti, A. and Cowey, A.: Cortical area V4 and its role in the perception of color. *J. Neurosci.*, **12**, 4056-4065, 1992.

Horton, J. C. and Hubel, D. H.: Regular patchy distribution of cytochrome oxidase staining in primary visual cortex of macaque monkey. *Nature*, **292**, 762-764, 1981.

岩井榮一: 脳一学習・記憶のメカニズム, pp.32-119, 朝倉書店, 1984.

Komatsu, H., Ideura, Y., Kaji, S. and Yamane, S.: Color selectivity of neurons in the inferior temporal cortex of the awake macaque monkey. *J. Neurosci.*, **12**, 408-424, 1992.

Leventhal, A. G., Rodieck, R. W. and Dreher, B.: Retinal ganglion cell classes in the old world monkey: morphology and central projections. *Science*, **213**, 1139-1142, 1981.

Livingstone, M. S. and Hubel, D. H.: Anatomy and physiology of a color system in the primate visual cortex. *J. Neurosci.*, **4**, 309-356, 1984.

Livingstone, M. S. and Hubel, D. H.: Connections between layer 4B of area 17 and thick cytochrome oxidase stripes of area 18 in the squirrel monkey. *J. Neurosci.*, **7**, 3371-3377, 1987.

Livingstone, M. and Hubel, D. H.: Segregation of form, color, movement, and depth: anatomy, physiology, and perception. *Science*, **240**, 740-749, 1988.

Maunsell, J. H. R. and Van Essen, D. C.: The connections of the middle temporal visual area (MT) and their relationship to a cortical hierarchy in the macaque monkey. *J. Neurosci.*, **3**, 2563-2586, 1983.

Michael, C. R.: Color vision mechanisms in monkey striate cortex: dual-opponent cells with concentric receptive fields. *J. Neurophysiol.*, **41**, 572-588, 1978.

Michael, C. R.: Non-oriented double opponent colour cells are concentrated in two subdivisions of cortical layer IV. In Central and Peripheral Mechanisms of Colour Vision (D. Ottoson and S. Zeki Eds.), pp.165-181, Macmillan, 1985.

Mikami, A. and Kubota, K.: Inferotemporal neuron activities and color discrimination with delay. *Brain Res.*, **182**, 65-78, 1980.

Perry, V. H., Oehler, R. and Cowey, A.: Retinal ganglion cells that project to the dorsal lateral geniculate nucleus in the macaque monkey. *Neuroscience*, **12**, 1101-1123, 1984 a.

Perry, V. H. and Cowey, A.: Retinal ganglion cells that project to the superior colliculus and pretectum in the macaque monkey. *Neuroscience*, **12**, 1125-1137, 1984 b.

Rodieck, R. W., Binmoeller, K. F. and Dineen, J.: Parasol and midget ganglion cells of the human retina. *J. Comp. Neurol.*, **233**, 115-132, 1985.

Schein, S. J. and Desimone, R.: Spectral properties of V4 neurones in the macaque. *J. Neurosci.*, **10**, 3369-3389, 1990.

Schiller, P. H., Logothetis, N. K. and Charles, E. R.: Functions of the colour-opponent and broad-band channels of the visual system. *Nature*, **343**, 68-70, 1990.

Schnapf, J. L., Kraft, T. W. and Baylor, D. A.: Spectral sensitivity of human cone photoreceptcrs. *Nature*, **325**, 439-441, 1987.

Svaetichin, G.: Spectral response curves from single cones. *Acta Physiol. Scandinavica.*, **39**(Suppl. 134), 17-46, 1956.

立花政夫: 色覚の神経機構. 神経進歩, **35**, 376-389, 1991.

内川惠二・栗木一郎・篠田博之:開口色と表面色モードにおける色空間のカテゴリカル色名領域. 照明学会誌, **77**, 346-354, 1993.
Wiesel, T. N. and Hubel, D. H.: Spatial and chromatic interactions in the lateral geniculate body of the rhesus monkey. *J. Neurophysiol.,* **29**, 1115-1156, 1966.
Wikler, K. C., Williams, R. W. and Rakic, P.: Photoreceptor mosaic: number and distribution of rods and cones in the rhesus monkey retina. *J. Comp. Neurol.,* **297**, 499-508, 1990.
Wild, H. M., Butler, S. R., Carden, D. and Kulikowski, J. J.: Primate cortical area V 4 important for colour constancy but not wavelength discrimination. *Nature,* **313**, 133-135, 1985.
Zeki, S.: Colour coding in the cerebral cortex: the relation of cells in monkey visual cortex to wavelengths and colours. *Neuroscience,* **9**, 741-765, 1983.
Zrenner, E.: The zero signal detector. In Central and Peripheral Mechanisms of Colour Vision(D. Ottoson and S. Zeki Eds.), pp.165-181, Macmillan, 1985.

1.4. 光環境と眼

約40億年前,地球になるべき物体が塵と荷電粒子のうずまきである太陽から吐き出されたといわれている.非常な高温と稲妻と雷そして豪雨の後,光が到来した.水素,酸素,炭素,窒素などの簡単な化学物質が太陽エネルギーによって結合し,分子をつくるときがきた.なかでも重要なのは,自己複製が可能で,その複雑な形のなかにこれら集合した有機分子と,すべての光とエネルギーの究極の源である太陽との間に未来の関係をつくり出す情報を運ぶ核酸とよばれる分子の形成である.

そこは安全だろうか,餌をみつけられるだろうか,捕食者はいないだろうか,子どもを産むのによい時期だろうか,といった生存のために必要なことを知るために,生物が環境の光に依存するようになったことはほとんど疑いがない.生物が進化の過程において光エネルギーを受容するためにその表面の組織の一部を変え,毎日照射される光に対する適度な反応能力を獲得したのは疑いない.繊毛虫の"眼点"からヒトの複雑な像形成眼まで,これらの光受容器は動物が環境に接し,繁栄し,生存するための貴重な情報を供給する.

多くの研究により,脊椎動物の個体や器官の成長,発達に対する光の影響が知られている.このようにして,恒明条件あるいは長日はニワトリのヒナの胚発生を促進し,ニワトリやウズラにおいて体の成長を促進し,多くの鳥類,哺乳類の種において生殖腺の分化を助長する.また,光はメラトニン,セロトニン,チロキシン,コルチコステロイド,生殖腺ホルモン,そしてそれらに関連する脳下垂体,視床下部の調節中枢などの内的な日周期的,季節的リズムと相互作用する(Oishi と Kato, 1968; Lauber, 1975; Shiraki ら, 1981). 光環境に影響されるこれらのシステムについては本書の他の節で述べられている.本節では,おもに鳥類の眼の生理学における光の影響,特に恒明の影響について述べる.

本節は,眼の植物的あるいは非視覚的生理学に焦点を当てているが,視覚が眼の究極の役割であることを覚えておくことは重要である.眼の正常な発達あるいは機能に損傷を与えるものは視覚に損傷を与える.ヒトの病理的視覚障害である緑内障と近視は,家禽のニワトリを使用した研究において平行関係にあることが明らかとなった.したがって,鳥類の系はヒトの緑内障と近視のための動物モデルとなる〔医学のあゆみ, **164**, 8, 1993参照(訳注)〕.

ニワトリのヒナにおけるこれらの謎の眼病について得られることは，ヒトの患者で視覚障害を扱う臨床医に有用な手がかりを与える．脊椎動物の基礎生物学で得られるこれらのことは，すべて眼が発達し，正常に機能するのを助ける重要な仕事の助けとなるだろう．

本節では，眼軸長が極端に延長したときを myopia（近視）の状態とする．屈折力を調べるとまさに近視となっている．近視の程度（−D）は眼軸長に比例する（Lauber, 1991a, b）．ヒトにおけるこの近視の原因はまだ知られていないので，現在根本的な治療ができない状態である．

眼圧が継続的にまた不可逆的に増加するとき，この状態を緑内障とよぶ．緑内障患者の約1/4はすでに原因がわかっている．それらは閉塞隅角緑内障，すなわち虹彩と角膜のなす角における房水の流出路が詰まっているのである．ある場合には，これは先天的な欠陥あるいは流出路の収縮により起こり，ほかの場合には，（臨床的にあるいは実験的に）蛋白質のような大きな分子や，前眼房にたまたま入った白血球や赤血球のような細胞が流出路に詰まることにより起こる．この状態は臨床的には眼房の隅角をゴニオメトリーレンズでみたり，房水に混入している蛋白質によるフレアを観察したりすることで推定できる．実験的には，この状態は房水中にある種の物質を注入することにより促進される．

大多数の緑内障患者において，上のような閉塞隅角あるいは詰まりはみつかっていないため，眼圧の上昇は謎である．この開放隅角緑内障あるいは一次緑内障はしばしばその始まりが明確でなく，この状態が発見される前に視覚の著しい障害が進んでいる．治療はたいてい対症療法的である．LIAG（鳥類の光誘導性緑内障）モデルはこの種の緑内障に対して提出されている（Lauber, 1987）．

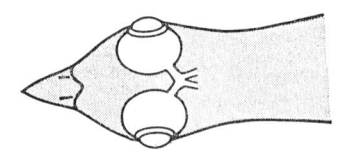

図 1.16 6週齢のニワトリヒナの頭部の背面図 眼の位置と比較サイズを示す．

まず最初に鳥類の眼がヒトの眼のモデルとして適当であることを示す必要がある．脊椎動物の眼は同じプランで設計され，その構造と操作モードが類似しているようである．特に，多くの鳥は眼に対する依存度が高い．視覚は鳥の最も重要な感覚である．このことは進化の過程において，鳥は環境を"みる"ために非常に感度のよい，また生理学的に効果的なシステムを発達させたことを示している．また，鳥の眼は体のサイズに比較して非常に大きい．実際のところ，両方の眼が頭蓋骨に占める割合は脳よりも広い．このことは鳥にとって，視覚がいかに重要かということの手がかりとなる．

哺乳類と同様鳥類において，房水は毛様体で血漿から濾過あるいは分泌されて，虹彩の後ろの後眼房へ運ばれる．房水は瞳孔を通って，前房へ運ばれ，虹彩と角膜のなす隅角の線維柱網状組織（trabecular meshwork）を通って眼から流出する．眼のなかで，房水はいくつかの重要な機能を営む．すなわち，光が網膜へ達する経路に沿って透明度を保ち，酸素と栄養分をレンズや角膜へ運び，これら血管の未発達な部分から代謝老廃物を除去する．また，房水は圧力のもとにあるので，角膜の曲率を保ち（それゆえ屈折力を），レンズと角膜から網膜までの距離を適度に（emmetropic）保つ．

同時に，眼内のこの圧力はある生理学的限界を越えることは許されない．過度の眼圧は酸

素と栄養素を要求する網膜への血流を阻害するだろう．そして網膜における感覚神経要素を破壊し，不可逆的な視覚の欠損に至り，さらにレンズおよび/あるいは角膜の曇(白内障)をひき起こす．このようにして持続的かつ非矯正のままの眼圧上昇は網膜をレンズから引き離し，像のデフォーカスをひき起こす(Lauber と McGinnis, 1966). 上記の障害が緑内障として知られる状態であり，持続的で矯正されない眼圧の上昇により特徴づけられる．このような高い眼圧の原因に対していくつかの可能なシナリオが考えられる．伸縮的強膜，圧縮された頭蓋骨(眼窩)，過度の房水の流入，障害されたあるいは完全にブロックされた流出，暗期にピークをもつ毎日の眼圧の変動をコントロールするホメオスタティックなメカニズムの破壊などである．しかしながら，初期の障害あるいは原発性緑内障を調べても，まだなぜこのような変化が起こったのかを説明することができない．臨床医はある患者で眼圧の日周期的変動あるいは正常値を越えた午後の値は緑内障の予見を可能にし，あるいは矯正の指針となるだろうと考えている．しかし，どちらも治療に役立つとは考えられない．

a. 光誘導性鳥類緑内障

過去数十年間われわれは研究の焦点を光誘導性鳥類緑内障(LIAG)と名づけた症状に合わせてきた．この症状はニワトリのヒナやほかの種の鳥が恒明条件(LL)で飼育されたときに生ずる．LIAG は次の特徴をもつ．垂れ下がる瞼(ptosis)，前後，左右，上下のすべての方向

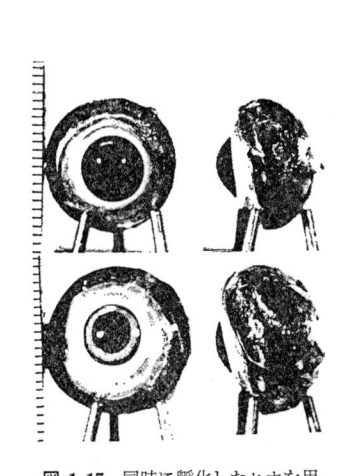

図 1.17 同時に孵化したヒナを用いた正常(上)と光誘導性鳥類緑内障(LIAG)(下)
眼球肥大，偏平な角膜，小さな角膜直径に注目．

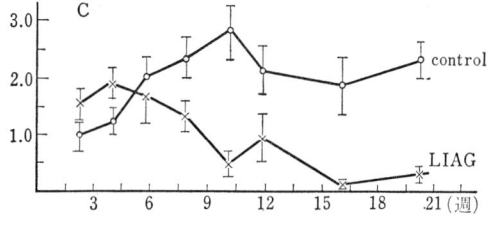

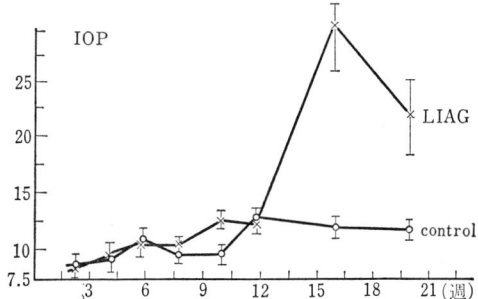

図 1.18 二つの LIAG 障害の発達の時間経過
上図：房水流出能力(C)，下図：眼圧(IOP)．

での眼球の肥大，過形成の兆候なしの眼の湿重量の顕著な増大，偏平化した直径の小さい角膜，前房深度の減少などである(Lauber と Kivett, 1981). LIAG 網膜は正常よりも薄いが，すべての層が存在し，少なくとも光学顕微鏡レベルでは完全にみえる(Laube ら, 1961). 房

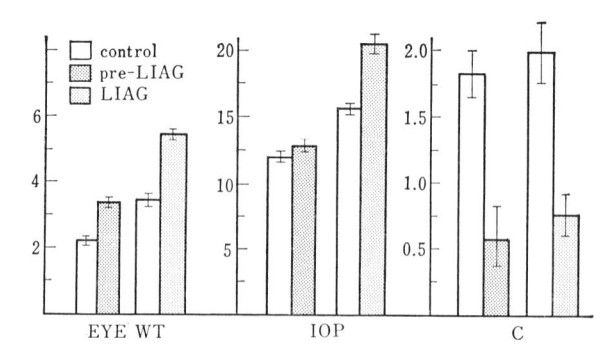

図 1.19 明暗周期下のコントロール
恒明下での 10 週齢(pre-LIAG)と 20 週齢(LIAG)の
ヒナでの眼重量,眼圧(IOP),房水流出能力(C).

水の流入は減少し,流出能力は阻害され,眼圧は上昇(緑内障の症状)する(Lauber ら,1969 a, b).白内障が後に光路を曇らせ,最終的に網膜剝離や眼壁の巨視的病理所見(たぶん,ぶどう膜を含む部分の虚血による)が進行し,視力が完全に破壊される.瞳孔は初期には収縮できるが,後期には瞳孔反射も全く消失する.

これらの病理所見とその前駆症状の発現時期は,LIAG の初期障害を明らかにしようとする試みのなかで詳細に述べられている(Kinnear ら,1974).しかし,今までのところ初期障害は明確でないことは認めざるをえない.期待されるとおり生理学的変化が形態的変化に先行するが,測定可能な眼圧の変化は,むしろ眼のサイズの増加に何週間も遅れて生じる(Lauber ら,1970,1972).

体の成長はヒナが LL の条件で飼育されたとき促進され,性的成熟とともに成熟体重に達するのは,周期的条件(LD12:12,LD14:10)の鳥よりも LL の鳥で早い.眼重量の違いは 3 週間で有意になり,その後着実に増加する.その増加は体重の増加率の違いのみから予想される値を越えている(Oishi と Konishi,1978;Shiraki ら,1981).流出能力(C)の係数は孵化後の 6 週までの早い週においては LIAG のほうが正常よりも高い値を示す.その後 C 値は減少して,8 週後以降は極度に阻害される.眼の正常な生理を損なうことなく実際の房水の流入(Fi)や流出(Fo)を測定することは技術的にむずかしいので,これらに関する情報は少ない.しかしながら,房水の流れは 9〜10 週ごろいくらか減少する.眼圧は通常 16〜20 週齢まで増加しないで,8〜10 週では少しだが有意に正常値より低い(Lauber ら,1969 a, b).したがって,房水の流れのパラメータ間でバランスが失われているのかもしれない.われわれが提案しているように,もしこれらのパラメータの間の微妙な関係が眼の発生と機能の正常なホメオスタティックな調節に関与しているなら,このような非平衡が迅速にまた,不可逆的に眼の植物的生理状態を損傷しうる.

このシステムでみられる最初の変化は LL に暴露後 3 日での C/IOP の減少である(Lauber と Kivett,1981).もう一つの初期の障害は通常角膜と房水の両方にある乳酸脱水素酵素(LDH)の濃度を測定したときに現れる.LDH 活性は 7 日目に房水で増加し,角膜で減少し

1.4. 光環境と眼

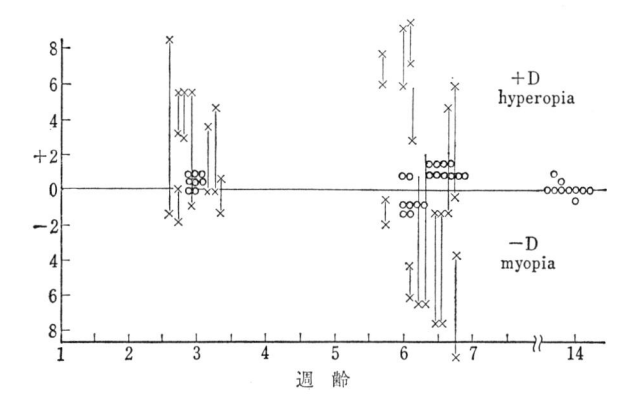

図 1.20 コントロール(○)と前緑内障(×)のヒナの屈折異常 縦の線は同個体における2度の測定で，乱視の程度を示す．

図 1.21 いくつかの LIAG の病理的障害の開始(あるいは最初の検出)時期を示す図

た(Kim ら, 1973; Chiu ら, 1975). われわれはこれを損傷を受けた角膜から酵素が漏れ出たことによると解釈した(LL のヒナで角膜の成長は止まり，サイズが小さいことを思い出していただきたい). 他の初期変化は, 房水の体積が9日目には減少すること, ゾル状の硝子体体積が LL 開始後2週間で増加することである.

われわれはニワトリヒナで屈折力を測定して, 3週目に軽度だが測定可能な遠視(平均約+3D), そして6週目以降にずっと強度な近視(約 −6D かそれ以上)となることを発見した. 初期の遠視は偏平な角膜により説明できる. 後に生じる近視は多分眼軸長の延長に起因

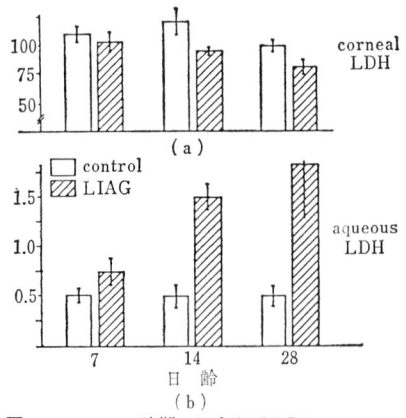

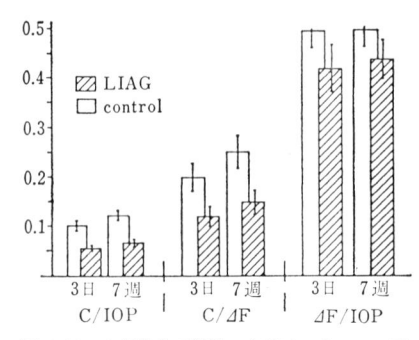

図 1.22 三つの時期におけるLIAGとコントロールの眼での角膜と房水の乳酸脱水素酵素（LDH）

図 1.23 3日齢と7週齢におけるいくつかの房水パラメーターの比率と LIAG 誘導条件のこれらの比率に対する効果

し，屈折システムのシャープな焦点面の後ろに網膜が位置することによる．角膜は偏平のままであるが，眼軸の延長は遠視効果を無効にするのに十分である．このようにして，われわれは最初 LIAG を緑内障のモデルとして研究していたが，近視が LIAG の（二次的？）合併症の一つであることが明らかとなった．実際，眼球肥大に伴う眼軸の延長は近視を誘導する．そして調節（レンズと角膜による屈折の増加）は事態を悪くすることにのみ働く．

ほかのいくつかの緑内障と関連しないニワトリ近視モデルを，本節の後半で論議している．

モデルシステムとしての LIAG の利点の一つは緑内障様症状の発達のタイムコースで事象の予想可能性が高いことである．それゆえ，研究者は病気の病理的経過はすでに進んでいるが，眼圧はまだ上昇していない長期の前緑内障期間を利用できる．もし，この期間に後の病理を予想できるわずかな変化を認めることができれば，臨床医は病気の過程を逆転させたり，治療に幸先のよいスタートを切れるかもしれない．このことを心にとめて，ヒナの眼の状態を検査するいくつかの臨床的処置の改良を試みた．

暗室テスト　明るい部屋で眼圧を測定し，その後電灯を消して再び測定を行う．初期の緑内障患者の眼圧は暗期に急激に上がる．これは瞳孔が暗期に開き，虹彩-角膜隅角の流出路が詰まりやすくなるために起こると考えられる．われわれはニワトリの正常個体においても LIAG 個体においても眼圧に対する暗室効果を示すことができなかった．しかしながら，完全暗黒あるいは眼帯や頭巾をつけて飼育された（すべて散瞳をひき起こす）ニワトリヒナは眼球肥大をひき起こし，これは排出隅角部での損傷された流出によっているかもしれない．

飲水テスト　かなりの量の飲水の前後で眼圧を測定する方法である．われわれは体重による水負荷量を計算し，胃管より投与した．明らかな緑内障（平均 43 mmHg）の 30 週齢の LIAG の鳥は，正常個体が水負荷に対する眼圧上昇が 5 分間に 2〜3 mmHg 以下であるのに 15〜20 分間に 20 mmHg の急激な上昇を示した．19 mmHg の眼圧をもち（対照は 12 mmHg），すでに肥大した眼球をもつ初期の LIAG 個体は，それほど顕著ではないが同様な反応を示

1.4. 光環境と眼

した. 前 LIAG 状態で, 流出率(C)は低いが眼圧はまだ上がっていない個体でも水負荷に対して小さいが有意の反応を示した. この原因となりうる血圧や血漿の浸透圧には何の変化もなかった(Lauber ら, 1979).

われわれはヒトで使われるいくつかの抗緑内障薬による薬理学的処置に対する LIAG あるいは前緑内障ヒナの反応を調べた. Acetazolamide (Diamox)は炭酸脱水素酵素の抑制剤で, しばしばヒトの緑内障で眼圧を下げるために用いられる. Diamox をニワトリに投与(餌に混ぜて経口的に)すると LIAG は軽減したが, 完全には抑えられなかった. Diamox がヒトの緑内障を抑えるメカニズムははっきりとは解明されていないが, 房水流のダイナミクスのホメオスタティックな調節と何らかの点で関連しているに違いない (Lauber ら, 1972). LIAG ヒナの眼圧上昇に対する縮瞳剤の効果を調べるために, 孵化後6週齢から毎日右眼に薬が点眼された. Humersol と Fluropryl は, 両方とも LIAG の眼球肥大を減少させるよりむしろ促進した. 他の縮瞳剤の Phosphaline iodide は使用した投与量では LIAG 眼球サイズにはっきりした効果を示さなかった. これらの縮瞳剤はたぶんヒトの患者では房水の流出を促進す

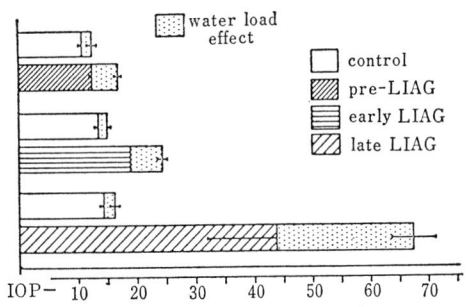

図 1.24 LIAG とコントロールにおける三つの時期での水負荷テスト

バーの右側の点をうった部分は水負荷により生じた眼圧の上昇を示す.

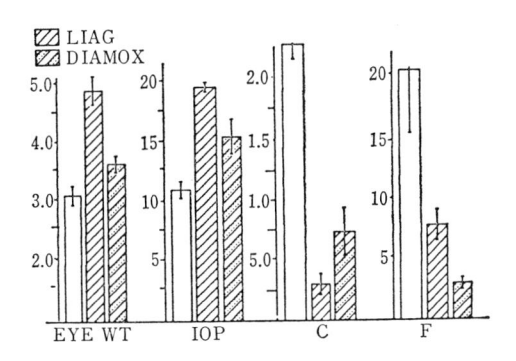

図 1.25 経口投与した Diamox は LIAG の程度を減少させたが, その発達を抑制はしなかった

るのに効果がある. ニワトリ光誘導性緑内障には効果が少ないことは, LIAG の原因が線維性網状組織の詰まりではないことを示唆している(Lauber ら, 1965).

局所的 L-エピネフリン投与は昔からヒトの原発性(開放隅角)緑内障の治療に使われてきた. しかし, その作用メカニズムははっきり理解されていない. L-エピネフリンの点眼は20分ほどで眼圧の上昇をひき起こし, その後前処理状態にもどった. 反応は LIAG と正常個体ではっきりとした違いはなかった. もちろん, 処理前の LIAG ニワトリは高い眼圧と低い房水の流入を示していたが, 実験の終了時(眼圧が処理前レベルまでもどってから)に測定した LIAG の房水の流出能力(C)にもエピネフリンの影響はなく低かった.

われわれはさらに二つの抗緑内障薬に対する LIAG システムの反応を調べた. Timolol

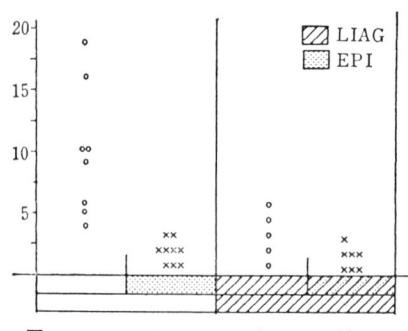

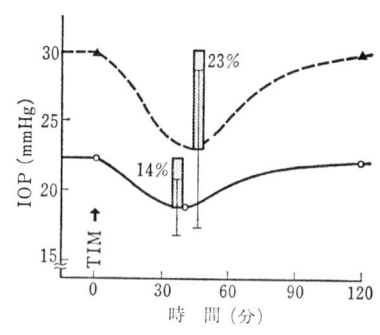

図 1.26 L-エピネフリンの点眼の前(○)と20分後(×)の房水流入

図 1.27 20週齢のニワトリにおける眼圧(IOP)に対する Timolol の効果(破線は LIAG を示す)

は房水の流入を下げることによって眼圧を下げる効果をもつことが知られている．0.25% Timolol の点眼は最初の1時間以内に正常眼において9％，緑内障眼において29％の眼圧の減少をひき起こした．静脈投与の場合，正常眼で14％，すでに極度に高圧の LIAG 眼で23％眼圧が減少した．

Pilocarpine は房水の流出に作用して減圧効果を示す．静脈投与によって，この薬品は最初急激な眼圧の上昇をひき起こし，その後コントロールにおいては処理前のレベルに，LIAG では処理前より33％低くなった(Lauber ら，1985)．したがって，臨床的に最もよく使われる二つの抗緑内障薬はニワトリにおいて継続的あるいは完全な矯正効果ではないが減圧効果を示した．これらの結果から，ニワトリ緑内障はヒト緑内障の有効なモデルシステムとなりうるというわれわれの提案は支持される．また，これらの結果はニワトリ緑内障，そし

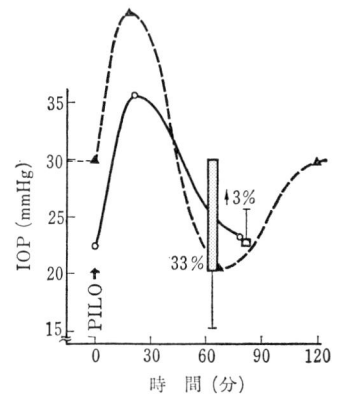

図 1.28 20週齢での LIAG(破線)とコントロール(実線)での眼圧(IOP)に対する Pilocarpine の効果

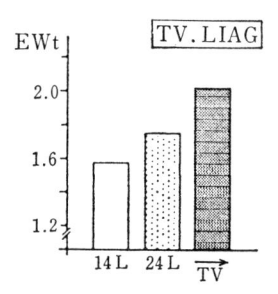

図 1.29 LD 14：10(コントロール)光条件，LL(LIAG)条件，および白黒テレビからの連続光照射で飼育したヒナの眼重量

1.4. 光環境と眼

てたぶんヒト原発性緑内障は，房水の流入と流出のメカニズムの異なる阻害，あるいはこれら二つの間のホメオスタティックなバランスの基本的な阻害によるという作業仮説と一致する．

われわれは LIAG の発生における視覚の役割を調べるいくつかの実験を行った．これらのアプローチの一つは 20 世紀の心理社会現象であるテレビ，特に子どもに対するテレビの影響について調べた．近視はしばしば成長期の子どもでみられ，テレビをみることがよく非難される．唯一の光源が白黒のテレビで 1 日 24 時間つけっぱなし(昼間はたいてい漫画で，夜は光る画面のみ)にしたニワトリ小屋が準備された．若いニワトリは完全にこの処理に熱中し，テレビに最も近い場所に並んで，おとなしくちょっと眠そうにテレビをみつめ続けた．6 週間で実験を終了したとき，テレビをみていたニワトリの眼は白熱灯をつけっぱなしにしたコントロールよりずっと大きく，すなわち近視になっていた．

ほかのアプローチとして，光誘導性緑内障における視覚の役割を盲目ニワトリで調べた．Formoguanamine は uracil の類似物質で，ニワトリに薬理学的に盲目をひき起こす．このような処理を受けたニワトリでは LIAG に特有の眼球肥大は起こらなかった．しかし，角膜の直径の減少や偏平化などの眼の前部の変化は消失しなかった．このことは眼の前部と後部で LIAG 変化の誘因，調節が異なっていること，すなわち，眼球に対する効果には視覚が必要で，角膜の変化には必要がないことを示している(Oishi と Lauber, 1988).

次にわれわれは遺伝的盲目をひき起こす劣性遺伝子 rc をホモにもつロードアイランドレッド種のニワトリ(障害はヒトの遺伝的夜盲症に類似)に注目した．LIAG 条件で飼育した盲目の rc ニワトリは小さくて偏平な角膜になったが，特徴的な眼球肥大をひき起こさなかった．このこともまた角膜と眼球の変化が異なる調節による現象である証拠である(Lauber と Oishi, 1989).

この問題に関する他の(間接的)証拠はアルビニズムと性がリンクした遺伝子 al をもったニホンウズラの研究から得られる．アウビノのトリは野生型より 20～25% 大きな眼をもつ．遺伝子 al の対立遺伝子である $dilute$ は中間レベルの眼球肥大症を伝える．このウズラの視力あるいは近視の程度を調べることはできなかったが，このような眼球肥大症はきっと強度の近視をひき起こしているであろうと思われる(Lauber と Cheng, 1989)．近視や眼球突出症はヒトのアルビニズムでよくみられ，また，アルビノの動物はすべてある程度のまぶしがり症状を示すようである．このようなすでに大きな眼をもつアルビノのウズラを恒明条件で飼育すると，LIAG の角膜変化とともにさらなる眼球肥大がひき起こされる．これらのトリは野生型の LIAG よりも極度に高い眼圧を含む LIAG の生理的障害を示す．また，恒明条件のもとで，アルビノウズラは野生型より血漿メラトニンが顕著に減少する．

眼球サイズは恒明条件下で特異的に増加したが，眼のなかでの細胞の過形成は起こっていなかったので，われわれは次に硝子体に注意を向けた．ゾル(液状)硝子体の量は実際のところ肥大した LIAG 眼で増加していた．しかし，hexuronic acid と hexosamine (一緒に hyaluronic acid をつくる)などの分子種は LL と LD 14 : 12 で同じ相対濃度を示した．ゲル硝子体のおもな成分であるコラーゲン蛋白質は LIAG で濃度も絶対量も正常である(Kinnear と Lauber, 1978)．少なくともゾル硝子体に関しては，LIAG 眼において硝子体の合成を促

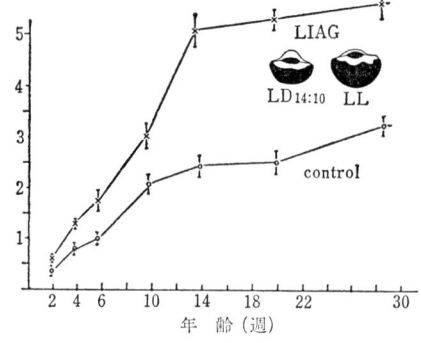

図 1.30 正常と LIAG 眼での液状(ゾル)硝子体の重量

挿入図はゲル(白い部分)とゾルの比較的な位置とサイズを示す．生化学的分析によるとゾルの成分は極度な眼球肥大にもかかわらず正常な濃度のままである．

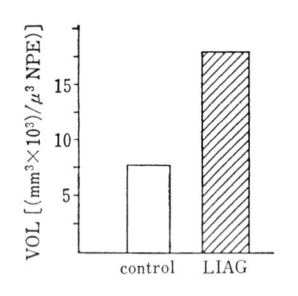

図 1.31 pars plana ciliaris の切片の標準領域における被覆小胞の計算による体積

この上皮は新しい硝子体の生産に関与すると考えられている．被覆小胞 (CV) は眼のなかに必要なヒアルロン酸の成分を輸送しているのかもしれない．

進するメカニズム，すなわち恒明条件によって活性化され維持されるメカニズムがあるに違いないことを，これらの結果は示唆する．

　硝子体生産のメカニズムは特に胚期以後においてはっきりとはわかっていない．しかし，毛様体の pars plana の非色素性上皮がたぶん新硝子体のおもな生産あるいは集積場所であることが一般的に認められている．異なる年齢で正常眼と LIAG 眼の組織を電子顕微鏡で比較したところ，これらの上皮細胞に被覆された小胞が顕著に存在した．このような微小器官は，いろいろな組織で大きな分子を血漿などから取り出し，上皮を通して他の側へ輸送する装置であるといわれている．われわれはこのような被覆された小胞の毛様体上皮における数とサイズが LIAG においてコントロールより多いことをみつけた．このことはたぶん毛様体上皮の小胞は必要な硝子体成分の hyaluronic acid を眼球の中に輸送するために働き，この過程は LL の光条件によって促進されることを示す (Lauber, 1985)．

　LIAG は基本的に神経組織である眼に関与しているが，内分泌的障害として LIAG をみるというのは意味がある (Oishi と Lauber, 1974)．ホルモンあるいは液性調節の関与は LIAG が全身性(たとえば両眼に作用する)であること，また，LIAG を促進する環境要因である恒明条件がほとんどの鳥類とかなりの哺乳類の内分泌系に大きな影響を与えることから明らかである．生殖腺あるいは関連する生殖腺刺激ホルモンが自然の季節変化や実験室において長日や恒明条件に反応することはよく知られている．ウズラの光-生殖腺反応の研究において(長日のもとで大きな生殖腺が維持され，短日のもとで生殖腺は退縮する)，眼も松果体も必要のないことが明らかとなった (Oishi と Lauber, 1973a, b)．頭巾をかぶせることによって，この光受容器の場所が頭部にあること，赤が最も効果があり，緑が中間，青はほとんど効果がなかった．後の研究によって視床下部底部に直接光を与えると脳のいくつかの部分が光感受性を示し，波長特性はなくなった (Glass と Lauber, 1981)．

1.4. 光環境と眼

しかしながら，日周期的に変動するホルモンが LIAG 現象を理解しようとするためには，より興味深い．なぜなら，眼圧は通常日周サイクルを示し，視覚に基礎をおく毎日の活動もまた周期的であるからである．われわれは LIAG ニワトリとウズラにおける内分泌の関与の可能性を，最近入手可能な非常に感度の高いホルモンのラジオイムノアッセイを用いて調べている．

1) チロキシン　この酸化的代謝を駆動する甲状腺ホルモンは，昼行性のニワトリで昼前にピークをもつ日周サイクルを示す．そして，この周期性は LL で飼育した個体においては消失し，レベルはコンスタントに高い傾向にある(Lauber, 1982, 1983)．LIAG ではまた，網膜色素上皮の環状ミトコンドリアの数と変形が増加する傾向にあった．

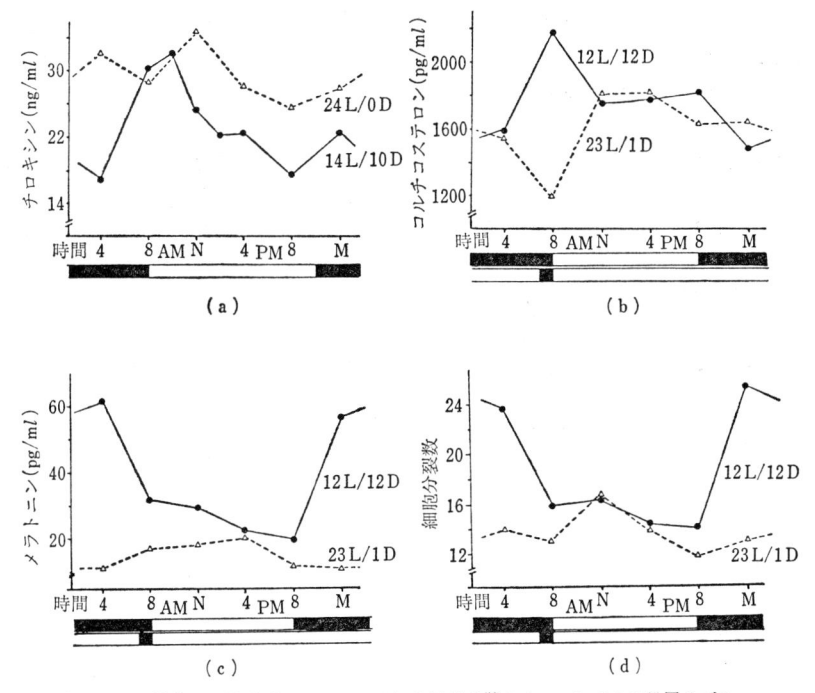

図 1.32　6週齢の LIAG とコントロールにおける血漿ホルモンレベルの日周リズム チロキシンとコルチコステロンのパターン，メラトニンと角膜上皮の細胞分裂率の間での高い類似性に注目．

2) コルチコステロン　この鳥類における主要な副腎糖質コルチコイドはチロキシンと非常によく似たリズムを示し，朝の点灯時にピークを示す．この日周リズムもまた，LIAG ニワトリで消失し，朝のピークがなくなり，ずっと低い値を示した(Oishi ら，1986; Lauber ら，1987)．正常ニワトリにおけるこれら二つのカーブの類似性と，LL で飼育したニワトリでの日周リズムの消失は LIAG における内分泌の関与を示唆する．

3) メラトニン この松果体のホルモンはまた，昼行性動物において日中血漿レベルが低く，ピークは夕方早くに始まり，夜中ずっと高い日周リズムを示す．この日周リズムもまた LIAG において消失し，レベルはずっと低いままである(Lauber ら，1968；Axelrod と Lauber，1968；Osol ら，1986)．これらのメラトニンのカーブは角膜上皮における夜高く，昼低い細胞分裂像の数と驚くほど似たカーブを示し，LIAG におけるレベルは 24 時間を通して低かった(Oishi，1984)．LIAG の形態的特徴の一つは小さな角膜直径であることを思い出していただきたい．正常な角膜は高いメラトニンレベルの影響で夜成長するようにみえる．この影響がないと，LIAG 角膜は成長が遅くなるか，止まってしまい，小さな角膜直径になり，角膜が眼の前部で占めていた空間に沿って延びようとして増加した曲率となる．

血漿メラトニンと眼のメラトニンの関係は完全にははっきりしていないが，血漿メラトニンは松果体に由来し，眼のメラトニンはたぶん局所的に生産され機能すると一般に考えられている．Osol は松果体除去が LIAG の発生に何の影響も及ぼさないことをみつけている．Chiou はウサギと同様ニワトリで眼圧上昇の素因となりうるという眼のなかでのメラトニンに別の作用があるらしいことを示唆した．これはヒトや多くの哺乳類でみられ，また鳥類においてもそうであるらしく，正常な眼圧の日周変動が暗期にピークをもつことを説明する．これはまた，LIAG 個体が血漿あるいは松果体メラトニンの欠如により高い眼圧を示すことを説明する．しかし，LIAG 眼球肥大が眼圧上昇に数週間先行することは謎として残る．

メラトニンと光の関係に関する他の情報については，眼の組織から抽出されたいくつかの酵素の研究がある(虹彩，毛様体，網膜が別々に測定された)．メラトニン合成酵素 N-アセチル基転移酵素は，LL 4 週間の後，コントロール眼より LIAG 眼で高かった．しかしながら，ドパミン，エピネフリン，ノルエピネフリンは LIAG とコントロール眼の間で違いはなく，コリンアセチル基転移酵素も光の処理で違わなかった(Aimoto ら，1985)．したがって，神経系と特異的に関連するこれらの神経伝達アミンは光に対する眼の反応である LIAG の発生，発達に関与していないようである．一方，メラトニンが非神経的経路で LIAG 過程に関与しているいくつかの証拠がある．

4) アスコルビン酸 これは房水の大きな成分であるが，眼の中での役割は比較的はっきりしていない．ある研究者はアスコルビン酸はすぐに光酸化され，副産物として過酸化水素を発生することを認めている(Pirie，1965)．このことは網膜の消耗された外節のディスクのような不飽和脂肪に富む膜の酸化に何らかの役割をもっていることを示唆する．房水のアスコルビン酸が 8 週齢，19 週齢でコントロール眼に対して LIAG で減少していることは興味深い．また，緑内障ウサギは増加した眼圧とともに減少した房水アスコルビン酸をもつことが知られている．

b. ほかの鳥類の近視モデル

ニワトリでのわれわれの実験で，その誘因と現れ方において光誘導性鳥類緑内障とははっきり異なった他の種類の眼球肥大をみつけた．われわれはこれを薄明性牛眼(DLB)とよぶ．その状態はすべての方向，すなわち眼軸方向および水平方向ともに極度の眼球肥大が起こることである．DLB はニワトリが非常に薄暗い光の日周期のもとで飼育されたとき生じる(LIAG のように恒明状態ではなく)(Lauber と Kinnear，1979；Lauber，1991b)．

1.4. 光環境と眼

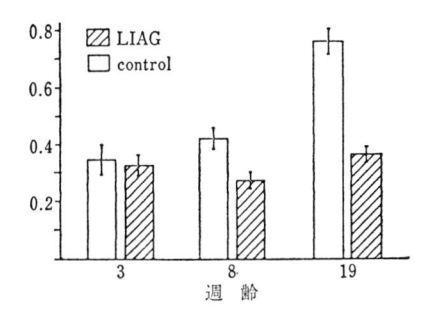

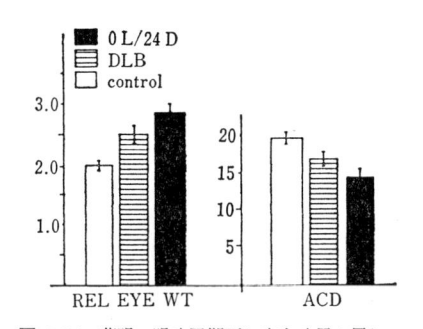

図 1.33 三つの時期における LIAG とコントロールでの房水内アスコルビン酸

図 1.34 薄明の明暗周期下か完全暗黒と思われる状態で飼育して牛眼になったヒナでの眼重量と前房深度(ACD)

このような薄明光環境は標準(コントロール)の鳥小屋よりも約2乗のオーダーで低い(鳥の高さで 10 lx に対して 0.1 lx)照度である．他の実験で，約 5000 lx に光強度を増加しても光周期が同じなら 10 lx の結果とあまり変わらなかった．しかしながら，もし光のスケジュールが LL に変えられると，DLB 効果が LIAG 効果に重ね合わされる．すなわち，眼はLIAG あるいは DLB のみの場合よりずっと大きくなる．そして，角膜は LIAG の特徴である小さい直径と増加した曲率を示す．したがって，環境条件の二つの操作は両方とも眼軸の延長，それゆえ近視をひき起こす．しかしながら，角膜の反応の違いは二つの状態を区別する．

この違いを区別する実際的な例は赤外光を用いて行った小実験で示される．われわれは何人かの研究者が孵化後早い時期の保温の熱源として赤外ランプを使用しているのに驚かされた．われわれは常に被覆され，熱は出すが光は出さない電気コイルを用いるように注意していた．もちろん，若い鳥は保温を必要とするし，赤外ランプの支持者はこれが標準の鶏舎の設備で，可視光成分は非常に低いので全く光と考える必要がないと考えている．LL の白熱光(10 lx)で飼育したヒナは，LD 12 : 12 のコントロールと比較して，期待されたLIAG 効果を発達させた．他のヒナは LD 12 : 12 の白熱光に加え

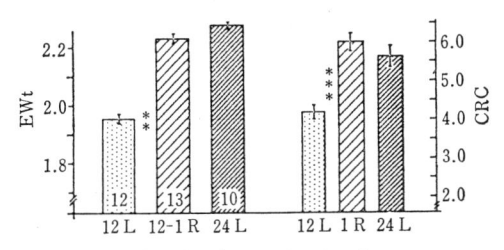

図 1.35 明暗周期下(12 L)，恒明条件(24 L)，12 L と 24 Lの赤外線保温ランプ(12-1 R)の条件で飼育した6 週齢のヒナでの眼重量と角膜曲率(CRC)

て1日 24 時間赤外ランプのもとで飼育された．すると，この赤外光飼育ヒナは小さく偏平な角膜と極度の眼球肥大をひき起こした．したがって，赤外光効果は LIAG 効果であることは明らかである．赤外光飼育ヒナは明らかに赤外光を薄明光源としてでなく恒明光源として"みて"いたのである．角膜の曲率が鍵になる発見である．

42　　　　　　　　　　　1. 光　と　眼

さらに他の眼球肥大があり，これを眼瞼縫合近視(LSM)とよぶ．名前が示すように，この状態は眼瞼が孵化直後に縫い合わされたときに生じる．光周期は LD 12：12 にセットされた．手術された眼(もう一方の眼ではなく)は特に軸長における極度の眼球肥大と角膜の顕著な前方への突出を示す．われわれの実験では，頭を頭巾で覆ったり，眼の上に眼帯をかけたりしてもこのような結果が得られた．薄明性牛眼(DLB)と同様，LSM 効果は眼瞼縫合したヒナを恒明(LIAG 条件)におくと LIAG 効果が加算された．この場合の角膜は LSM だけの場合よりも突出度は小さかった．しかし，LIAG だけの場合や手術していないコントロール眼(明暗周期下の)よりも曲率が小さかっ

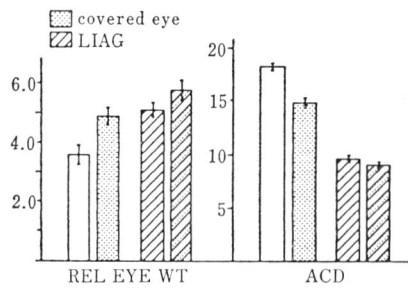

図 1.36　LIAG 条件，コントロール条件のもとで光遮断頭巾で眼を被覆した 4 週齢のヒナの眼重量と前房深度

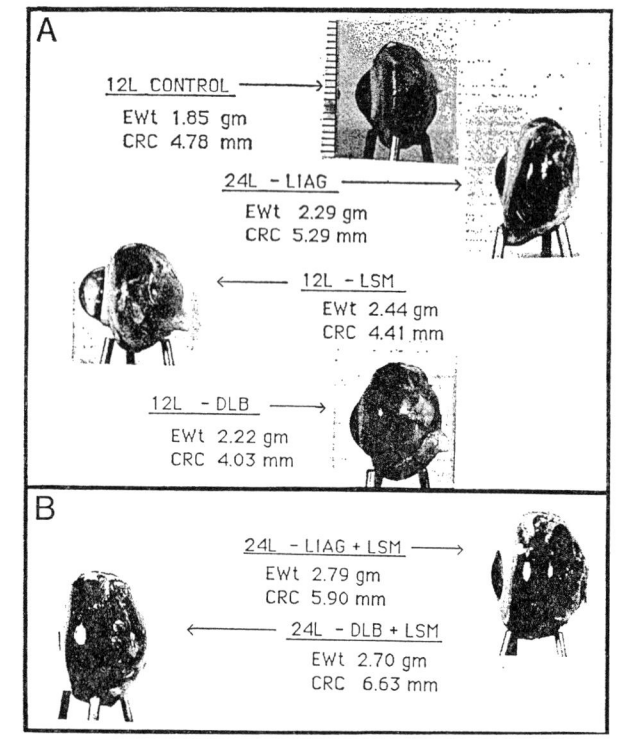

図 1.37　本文に記述した近視誘導条件のもとで飼育したヒナから摘出した眼の側面図　平均眼重量，角膜曲率も示してある．LIAG, DLB, LSM は別々ではっきり異なっており，飼育条件が加算されたとき，反応もまた加算されることに注目．

た(Oishi と Lauber, 1987; Lauber と Oishi, 1987; Lauber, 1991a).

LSM 現象は他の研究者の不透明のコンタクトレンズや眼帯, プリズムを用いた報告と基本的に同じである. この方法が試みられたうちの数種において中等度から極度の眼軸の延長による近視が発達した. この現象は"形態視阻害近視"あるいは"網膜像質低下"による近視とよばれている. このような結果は数種のサルや子ネコやトガリネズミで報告されている. ヒトでの(たぶん)関連した発見は視覚経路が何らかの原因でブロックされた子ども達(たとえば, 血管腫, 白内障, 眼瞼下垂症による)は, 超音波によって測定された眼軸長がすべて延長していた.

ニワトリにおいて LSM モデルが DLB モデルとはっきりと異なった現象であるのと同じように, LIAG とも異なっている. 鍵は角膜に何が起こるかである. 6 週齢の LSM のヒナで角膜は顕著に突出し, 曲率は減少している. 一方, 同じ年齢の LIAG ヒナは小さな直径の偏平な角膜を示す. DLB のヒナの角膜の曲率とサイズが最もコントロールと似ている. 上に述べた三つの近視のモデルは, すべて眼軸の延長, 強度の近視を含む極度の眼球肥大によって特徴づけられる. 典型的な眼の重量と角膜曲率そして側部形態の比較により, 光環境に対する反応の程度が加算されることがわかる.

まとめ

以上, ニワトリとニホンウズラを用いた研究によって, 光環境の特性が眼の成長・発達, 非視覚性生理に大きな影響を与えることを示した. 哺乳類, 特にヒトとの類似性が, 視覚を阻害する病気である緑内障と近視に関して存在していた. ヒトの近視や緑内障を理解し, 治療し, さらに予防するために, 鳥類のシステムが有用な動物モデルであることが示唆された.

〔Jean K. Lauber/大石　正 訳〕

文　献

Aimoto, T., Rohde, B. H., Chiou, G. C. Y. and Lauber, J. K.: N-Acetyl transferase activity and melatonin level in the eyes of glaucomatous chickens. *Jour. Ocular Pharmacol.*, **1**, 149-160, 1985.

Axelrod, J. and Lauber, J. K.: Hydroxy-indole O-methyl transferase in several avian species. *Biochem. Pharmacol.*, **17**, 828-830, 1968.

Chiu, P. S. L., Lauber, J. K. and Kinnear, A.: Dimensional and physiological lesions in the chick eye as influenced by the light environment. *Proc. Soc. Exper. Biol. & Med.*, **148**, 1223-1228, 1975.

Glass, J. D. and Lauber, J. K.: Sites and action specra for encephalic photoreception in the Japanese quail. *Amer. Jour. Physiol.*, **240**, R 220-R 228, 1981.

Kim, J. O., Campbell, D. J. and Hassard, D. T. R.: On the enzymology of the cornea: LDH and its isozymes as a measure of corneal endothelial viability. *Canad. Jour. Ophthalmol.*, **8**, 132, 1973.

Kinnear, A., Lauber, J. K. and Boyd, T. A. S.: Genesis of light-induced avian glaucoma. *Invest. Ophthalmol.*, **13**, 872-875, 1974.

Kinnear, A. and Lauber, J. K.: Biochemical studies of the chicken vitreous in light-induced avian glaucoma. *Comp. Biochem. Physiol.*, **61 B**, 107-110, 1978.

Lam, K. W., Lee, P. F. and Fox, M.: Aqueous ascorbate concentration in hereditary buphthalmic rabbits. *Arch. Ophthalmol.*, **94**, 1565-1567, 1976.

Lauber, J. K.: Photoacceleration of avian embryogenesis. *Comp. Biochem. Physiol.*, **51 A**, 903-907, 1975.

Lauber, J. K.: Retinal pigment epithelium: ring mitochondria and lesions induced by continuous light. *Curr. Eye. Res.*, **2**, 855-862, 1982.

Lauber, J. K.: Diurnal mitochondrial changes in avian retinal pigment epithelium: a search for correlation with thyroid state. *Curr. Eye Res.*, **2**, 863-868, 1983.

Lauber, J. K.: Coated vesicles in the avian pars plana ciliaris. *Comp. Biochem. Physiol.*, **82 A**, 809-814, 1985.

Lauber, J. K.: Review: light-induced avian glaucoma as an avian model for human primary glaucoma. *Jour. Ocular Pharmacol.*, **3**, 77-100, 1987.

Lauber, J. K.: Three avian eye enlargement protocols as myopia models: effects of pharmacological intervention. *Jour. Ocular Pharmacol.*, **7**, 65-75, 1991 a.

Lauber, J. K.: Review: avian models for experimental myopia. *Jour. Ocular Pharmacol.*, **7**, 259-276, 1991 b.

Lauber, J. K., Boyd, J. E. and Axelrod, J.: Enzymatic synthesis of melatonin in avian pineal body: extraretinal response to light. *Science*, **161**, 489-490, 1968.

Lauber, J. K., Boyd, T. A. S. and Boyd, J. E.: Aqueous fluid dynamics in avian glaucoma. *Invest. Ophthalmol.*, **8**, 234, 1969 a.

Lauber, J. K., Boyd, J. E. and Boyd, T. A. S.: Aqueous flow in avian glaucoma. *Invest. Ophthalmol.*, **8**, 652, 1969 b.

Lauber, J. K., Boyd, J. E. and Boyd, T. A. S.: Intraocular pressure and aqueous outflow facility in light-induced avian buphthalmos. *Exper. Eye Res.*, **9**, 181-187, 1970.

Lauber, J. K., Boyd, J. E. and Boyd, T. A. S.: Aqueous humor inflow in normal and glaucomatous avian eyes. *Exper. Eye Res.*, **13**, 77-82, 1972.

Lauber, J. K., Boyd, T. A. S. and Kinnear, A.: The water provocative test in preglaucomatous chickens. *Canad. Jour. Ophthalmol.*, **14**, 176-180, 1979.

Lauber, J. K. and Cheng, K. M.: Heritable susceptibility to environmentally induced glaucoma in several mutants of Japanese quail. *Jour. Hered.*, **80**, 268-270, 1989.

Lauber, J. K., Frankelson, E. N. and Boyd, T. A. S.: Influence of Diamox (Acetazolamide) on aqueous flow. *Canad. Jour. Ophthalmol.*, **7**, 341-348, 1972.

Lauber, J. K. and Kinnear, A.: Eye enlargement in birds induced by dim light. *Canad. Jour. Ophthalmol.*, **14**, 265-269, 1979.

Lauber, J. K. and Kivett, V. K.: Environmental control of the rearing conditions and early preglaucomatous lesions in chicks. *Exp. Eye Res.*, **32**, 501-509, 1981.

Lauber, J. K., McGinnis, J. and Boyd, J. E.: Influence of miotics, Diamox and vision occluders on light-induced buphthalmos in domestic fowl. *Proc. Soc. Exper. Biol. & Med.*, **120**, 672-575, 1965.

Lauber, J. K. and McGinnis, J.: Eye lesions in domestic fowl reared under continuous light. *Vision Res.*, **6**, 619-626, 1966.

Lauber, J. K., McLaughlin, M. A. and Chiou, G. C. Y.: Timolol and pilocarpine are hypotensive in light-induced avian glaucoma. *Canad. Jour. Ophthalmol.*, **20**, 147-152, 1985.

Lauber, J. K. and Oishi, T.: Lid suture myopia in chicks. *Invest. Ophthalmol Vis. Sci.*, **28**, 1851-1858, 1987.

Lauber, J. K. and Oishi, T.: Ocular responses of genetically blind chicks to the light environment and to lid suture. *Curr. Eye Res.*, **8**, 757-764, 1989.

Lauber, J. K., Shutze, J. V. and McGinnis, J.: Effects of exposure to continuous light on the eye of the growing chick. *Proc. Soc. Exper. Biol. & Med.*, **106**, 871-872, 1961.

Lauber, J. K., Vriend, J. and Oishi, T.: Plasma corticosterone in chicks reared under several lighting schedules. *Comp. Biochem. Physiol.*, **86 A**, 73-78, 1987.

Oishi, T.: Circadian mitotic rhythm in chick corneal epithelium. *Jour. Interdiscipl. Cycle Res.*, **15**, 281-288, 1984.

Oishi, T. and Kato, M.: Pineal organ as a possible photorecepter in photoperiodic testicular response in Japanese quail. *Mem. Fac. Sci. Kyoto Univ. (Biol.)*, **II**, 12-18, 1968.

Oishi, T. and Konishi, T.: Effects of photoperiod and temperature on testicular and thyroid activity of the Japanese quail. *Gen. Comp. Endocrinol.*, **36**, 250-254, 1978.

Oishi, T. and Lauber, J. K.: Photoreception in the photosexual response of quail, I. Site of the photoreceptor. *Amer. Jour. Physiol.,* **225,** 155-158, 1973 a.

Oishi, T. and Lauber, J. K.: Photoreception in the photosexual response of quail, II. Effects of intensity and wavelength. *Amer. Jour. Physiol.,* **225,** 880-886, 1973 b.

Oishi, T. and Lauber, J. K.: Pituitary-pineal-endocrine relationships in Japanese quail. *Endocrinol.,* **94,** 1735-1738, 1974.

Oishi, T., Lauber, J. K. and Vriend, J.: Light, experimental avian myopia, and the role of the suprarenals. *Jour. Ocular. Pharmacol.,* **2,** 139-146, 1986.

Oishi, T. and Lauber, J. K.: Experimental myopia and glaucoma in chicks. *Zool. Sci. (Japan),* **4,** 455-464, 1987.

Oishi, T. and Lauber, J. K.: Chicks blinded with formoguanamine do not develop lid suture myopia. *Curr. Eye Res.,* **7,** 69-73, 1988.

Oishi, T. and Manabe, K.: Effects of continuous light and ascorbic acid administration on the corneal growth of chicks. *Photomed. Photobiol.,* **2,** 77-78, 1980.

Oishi, T. and Murakami, N.: Effects of duration and intensity of illumination on several parameters of the chick eye. *Comp. Biochem. Physiol.,* **81 A,** 319-323, 1985.

Oishi, T., Shiraki, K., Sotani, T. and Okuzawa, I.: Effects of continuous light and continuous darkness on the eyes of adult chickens. *Acta Soc. Ophthalmol. Jpn.,* **85,** 132-136, 1981.

Osol, G., Schwartz, B. and Foss, D. C.: The effects of photoperiod and lid suture on eye growth in chickens. *Invest. Ophthalmol. Vis. Sci.,* **27,** 255-260, 1986.

Pirie, A.: A light-catalysed reaction in the aqueous humor of the eye. *Nature,* **205,** 500-501, 1965.

Shiraki, K., Sotani, T., Oishi, T. and Okuzawa, I.: Effects of continuous light and continuous darkness on the eyes of chicks. *Folia Ophthalmol. Jpn.,* **32,** 1157-1163, 1981.

von Noorden, G. K. and Lewis, R. A.: Ocular axial length in unilateral congenital cataracts and blepharoptosis. *Invest. Ophthalmol. Vis. Sci.,* **28,** 750-752, 1987.

Yinon, U.: Myopia induction in animals following alteration of the visual input during development: a review. *Curr Eye Res.,* **3,** 677-690, 1984.

2. 光 と 皮 膚

2.1. 光とDNA損傷と修復

a. 生命の誕生と紫外線

　生命は光により生まれ，育てられたといっても過言ではない．今から，45億年前に地球は誕生したと考えられている．凝結し温まった地球は，そのなかにとらえていたメタンやアンモニアや水や水素ガスを放出し，原始地球の大気と海をつくった．太陽からの光が，原始地球を照らして，温め，嵐を起こし，稲妻と雷をつくり出した．火山からは溶岩があふれ出た．原始の大気には酸素分子はなく，太陽紫外線（ultraviolet；UV）がさんさんと降り注いでいた．このようなことが，原始大気の分子を引きちぎり，そのかけらは再び結合して，もっともっと複雑な形になり原始の海の中に溶け込んでいった．しばらくすると，生命をつくるのに必要なあらゆる分子ができて，海の水は温かい濃いスープになった．そして，ある日，まったく偶然に，適当な深さの海底で，スープのなかに他の分子を使って，自分自身の荒っぽい複製をつくれる分子が現れた．最初の生命の誕生の一瞬である（カール・セーガン，1980）．

　1） 原始大気と遊離酸素　死の灰の主成分として恐れられているストロンチウム90やセシウム137は半減期が29年と30年と短いが，カリウム40は12億8千年，ウラン238は45億年，トリウム90は140億年と長いことや宇宙線が降り注いでいたことから，生命の誕生には電離放射線の作用もあったと思われる．しかし，原始大気には遊離酸素（O_2）がなく，オゾン層もなかった．そのため地上の紫外線は今の数千倍も強く，紫外線の作用のほうが化学進化への寄与は大きかったと考えられている．現在，フレオンガスなどでオゾン層の破壊が問題になっているが，1％のオゾン層の破壊は，2％の紫外線を増加させ，そのことによって皮膚癌が6〜15％（2〜5％ 基底細胞皮膚癌，4〜10％ 偏平上皮皮膚癌）も増加すると予測されている．

　元素としての酸素は，地球の地核をつくっている多くの元素のうち一番含有率が高く，実に47％をも占めているが，大気中に分子状酸素（O_2）が現れたのはおよそ20億年前のことで，光と炭酸ガスと水から有機物と酸素を合成する光合成能力をもつらん藻類が生まれたおかげである．この酸素がオゾン層をつくって紫外線の脅威から生命を保護する一方，酸素毒（活性酸素）によって増殖を阻害して，多くの生命体を絶滅させたと考えられている（図2.1）．

　2） 光と酸素　このように生命の誕生のときから現在まで，光と同様，酸素は，生物にとって有益で不可欠である一方，発癌を起こす光の有害作用と同様，酸素毒としても働く"両刃の剣"でもあった．現在の生き物の先祖となった生命体は，この紫外線に対する抵抗性（DNA修復の機能）と酸素に対する抵抗性〔スーパーオキサイドディスムターゼ（SOD），

2.1. 光とDNA損傷と修復

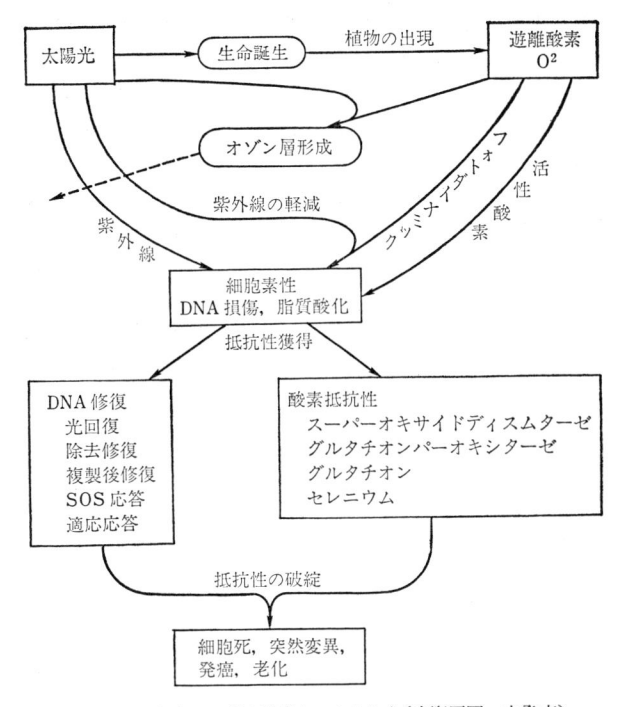

図2.1 生命と，光と酸素とのかかわり（内海原図，未発表）

グルタチオンパーオキシダーゼや抗酸化物質のグルタチオンやセレニウムなど］を身に付けたものだけが生き残ったであろう．事実，現存する生き物はすべて紫外線や酸素に非常に抵抗性で，DNA修復や酸素抵抗性があらゆる生き物に共通する基本的な機能となっている．

b. 生命を担う分子 DNA

　生命の特徴といえば，子どもをつくる能力（自己複製の能力）や栄養物を取入れ老廃物を出す（新陳代謝）ような性質が頭に浮かぶであろう．しかし，鉱物の性質だと考えられた結晶をつくるウイルスという生物が発見された後は，「自己複製の能力が，生命の定義であり，DNA(deoxyribonucleic acid)が，その生命を担う分子である．DNAはすべての生物に存在し，遺伝現象を担う物質，つまり"遺伝子"そのものである」というコンセンサス（意見の一致）が生まれた．たった2, 30年前のことである．

　親から子へと遺伝物質として伝えられるDNAは，縄のように2本の互いによじれ合った鎖（二重らせん）の形をしており，その片方の鎖に細胞に命令して成長や分裂を起こさせる情報が暗号として書かれている．そればかりでなく，一個体の誕生から死まで，生きるうえで必要な，ありとあらゆる反応を絶え間なく直接的または間接的に指示できる情報がDNAに書込まれている．

　個々の生物は，その種固有の染色体数をもち，個々の染色体の形や長さも定まっている．

1個の染色体には，1本の長いDNA二重鎖が約1万分の1に圧縮されて入っている．ヒトでは，男女とも染色体は46本で，その半分の23本は父親から，もう半分は母親から譲り受けたものである．ヒト細胞1個当たりのDNA量は約5.6ピコグラム（ピコグラム=10^{-12}g），長さにして約2mのDNA二重鎖に相当し，これが直径約10 μm（μm=10^{-6}m）の細胞核の中に収まっている．

1) DNAは生命そのものである　　DNAは二重鎖の両方にA（アデニン, adenine），T（チミン, thymine），G（グアニン, guanine），C（シトシン, cytosine)という四つの文字（核酸塩基）を隙間なく並べながら，鎖の一方がAなら向き合ったもう一方の鎖にはTが，GにはCがペアをつくっている（対合の法則）．このAとTまたはGとCのペアをつくっている力は弱いので，二重鎖を1本ずつに離すことができる．そうなると片方ずつの鎖を手本にしてAとTまたはGとCの対合の法則によって新しい鎖がつくられ，二重鎖の1組から，全く同じ二重鎖が2組生まれる．これは，DNA自体が構造的に自己複製の能力をもつこと，つまり生命そのものであることを説明している（図2.2）．

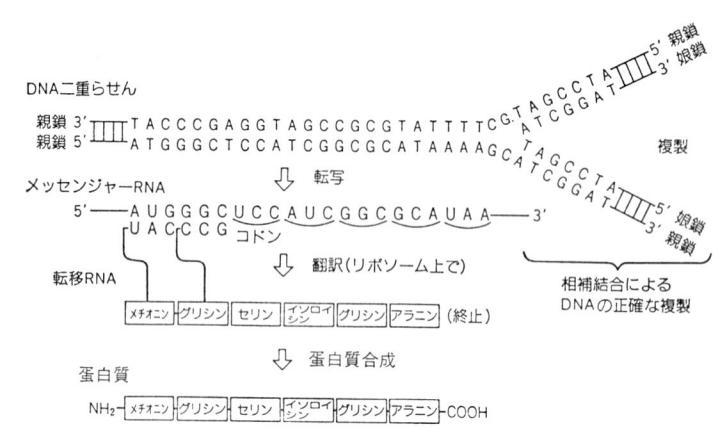

図 2.2 DNAの構造と複製および遺伝情報の伝達の模式図（内海，1992）
A: アデニン，G: グアニン，C: シトシン，T: チミン．
読始めのコドン（ATG）は，メッセンジャーRNAにはAUGと転写される．AUGはアミノ酸メチオニンを付けたUACをもつ転移RNAによりリボソーム上で翻訳される．同様にGGCはグリシンに，UCCはセリン，AUCはイソロイシン，GCAはアラニンと翻訳される．UAAは終止コドンとよばれ，そこで蛋白合成は終わる．

2) DNAの遺伝情報　　4種の塩基の配列の仕方による暗号は，三塩基を使って，読始めの暗号（ATG），各種のアミノ酸の暗号，読終わりの暗号（TAA, TAG, TGA）など，あらゆる生物がこの暗号を共通に使っており，生物が共通の祖先から出てきたことをうかがわせている．

この暗号文によってアミノ酸の並び方が決められ，蛋白質の構造が決められている．蛋白質は，酵素として，細胞の素材として，生命活動の担い手として働いている．つまり，DNAは蛋白質を介して生命をコントロールしている．DNAの情報は一旦メッセンジャー

RNA(mRNA)に転写され，mRNA上の遺伝暗号に対応してアミノ酸がリボソーム上でつながれ(翻訳)，蛋白質がつくられている(図2.2参照).

また，アミノ酸には翻訳されないが，遺伝子の働きを調節・制御する暗号配列も知られている．現在一番精力的に解読されようとしているものである．元は同じであるはずの細胞を分化させ，たとえば筋肉細胞では筋肉特有の蛋白質をつくらせている暗号配列と考えられている．

さらに，ヒトでは全DNAの95%以上も占めるその働きはわかっていない第三の暗号配列も知られている．この配列に関しては，DNAの死骸かガラクタDNA配列だという学者もいるほどで，不明な点が多い．

3) **大腸菌と異なるヒトの遺伝子**　　大腸菌と異なりヒトの遺伝子は，蛋白質の情報を担う部分(エキソン，exon)が，そうでない部分(イントロン，intron)によっていくつかに分断されている．プロモーター(転写促進配列)が翻訳されるべき遺伝子を読始める調節領域に，ターミネーター(転写終了配列)が読終える領域にある．さらに，イントロンを正確に切り出すための特殊な暗号配列がイントロンの両端と中間領域にある．このようにDNAの遺伝情報を蛋白質に翻訳するmRNAをつくる段階で，イントロンを削除(スプライシング，splicing)し，いくつかに分かれたエキソンを連結して，蛋白質合成の設計図をつくるという非常に手の込んだ情報伝達方式がとられている．なぜ，このような複雑な方法がとられているのかいまだに明らかではない(図2.3).

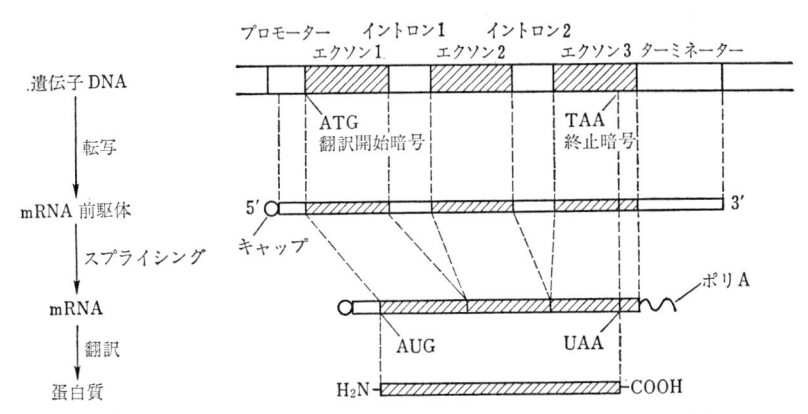

図2.3 真核細胞における遺伝子の転写と翻訳のモデル(内海，1992より改変)
プロモーターの下流の転写開始点より，ターミネーターまで転写される．このmRNA前駆体の5'末端にキャップが，ターミネーターの上流にポリAが添加される．そして，イントロンがスプライシングにより切り出され，エキソンがつながり，mRNAができあがる．このmRNAは核外に移動して，細胞質のリボソーム上で翻訳される．ただし，翻訳の開始暗号(AUG)から終止暗号(UAAあるいはUAG，UGA)までが翻訳される．大腸菌などの原核生物にはイントロンはない．

c. DNA修復と突然変異

「蛙の子は蛙」ということわざのように，DNAは正確な複製によって親から子へ，細胞

から細胞へ伝えられ，それによって種の保存が維持されてきた．このように DNA は，変化しないという特性をもっている．しかし，地球上に生命が誕生してから今日まで多種多様な生物が存在してきたことを考えると，DNA が変化(突然変異，mutation)することも事実である．

1) DNA 複製と突然変異　ビデオテープを何度もダビングしていると，ダビングエラーによりだんだん画質が悪くなるが，生命の基本物質である DNA のダビング(DNA 複製)にも，このようなコピーエラーが起きるのだろうか．エラーは起きるが，DNA のコピーマシーンである DNA ポリメラーゼは，コピーされた子 DNA と元の親 DNA とが同じであるかを，コピーしながら子 DNA を修正(校正)している．この校正は，ヒトの場合には1千万回から1億回のコピーで1回の"見落とし(突然変異)"しか，起こさないほど正確である．

2) DNA 修復と突然変異　ビデオテープは，磁石のような外的要因によっても傷を受け，画質は悪くなる．DNA も紫外線のような放射線や活性酸素，環境毒性物質などの外的要因によっても傷を受ける．しかしテープとは異なり，生物はこのような DNA の傷を直す能力を長い進化の過程で備えてきた．この能力を"DNA 修復(DNA repair)"とよんでいる．DNA 複製時の校正する能力や DNA 修復のおかげで，生命を担う DNA は安定した物質として，遺伝情報の正確な保存と伝達が保証されている．

そこで，DNA の変化(突然変異)が起きるのは，DNA 複製時に生じた誤りを校正の際に見落とす場合と，紫外線のような外的要因で生じた DNA の傷を修復の際に取りこぼす場合と，その修復の際に直し間違う場合だと考えられている．そして，DNA に変化を起こした生物を突然変異体とよぶ．

DNA 修復の研究は 1960 年代の前半からおもに大腸菌を用いて進められてきたが，ヒトを含めた高等生物の細胞を体外に取出し，培養する技術が発達したことによって，すべての生き物に DNA 修復が存在することが明らかにされてきた．そして，紫外線を含む放射線や環境毒性物質によって，ヒト細胞が突然変異を起こしたり，癌化を起こす確率なども算定できるようになった．

d. 太陽光による障害

布団を外に広げて太陽の光をあてるのは，ふとんの中の空気を暖めて布団をフワフワにさせるほかに，太陽紫外線のもつ殺菌作用を利用して日光消毒をする目的でもある．太陽光に含まれている紫外線(波長の短い光)が大腸菌の DNA に傷(化学変化)を付け，その傷が DNA の情報に狂いを起こし，そのために大腸菌は増殖できず死ぬのが殺菌作用の仕組みである．太陽光は，殺菌作用やくる病を直すビタミンDをつくる作用などの有益作用ばかりではない．海水浴などで皮膚が赤くなり，皮がむけてきたり，ひどいときには水ぶくれになるような有害な作用も知られている．日光消毒と同じ原理で，太陽紫外線が皮膚の細胞を傷つけ殺したからである．皮膚癌は，この傷が引き金になると考えられている．

1) 紫外線の直接作用　太陽光は物理学の言葉でいえば，癌の治療に用いられる X 線やテレビの電波と同じグループ(電磁波)に属し，その波長が異なるだけの兄弟である．太陽光のうちで地表に達する光は，290 nm 以上の波長をもつ電磁波である．皮膚に障害を与え

る光は，紫外線B（UVB, 290〜320 nm）と紫外線A（UVA, 320〜400 nm）とよばれている．もちろん太陽光には，最もDNAを傷つける紫外線C（UVC, 190〜290 nm）も含まれているが，オゾン層のおかげで地表には達していない．UVCとしてよく知られているのは，波長254 nmの光を出す水銀殺菌灯である（図2.1参照）．

X線に比べるとこの紫外線（UVCにしても）はエネルギーが低いため，原子や分子の電子を電離させる力はないが，励起させて化学変化を起こす力をもつ．紫外線によるDNAの損傷（化学変化）の主因は，DNAに直接作用してピリミジン（チミンまたはシトシン，pyrimidine）を二量体（ダイマー，dimer）に変化することであり，DNAに含まれるチミン（T）とシトシン（C）が，TT, CTあるいはCCのように二つ結合したものである．このダイマーが形成されると，暗号文として読めないばかりか，DNA複製時の対合の法則が成り立たず，DNA複製が止まってしまう．当然，この傷が修復されない細胞は，癌化したり死ぬ運命となる（図2.4）．

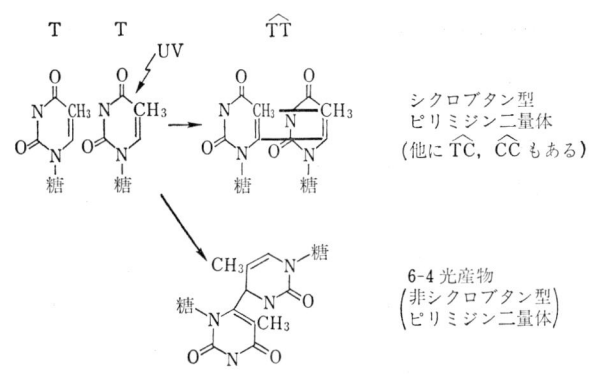

図2.4 紫外線によるDNAの損傷

2）紫外線の間接作用　紫外線はDNAに直接作用するだけでなく，UVAのようにイチジクの汁に含まれている化合物を介して，DNAに傷（クロスリンク＝DNA鎖間架橋）をつくることが知られている．現代医学は，この物質（ソラーレン，psoralen）とUVAを皮膚疾患の治療（PUVA療法）として利用しているが，興味深いことに古代エジプトの占い師がその秘密を知っていたようで，"白なまず"という皮膚疾患にイチジクの汁を用いたという記録が残っている．

赤血球に含まれるヘモグロビンの前駆体合成に異常があるポリフィリン尿症という患者は，光過敏症であることが知られている．このプロトポリフィリンやその代謝産物であるビリルビンは，UVAより長い波長の光のエネルギーを受取り，酸素を活性酸素にし，DNAを傷つけるのが原因である（フォトダイナミック作用）．光と酸素は，単独としてばかりでなく協力しても悪事を働いているようである．

e．DNA損傷とその修復

DNA修復機構にはいくつもあるうえ，何段がまえにもなっていることが明らかにされて

いる．主要なものとして，DNA 複製前に働く光回復や除去修復，DNA 複製後に働く複製後修復などをあげることができる．すべての生き物は，このようなさまざまな DNA 修復系を保持しているが，この修復系をまれに欠いた突然変異体が生まれることもある．どの種類の DNA 修復系を欠いても，その突然変異体は DNA 傷害を起こすさまざまな（物理的，化学的，生物的）要因に対して高感受性（死にやすくなる）となる．DNA 修復の研究は，大腸菌で紫外線の感受性の異なる多くの突然変異体が見い出されたこともあって，大腸菌を中心に紫外線の DNA 修復機構が進展してきた．

1）光回復　光回復とは，短波長の光（紫外線）で DNA に傷（ピリミジン二量体の形成）を受けた後，長波長の光（可視光）を受けるとその傷が正常にもどるという単純で有用な修復である．光回復酵素とよばれる蛋白質がその主役で，DNA を見回り二量体があるとそこに留まり，可視光のエネルギーを吸収してピリミジン二量体を元の 2 個のピリミジンにもどしている（図 2.5）．

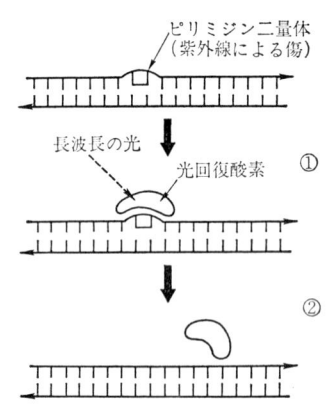

図 2.5　光回復のモデル
①：光回復酵素が DNA の傷であるダイマーを認識して付く．そこに長波長（350～500 nm）の光（1 光子）を受けるとダイマーを切る．
②：修復した後，光回復酵素は離れる．

進化の過程で生命が最初に獲得した DNA 修復だと考えられているが，不思議なことにカンガルーなどの有袋類までの生物しかもっていない．有袋類から哺乳類への進化の途中で失ったようである．この光回復酵素はシクロブタン型のピリミジンダイマーしか直せないと思われていたが，最近，6,4-光生成物とよばれるピリミジン二量体を直せる光回復酵素が発見され話題をよんでいる．ただし，これらは紫外線による DNA 損傷にしか有効ではない（図 2.4 参照）．

2）除去修復　除去修復は，すべての生き物において観察され，紫外線の損傷だけではなく，酸素毒や環境変異物質などの DNA 損傷をも修復できるすばらしい仕組みである．光回復をもたないヒトでは，DNA 修復の要の役割を果たしている重要なものである．この除去修復は，さまざまな原因でできた DNA 損傷を見つけ出し，その部分を切り出し，除去し，その跡をもう一方の DNA 鎖をみながら直すという少し手間のかかるが誤りのない仕組みである．この修復は，さらに塩基除去修復とヌクレオチド除去修復に分類されている（図 2.6）．

塩基除去修復はさらに二つに分かれる．その一つは，紫外線による傷にではなくメチル転移酵素が行う修復で，突然変異誘発物質として知られるメチル・ニトロソ・ウレア（MNU）などのメチル化剤によるグアニン（G）の 6 位に付いたメチル基（O^6-メチルグアニン）を除く修復である．この酵素は，O^6-メチルグアニン DNA 転移酵素とよばれ，DNA 中の O^6-メチルグアニンのメチル基を酵素蛋白自体のシステイン残基へ移す．この結果，酵素は失活するが DNA は一挙に修復される．

2.1. 光とDNA損傷と修復

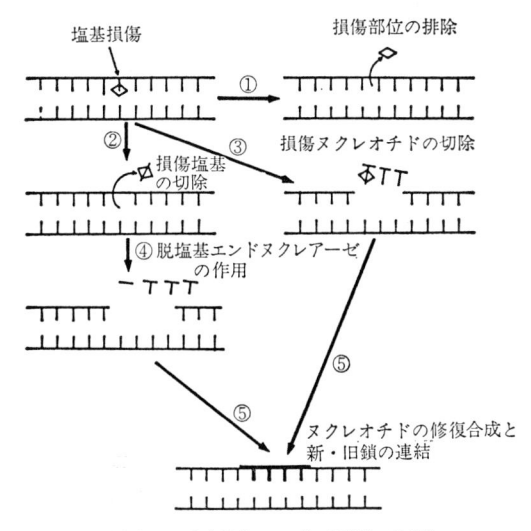

図2.6 除去修復のモデル(近藤, 1985)

①：O^6-メチルグアニンの傷のように, 傷の部分のみが除かれ一気に修復される.
②：損傷(または異常)塩基と糖の間に切断を入れる N-グリコシラーゼの働きで, 損傷塩基は切り取られる.
③：損傷塩基を含むヌクレオチドがエンドヌクレアーゼで切り取られる.
④：塩基のなくなった部位(AP)に切れ目を入れて対ヌクレオチドを切り取る. この修復酵素がAPエンドヌクレアーゼである.
⑤：なくなったDNA部分を, 正常なDNA部分を元に修復(DNA)合成をして(DNAポリメラーゼの働き), その部分を埋め, DNAリガーゼで古い鎖と新しい鎖をつないで修復は完了する(修復された部分のDNAは太い線で示す).

もう一つは, 活性酸素による傷であるチミングリコールのような傷ついた塩基を N-グリコシラーゼで除き, 次に塩基のなくなった部位をAPエンドヌクレアーゼで除く修復である.

発癌剤であるベンツピレンは, グアニンやアデニンにくっついてプリン付加体をつくる. これはメチル基より大きな付加体なので, 数ヌクレオチド(糖と燐酸の結合したもの)を含めて切り取るエンドヌクレアーゼによって除去される. これが, ピリミジン二量体を除去するのと同様なヌクレオチド除去修復とよばれるものである.

3) 複製後修復 複製後修復には除去修復以外の修復をすべてこの総称のなかに入れており, 不明の点が多い. むしろ複製中修復という表現やギャップ埋め修復というのが適当と思われる. 大腸菌では, 組換え修復がこの修復を行っている.

DNAに二量体などの傷ができ, その傷が修復される前にDNA複製が始まると, 複製は二量体の部位でいったん止まる. その後, 複製はその二量体から100塩基ほどのギャップをあけて再開する. その結果DNAのところどころに長い一本鎖DNAの部分ができる. 大

腸菌においては，このギャップを修復するのはレック A(recA)蛋白質とよばれる組換え修復を司る酵素である．この組換え修復は，先に述べたソラーレンの DNA クロスリンク(DNA 鎖架橋)損傷やX線などによる DNA 二重鎖切断の修復にも関与している重要な修復系である(図2.7)．

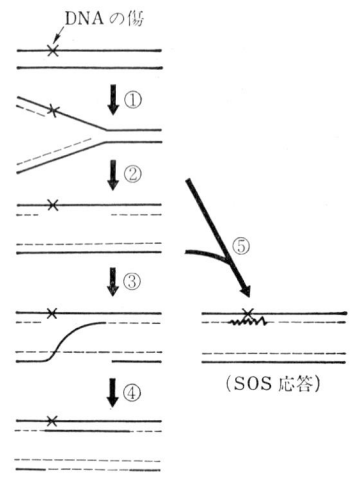

図 2.7 複製後修復のモデル(内海，1992)
①：DNA 鎖の伸展は損傷があると止まる．
②：100 塩基をあけて DNA 合成は再開し，結果的に損傷の向かい側にギャップができる．
③：もう一方の娘 DNA に対応する部分と組換えを起こす(組換え修復)．
④：損傷の反対側が埋められ，一方の DNA にまたギャップができるが，その部分は修復合成で埋められる．残った傷は除去修復で除かれる．
⑤：DNA が停止せず，損傷の反対側に適当な塩基を入れて，そのまま合成が進むか，損傷の反対側のギャップに適当な塩基を入れて修復する．そのため誤り多い修復となる(SOS 応答)．

　酵母は組換え修復をもっているが，ヒトももっているかどうかはいまだ確証はない．ただし，色素性乾皮症のバリアント(後述)がギャップ埋め修復に欠損があるという報告や，recA 遺伝子と相同なヒト遺伝子が取れたという最近の報告などから，近い将来，ヒトのギャップ埋め修復の仕組みが明らかにされるであろう．酵母の recA 様蛋白質は，特に減数分裂時に発現が高いことから，ヒトにとっても本酵素系は生命維持に必要不可欠と思われる．

　4) 適応応答と SOS 応答　すでに述べた光回復酵素や除去修復系のように，細胞はある程度の修復酵素を構成的につくっていて，ごく少数の DNA 損傷に備えている．しかし，DNA の傷が多くなるとそれがシグナルとなって誘導される修復系も知られている(図2.8)．
　比較的低濃度のアルキル化剤によって誘導される適応応答もその一つである．たとえば，比較的低濃度のアルキル化剤で細胞を前処理した後，高濃度のアルキル化剤で処理すると多数の大腸菌が生き残る．これは最初のアルキル化剤処理によって，アルキル化剤でできた

DNA の傷(3-メチルアデニンやO^6-メチルグアニン)を修復する酵素系(3-メチルアデニン DNA グリコシラーゼや O^6-メチルグアニン DNA 転移酵素)が誘導されるからである。この適応応答現象は，哺乳類細胞で報告されたがヒトでは明らかではない．

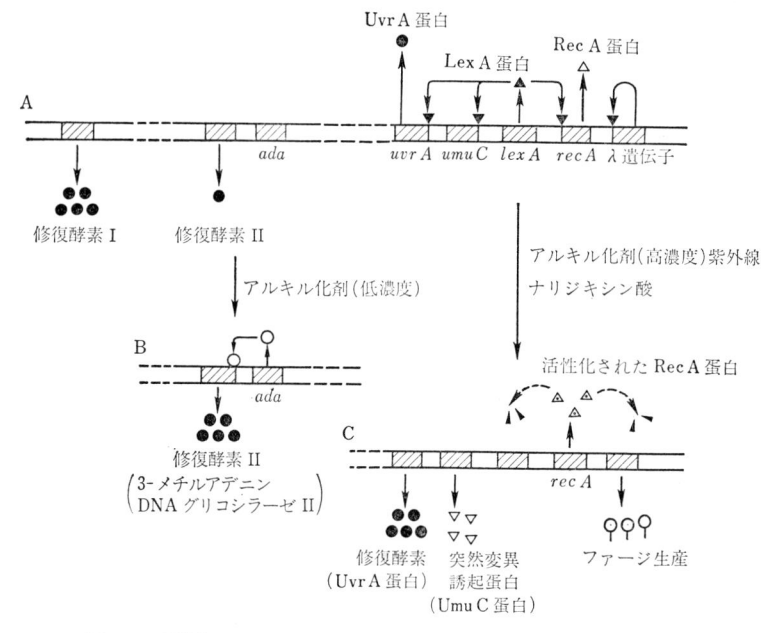

図 2.8 大腸菌における適応応答と SOS 応答モデル(関口，1986 より改変)
A：構成的な修復酵素 I．
B：適応応答である．DNA 上のメチル基が ada の蛋白(O^6-メチルグアニンメチル転移酵素)の作用で ada の蛋白自体にメチル基が移されると，そのメチル化 ada 蛋白が修復酵素 II (3-メチルアデン DNA グリコシラーゼ II)を誘導する．
C：SOS 応答である．Lex A 蛋白は，$recA$, $uvrA$, $umuC$ などの遺伝子の発現を抑えている．非誘導状態でも一部の RecA や UurA 蛋白は転写されており，修復に働いている．紫外線やアルキル化剤で DNA に傷ができて DNA 複製が阻害されると，Rec A 蛋白は活性化され LexA 蛋白を分解して各種の蛋白質が大量につくられる．

高濃度のアルキル化剤や紫外線照射によって，さらに多くの傷が DNA にできて，細胞の多くが増殖不能となるような危機的な状況で出現する修復系も知られている．無線電信の遭難信号(SOS)を模して名付けられた SOS 応答(SOS response)がそれである．大腸菌では SOS 応答にも組換え修復の $recA$ 遺伝子とレックス A($lex\ A$)とよばれる遺伝子がかかわっており，SOS 応答に伴って少なくとも 15 種もの蛋白質が誘導されてくる．そのなかには構成的な除去修復の酵素群と同じものも含まれており，修復酵素量が増したことにより修復反応が促進され，その結果として多くの大腸菌が生き残れることになる．しかし突然変異を誘発する酵素(Umu C 蛋白質)のように，正常状態では存在しない蛋白質も誘導されてくる

ので，生き残ったものには多くの突然変異体が見い出される．一般に突然変異が増すことは細胞にとっては不利なことが多いが，増殖不能となるような過酷な状況下では，さまざまな変異をもつものが生まれるほうが大腸菌集団の子孫維持にとっては有利なのかもしれない．

DNA 損傷による突然変異の誘発や発癌の仕組みを考える場合，この SOS 応答は非常に魅力的な仮説だが，ヒトにおいての存在はいまだ明らかではない．

f. 癌を起こしやすい遺伝病と DNA 修復

大腸菌で始まった DNA 修復の研究は 1968 年になって，ヒトの DNA 修復研究へと飛躍することになる．この年に，米国のクリーバー博士が，それまで知られていた皮膚癌を起こしやすく，遺伝性である色素性乾皮症(xeroderma pigmentosum; XP)という病気が，紫外線に高感受性となる大腸菌の病気？(ピリミジンダイマーを除去修復できない突然変異)と同様な病気であることを発見したのが契機である．色素性乾皮症とは，文字どおり皮膚に色素が沈着し，皮膚が乾いた状態になるが，衣服にかくされた皮膚はそのような症状を示さない不思議な病気として，古くから知られていたものである．

ヒトと大腸菌が同じ病気になるという大発見は，DNA 修復を医学のテーマにしたばかりか，分子生物学が主張する大腸菌からヒトまで同じ DNA 原理が働くことに半信半疑であった人達に大きな衝撃を与えた．今では，この除去修復に関してもヒトと大腸菌では多くの違いがあることが明らかになっている．

表 2.1 分離されたヒト除去修復遺伝子(Hoejimakers, 1993 より改変)

遺伝子	染色体座位	遺伝子の大きさ(kb)	アミノ酸の数	酵母の相同遺伝子	蛋白質の性質
XPAC	9q34.1	~25	273	RAD 14	Zn^{2+} フィンガー構造をもつ，UV 照射された二重鎖 DNA と結合，転写と関係
XPBC/ERCC 3	2q21	~45	782	RAD 25/SSL 2	DNA ヘリカーゼ活性，クロマチンと結合？ 転写と関係，生命維持に必要不可欠
XPCC	3p25.1		823	RAD 4 ?	RAD 4 とはほんの少し似ているだけ
XPDC/ERCC 2	19q13.2	~20	760	RAD 3	DNA 結合？ DNA ヘリカーゼ？ 生命維持に必要不可欠
CSBC/ERCC 6	10q11-21	~80	1493	?	DNA ヘリカーゼ？ クロマチンと結合？
ERCC 1	19q13.2	15-17	297	RAD 10	DNA 結合？ 転写と関係，C-端が大腸菌の UvrA，UvrC と相同性をもつ
XPGC/ERCC 5	13q32-33	~32	1186	RAD 2	ERCC 4，ERCC 11，XPFC と複合体を合成する

？は蛋白質のアミノ酸配列から類推したもの．

1) 色素性乾皮症と除去修復　色素性乾皮症候群は現在 8 種類(A, B, C, D, E, F, G 群とバリアント群)に分類されることや，非常に紫外線に感受性なコケイン症候群や TTD 症候群(trichothiodystrophy)があり，ヒトの除去修復には少なくとも八つ以上の遺伝子群(酵素群)が関与していることが示唆されている(表 2.1)．

最近，これらヒトの紫外線感受性症候群について，遺伝子工学的な技術を用いて明らかにされた事実には驚嘆すべきものがある．

齧歯類(マウスやチャイニーズハムスター)細胞から分離された紫外線感受性の突然変異細

胞を正常にもどすヒト遺伝子として分離された ERCC(excision repair cross complementing rodent repair deficiency)遺伝子が，色素性乾皮症に対応する原因遺伝子であることが明らかにされた．たとえば，表のように ERCC3 遺伝子は XPBC 遺伝子(XP-B-Correcting gene；XP の B 群を直す遺伝子)として，ERCC2 遺伝子は XPDC 遺伝子として同定された．さらに，XPAC 遺伝子は分裂酵母の RAD3 遺伝子と相同な遺伝子であることなど，除去修復にかかわる遺伝子群が進化のうえでも保持されてきたことも明らかになった．

 2) **色素性乾皮症と原因遺伝子**　XPAC 遺伝子は，273 個のアミノ酸をコードし，六つのエキソンよりなる約 25 kb(キロ塩基)の長さをもつ DNA で, 常染色体の 9 番の長腕(q)の 33 の位置(9 q 34)に存在している．日本人の XPA 患者の 90% 近くが，イントロン 3 のスプライシングを受ける配列部位での G→C の突然変異であった．25000 個の塩基のたった 1 個の突然変異でこのような重い病気になることに驚かされる．ほかに異なった 2 種の突然変異もみつかったが，これら 3 種の突然変異は外国人の XPA 患者には見い出されず，日本人に特異的な突然変異であることが明らかになった．劣性遺伝病の保因者(ヘテロの人)には淘汰の圧力がかからないこと，島国である日本では血族結婚をはじめ閉鎖社会を形成していたことによって，このような XPA 遺伝子が集積したと考えられる．

 3) **色素性乾皮症と疾患モデルマウス**　この XPAC 遺伝子と同じ働きをするマウス遺伝子も発見され，マウス奇形腫細胞の XPAC 遺伝子を壊して，XPA 疾患モデルマウスがつくられた．このマウスは，非常に紫外線やベンツピレンに弱く簡単に癌化するようである．XPA 患者には脳神経系の障害がみられるが，この疾患モデルマウスからこのような障害のメカニズムが明らかになるかもしれない．また，ERCC2 や ERCC3 を完全に欠損したマウスは致死的であることや，ERCC1 や ERCC11, XPAC 遺伝子産物などは転写機構に関係することなどが明らかになった．

このような DNA 障害の修復に関与する遺伝子の新しい機能が明らかになるにつれて，生物はこれらの遺伝子を生命維持に不可欠な遺伝子として，長い進化の過程で利用してきたことが示唆される．

 4) **胎児診断と発癌**　一方，劣性形質である XP 遺伝子が分離されたことによって XP の保因者も，遺伝子レベルで調べることが可能になった．もし，第一子が A 群の XP 患者であった場合，第二子の胎児の遺伝子診断によって，その異常遺伝子がホモかヘテロかを調べることが可能になったといえる．

色素性乾皮症は 10〜25 万人に 1 人の割合で発症する劣性遺伝病であり，癌発症率は非常に高く，特に皮膚癌は正常人の 2000 倍，ほかの臓器の癌についても 10〜20 倍ともいわれている．われわれは，屋外で太陽に当たらないようにしても家には電灯があり，光のない生活は考えられない．DNA 修復の仕組みのどれかに欠損があると，光による損傷が DNA にどんどんたまることになる．その結果として，DNA の遺伝情報が変化(突然変異)し，それが発癌の機会を多くするであろう．XP 患者に皮膚癌が多い理由は，このような仕組みだと考えられている．　　　　　　　　　　　　　　　　　　　　　　　　　　〔内海　博司〕

文　献

Friedberg, E.C.: DNA Repair, W.H. Freeman and Copany, 1984.
Jagger, J.: Solar-UVActions on Living Cells, Praeger Publishers, 1985.
Hoejimakers, J.H.J.: Nucleotide excision repair I: from E. coli to yeast. *Trends in Genetics*, **9**(5), 173-177, 1993.
Hoejimakers, J.H.J.: Nucleotide excision repair II: from yeast to mammals. *Trends in Genetics*, **9**(6), 211-217, 1993.
池永満生：DNA 修復の遺伝的支配，実験生物学講座13 遺伝生物学（森脇和郎編），pp.117-196，丸善，1984.
カール・セーガン（木村　繁訳）：COSMOS，朝日新聞社，1980.
近藤宗平：人は放射線になぜ弱いか，ブルーバックス，講談社，1985.
関口睦夫：実験医学，4，212-219，1986.
武部　啓：DNA 修復，UP Biology，東京大学出版会，1983.
内海博司：細胞培養から生命を探る，ポピュラーサイエンス，裳華房，1992.

2.2. 光と皮膚癌

19世紀から現在に至る200年の間に科学は大発展を遂げた．その代償として，地球上の生物の存命にもかかわるほどの重大な環境変化が起こりつつあることが明らかとなっている．地球を有害な太陽紫外線から守っているオゾン層が，われわれが日常大量に使用しているクロロフルオロカーボン(CFCS，フロンガス)で破壊されることが，すでに約20年前に報告された(Molina と Ronald，1974)．その後，1985年には南極のオゾン層が10年間で約40%も減少し，いわゆる"オゾンホール"が証明された(Farman ら，1985).

このような背景から，米国，オーストラリア，ヨーロッパの白人社会では皮膚癌および白内障の患者が急増するとの懸念が一般に広がり，社会的にも大問題となってきた．今，われわれはフロンガス対策だけでなく，地球環境全般の保護対策を科学の発展と共存できる方向で，真剣にかつ早急に講じなければならない．

本節では基本にたち返り，オゾンで影響を受ける太陽紫外線がどのような機序で皮膚癌を誘発するかを説明し，本節を読み終えた時点で太陽紫外線の人間健康への影響を理解すると同時に，オゾン層の保護の重要性を切実な問題としてとらえていただければ幸いである．

a. 太陽紫外線とオゾン

太陽の強大なエネルギーは水素の核融合反応により生じる．波長は 10^{-11} m ときわめて短いガンマ線から，10^5 m と著しく長い電波までの連続スペクトルとして振動数と波長の異なる電磁波を放射している．しかし，地表には太陽全エネルギーのわずか約22億分の1が届いているだけである．また，波長も 290〜3000 nm と限られている．760 nm 以上は赤外線，400〜760 nm が可視光線，290〜400 nm が紫外線である．さらに，生物学的に効果の大きい紫外線 B (UVB)は 290〜320 nm であり，320〜400 nm を紫外線 A (UVA)とよび，さらに 320〜340 nm を UVA_2，340〜400 nm を UVA_1 と分類している．なお，オゾンや酸素に吸収される紫外線はおもに遠位紫外線 UVC (100〜290 nm)である．

成層圏のフロンガス濃度が増加し，オゾンが破壊され，年々オゾンカラムが減少している

ことは間違いない．一方，南極以外の南緯北緯 40～60°あたりにおいてもオゾン層は減少しているが，米国の多定点観測では地表紫外線は増加していないといわれていた(Scottoら，1988)．ところが，1993年に発表されたカナダのトロントでの1989～93年の5年間のUVB (300 nm)とUVA (324 nm)の実測結果によると，324 nm のUVAは5年間で増加傾向を示さなかったが，300 nm UVB は冬季で年率35％増加，夏季で年率7％増加していることが明らかにされた(Kerrら，1993)．オゾン層の1％破壊で理論的に有害 UVB が2％増加し，その結果皮膚癌が3～4％増加するといわれている．トロントの結果は 320 nm より短い UVB が確かに増加していることを示しているが，実際 290～320 nm の UVB 全体で何％増加しているかは不明であり，今後の解析を待たねばならない．

b. 太陽光線による急性(日焼け)と慢性皮膚反応がいかにして光老化につながるか

夏の正午近くの太陽光を10～20分間浴びると数時間後には皮膚は赤くなり始める．これが急性反応としての日焼けの始まりであり，24時間で反応がピークとなる．その後，色素沈着(pigmentation)が数日後から始まり数か月続く．この日焼けを小児期から生涯繰返していると，60～70歳以降にしばしば皮膚癌が発症する．

1) 日焼け(紅斑反応) 春先には数か月にわたり太陽光を浴びていなかった皮膚に久しぶりに強い太陽 UVB が当たることとなり，顔や頸部が日焼けで赤くなる．皮膚が赤くなるのは，一般に炎症(かぶれなど)がある場合であり，真皮の浅い層の血管が拡張し，血液量が増している状態である．太陽を浴びた皮膚の表皮細胞(おもに角化細胞)から多数のサイトカイン(IL-1, contra IL-1, IL-2, IL-4, IL-6, IL-7, IL-8, IL-10, TNFα, PGE$_2$, endothelin)などが放出され炎症をひき起こすと考えられる．しかし，これら多様な因子がどのようなネットワークでおのおのがどの程度に関与しているかは不明である．1970年代に提示された日焼けはプロスタグランディン E$_2$(PGE$_2$)によるとの説も，日焼け反応の一部に PGE$_2$ が関与していると理解するべきである(Blackら，1978)．したがって，日焼け反応の詳細な機序は今もって不明といわざるをえない．

次に，日焼けで赤くなる最初の分子レベルでの事項について考える．日焼け反応は DNA 損傷が引き金になって始まることを示唆する事実をいくつかあげる．第一は，色素性乾皮症(xeroderma pigmentosum; XP)患児の強い日焼けである(Ichihashiら，1981)．XP は健常人の1/5～1/10の少量の日光暴露で強い日焼けをし，若年で日光暴露部皮膚に癌が生じるまれな常染色体劣性遺伝性光線過敏性疾患である．一方，XP は紫外線により皮膚の細胞 DNA に生じる損傷(一般にはピリミジン二量体)を元通りに修復する(除去修復)酵素(エンドヌクレーゼ)反応に欠損があるため，正常の DNA 修復ができない(Cleaver, 1968)．おそらく紫外線で生じた DNA 損傷に耐えて生き残るために異なった DNA 修復機構が働き，結果的には突然変異が高率に生じると考えられる．現在 XP は A 群から G 群の7相補群とバリアントの8群に分類されている(市橋，1991)．したがって，少なくとも DNA 修復には 7～8 遺伝子が関与していると考えられる．d 項で再度詳しく触れる．

XP は生まれて初めての日光浴で強い日焼けをするため皮膚科専門医を受診するが，ときには正しい診断を受けられず日焼けを繰返すため，生後半年ごろにはすでに多数の小色素斑が生じたり，乾燥が著しい典型的 XP の皮膚状態を呈する．

さて，XPの日焼けは少量の紫外線で生じるだけではなく，日焼けの紅斑反応が長く続く（正常健康人では日焼けは日光暴露24時間後がピークであるが，XPにおいては通常48～72時間後にピークがある）．おそらくこの反応ピークの遅れもDNA修復欠損のためと考えられる．なぜなら，PUVA療法[ソラーレン(psoralen)+UVA]では，ソラーレンがDNAに架橋や付加体として結合しDNAに一種の傷が生じるが，この紅斑反応においてもピークは48～72時間後とずれる．

次に人間には存在しないとされる光回復酵素(photoreactivating enzyme; PRE)をもつアメリカンオポッサムとよばれる小動物の日焼け反応の特異性を紹介する．光回復とは，U-VBまたはUVCによって生じたピリミジン二量体(図2.9)が，UVAまたは可視光線で活性化されたPREにより二量体間にはさみを入れられ切り離され，元通りのDNAに修復されるシステムである．Leyらによれば，この動物皮膚に眼にはっきりと識別できる日焼けを起こさせるために，$620 \, J/m^2$のUVBが必要である(これを，最少紅斑量minimum erythema dose; MEDとよぶ)．しかしUVBを照射した後，直ちに同じ皮膚に，引続きUVAを照射しシクロブタン型二量体を修復すると日焼けが起こりにくくなり，MEDは約4倍の$2360 \, J/m^2$と高くなる(Ley, 1985)．

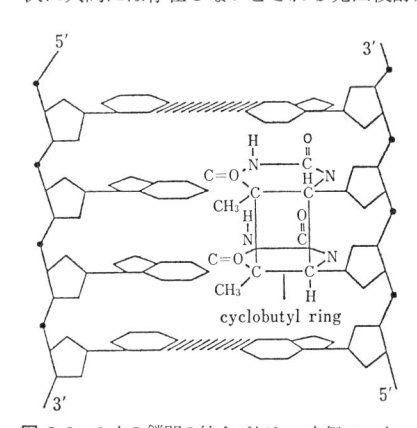

図 2.9 2本の鎖間の結合が切れ，右側の一本鎖上の隣同士のピリミジン塩基(チミン)が共有結合で結ばれている(チミン二量体とよぶ)(市橋, 1993)

この結果はDNAの傷を速やかに直すと日焼けが起こりにくいことを証明している．

第三に，ヒト皮膚にUVBを照射したときの表皮細胞DNAに生じる傷の数に関するFreemanらの研究結果を紹介する．先に述べたMEDはどの人でも同じではない．MEDが$24 \, mJ/cm^2$と$146 \, mJ/cm^2$で約6倍の差がある2群の人のDNA損傷数を図(縦軸にDNAの傷の数，横軸にUVB量)から比較するとおのおの11.5×10^{-4}と2.6×10^{-4}個のピリミジン二量体/1000 DNA塩基/mJ/m^2となり，同じUVBを照射しても明らかにMEDの低い人により多数のDNAの傷ができることを証明している(Freeman, 1986)．

以上の3事実は，間接的ではあるが日焼けで皮膚が赤くなるのはDNAの傷と深い関係があり，また傷が多いとより赤くなりやすいことを強く示している．

紅斑反応が消えると色素沈着が生じる．UVBで色素増多が生じる機構は，UV照射後に表皮角化細胞から放出されるIL-1やエンドセリンにより色素細胞の数が増すと同時にメラニン生成が亢進するとの考えが提示されているが，エンドセリンがどのような機序でメラニン生成を亢進させるかについての詳細はわかっていない(Imokawaら, 1993)．

c．DNA損傷と修復

急性反応(日焼け)でDNAに傷がつき，それらは修復される．傷も単一ではないが，傷の50～60％はピリミジン二量体で約1/3は6,4-光生成物で，残り数％がDNA蛋白結合体

や単鎖切断などである．ヒトでは除去修復(excision repair)とよばれる機構で二量体を含めた約30個近い塩基が切り出され，欠損部は新しいDNA合成(修復)で埋められる．除去修復は Escherichia coli(E. coli)でも同様に存在し，ヒトの系に比較するとより単純なため現在修復機構が明らかにされつつある(Weedaら，1993)．しかし，ヒトの系についてはクロマチン構造がからむため複雑と考えられ，現在のところよくわかっていない．除去修復のあらましを説明すると，①傷の認識，②切れ目を入れる，③もう一方で切れ目を入れ約30個の塩基を切り出す，④DNAの修復合成，⑤連結，の5段階よりなっている．E. coli ではまず初めの認識ステップに UvrA, UvrB と UvrC の3蛋白がまず必要である．ATPの存在下 DNA に UvrA が結合する．次いで UvrA 二量体が UvrB1 個と結合すると UvrA 2・UvrB1 結合体は DNA 上を $5'\to3'$ に進み，傷を認識する．このときに UvrA が DNA から離れて UvrB を DNA に残す．UvrB と UvrC が結合するとエンドヌクレアーゼ活性をもち，傷を含むヌクレオチドの2個所に切れ目を入れる．この際に UvrD の力を借りる．次いで欠損部を Pol1 で DNA 合成し，最後に ligase で鎖を結ぶ．ヒト DNA の修復に関しては，まだ遺伝子産物でモデルを提示できることまでは研究が進展していない．しかし，XPAC gene (XPA 群に欠けている遺伝子)(Tanakaら，1989)をはじめとし，XPBC (Parkら，1992)，XPCC (Legerskiら，1992)および XPDC gene (Flejterら，1992)が相次いで明らかにされている．今後の研究成果が待たれる．

DNA の傷が100%正しく修復されると，紫外線による発癌は起きないと考えられる．紫外線による細胞の増殖や分化に関与する重要な遺伝子 DNA に傷がつき，間違って修復され(損傷前とは違った塩基配列)突然変異が生じると癌への一歩(initiation)を踏み出すことと考えられる．さらに，後述する癌遺伝子や癌抑制遺伝子に突然変異，過剰生成などが誘導され promotion, progression と癌化が進行する．

d. 紫外線による皮膚免疫反応の抑制

発癌した個体には何らかの免疫異常があると考えることができる．なぜなら，次のような事実があるからである．

① 臓器移植を受けた人は長期にわたり免疫抑制剤を投与される．その結果，移植5年以後日光暴露部に皮膚癌が好発している(Hoxtellら，1977)．

② XPD 群と同じ DNA 修復欠損がある Trichothiodystrophy 症候群患者は高発癌ではない(Roboraら，1987)．PIBIDS 症候群患者は NK 活性およびカタラーゼ活性が正常であるが，XP では免疫能(NK)が低下し，カタラーゼ活性も低い(Vuillaumeら，1992)．

しかし何よりも重要な発見は，1970年代後半の Fisher と Kripke が動物を用いて行った少量紫外線照射による免疫抑制であった．彼らはマウスに繰返し UV を照射し皮膚に悪性腫瘍(squamous cell carcinoma；SCC)を誘発した．次いでその腫瘍を同系のマウスに移植し，拒絶されるか否かをみたところ，腫瘍を移植されるマウス皮膚に少量の UVB を 1~3 回照射しておくと腫瘍は生着増殖するが，UVB を照射しなければ移植腫瘍は拒絶されることを示した．さらに，UVB を少量照射され腫瘍が生着したマウスには腫瘍抗原に特異的なサプレッサーT細胞が誘導されており，免疫的にはその腫瘍抗原に対し寛容状態となっていることが証明された(Fisherら，1982)．

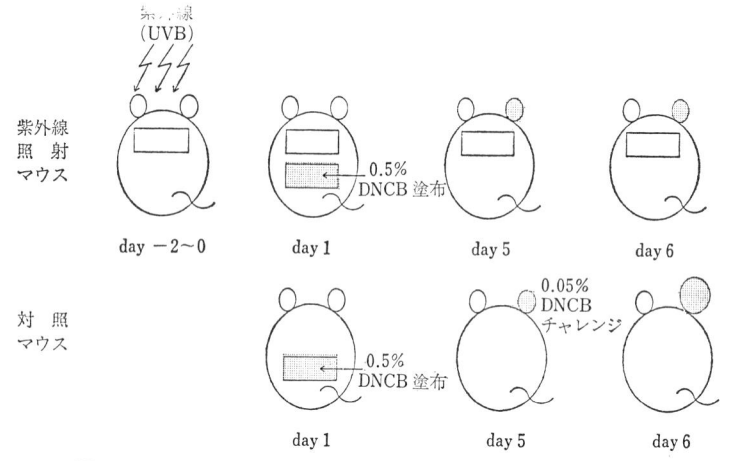

図 2.10 全身性免疫抑制(systemic immunosuppression)(市橋, 1993)

さらに，紫外線 B を浴びたマウスはアレルギー性接触過敏反応(allergic contact hypersensitivity; CHS)に対してもサプレッサー T 細胞が誘導され，アレルギー(この場合はかぶれ)が著しく抑制されることが明らかとなった(Greene ら, 1979). また, マウスでは図 2.10 に示すように，UVB を大量に浴びると UVB を直接浴びていない皮膚で感作されてもアレルギー反応の誘導が抑制される，すなわち免疫反応が抑制されることも証明された. UVB を浴びた局所皮膚にハプテン DNCB(dinitrochlorobengene)や DNFB(dinitrofluorobengene)を塗布し感作したときにのみ免疫抑制が生じる場合を局所的免疫抑制(local immunosuppression)とよぶ. また，大量の UVB 被照射マウスでは，UV を浴びていない皮膚にハプテンを塗布しても感作が抑制されるが，これを全身的免疫抑制(systemic immunosuppression)とよび区別する. 後者の場合は UVB を浴びた皮膚より何らかの可溶性物質が全身を巡り，遠隔皮膚に到達したと考えられる. その物質としては，IL-1, IL-7, IL-10, プロスタグランジン E_2, tumor necrosis factor α (TNF-α)や cis-urocanic acid (c-UCA)などがあげられている(Vermeer ら, 1990). これらのサイトカインの作用により表皮に存在する抗原提示細胞ランゲルハンス細胞(LC)に異常が生じ，LC 以外のマクロファージ(OKM 5^+ はその候補細胞の一つ)が抗原を処理し提示するため，サプレッサー T 細胞が誘導されるとの考え方が主流となりつつある.

さらに非常に重要な臨床研究が 1990 年ヒト皮膚の CHS で証明された. すなわち，すでに皮膚に癌が発症している人では 90% 以上の高率で UVB による CHS の抑制が生じるが，健常人では老若を問わず約 40% 以上のヒトにだけ CHS の抑制が観察された点である(Yoshikawa ら, 1990). この結果は日光で発癌する人は，UVB により免疫抑制がみられる人に限られる可能性を強く示唆している. 太陽光暴露により皮膚癌になる人は，子どもや若いころには，癌になりにくい人と同様に健康にみえてもすでに遺伝的に皮膚癌になりやすいことが決定しているといえる. これらの結果は免疫抑制に加え，さらに日焼けによる色素沈着の

少ない skin type I, II の人は，UVB による免疫抑制もなく，さらに色素沈着も強く起きる skin type III の人に比較すると高い危険率で発癌する可能性を示しており，UVB による免疫抑制は疫学上重要な研究課題と考えられる．

e. 皮膚癌の疫学研究と動物モデルによる皮膚癌誘発

19世紀末に Paul Gerson Unna はすでに太陽光線と皮膚癌の関係を示唆する報告を行っている．その後疫学に加え，動物を用い実験的に皮膚癌を誘発する研究が盛んになり，Findley(Findley, 1928)や Blum(Blum, 1950)のすばらしい包括的な研究成果から太陽光線に含まれる UVB が原因波長であることも明らかとなった．Roffo も，ラットに自然太陽光と人工紫外線を照射し皮膚癌を発生させ，さらにガラス越しの紫外線では皮膚癌が生じないことから，UVB が皮膚癌誘発の原因波長であることを証明した．

長年にわたり繰返す日焼けが原因で皮膚癌が生じることを示す疫学的証拠が，多くの研究者により発表されている．その要点を整理するために，皮膚癌について簡単に説明する．癌細胞は周辺正常組織との調和を無視し，限りなく増殖する．皮膚表皮内に発生した癌細胞は，表皮内にとどまらず真皮へ浸潤し，さらに肺や胃など他臓器にも転移・増殖し，最終的には個体を死に至らしめる．皮膚癌は発生部位や太陽暴露との関係などから大きく2大別できるが，一つは非黒色腫皮膚癌(non-melanoma skin cancer；NMSC)，他は悪性黒色腫(malignant melanoma；MM)である．前者では有棘細胞癌(squamous cell carcinoma；SCC)と基底細胞癌(basal cell carcinoma；BCC)の2者が主であり，その他にボーエン癌(Bowen carcinoma)や皮膚付属器由来の癌が存在するが，太陽光線暴露で好発するのは SCC と BCC である．MM は正しい診断がなされたとしてもすでに転移しており手遅れであることが多く，皮膚癌のなかでも致死率が高い．MM は表皮基底層に存在する色素細胞からも発生する．また誰にでもあるほくろ(色素性母斑)やしみ(黒子)から発生することがあるため最も恐れられている癌である．しかし，MM の発生に太陽紫外線がどのように関与しているかについては相反する考え方があったが，最近に至りようやく意見の一致が得られつつある．高齢者の顔面に生じる悪性黒子型黒色腫(lentigo malignant melanoma；LMM)に関しては日光暴露との関係は明らかである．また，体幹や四肢に好発する表在拡大型黒色腫(superficial spreading melanoma；SMM)はレジャーなどの短期間の間欠的な強い日焼けが誘因との考え方が疫学的に証明されてきている．しかし，足底や手掌および粘膜に好発する末端黒子型黒色腫(acral lentiginous melanoma；ALM)の発症については生涯総被暴紫外線や緯度との逆相関性もないことなどから，UV との直接関係は存在しないと考えられている．

ここでもう一度 NMSC に話をもどす．Urback らは疫学および動物実験結果に関する報告をまとめて，太陽光線が NMSC の重要な原因であることを以下のようにまとめている (Urback, 1974)．

① 頭部，顔，手背や腕の伸側など明らかに太陽光線に暴露される皮膚に好発する．
② 白人は日焼けしにくい黒人に比べ NMSC が好発する．
③ 白人の戸外労働者は室内労働者に比べ NMSC が好発する．
④ 白人では年間紫外線量が多いところに住む人に NMSC は好発する．
⑤ 実験動物は紫外線の繰返し照射で発癌する．作用波長は UVB であり，ヒトの日焼け

の作用波長におおよそ一致する．

　皮膚癌は，今日米国では年間60万人の新患者が発生しているほどに多い．しかし，BCCはほとんど転移しないため，患者は開業医の外来で治療されることが多く，正確な発生率（罹患率）を求めることは非常にむずかしい．

　わが国においても，1993年現在皮膚癌の正確な発生率はわかっていない．外国ではコホート調査によりNMSC発生率が提示されているが，わが国ではいまだ皮膚癌のコホート調査はなされていない．

　Urbackらは1960年の"Cancer Incidence in Five Continents"をもとにBCCとSCC発生率を整理・発表している．同じ人種でも住む地域により年間太陽紫外線量が異なるためSCCの発生率は5〜200人/人口10万人とかなりの差があること，緯度が10°変わるとNMSC発生率が2倍異なることを示している．

　一方，わが国の現在までの疫学調査を簡単に振返ると，三木が1960年にコロラド大学と大阪大学の皮膚科外来患者を対象に皮膚癌患者の占める割合を求め，コロラド大学では15〜17％で，大阪大学ではわずかに0.1％と低く，白人と黄色人種で大差があることを示した（三木，1960）．

　日本で太陽光線が皮膚癌発症と関与することを初めて主張したのは藤浪と三木で，1963年のことであった（藤浪，1965）．それまでは皮膚科の専門医の間でも，太陽光暴露で皮膚癌が発生するのは，色素性乾皮症や白皮症など特殊な疾患の人に限られると考えられていた．全国大学病院皮膚科外来患者を対象とし，Miyajiが1956〜60年の5年間の皮膚癌頻度について調査・検討したのがわが国の最初の大規模な疫学調査である（Miyaji，1963）．その後，TadaとMikiは1970〜75年の5年間について同様の調査を全国44大学に広げ，合計1033678人の皮膚科外来患者を対象に皮膚癌頻度を求めている．また2調査の比較ではTadaらの1970年代はMiyajiの1950年代よりBCCが4倍増えている．この15年間でBCC/SCC比が0.4から1.14と約3倍となり，BCCの発生率増加を示唆した（Tadaら，1984）．しかし，白人ではBCC/SCC比は4〜6倍であり，それに比較すれば日本人のBCC/SCC比はまだ低い．筆者らは1976〜80年と1986〜90年のおのおの5年間の全国26大学の皮膚科外来患者を対象に，SCC, BCCおよび前癌症である日光角化症（solar keratosis; SK）の頻度を求め，TadaとMikiの結果と比較するとともに，われわれの2期で上記皮膚癌の頻度が増加しているか否かを調査した．年齢補正後BCCは患者10万人に対し前期が200.9人，後期では234.0人と後期で約17％の増加を示した．しかし，SCCは年齢補正を加えなければ前・後期おのおの119.7と136.6と後期での増加を示しているが，年齢補正すると前期は

表2.2　日光暴露部皮膚悪性腫瘍頻度の2期比較（年齢補正）

頻度	BCE		SCC		AK	
	前期	後期	前期	後期	前期	後期
年齢補正	161.2 193.9	231.3 231.3↑	115.1 138.6	135.5 135.5↓	67.5 82.6	141.7 141.7↑

頻度＝皮膚癌患者数÷外来患者総数×10^5

152.6となり，後期は前期の約89%とやや疾患率が低下していた．また，BCC/SCC比は前・後期でおのおの1.3と1.7とTadaとMikiの調査結果よりも明らかに高くなっていた(Ichihashiら，1993)．

一方，前癌症SKの前・後期比較では患者10万人当たり76.6と141.0と，後期が前期の約1.8倍であり，明らかに後期で増加していた(表2.2)．

さらに筆者らはNMSCの疾患率ではなく，一地域の小人口を対象に皮膚癌検診を行い日光暴露部皮膚癌の発生率を求めた．1992年兵庫県加西市(人口52837人)の20歳以上の成人を対象とし皮膚癌検診を実施し，合計4736人を診察した結果，BCC 2人，SCC 0人，SK 36人を確定診断した．BCC 2人は60歳代の男性であった．BCCの人口10万当たりの発生率は16.5と高かった(Ichihashiら，1993)．従来，わが国ではBCCの発生率に関するデータがないが，ハワイの日本人を対象にした調査では人口10万人当たり3.5人といわれていた．筆者らの値はハワイの発生率に比べ約4倍高いが，調査母集団が少ないため，今後毎年の調査あるいは大母集団での調査が必要である．

SKは36人(男性24人，女性12人)と多数見い出された．患者は全員が40歳以上であり，発生率では男性678.1，女性388.9で，男性が約2倍も高かった．皮膚癌の発生率に限ると，女性の化粧は日光暴露量を減ずる効果があるので女性の発生率が低い原因の一つと考えられるが，化粧の発癌への影響を正しく評価するためには女性を対象に化粧を徹底的にした人としない人での比較調査が必要である．また，男性では60歳代で，女性では70歳代でSK発生率が急増していた．SKで女性が10歳遅く発症する点は化粧の使用による被暴量低下が要因と考えられる．しかし，皮膚以外の臓器癌でも女性の発症は約10年遅いことから，化粧品の使用以外の因子の関与も考えなければならない．SKの発生率をインタビューによる日焼けの特徴に基づいて分類し，skin type I, II, III群に分けて分析した．まず，skin typeとは何かを説明すると，skin type Iは子どものころから水泳やスポーツ時には，他人に比べ赤くなりやすいが，ほとんど褐色の色素沈着がない人，skin type IIIはかなり長い日光暴露後にも赤くなりにくく，後にかなり強い色素沈着が生じる人，skin type IIはこれらI, IIIの中間の人で，そこそこ赤くなり，そこそこ色素沈着も生じる人である．skin type Iの人はしばしば水疱を伴った強い日焼けを経験している人が多い．さて，検診でのSKは表2.3に示すように統計的にも有意にskin type Iで高い．したがって，skin type Iは皮膚癌の危険因子の一つといえよう．SK発生率を生涯の日光暴露量との関係で比較すると，暴露

表2.3 SKのskin type別有病率(人口10万人当たり)

	患者数	有病率[*1]	有病率[*2]
I (burnを起こしやすい)	10	1112.7	926.1
II (中間)	23	419.2	362.9
III (tanを起こしやすい)	3	524.4	428.6

[*1]: 1992年加西市人口に年齢・性調整．
[*2]: 1992年日本総人口に年齢・性調整．
skin type IはII, IIIより有意に高い．

量の多い戸外労働者は暴露量の少ない室内労働者に比べ約2倍であり，統計的にも有意に高かった．全国の大学病院皮膚科受診患者を対象にした結果でも，北海道や東北など北部に比べ，長崎や宮崎など南部でSKの発生率が高いこととよく相関している．

このように，われわれ日本人にとっても日光暴露は皮膚癌のおもな環境因子であり，高齢化社会が今後も続くかぎり皮膚癌患者は増加することが予測される．

f．紫外線発癌の分子機構

発癌は多段階過程をとる．決して単純ではない．一般には化学物質やUVなどによりDNAに傷がつき突然変異が生じる．これがinitiationであり，化学物質やUVはイニシエーターとよばれる．次にpromotionとよばれるステップはプロモーターにより展開される．マウス皮膚の化学発癌実験で，まず発癌物質DMBA(ジメチルベンジアントラセン)を1回塗布し，DNAに変異を起こした後クロトンオイルを繰返し塗布すると初期癌細胞が増殖し，腫瘍を形成する(転移・浸潤はない)．

このステップがプロモーションであり，クロトンオイルに含まれるホルボールエステル(phorbol ester)，特にTPA(12-O-tetradecanoylephorbol 13-acetate)にその作用があることが明らかにされている．さらに詳しく説明すると，TPAは細胞の増殖を促進する．その機序はC-キナーゼ(protein kinase C；PKC)の活性化である．C-キナーゼは細胞内のシグナル伝達の鍵を握る重要な物質である．C-キナーゼは分子中のセリン，スレオニン残基を燐酸化する(黒木，1991)．

また一方，C-キナーゼは核内癌遺伝子 myc, fos, jun などのほかにも重要な遺伝子を活性化する．さらにTPA塗布により増殖因子の発現もみられる．JunやFosなどAP-1蛋白は遺伝子の5′上流のTRE(TPA-responsible element)に結合してほかの遺伝子の発現を誘導する．これがpromotionのステップである．紫外線発癌においてはUVがイニシエーターであり，また同様にプロモーターと考えられ，化学発癌同様に多段階と推定されるが，まだ発癌機序の詳細は不明である．ここでは紫外線発癌におけるoncogeneとtumor suppressor genesの関与について説明する．

紫外線発癌の分子機構に研究者の興味を向かわせる重大な発見があった．1968年Cleaverは日光暴露部に若年より癌が好発する色素性乾皮症(XP)患者由来細胞ではUVにより生じた傷を修復する能力が著しく低いか，あるいはほとんど欠損していることを見い出した．細胞の除去修復を調べる一方法である不定期DNA合成(unscheduled DNA synthesis；UDS．3H-チミジンの核内取込みをオートラジオグラフィ法で調べる)でXP細胞と正常ヒト細胞の修復能を比較すると，XP細胞は正常ヒト細胞の数％から50％と著しく低下しており，またXP細胞間でも大きな差があることが明らかとなった．そこで2種の異なったXP細胞をin $vitro$で融合させた後紫外線Cを照射しUDSを調べると，ある組合せではUDSが100％まで回復することが明らかとなり，遺伝的に相補することからこれらの2細胞群は異なる群に属するとして分類されていった(De Weerd-Kastelein ら，1972)．その結果，現在までにA～Gの7相補群とUDS100％のバリアントに分類されている．XPA群ではTanakaらによりXPAC DNAがクローニングされ，エクソン4, 5, 6のいずれかに突然変異が生じるとの結果が報告されている(Tanaka ら，1990)．そのほか先に述べたとおり，XPBC,

XPCC, XPDC のおのおのの DNA がクローニングされた.

DNA 修復活性の異常をもつ細胞では，UV により生じた DNA 損傷を速やかに修復することができない．おそらくは何らかの方法で細胞が生き延びるための修復を行うために突然変異が高率に生じると考えられる．細胞の増殖や分化を調節している遺伝子群に突然変異が生じることが，癌への第一歩を記すことになると考えられる．おそらくこれが現在の考え方からすれば initiation step に当たる．DNA 修復活性は XP だけではなく，SK 患者や BCC 患者由来細胞でも正常健康人の細胞に比べ低下しているとの報告もある．

正常細胞の増殖や分化にかかわっている protooncogene（原癌遺伝子）の活性化や tumor suppressor gene（癌抑制遺伝子）の不活化や loss of heterozygosity (LOH)は他臓器の発癌研究でかなり知見が得られている．UV 発癌においてもヒト SCC の分析から p53 癌抑制遺伝子の変異が詳しく調べられている(Brash ら，1992)．

oncogene では C-Ha-ras, N-ras, K-ras の mutation が見い出されている．XP 由来の紫外線誘発ヒト癌組織に N-ras の codon 61 で A-T mutation 変異がみられている(Suarej ら，1989)．SCC と BCC の分析で，K-ras の codon 12 で GGT→TGT または GAT となった変異が見い出されている(van der Schrauff ら，1990)．また，これらの突然変異がピリミジン二量体の対側にみられたことは，UV により生じるシクロブタン型二量体や 6,4-光生成物が UV 発癌に関与していることを強く示している．また，細胞はかなり悪性度の高い典型性を示すが，臨床的には良性な behavior を示すケラトアカントーマ(KA)でも SCC 以上の高率で C-Ha-ras の codon 61 の 2nd position に A：T→T：A の transversion 型突然変異を示すことから，C-Ha-ras の突然変異が UV 発癌の initiation ではないかとの考え方も出されている(Corominas ら，1986)．SCC や BCC および MM でどの oncogene, あるいは tumor suppressor gene が initiation に関与しているか，また progression にはどの

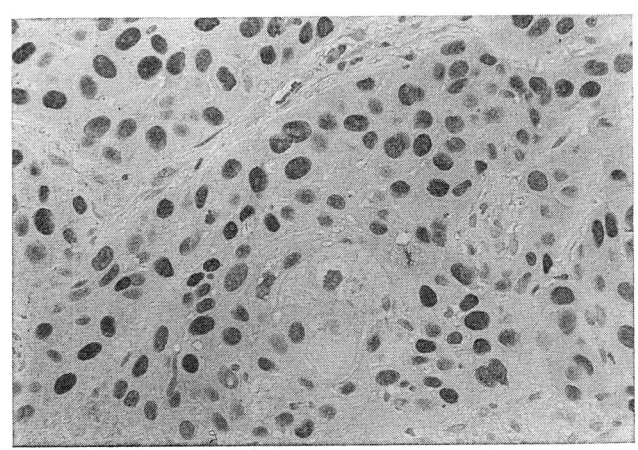

図 2.11 皮膚有棘細胞の癌抑制遺伝子 p53 の免疫組織学的所見（筆者原図, 未発表）
異型性の強い細胞核は p53 に対する抗体 DM-1 に強い陽性反応を示す．

genes が深くかかわるのかなどが今後に残された問題である.

UV 発癌は initiation の後数十年の promotion を経て癌の形質を獲得し,明らかな癌臨床症状を呈示する.promotion に関しては,1993年になり Karin らの研究グループが UV により核を介さずに細胞膜 src の活性化を引き金として細胞内シグナルトランスダクションにより細胞増殖が亢進することを示す興味ある結果を報告している.UV 自身がプロモーターとして作用する考え方を指示する重要な知見である(Devary ら,1992).

癌抑制遺伝子と UV 発癌に関しては p53 の関与を示唆するデータが多い.Brash らは UV 誘発 SCC で p53 の mutation が58％もの高率で生じることを示している.筆者らは p53 の変異が,UV 誘発 SCC のどのステップで生じるかを解析するため,日光角化症(SK)と UV 誘発 SCC と UV に関連なく発癌すると考えられる SCC のおのおのの p53 発現を immuno-histochemistry で調べたところ,UV に関係のない SCC に比べ,UV 誘発 SCC と SK が同程度に高い陽性率(50～60％)(DM-1 抗体陽性)を示した(Nagano ら,1993)(図2.11).この結果は UV 発癌においては臨床的にはまだ癌ではない SK の段階からすでに p53 は突然変異を起こしているか,または overexpression されていることを示している.今後は,p53 の loss of heterozygosity を含め,RB,DCC,NF-1,WT-1 などの癌抑制遺伝子産物について突然変異や overexpression を調べることが重要である.

g. 今後の展望

紫外線発癌は UV 暴露により生じる oncogene あるいは tumor suppressor gene により生じる point mutation が initiation となると考えると,発症予防の観点から小児期の日焼けの予防が重要との考えが生まれる.筆者らも XPA 群の姉妹が4歳と2歳から同時に遮光を行ったにもかかわらず姉は13歳で発症し,妹は25歳で発症した経験から幼小児期の日光暴露が老年での発癌に強くかかわっているとの考え方を支持する立場をとっている.

また,日本人の skin type I では SK が好発していることから skin type I は危険因子と推測される.また,skin type は両親からの遺伝と考えられることから,skin type I の人は小児期より過度の紫外線暴露を避けることが発癌防止につながると考えられる.

一方,紫外線暴露で皮膚免疫能が低下する人が皮膚癌になる確率が高いこと,また紫外線による免疫能の低下が遺伝的に決まっていることから,紫外線による免疫低下が生じる人は,発癌予防のためには強い日焼けをしない努力が必要であろう.

今後さらに疫学調査により紫外線発癌の危険因子が明らかになると期待される.そのため長寿社会ではそれら危険因子を考慮し,上手に太陽と付き合うことが大切と考えられる.

予防に関しては,従来のサンスクリーン剤の使用のほかに,DNA 損傷の修復を促進する外用剤や活性酸素を消去する外用剤および紫外線による免疫抑制を軽減させるサンスクリーン剤の開発などが待たれる. 〔市橋 正光〕

文 献

Black, A. K., Greaves, M. W., Hensby, C. N., et al.: Increased prostaglandins E_2 and $F_{2\alpha}$ in human skin at 6 and 24h after ultraviolet B irradiation(290～320 nanometers). *Br. J. Clin. Pharmacol.*, 5, 431-436, 1978.

Blum, H. F.: On the mechanism of cancer induction by ultraviolet radiation. *J. Natl. Cancer*

Inst., **11**, 463-495, 1950.
Brash, D. E., Rudolph, J. A., Simon, J. A., Lin, A., McKenna, G. J., Baden, H. P., Halperin, A. J. and Pouten, J.: A role for sunlight in skin cancer: UV-induced p53 mutations in squamous cell carcinoma. *Proc. Natl. Acad. Sci. USA*, **88**, 10124-10128, 1992.
Cleaver, J. E.: Defective repair replication of DNA in xeroderma pigmentosum. *Nature*, **218**, 652-656, 1968.
Corominas, M., Kamino, H., Leon, J. and Pellicer, A.: Oncogene activation in human benign tumors of the skin (keratoacanthomas): is HRAS involved in differentiation as well as proliferation? *Proc. Natl. Acad. Sci. USA*, **86**, 6372-6376, 1989.
Devary, Y., Gottieb, R. A., Smeal, T. and Karin, M.: The mammalian ultraviolet response is triggered by activation of Src tyrosine kinases. *Cell*, **71**, 1081-1091, 1992.
De Weerd-Kastelein, E. A., Keijzer, W. and Bootsma, D.: Genetic heterogeneity of xeroderma pigmentosum demonstrated by somatic cell hybridization. *Nature*, **238**, 80-83, 1972.
Findley, G. M.: Ultraviolet light and skin cancer. *Lancet*, **2**, 1070-1073, 1928.
Fisher, M. S. and Kripke, M. L.: Suppressor T lymphocytes control the development of primary skin cancer iin ultraviolet-irradiated mice. *Science*, **216**, 1133-1134, 1982.
Flejter, W. L., McDaniel, L. D., John, D., Friedberg, E. C. and Shultz, R. A.: Correction of xeroderma pigmentosum complementation group D mutant cell phenotypes by chromosome and gene transfer: involvement of human ERCC2 DNA repair gene. *Proc. Natl. Acad. Sci. USA*, **89**, 261 -265, 1992.
Farman, J. G., Gardiner, B. G. and Shanlin, J. D.: Large losses of total ozone in Antarctica reveal seasonal CLO$_x$/NO$_x$ interaction. *Nature*, **315**, 207-210, 1992.
Freeman, S. E., Gange, R. W., Matzinger, E. A. and Sutherland, B. M.: Higher pyrimidine dimer yields in skin of normal humans with higher UVB sensitivity. *J. Invest. Dermatol.*, **86**, 34-36, 1986.
藤浪得二・三木吉治: 邦人皮膚癌の特異性. 皮膚臨床, **2**, 777-780, 1965.
Greene, M. I., Sy, M. S. and Kripke, M. L.: Impairment of antigen presenting cell function by ultraviolet light. *Proc. Natl. Acad. Sci. USA*, **76**, 6591-6595, 1979.
Hoxtell, E. O., Mondel, J. S., Murray, S. S., Schuman, L. M. and Goltz, R. W.: Incidence of skin carcinoma after renal transplantation. *Arch. Dermatol.*, **113**, 436-438, 1977.
Ichihashi, M. and Fujiwara, Y.: Clinical and photobiological characteristics of Japanese xeroderma pigmentosum variant. *Br. J. Dermatol.*, **105**, 1-12, 1981.
市橋正光: 光線過敏症, 第2版(佐藤吉昭編), p.18, 金原出版, 1991.
市橋正光: 太陽紫外線と皮膚癌. 兵庫県全外科医会会誌, **116**, 7-15, 1993.
Ichihashi, M., Naruse, K., Harada, S., Nagano, T., Nakamura, T., Suzuki, T., Wadabayashi, N. and Watanabe, S.: Trends in non-melanoma skin cancer in Japan. In Skin Cancer: basic science, clinical research and treatment. *RRCR*, **139**, 263-273, 1995.
黒木登志夫: 発がんのプロセス. 発がんとがん細胞(黒木登志夫編), pp.1-19, 東京大学出版会, 1991.
Imokawa, G., Yada, Y. and Miyagishi, M.: Endothelins secreated from human keratinocytes are intrinsic mitogens for human melanocytes. *J. Biol. Chem.*, **267**, 24675-24680, 1992.
Kerr, J. B. and McElroy, C. T.: Evidence for large upward trends of ultraviolet-B radiation linked to ozone depletion. *Science*, **262**, 1032-1034, 1993.
Legerski, R. and Petetrson, C.: Expression cloning of a human DNA repair gene involved in xeroderma pigmentosum group C. *Nature*, **359**, 70-73, 1992.
Ley, R. D.: Photoreactivation of UV-induced pyrimidine dimers and erythema in the mansupial Monodelphis domestica. *Proc. Natl. Acad. Sci. USA*, **82**, 2409-2411, 1985.
三木吉治: アメリカにおける皮膚癌の臨床一統計的考察一. 皮膚, **2**, 23-30, 1960.
Miyaji, T.: Skin cancer in Japan: a nation-wide 5-year survey, 1956~1960. Conference on Biology of Cutaneous Cancer, *Natl. Cancer Inst. Monogr.*, **10**, 55-70, 1963.
Molina, M. J. and Rowland, F. S.: Stratospheric sink for chlorofluoromethanes: chlorine atom catalysed destruction of ozone. *Nature*, **249**, 810-812, 1974.
Nagano, T., Ueda, M. and Ichihashi, M.: Expression of p53 protein is an early event in UV-induced cutaneous squamous cell carcinogenesis. *Arch. Dermatol.*, **129**, 1157-1161,

1993.

Park, E., Guzder, S., Koken, M. H. M., Juspers-Dekker, L., Weeda, G., Hoeijmakers, J. H. J., Prakash, S. and Praksh, L.: RAD 25(SSL 2), a yeast homology of the human xeroderma pigmentosum group B DNA repair genes is essential for viability. *Proc. Natl. Acad. Sci. USA*, **89**, 11416-11420, 1992.

Rebora, A. and Crovato, F.: PIBI(D)S syndrome—tricothiodystrophy with xeroderma pigmentosum(group B)mutation. *J. Am. Acad. Dermatol.*, **16**, 940-947, 1987.

Scotto, J., Cotton, G., Urback, F., Berger, D. and Fears, T.: Biologically effective ultraviolet radiation: Surface measurement in the United States, 1974~1985. *Science*, **239**, 762, 1988.

Suarez, H. G., Daya-Grosjean, L., Schlaifer, D., Nardeux, P., Reneult, G., Bos, J. L. and Sarasin, A.: Activated oncogenes in human skin tumors from a repair-deficient syndrome, xeroderma pigmentosum. *Cancer Res.*, **49**, 1223-1228, 1989.

Tada, M. and Miki, Y.: Malignant skin tumor among dermatology patients in university hospitals in Japan. *J. Dermatol.*, **11**, 313-321, 1984.

Tanaka, K., Satokata, I., Ogita, Z., Uchida, T. and Okada, Y.: Molecular cloning of a mouse DNA repair gene that complements the defect of group A xeroderma pigmentosum. *Proc. Natl. Acad. Sci. USA*, **86**, 5512-5516, 1989.

Tanaka, K., Miura, N., Satokata, I., Miyamoto, I., Yoshida, M. C.,Satoh, S., Kondo, A., Yasui, A., Okayama, H. and Okada, Y.: Analysis of a human DNA excision repair gene involved in group A xeroderma pigmentosum and containing a zinc-finger domain. *Nature*, **348**, 73-76, 1990.

van der Schrauff, J. G., Evers, L. M., Boot, A. J. M. and Bos, J. L.: Ras oncogene mutations in basal cell and squamous cell carcinomas of human skin. *J. Invest. Dermatol.*, **94**, 423-425, 1990.

Vermeer, M. and Streilein, J. W.: Ultraviolet B light-induced alterations in epidermal Langerhans cells are mediated in part by tumor necrosis factor alpha. *Photodermatol. Photoimmunol. Photomed.*, **7**, 258-265, 1990.

Vuillaume, M., Daya-Grajean, L., Vincens, P., Pennetier, J. L., Tarroux, P., Baret, A., Calvayrac, R.,Taieb, A. and Sarasin, A.: Striking differences in cellular catalase activity between two DNA repair-deficient diseases: xeroderma pigmentosum and tricothiodystrophy. *Carcinogenesis*, **13**, 321-328, 1992.

Weeda, G., Hoeijmakers, J. H. J, and Bootsma, D.: Genes controlling nucleotide excision repair in eukaryotic cells. *BioEssays*, **15**, 249-258, 1993.

Yoshikawa, T., Rae, V., Bruins-Slot, W., Van den Berg, J.-W., Tayer, J. R. and Streilein, J. W.: Susceptibility to effects of UVB radiation on induction of contact hypersensitivity as a risk factor for skin cancer in man. *J. Invest. Dermatol.*, **95**, 530-536, 1990.

2.3. 光線過敏症

a. 日光による生理的皮膚反応

太陽エネルギーは、われわれが生存していくために不可欠な存在ではあるが、同時に、生体に対する有害作用も少なくない。すなわち、日光は両刃の剣であることを理解しておくことが、日常生活を健康的に、かつ快適にすごすうえで重要なことである。

皮膚は生体の最外層に位置する臓器であり、日光の作用を最も強く、また直接的にこうむるために日光の有害作用に対して種々の防御機構を備えている。しかし、この防御能を越えた光線量に暴露すれば、健常な人でも生体にとって不利な変化が生じてくる。

1) 日焼け 大量の日光に当たったとき、いわゆる日焼けの発赤が皮膚に生じることは、海水浴や登山、スキーなどの戸外レジャーに際してだれでもが経験する現象である。こ

れは，英語でsunburnと称するように一種のやけどであって，われわれにとってはかなり不愉快な炎症反応である．原因となる作用波長は，320 nm 以下の中波長紫外線(UVB)である．炎症の原因は，プロスタグランジンなどの化学伝達物質が紫外線によって遊離するためである(Mathurら，1972; Snyderら，1974)．表皮細胞の一部は死に至り，DNA合成や蛋白合成にも変調が生じる．照射された光線の量により時間的経過には差異があるが，炎症反応は約24時間をピークとして数日以内に消退していく．それと同時に，皮膚のメラニン色素が増加して色素沈着(suntan)が目立ち始める．皮膚のメラニン色素は，生体を紫外線から保護するために存在する．したがって，日焼けの後に皮膚が黒くなるのは，やけどはこれ以上ご免こうむりたいという生体の防衛反応である．窓にカーテンを引いて光をさえぎるのと同じ意味をもつ．

2) **光老化** 肉眼的には変化がみられないような少量の日光でも，長い間に繰返し反復して当たっていると，皮膚の老化が進行する．これを光老化あるいは光加齢とよぶ．顔や首，手の甲などは，日光の当たらない皮膚にはみられない種々の変化が現れるが，なかでも皮膚の弾力線維の変性が顕著である．弾力線維の変性，破壊は，皮膚の弾力性すなわち皮膚の張りを失うことになり，しわの原因となる．目じりにできるカラスの足あとも日光の仕業である．農業，漁業など戸外労働を職としてきた高齢者の皮膚は光老化の典型であり，古くより farmer's skin, sailor's skin などとよばれており，皮膚癌も発生しやすい．

b. 日光による病的反応—光線過敏症—

前記の生理的皮膚反応は，健常人といえどもすべての人に日光照射単独で生じうる変化である．一方，光線過敏症の反応は，内的あるいは外的な異常因子が個体に存在するとき，この病的因子と光線の共同作用によって生じる現象である．内的因子としては，遺伝的素因，代謝異常，栄養障害，酵素異常，免疫異常，感染症の存在など種々の因子がある．外的因子により発症するのは，そのほとんどが薬剤による光線過敏症である(表2.4)．代表的な光線過敏性疾患について以下に概説する．

表2.4 光線過敏症の原因による分類

1. 内的因子によるもの
    a. 遺伝的素因：色素性乾皮症，Cockayne症候群，Bloom症候群
    b. 代謝・栄養・酵素異常：ポルフィリン症，ペラグラ，白皮症，フェニルケトン尿症
    c. 免疫異常：紅斑性狼瘡，日光じんましん，多形日光疹
    d. 感染：単純性疱疹
    e. Koebner現象：乾癬，多形浸出性紅斑
2. 外的因子によるもの
    a. 光毒性反応
    b. 光アレルギー性反応

1) 色素性乾皮症 遺伝的な素因に基づき発症する光線過敏症の代表的なもので，先天的な強度の光線過敏と皮膚癌の高頻度発生を特徴とする常染色体性劣性遺伝性疾患である．

紫外線照射によって生じるDNA損傷の修復機構が先天的に欠損していることが明らかに

されている(Cleaver, 1968)．これが紫外線癌の原因と考えられる．しかし，炎症性の光線過敏反応の発症機序に関しては不明な点が多い．

DNA損傷の除去修復能の程度は，患者によって一様ではなく，現在までのところ，七つの遺伝的相補性群(A～G群)に，不定期DNA合成能が正常のバリアントを含めて計8群の存在が確認されている．

臨床症状には，相補性群の違いによって差異がみられる．A群が最も重症であり，早期より強度の症状を発現する．生後まもなくより日光により強いsunburnを発症する．正常人に比べて短時間の露光に反応する(最少紅斑量が低下する)ばかりではなく，炎症のピークが遅れて照射後3日目ごろに最強の症状を示し，消退までに長期間を要する．有害な波長は，おもに中波長紫外線(UVB)であるが，320～400nmの長波長紫外線(UVA)に対しても健常人よりも過敏である．反復して露光しているうちにそばかす様の色素斑が生じ(色素性)，皮膚は乾燥する(乾皮症)．日光に対する防護を怠れば，やがて皮膚の光老化が顕著となり，10歳以前に種々の皮膚腫瘍が発生する．十分に遮光された部位には腫瘍の発生をみない．発生する腫瘍には，日光角化症，ケラトアカントーマ，基底細胞癌，有棘細胞癌，悪性黒色腫などがある．

眼にも種々の程度の症状が発現する．結膜充血や角膜炎などの軽度のものから悪性腫瘍，失明などの重度の変化があり，これらも日光が原因で発症する．

A群などの重症型の色素性乾皮症では，聴力低下，神経麻痺，歩行障害，知能低下などの精神神経症状を合併するが，発症機序や病因は不明である．5歳ごろまでに出現し，年齢とともに進行する．

現時点では色素性乾皮症に対する原因的な治療法がないため，早期診断，日光の防御，生活指導が重要となる．

2）ポルフィリン症　ポルフィリン代謝は，赤血球の血色素を生成する重要な代謝であるが，この経路に関与する酵素異常によりポルフィリン体あるいはその前駆物質が蓄積するとポルフィリン症が発症する．代謝異常の存在する臓器によって骨髄性と肝臓性に大別さ

表 2.5　ポルフィリン症の分類

		光線過敏	ポルフィリン体			遺伝
			尿	糞	赤血球	
骨髄性	先天性P	＋	＋	＋	＋	劣性
	骨髄性P	＋	−	＋	＋	優性
	骨髄性コプロP	＋	−	−	＋	優性
肝性	急性間歇性P	−	＋	＋	−	優性
	異型P	＋	＋	＋	−	優性
	晩発性皮膚P	＋	＋	＋	−	＊
	遺伝性コプロP	−～＋	＋	＋	−	優性

P：ポルフィリン症．
＊：多くはアルコール，ホルモン，薬剤摂取により誘発されるが，まれな型として優性遺伝を示す家族性のものがある．

れ，さらに代謝経路の異常部位あるいは蓄積する物質の違いにより，それぞれいくつかの病型に分類されている(表2.5)．多くは，先天性の代謝異常であるが，晩発性皮膚ポルフィリン症は，習慣性の大量飲酒や薬剤摂取により後天性に発症する．

皮膚症状は，急性間歇性ポルフィリン症を除くすべての病型で出現しうる．日光照射部位に，浮腫，発赤，水疱，潰瘍，かさぶた，瘢痕などが生じる．皮膚は脆弱性で，日光以外のわずかな機械的刺激でも皮疹を生じることがある．

光線過敏は，皮膚に沈着したポルフィリン体の光毒性反応で，紫外線と可視光線の境界にあたる400nm付近の光線で生じる．ポルフィリン分子は，エネルギーの低い基底状態で存在するが，光を吸収すると光のエネルギーを得て励起される．この励起状態のポルフィリン分子あるいはそのエネルギーを受取った活性酸素(一重項酸素など)が皮膚の組織を傷害する．

400nmの光線は，通常のサンスクリーン剤では遮光効果があまり期待できず，衣服などによる物理的手段を講じて予防する必要がある．β-カロチンには活性酸素を消去する作用があるため，経口投与による治療が試みられ，骨髄性プロトポルフィリン症での効果が報告されている(Mathews-Rothら，1974)．

肝性ポルフィリン症のみならず，骨髄性プロトポルフィリン症でも二次的に重症の肝障害を併発することがある．

3) ペラグラ　ニコチン酸アミドの欠乏で発症する疾患で，皮膚症状，消化器症状，精神神経症状を特徴とする．栄養障害が原因の病気であるため，食糧事情のよい日本ではまれな疾患となった．ニコチン酸アミドは必須アミノ酸のトリプトファンから合成される．したがって，栄養不良，絶食，拒食，偏食などによるアミノ酸の摂取不足で発症することが多い．そのほか，胃切除，Crohn病，胃腸吻合術後などの吸収不良で発症することもある．また，まれには抗結核剤や抗癌剤などの長期連用で類似の症状を起こすこともある．古くは津軽地方にみられたシビガッチャキ病も，食生活の偏りによるペラグラの一型と考えられている．

皮膚症状としては，顔，前腕，手背などの露光部位や，肘，膝，足底などの機械的刺激を受けやすい部位に汚わい色の色素沈着と紅斑を生じるのが特徴である．そもそもペラグラの病名は，イタリア語のpelle agra(きたならしい皮膚)に由来する．

消化器症状としては，頑固な下痢や嘔吐，腹痛，口内炎などがあり，神経症状として，てんかん様発作，運動障害，知覚異常，幻覚などがある．

治療は，ニコチン酸アミドおよびビタミンB_1, B_2, B_6の投与により急速にすべての症状が改善される．

4) 日光じんましん　日光が当たった皮膚のみに限局してじんましんが生じる．食品や環境因子が原因のじんましんに比べれば頻度は少ない．日光照射直後(多くは30分以内)に，かゆみを伴って浮腫性の紅斑が出現する(図2.12)．日光を避ければ，しだいに減弱して1～2時間後には痕跡を残すことなく自然に消失する．

広範囲の皮膚に強度の変化が生じれば頭痛やめまいを伴い，重症の場合にはショックに陥ることもある．軽度の患者は30分から1時間の日光に耐えられるが，わずか数分間の照射

でも症状の発現をみることがある．

原因となる光線は患者によって一様ではないが，可視光線に過敏な症例が多い (70～80%)．なかには UVA や UVB の紫外線に反応するものもある．

全般的にじんましんは，蛋白抗原に対する IgE 抗体を介する即時型アレルギー反応に基づいて発症する場合が多い．日光じんましんの発症機序もまた同様と考えられる．すなわち，日光じんましんの患者の血清を取り出し，試験管内で光線を照射した後，患者本人に皮内注射すると，注射部位にじんましんの出現をみることが多い (Horio, 1978)．こ

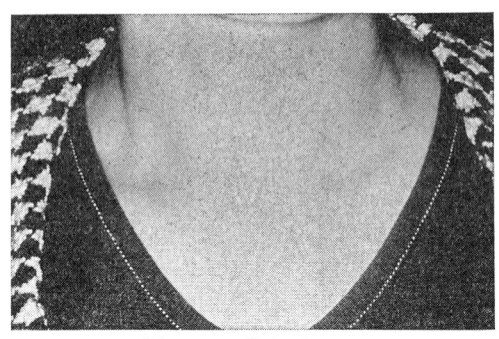

図 2.12 日光じんましん

れは，光のエネルギーによって血清中の何らかの成分が光化学反応を起こして新たな物質（光産物）が形成され，この光産物が抗原となってアレルギー反応を生じていることを意味する．このように，光のエネルギーが抗原の形成に関与するアレルギー反応を一般に光アレルギーとよぶ．薬剤が原因で日光じんましんを生じることもあるが，むしろ例外的である (Horio, 1975)．

日光じんましんの薬剤療法は，一般のじんましん治療に準じて抗アレルギー剤や抗ヒスタミン剤の内服投与を行うが，十分な効果が得られないことが多い．日光を避けることなく短時間の日光浴を繰返したり，光化学療法によってしだいに日光に対する耐性を獲得できることがある．これは，日光じんましん（即時型アレルギー反応）に関与する化学伝達物質（ヒスタミンなど）が消費される結果と考えられる．また，光線は抗アレルギー剤と同様に化学伝達物質の遊離を抑える作用のあることも実験的に示されている．

5）多形日光疹 明らかに日光で発症するが，ほかの原因が不明であり，既知の光線過敏症に当てはまらない症例を多形日光疹とよぶ．病名の由来は，湿疹型，紅斑型，丘疹型，水疱型などが存在することにあるが，同一患者で

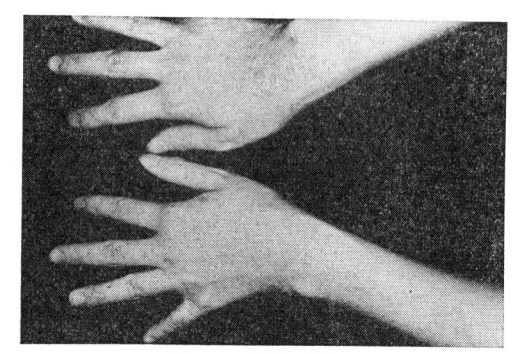

図 2.13 多形日光疹

は単一の症状で経過することが多い．なかでも湿疹型，丘疹型が多い（図 2.13）．

原因となる光線は紫外線であるが，UVA を作用波長とする症例と UVB である症例があり，一様ではない．皮膚症状や病理組織学的な変化からアレルギー反応と考えられるが，抗

原(光感作物質),発症機序ともに不明である.薬剤による光線過敏症は本症から除外されるため,内因性物質(自己光産物)による細胞性遅延型光アレルギー機序が示唆されている(Epstein, 1966).

対症療法にはステロイド外用剤が,予防にはサンスクリーン剤が有効であるが,きわめて慢性に経過する.抗マラリア剤(クロロキン)やサリドマイドの有効性も報告されているが,それぞれ視力障害,催奇形性の副作用があるため日本では使用することができない.

6) 種痘様水疱症　特徴的な皮膚症状を呈して小児に発症する原因不明の光線過敏症である.頬,鼻,耳,手の甲などの露光部皮膚に,紅斑,丘疹→水疱→痂皮を形成した後,瘢痕を残して治癒する.この症状が種痘に類似するためにこの病名がある.下口唇のただれを合併することも多い.結膜炎,角膜炎,虹彩炎などの眼症状を示すこともある.すべてが日光による変化である.多くの場合,20歳までには自然に治るが,あばた様の瘢痕を残すため予防が必要である.

UVAの領域で発症するが,原因物質,発症機序ともに不明である.血液検査や全身的な異常はみられない.

7) 全身性紅斑性狼瘡(SLE)の光線過敏　真の意味の光線過敏症ではないが,日光により皮膚症状や全身症状が悪化することがあり,光線過敏が米国リウマチ協会のSLE診断基準の一つにあげられている.約1/3の患者に光線過敏があるといわれており,顔面の蝶形紅斑という皮疹の分布も日光の関与がうかがわれる.実験的にも人工紫外線光源で患者に紅斑性狼瘡の皮膚病変を誘発することが可能であり,日光がSLEの増悪因子であることは確実である.しかし,日光の特異的作用ではなく,非照射皮膚にも症状が出現しうるので,光線過敏症というよりも日光増悪性疾患の範疇に属する.

SLEにおける日光増悪の機序は,まだ十分に解明されていない.SLE患者は,紫外線により変化したDNAに対する抗体を産生し,この抗体がnative-DNAに対して交叉反応を示す可能性も示唆されている.また,最近では次のような考えも提唱されている.紅斑性狼瘡のある病型では,SS-AまたはSS-B抗体とよばれる自己抗体が検出される.これらは細胞内抗原に対する抗体であるが,紫外線照射を受けるとSS-AまたはSS-B抗原が皮膚の細胞膜に表現されるようになり,それぞれの抗体と結合するとリンパ球の関与が加わって皮膚細胞が傷害されるというものである(Furukawaら,1990).

その他,日光増悪性疾患と考えられるものに,円板状紅斑性狼瘡(DLE),皮膚筋炎,天疱瘡などの自己免疫疾患や単純ヘルペスなどがある.いずれにおいてもUVBの作用が最も強い.日光による単純ヘルペスの誘発は,皮膚局所の免疫能が紫外線によって障害されるためと考えられている(Howieら,1986).このように,紫外線はアレルギー反応を誘発する作用がある反面で,アレルギー反応や免疫反応を抑制する作用もある(堀尾,1991).

8) 薬剤による光線過敏症　光線過敏症のなかで最も多いのが薬剤によるものである.1939年,Epsteinはサルファ剤による光線過敏症が,二つの異なった機序により発症することを見い出した(Epstein, 1939).

彼は,健常人6人の実験対象に,1%スルファニラミド(sulfanilamide)生理食塩液の0.1 mlを皮内注射し,紫外線をその部位に照射することですべての対象に光線過敏性反応を証

明した．この反応は数日後には消退したが，6人中の2人においては，同一部位に強度のかゆみを伴って，より強度でより長期間持続する皮膚反応の再発が10日後に観察された．後者の反応は，この2人においてのみ再現が可能であり，スルファニラミドの注射量は初回量の1/10，光照射量も1/3で再現することができた．ここに，高濃度のスルファニラミドを投与し十分量の紫外線が照射されれば，24時間以内にすべての人に生じうる光毒性反応と，潜伏期間をおいてアレルギー感作された一部の人にのみ発症する光アレルギー反応が存在することが明らかとなった．

表 2.6 光線過敏症の原因薬剤

抗菌剤，抗生物質：ハロゲン化サリチルアニリド，サルファ剤，キノロン系薬剤
抗真菌剤：griseofulvin
抗ヒスタミン剤：diphenhydramine, promethazine
抗圧利尿剤：chlorothiazide, hydrochlorothiazide, furosemide, meticrane
糖尿病治療薬：tolbutamide, chlorpropamide
精神疾患治療薬：chlorpromazine, perphenazine, promethazine, prochlorperazine, levomepromazine
サンスクリーン剤：p-aminobenzoic acid, benzophenone
抗癌剤：5-fluorouracil, tegafur
非ステロイド剤：piroxicam, benoxaprofen, ketoprofen
ソラレン：8-methoxypsoralen, trimethylpsoralen
筋肉弛緩剤：afloqualone

その後，光線過敏の原因となる数多くの薬剤が知られてきたが，その代表的なものを表2.6に示した．最近では，降圧利尿剤，精神疾患治療薬，キノロン系抗菌剤，非ステロイド系消炎剤などによる症例が比較的多い．

　i）光毒性反応：薬剤による光毒性反応は，個体の素因あるいはアレルギー機序とは無関係に発症する光線過敏反応である．したがって，光毒性作用を有する化学物質の適量が皮膚に沈着し，適当な波長（作用波長）の光線が十分に照射されれば，健常人といえどもすべてのヒトに生じうる反応である．しかし，光毒性反応には光アレルギー性反応と比較して大量の日光照射を要するため，現実には日常生活で発現する頻度はそれほど高いものではない．

　化学物質による光毒性反応の原因波長は，UVB，UVA，可視光線と薬剤によって一定しないが，治療薬剤に限っていえば，ほとんどがUVA領域にある．スルファニラミドは，UVBを作用波長とする数少ない光毒性物質の一つである．

　光毒性反応の機序は原因薬剤により異なり一様ではない．光毒性物質には，酸素の存在下で光毒性を発揮するものと，酸素に依存しないものとがあり，前者による反応を光力学反応とよび，活性酸素の関与が考えられる．細胞レベルでのおもな傷害部位も化学物質により異なっており，細胞核，細胞質，細胞膜のいずれも光毒性反応の標的となりうる．

　核傷害を起こす最もよい例はソラーレン（psoralen）による光毒性反応である．ソラーレンはfurocoumarinに属し，セリ科，ミカン科，マメ科，クワ科などの植物に含まれている．8-MOPなどは，UVA照射のもとでチミンと光結合してDNA合成を抑制する（Musajo, 1965）．この特性を利用して，増殖性の皮膚疾患（尋常性乾癬，皮膚リンパ腫など）の光化学

2.3. 光線過敏症

療法がソラーレンと UVA により行われることがある。しかし、ソラーレンと DNA の結合が皮膚に発赤や水疱を形成する光毒性反応といかなる関連にあるのかは不明である。

細胞質傷害を起こすものとしては、アントラセンやテトラサイクリンがあり、細胞質内でライソゾームを破壊して酸性ホスファターゼの活性が高まるという。

細胞膜傷害を起こすものとしては、ポルフィリン、ローズベンガル、トルイジンブルーなどの色素剤がある。光エネルギーを吸収したこれらの励起分子や活性酸素が細胞膜を傷害する。ポルフィリン症における赤血球の溶血は、この機序によるものである。

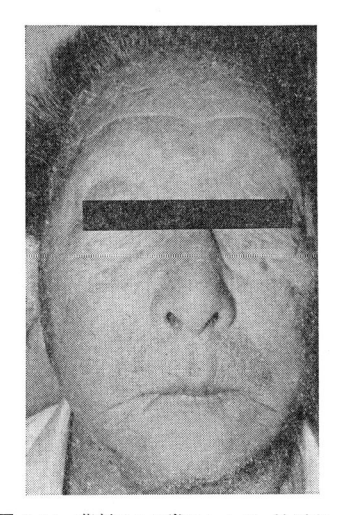

ii) 光アレルギー性反応：光アレルギー性反応とは、光線のエネルギーが関与して形成されたある物質に対して、免疫を獲得した個体のみが示す抗原抗体反応である。すなわち、皮膚に日光が照射されると、皮膚には光を吸収する分子(chromophore)が存在し、吸収した光のエネルギーによって光産物(photoproduct)が形成される。これは、健常人においても日常的に起こる生理的な反応である。しかし、特殊な個体においては、この光産物が抗原あるいはハプテンとして作用してアレルギー感作が成立してしまうことがある。これが、光アレルギー性反応である。

成立するアレルギーのタイプと抗原の由来によって、光アレルギー性反応を分類することができる(Horio, 1984)。即時型光アレルギー性反応とは体液性抗体(IgE など)を介する反応であり、遅延型光アレルギー性ー反応はTリンパ球を介する細胞性アレルギー反応である。

即時型光アレルギー性反応は、臨床的には日光じんましんとして発症する。すでに述べたように、日光じんましんの抗原として外来性の化学物質が確認された症例は例外的に報告があるのみで、即時型光アレルギー性反応では、内因性物質に由来する抗原が大部分を占めると考えられる。逆に、遅延型光アレルギー性反応の抗原として内因性物質は確認されておらず、そのほとんどが外来性化学物質すなわち薬剤が抗原と考えられる。

図 2.14 薬剤による光アレルギー性反応

表 2.7 光アレルギー感作性殺菌剤

Tetrachlorosalicylanilide (TCSA)
Tribromosalicylanilide (TBS)
Dibromosalicylanilide (DBS)
Bithionol
Trichlorocarbanilide (TCC)
Trifluoromethyldichlorocarbanilide (TFC)
Hexachlorophene
Fentichlor
Buclosamide
Multifungin
Chloro-2-phenylphenol

薬剤による光アレルギー性皮膚炎は，多くの場合，湿疹型の変化を示すため，通常のアレルギー性接触皮膚炎(かぶれ)と皮膚症状は同様である(図2.14)．皮疹の分布は，当然のことながら露出部の皮膚に顕著であるが，ときには衣服におおわれた部位にも軽度の病変を示すことがある．これは，光アレルギー性反応の作用波長がほとんどの場合，透過性のよいUVAであること，さらに光毒性反応と比較して光アレルギー性反応はごく微量の光線でも発症するため，衣服を透過するわずかな日光によって被覆部にも症状が発現するものと思われる．しかし，光アレルギー性皮膚炎を含めて光線過敏症全般に共通した皮疹分布の特徴は，あごの下，腕の屈側，指の間がおかされにくいことである(図2.15，2.16)．

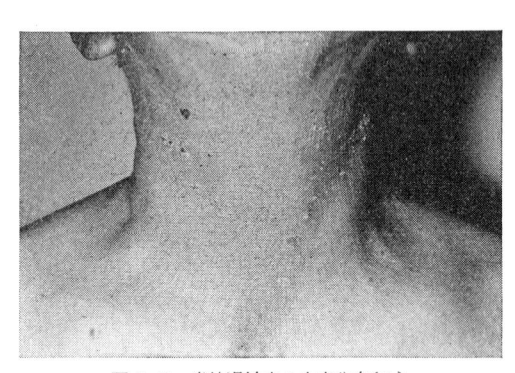

図 2.15 光線過敏症の皮疹分布(1)

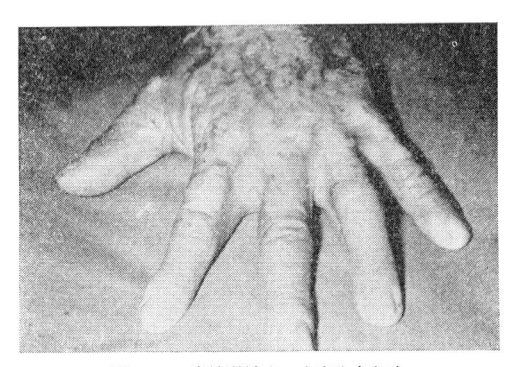

図 2.16 光線過敏症の皮疹分布(2)

薬剤による光線過敏症も薬疹の一種であるから，原因薬剤を確認して速やかに中止あるいは他剤に変更しなければならない．通常の薬疹と比較して，原因薬剤を中止した後も，日光暴露により皮膚症状の出現がより長期間にわたって持続する傾向がある．

9) 光(アレルギー性)接触皮膚炎 接触皮膚炎(かぶれ)とは，外部から皮膚に接触した物質が原因で生ずる皮膚炎のことである．この場合，原因物質が触れただけでは発症せず，さらに光線が当たった部位のみに皮膚炎が生じることがあり，これを光接触皮膚炎とよぶ．光毒性と光アレルギー性とがあるが，光毒性はまれであるため，本稿では光アレルギー性接触皮膚炎について述べることにする．

光アレルギー性接触皮膚炎(以下，光接触皮膚炎と略す)の最初の報告は，第二次大戦中に外傷治療薬として使用されたスルファニラミドによるものである．その後，1961年 Wilkinson により，石鹸に含有されていたテトラクロロサリチルアニリド(tetrachlorosalicylanilide；TCSA)によって発症した職業性の光接触皮膚炎が報告されて以来(Wilkinson, 1961)，1975年ごろまでに，ハロゲン化サリチルアニリドおよび類似の殺菌剤による数多くの光接触皮膚炎の症例報告や研究報告がなされた．光アレルギー感作物質となりうる殺菌剤を表2.7に示したが，これらの用途は，数多くの石鹸(デオドラントソープ)，皮膚外用剤，シャンプー，化粧品，シェービングクリームなどに使用

されていた．なかでも，TCSA の光アレルギー感作力が最も強いが，わが国では使用されたことはない．TBS や bithionol は日本でも多くの製品に含有されていたが，その強い光感作力ゆえに現在では医薬品，化粧品への使用は禁止になっている．それに伴って，光接触皮膚炎の症例数も減少した．しかし，これら殺菌剤によって発症した光接触皮膚炎は，原因となった殺菌剤の使用を中止しても，以後きわめて長期間にわたって(まれには10年)光線過敏が持続することがある．このような反応を persistent light reaction とよぶ．

近年では，非ステロイド系消炎剤(piroxicam, ketoprofen, suprofen など)，人工香料(musk ambrette, 6-methylcoumarin など)，サンスクリーン剤(p-amino benzoic acid, benzophenone など)による光接触皮膚炎が散発的にみられる．

光接触皮膚炎の皮膚症状は，光の関与しない通常の接触皮膚炎と肉眼的にも病理組織学的にも同一であり(図2.17)，両者の発症機序もきわめて近縁の関係にある．実験的にも，光接触アレルギーは，光感作動物のTリンパ球によって正常動物に過敏性をトランスファーが可能であり，細胞性，遅延型アレルギー(Ⅳ型)であることが確認されている(Takigawa, 1982)．すなわち，光接触アレルギーの発症機序は，光線の関与以外は接触アレルギーと全く同様である．

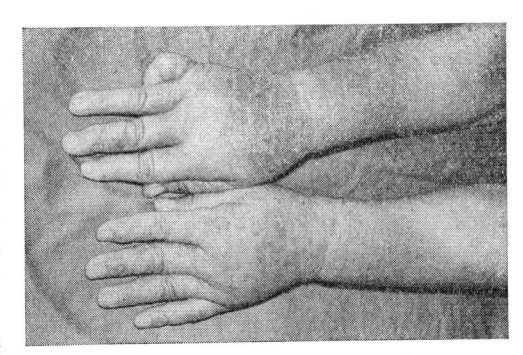

図 2.17 光接触皮膚炎(堀尾, 1989)

光線の役割は，光感作物質(接触源)に吸収された光のエネルギーによって光産物を形成することにある．この光産物がハプテンとして作用し，個体を感作したときに光接触アレルギーが成立する．

光産物には分子的に安定な状態のもの(基底状態)と不安定なもの(励起状態)とがある．たとえば，TBS に *in vitro* で UVA 照射すると，光化学反応の結果，ハロゲン原子が水素原子と置換して段階的に次のように安定な光産物が形成される．

3,4',5-tribromosalicylanilide (TBS)
↓ UVA
4',5-dibromosalicylanilide (DBS)
↓ UVA
4'-monobromosalicylanilide (MBS)

Willis と Kligman によれば，TBS の光接触アレルギーは，DBS あるいは MBS の接触アレルギーに等しいという(Willis と Kligman, 1968)．すなわち，TBS による光接触皮膚炎の患者では，皮膚に接触した TBS に光(UVA)が照射されると DBS や MBS に変化し，それに対して接触皮膚炎を起こしていることになる．

一方，TBS はある条件下で UVA 照射されるとフリーラジカルに励起されることも知ら

れている．この励起状態の分子が皮膚蛋白質と結合して完全抗原を形成し，個体をアレルギー感作するという説もある．現在のところ，いずれの機序によるのか，あるいは両方の機序ともに存在するのかは不明である．

光接触皮膚炎の診断と原因の確定には光パッチテストを行う．光パッチテストは，接触皮膚炎の検査法であるパッチテストの変法で，文字通りこれに光線照射を追加するものである．具体的には，原因として疑われる化学物質(TBSなど)を患者の皮膚に貼付(パッチ)し，24～48時間後に紫外線(多くの場合はUVA)を照射し，さらに24～48時間後に湿疹反応の有無を判定する．

治療は，光感作源の確定と回避が原則であるが，対症的には副腎皮質ホルモン外用剤を塗布して遮光に心がける． 〔堀尾 武〕

文 献

Cleaver, J. E.: Defective repair replication of DNA in xeroderma pigmentosum. *Nature*, **218**, 652-656, 1968.
Epstein, J. H.: Polymorphous light eruption. *Ann. Allergy*, **24**, 397-405, 1966.
Epstein, S.: Photoallergy and primary photosensitivity to sulfanilamide. *J. Invest. Dermatol.*, **2**, 43-51, 1939.
Furukawa, F., Kashiwara-Sawami, M., Lyons, M. B., et al.: Binding of antibodies to the extractable nuclear antigens SSA/Ro and SSB/Ra is induced on the surface of human keratinocytes by ultraviolet light: implication for the pathogenesis of photosensitive cutaneous lupus. *J. Invest. Dermatol.*, **94**, 77-85, 1990.
Horio, T.: Chlorpromazine photoallergy: coexistence of immediate and delayed type. *Arch. Dermatol.*, **111**, 1469-1471, 1975.
Horio, T.: Photoallergic urticaria induced by visible light: additional cases and further studies. *Arch. Dermatol.*, **114**, 1761-1764, 1978.
Horio, T.: Photoallergic reaction: classification and pathogenesis. *Int. J. Dermatol.*, **23**, 376-382, 1984.
堀尾 武：薬物による光線過敏症．皮膚科 Mook 16，薬疹と薬物アレルギー(吉田彦太郎編)，pp. 89-96，金原出版，1989．
堀尾 武：光免疫学概論．光線過敏症(佐藤吉昭編)，pp. 54-66，金原出版，1991．
Howie, S., Norval, M. and Maingay, J.: Exposure to low dose UVB rodiation suppresses delayed-type hypersensitivity to herpes simplex virus in mice. *J. Invest. Dermatol.*, **86**, 125-128, 1986.
Mathews-Roth, M. M., Pathak, M. A., Fitzpatrick, T. B., et al.: Beta-carotene as an oral photoprotective agent in erythropoietic protoporphyria. *JAMA*, **228**, 1004-1008, 1974.
Mathur, G. P. and Gandhi, V. M.: Prostaglandins in human and albino rat skin. *J. Invest. Dermatol.*, **58**, 291-295, 1972.
Musajo, L., Rodighiero, G. and Dall'Acqua, F.: Evidence of a photoreaction of the photosensitizing furocoumarins with DNA and with pyrimidine nucleosides and nucleotides. *Experientia*, **21**, 24-26, 1965.
Snyder, D. S. and Eaglstein, W. H.: Topical indomethacin and sunburn. *Br. J. Dermatol.*, **90**, 91-93, 1974.
Takigawa, M. and Miyachi, Y.: Mechanism of contact photosensitivity in mice. *J. Invest. Dermatol.*, **79**, 108-115, 1982.
Wilkinson, D. S.: Photodermatitis due to tetrachlorosalicylanilide. *Br. J. Dermatol.*, **73**, 213-219, 1961.
Willis, I. and Kligman, A. M.: The mechanism of photoallergic contact dermatitis. *J. Invest. Dermatol.*, **51**, 378-384, 1968.

3. 光と性，成長・発達

3.1. 光と生物時計

　あらゆる生物は地球の自転や公転がつくり出す周期的環境にさらされており，それに応じて種々の生理機能はさまざまな周期をもって変動している．その変動をリズムとよぶが，その周期は秒単位のものから年単位までさまざまである．特に外部環境の周期的因子としての光は，これらの生物の生理機能のリズムに大きな影響を及ぼしている．自転による昼夜は睡眠-覚醒，体温の変動，摂食飲水などの毎日のリズムをつくり出し，公転による日長の変化は動物の季節繁殖などのリズムをつくり出している．ほかにも，消化-吸収，排泄，免疫，血液中のホルモンや酵素の分泌など目にみえない多くのリズムがおよそ24時間の周期をもって営まれている．これら毎日のリズムは環境因子の周期的変動をなくした状態(たとえば，隔離された実験動物舎で温度を一定に保ち，照明条件も変化しない)でもおよそ24時間の周期で継続する．このようなリズムを自由継続リズム(free running rhythm)とよび，これを制御しているのは生体内部に備わっている計時機構，すなわち生物時計である．生物時計の周期は動物種によっても，また個体によっても若干異なるが，およそ24時間である．このおよそ24時間の周期のリズムを概日リズム(サーカディアンリズム，circadian rhythm)とよぶ．もし24.5時間周期の生物時計をもつ動物が恒常条件下で飼育されれば1日に30分ずつ生活リズムは遅れていき，24日後には逆転したリズムになる．しかし，毎日24時間の規則的な明暗条件下ではこれに同調し，24時間を示す．このように，毎日の光の周期は哺乳動物のそれぞれ異なった内因性の周期をもつ時計を同調することによって，24時間の生活リズムを形成させる重要な役割を演じている．生物時計機構は多くの生理機能と共役しているので，生物時計機構が光によって影響を受ければそれらも当然影響を受けることになる．本節では哺乳動物，特に実験動物のラットやハムスターで得られている知見をもとに，生物時計と光の関係について最近の知見を混じえて解説する．さらに基本的なことを詳しく知りたい方には，優れた著書があるのでお勧めする(本間ら，1989)．

a. 光の概日リズムに及ぼす特徴的効果

1) リズムの位相に及ぼす効果　24時間より若干ずれた周期をもつ概日リズムが24時間周期の明暗条件に同調できるのは，生物時計の光に対する反応性が時刻依存的に変化するからである．恒常暗下で自由継続リズムを示す動物に単一光パルスを与えると，与える時間に特異的(いい換えれば，リズムのどの位相に光パルスが与えられたかによって)に生体リズムは前進したり後退したりする(Pittendrigh, 1976)．図3.1にはラットの行動リズムの模式図とそれに対する光の効果を示している．たとえば，自由継続リズムを示すラットの行動開始数時間前後に数百 lx の光パルスを与えるとリズムは後退し，以後は変位した新たな

位相から自由継続リズムを示す．一方，行動終了前後に光パルスを同様に与えると，逆にリズムの位相は前進する．このように種々のリズムの位相で光パルスを与え，それに対するリズムの位相の変化の方向と大きさを図にしたものが位相反応曲線(phase response curve; PRC)とよばれるものである(図3.2)．この光に対する位相反応は動物種，光の照度，パルスの持続時間あるいは光の波長などによって異なる．特に，実験動物の光に対する反応性とヒトでの場合には反応する光の照度に大きな違いがある．Takahashi ら(1984)はハムスターの行動リズムの位相反応を指標に(光パルスに対して位相前進を起こす時間を用いて)，光の波長と光パルスの照射時間の関係を調べている．そ

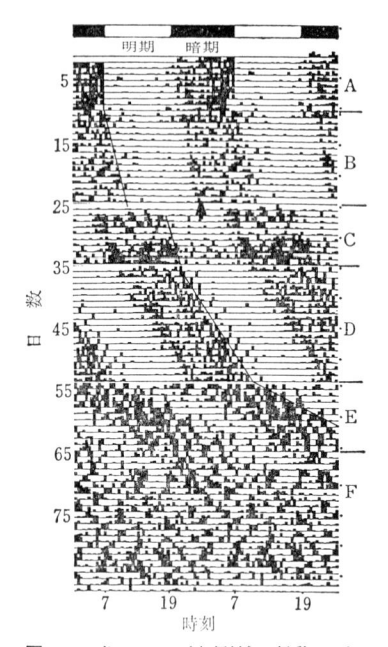

図 3.1 光のラット(夜行性)の行動リズムに及ぼす効果の模式図(村上原図，未発表)

横軸は一日の時間を，縦軸は日数を示し，それぞれの黒棒が30分当たりの行動量を表す．図は2日間の記録をつなぎあわせている．Aの期間は明暗条件下での飼育を示し，活動期は暗期に集中している．B, Cは恒常暗下で自由継続リズムを示す．矢印の時刻に光パルスを与えると位相が後退している．恒常明下D(15 lx)，E(80 lx)では照度に比例して周期が延長する．Fは視交叉上核破壊後のリズムを示す．視交叉上核(生物時計部位)を破壊するとリズムは消失する．

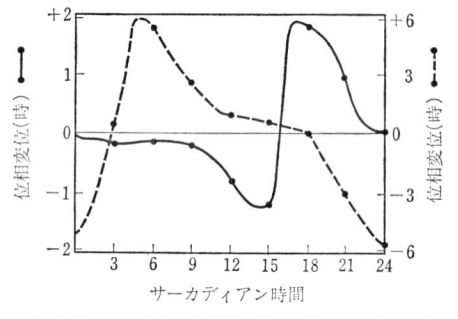

図 3.2 ハムスター行動リズムの光パルスおよび暗パルスに対する位相反応曲線(Boulos と Rusak, 1982; Takahashi と Turek, 1987)

恒常暗下でおよそ300 lx 1時間の光パルスを与えたとき(実線)，および恒常明下で暗パルス6時間を与えたとき(破線)にリズムがどの程度(縦軸)前進(+方向)あるいは後退(-方向)するかを示す．横軸にはパルスを与えた時刻を示すが，CT 12を行動開始時刻とする．

れによると，光パルスを15分間に限定した場合，およそ500～530 nmの光で最大の位相前進が認められている．およそ，この波長は網膜桿細胞の視色素ロドプシンの吸収波長にほぼ一致している．次に三つの波長について，その照度とリズムの位相変位の大きさの関係を調べた結果，照度に比例して位相変位の大きさは増加した．一方では，位相反応の大きさに関して，光パルスの照度と照射時間の間には相反的な関係が判明した．すなわち，照度を増して照射時間を短くしても，照度を低くして持続時間を長くしても同じ大きさの位相変位が

認められた．これらの結果は，ある光パルスに対するリズムの位相変位の大きさは光粒子の数で決められていることを示唆している．光のどの波長が最も低照度でリズムを同調させるかを調べた McGuire ら(1973)のラットを用いた実験でも，およそハムスターと同様に 530 nm の光が最も有効であった．光パルスによる位相変位は，光パルスの点灯した瞬間の刺激，点灯している間の刺激あるいは光パルスが消灯した瞬間の刺激のいずれが生物時計にとっての同調因子として効力を発揮しているのかについてはいまだ明らかでない．たとえば，数秒間の点灯でも位相変位が起こることや，暗刺激もまた位相変位を起こすからである．図 3.2 には恒常明下でのハムスターに暗パルスを与えたときの位相反応曲線も示している．この場合，先の光パルスの位相反応曲線に比べておよそ 180°逆になっていることがわかる．すなわち，活動開始前後の光パルスがリズムの位相を後退させるのに対し，暗パルスの場合には位相を前進させる．

24 時間より若干ずれた周期をもつ生物時計は，この光パルスによる位相変位反応を利用しその周期を 24 時間に補正できる．もし生物時計の周期が 24 時間より長ければ余分な時間の長さに相当する位相前進相に光が当たればこれを修正でき，24 時間より短ければ不足な時間の長さに相当する位相後退相に光が当たればこれを修正できる．しかし，明暗周期の場合には明の刺激だけでなく，おそらく暗刺激もまた周期の修正に寄与していると考えられる．

2) 光の生体リズムの周期や活動量に及ぼす効果 恒常暗下や恒常明下のように，明暗の交代変化がない場合にはいずれも自由継続リズムを示すが，その自由継続リズムの周期は同じでない．一般に，暗期活動型の夜行性動物では恒常暗から恒常明に移すと周期が長くなり，反対に明期活動型の昼行性動物では周期が短くなる．恒常明の照度を上げていくと，前者ではさらに周期が長くなり，後者では短くなる．これは Aschoff の法則(Aschoff, 1958)として知られている．また，毎日のリズムの活動休止期に対する活動期の比率と活動の全量は，昼行性動物では光の照度を増すにつれて増加し，逆に夜行性では減少する(Aschoff, 1982; Honma, 1985)．さらに，恒常明下に長期飼育すると特にハムスターでは行動リズムが二つの成分に解離する(splitting)．行動リズムの解離が起こると活動期の開始の部分はそのままの周期で自由継続するのに対し，活動期の終了部分は一旦周期が短くなり，活動開始部分より先に出る．これら二つの成分がほぼ 180°分離すると両者は同じ周期で自由継続リズムを続ける．この原因については明らかではないが，行動リズムを駆動する時計が，活動開始を調節する振動体と活動終了を調節する振動体の 2 個存在し(二振動体仮説)，通常は両者の固有周期は内的に同調して同じであるが，連続照明下ではしだいに両者の位相関係が変化し脱同調するためとの解釈もある(Pittendrigh, 1976)．最近ではハムスターの松果体を除去するとこのリズムの解離が速く，また頻繁に起こることが示されており，松果体がこのリズムの解離に関与している可能性が指摘されている(Aguilar-Roblero, 1993)．一方，ラットの場合も連続照明によりリズムの解離が起こるが，その頻度はハムスターほど高くはない．これは二つの振動体間の相互作用がハムスターより強いからと説明されている．以上に述べたように，環境因子としての光は生体リズム機構に大きな影響を及ぼすのである．

b. 哺乳動物の生物時計機構

哺乳動物の概日リズムの機構はおおよそ三つの構成要素からなる．眼からの光入力機構，

時計の発信機構,およびそれぞれの末端リズムへの出力機構である.眼からの光情報は,視神経を通って直接時計の存在する神経細胞集団(後で説明する視交叉上核)に伝達され時計をセットする.この時計のリズムはさまざまな神経を介して行動,内分泌,睡眠,体温などを司る脳内部位に伝達され,それぞれのリズムを生み出す.

1) 光の生物時計への入力機構 哺乳動物以外の脊椎動物では,網膜以外にも松果体や脳内の光受容器を介して光が入力されることが知られているが,哺乳動物では網膜からの入力にほぼ限られている.この網膜の光入力は桿体細胞と錐体細胞の視細胞から水平細胞,双極細胞を経て神経節細胞に収束され,ここから視神経を介して中枢へ伝達される.光を感知する視細胞はマウスではおよそ98%が桿体細胞であるが,光のリズムの同調機構に関しての光入力機構はかなり複雑と考えられる.たとえば,遺伝的に網膜障害のマウス(年齢に応じて桿体細胞と錐体細胞が脱落していく)で,照度の非常に高い光に対して網膜の電気応答や行動の応答が消失してもリズムの位相変位は正常なマウスと差を認めない.この例では,組織化学的な検索でもリズムの光に対する位相変位に桿体細胞のオプシンや外節があまり必要ないことを示している.さらに,視細胞がほとんど欠損しても光刺激により視交叉上核の光応答遺伝子 c-fos は正常マウスと同程度に発現する(Foster, 1993).一般に網膜からの光情報は,おもに二つの経路を経て時計部位である視交叉上核に伝達される.一つは調べられたすべての哺乳動物に共通な網膜視床下部路(retino hypothalamic tract ; RHT)で,網膜から直接視神経が視交叉上核に投射されている.視神経は視交叉の外側から視交叉上核の腹外側部に侵入し,神経核内のおもに vasoactive intestinal polypeptide(VIP)を多く含む神経細胞とシナプスを形成している.もう一つの経路は膝状体視床下部路(geniculohypothalamic tract ; GHT)とよばれるものである.網膜からの視神経は外側膝状体に入り,外側膝状体の膝状体間様(intergeniculate leaflet ; IGL)から視交叉上核へ入る.ここにはニューロペプチド Y (NPY), GABA, エンケファリン, サブスタンス P などを含む神経細胞があるが,視交叉上核への伝達はおもに NPY を介して行われると考えられている(Morin ら, 1992).光の生物時計機構に及ぼす効果については,RHT からの光情報が一義的な原因となっているが,GHT からの光情報も影響を及ぼしていると考えられる.たとえば,ハムスターの IGL を破壊しても通常の明暗条件への同調にはあまり影響がないが,光条件を変化したとき,新たな明暗条件にリズムが再同調する速度が遅くなったり,光パルス後のリズムの位相前進が小さくなる(Harrington, 1986).また,恒常明下での自由継続リズムの周期が変化したり,ハムスターでのリズムの解離頻度が減少する(Harrington, 1988).

2) 生物時計の局在部位としての視交叉上核 生物時計が哺乳動物では脳の視床下部(図3.3)に存在する視交叉上核にあることが以下の研究結果により示されている.ラットやハムスターの視交叉上核を破壊すると睡眠-覚醒,飲水,行動,ホルモン分泌などの日内リズムや生殖周期などが消失する(Moore, 1983).視交叉上核の電気活動や代謝活動にほかの部位ではみられない顕著な日内リズムが存在する.たとえば12時間明:12時間暗の条件下で飼育されているラットにおいて,放射性同位元素で標識したデオキシグルコースの取込みで脳内の代謝活動を調べた結果,視交叉上核では明期に取込みが多く,暗期に低いリズムが認められるのに対し,ほかの脳内部位では一日を通して差がみられない(Schwartz, 1980).この

デオキシグルコースによる視交叉上核の日内変動はハムスター,マウス,ネコ,サルの一種でも確認されている.視交叉上核の電気活動のリズムも同様に,明期に活動が高く,暗期に低い.一方,視交叉上核以外の部位は明期に低く,暗期に高い変動を示したが,視交叉上核からの神経出力を断ち切ると,これら視交叉上核外部の電気活動の日内変動は消失した(Inouye, 1982). 視交叉上核を破壊してリズムの消失したハムスターに胎児の視交叉上核を移植するとリズムが回復する(Lehman, 1987). 視交叉上核を生体から切り出した状態やさらに細胞に分離した状態でもそれらの神経活動電位やホルモン分泌に約24時間のリズムが存在する(Shibata, 1982; Murakami, 1991). 図3.4は最近筆者らが示した視交叉上核細胞から分泌されるホルモンの日内リズムである.この場合,培養後3週間を経過してもリズムが存続していることを示している.

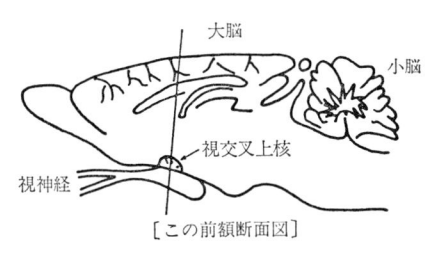

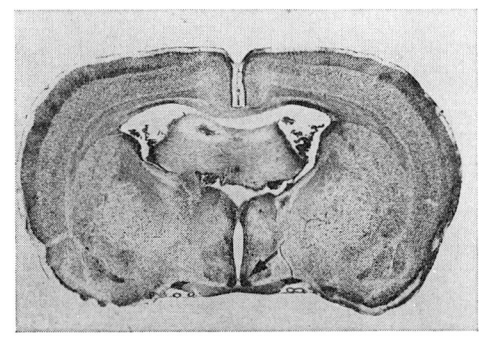

図 3.3 ラットの生物時計部位と考えられる視交叉上核
(村上原図, 未発表)
視神経からの光情報の一部は直接視交叉上核(矢印)に投射され,生物時計のリズムに影響を及ぼす.

この視交叉上核の形態は動物種によってかなり異なっている.ラットやハムスターなどでははっきりとした神経細胞集団の神経核であるが,ネコやサルでは不鮮明で不定型である.ラットの場合, 横の幅が約 300〜400 μm で, 長さ約 600〜800 μm である.神経細胞はほかの部位の神経細胞に比べて,非常に小さく,また視交叉上核の部位によっても多少異なる. また, 視交叉上核には種々の蛋白質が認められるが, なかでもバゾプレッシン, ソマトスタチンには内因性のリズムが認められる. また VIP や gastrin-releasing peptide(GRP)は明暗条件に反応して合成されている(Shinohara, 1993). しかし,これらの蛋白質が時計機構や光入力機構などにどのようにかかわっているのかは明らかでない.

視交叉上核からの遠心性神経(出力)は,両側性に投射し,視交叉上核の背側から視床下部の室傍核の腹側に向けて走り副室傍核帯に終わるものや, 腹内側核, 背内側核, 視床下部後部, 乳頭内側などの視床下部神経核や縫線核や膝状体などに向かうものがある視交叉上核移植の実験でリズムが回復した例には神経連絡が非常に少ない場合もあり, 視交叉上核からの出力が液性に伝達する可能性も否定できない(Silver, 1993).

c. 光による生物時計の同調の分子生物学的機構

光による同調機構の生化学的機序を解明するために,多くの薬物についてリズムの位相反応が調べられている.これらのなかで神経伝達物質に限れば,アセチルコリン作動薬,セロ

トニン作動薬，ヒスタミン，メラトニン，グルタミン酸，γ-アミノ酪酸系作動薬，NPY，VIP，ヒスチジン，イソロイシン，あるいは GRP などが生物時計リズムの位相変位を起こす．これらは光パルス型と暗パルス型の位相反応曲線に大別できるが，いずれが光や暗パルスの情報の伝達物質なのか，またどのような細胞内でのシグナル伝達機構を使って生物時計に作用しているのかは明らかでない．ここでは光伝達に関して特に重要と思われる物質を紹介する．

1） 興奮性アミノ酸 これまでの多くの実験は，網膜から視交叉上核への光情報の伝達が興奮性アミノ酸（グルタミン酸，アスパラギン酸）を介していることを示している．視交叉を電気刺激すると，視交叉上核中のグルタミン酸やアスパラギン酸の濃度が上昇する(Liou, 1986)．視交叉の電気刺激により視交叉上核の反応が興奮性アミノ酸の受容体阻害薬により阻止される(Chaill,

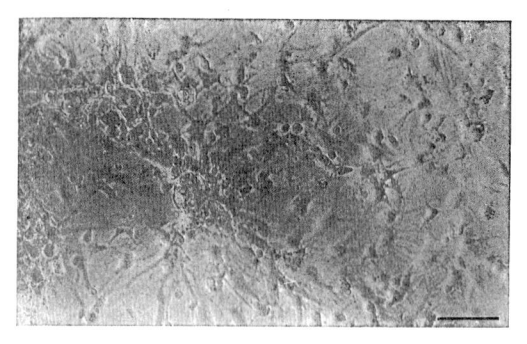

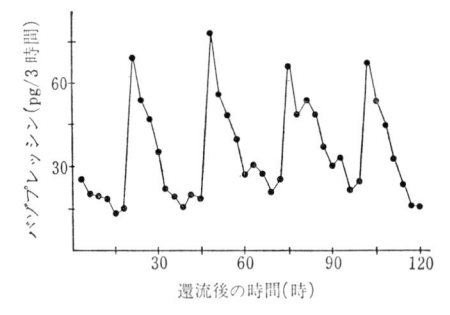

図 3.4 視交叉上核の培養神経細胞から分泌されるバゾプレッシンのリズム(Murakami ら，1991)
縦軸は培養細胞を還流し，3 時間間隔で集められた液中のバゾプレッシンの濃度を示し，横軸は還流開始からの時間を示す．上図は培養細胞を示す．

1987)．光パルスによる位相変位が同様な阻害薬によって阻止される(Colwell, 1990)．また，暗条件下での光パルスの情報は視交叉上核を経由し，松果体のメラトニン分泌を抑制するが，興奮性アミノ酸の拮抗薬を視交叉上核に直接投与するとこの光によるメラトニン抑制がなくなる(Takeuchi, 1991)．グルタミン酸やアスパラギン酸の視交叉上核への投与は光パルスと同様の位相変位を起こす(Meijer, 1988)．光パルスは視交叉上核のプロト癌遺伝子 c-fos を発現させるが，この興奮性アミノ酸の投与も c-fos を発現させ，またこの拮抗薬は光パルスによる視交叉上核の c-fos 発現を阻止する(Abe, 1992)．以上の結果は，いずれも興奮性アミノ酸が網膜からの光情報(光パルスによる神経活動電位)を視交叉上核に伝達する伝達物質であることを示唆している．マウスやラットの視神経の視交叉上核への終末をグルタミン酸の抗体で染色し電子顕微鏡を使って観察した結果，シナプスにはグルタミン酸を多く含む顆粒が認められている(Castel, 1993)．一方，視交叉上核への網膜からの投射の一部には，興奮性アミノ酸以外のものを含む神経連絡があるとの推測もある(Meijer, 1993)．

2） fos プロト癌遺伝子 c-fos の産物 fos は遺伝子転写調節因子の構成要素であり，遺伝子を発現させる細胞外シグナルと共役していることが知られている．最近，光が視交叉

3.1. 光と生物時計　　　　　　　　　　　87

上核の c-fos mRNA レベルを調節していることが相次いで報告されている(c-fos に関する以下の論文は Takahashi, 1993 にまとめられている). 光パルスにより視交叉上核および外側膝状体でのみ c-fos mRNA が発現する. この光による誘導は, 時刻依存的で光パルスがリズムの位相を変位させる時刻にのみ特異的に発現する. さらに位相変位の大きさは光パルスの照度に比例して増加するが, 視交叉上核での c-fos 発現量もまた光の照度に比例する. c-fos mRNA 発現に必要な光の限界値は, 光による位相変位での限界値にほぼ等しい. これらの結果は, 網膜からの光情報は視交叉上核において c-fos 遺伝子を発現することによってその作用が現れることを示唆している. また, この視交叉上核の c-fos の発現は, 先に述べた興奮性アミノ酸作動薬でも誘起される. 逆に興奮性アミノ酸の受容体拮抗薬では光による c-fos の発現が阻害される. fos は転写因子 AP-1 を誘導するための遺伝子 jun ファミリーと共役するが, 光はこの jun ファミリーのなかの jun-B mRNA を c-fos と同様にリズムの位相に特異的に視交叉上核で発現させる. 最近の研究では AP-1 ファミリー遺伝子の NGFI-A, NGFI-B もまた c-fos や jun-B と同様に光によって時刻依存的に発現させることが明ら

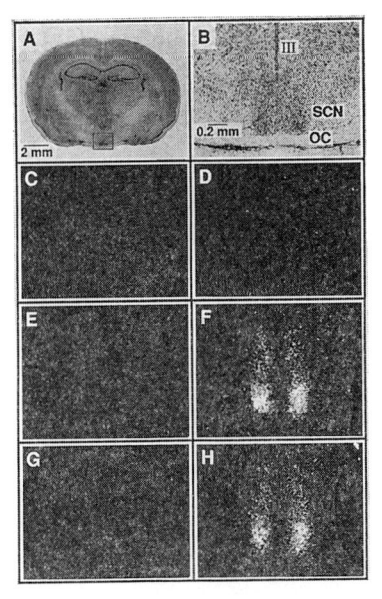

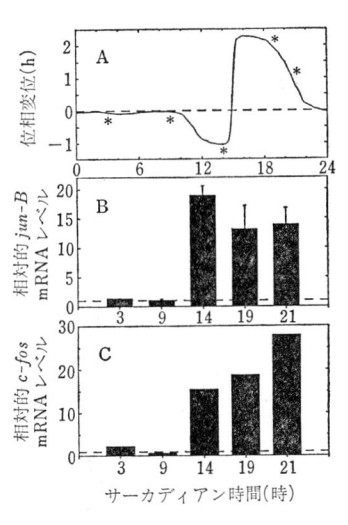

図 3.5 光による視交叉上核での jun-B, c-fos mRNA の発現と位相変位との関係 (Kornhauser, 1992)
左写真：恒常暗下で自由継続リズムを示すハムスターに CT 19 で光パルスを与えたときの jun-B mRNA(E, F)および c-fos mRNA(G, H)を in situ hybridization で検出したもの. C, D は光パルスを与えていない. B, D, F, H はそれぞれ A, C, E, G の視交叉上核部の拡大図である. A, B は通常の染色による視交叉上核部を示す.
右図：恒常暗下で自由継続リズムを示すハムスターに種々の時刻で光パルスを与え, そのときの行動リズムの位相反応(上)と視交叉上核での jun-B mRNA(中), c-fos mRNA(下)の発現を調べたもの. 光パルスによるこれらの遺伝子発現は光パルスにより位相が変位するときに特異的に起こる.

かになっている(図3.5).このように,光は視交叉上核において c-fos や jun ファミリーの遺伝子を発現し,これが AP-1 を誘導し,時計の遺伝子に作用している可能性が高い.この c-fos の視交叉上核での発現は,光以外の同調因子では起こらない(Mead, 1992)と報告されている一方,母親が胎児の視交叉上核のリズムを同調させる機構にも c-fos が関係しているらしく(Weaver, 1992),c-fos の発現は生物時計の同調に共通的役割を果たしている可能性もある.光はまた視交叉上核の cAMP 反応要素結合蛋白質(CREB)を時刻依存的(光によりリズム位相変位を起こすとき)に燐酸化することが示されており,この反応をとおして時計を調節している可能性がある.

このように,最近では光がどのような伝達物質を介し,また細胞内でどのような遺伝子を発現させて生物時計に作用しているのかがしだいに解明されてきている.おそらく,今後,哺乳動物の生物時計の遺伝子が解明されれば,光がどのように生物時計に作用するかの全貌が明らかになると思われる. 〔村上 昇〕

文 献

Abe, H., Rusak, B. and Robertson, H. A.: NMDA and non-NMDA receptor antagonists inhibit photic induction of fos protein in the hamster suprachiasmatic nucleus. *Brain Res. Bull.*, **28**, 831-835, 1992.

Aguilar-Roblero, R. and Vega-Gonzales, A.: Spritting of locomotor circadian rhythmicity in hamster is facilitated by pinealectomy. *Brain Res.*, **605**, 229-236, 1993.

Aschoff, J.: Tierische Periodic unter dem Einfluss von Zeitgebern. *Z. Tierpsychol.*, **15**, 1-30, 1958.

Aschoff, J., Daan, S. S. and Honma, K.: Zeitgebers, entrainment, and masking: some unsettled questions. In Vertebrate Circadian Systems (J. Aschoff., S. S. Daan and G. A. Groos Eds.), pp. 13-24, Springer-Verlag, 1982.

Boulos, Z. and Rusak, B.: Circadian phase response curves for dark pulses in the hamster. *J. Comp. Physiol.*, **146**, 411-417, 1982.

Castel, M., Belenky, M., Cohen, S., Ottersen, O. P. and Storm-Mathisen, J.: Gultamate-like immunoreactivity in retinal terminals of the mous suprachiasmatic nucleus. *Eur. J. Neurosci.*, **5**, 368-381, 1993.

Chaill, G. M. and Menaker, M.: Effects of excitatory amino acid receptor antagonists and agonist on suprachiasmatic nucleus response to retinohypothalamic tract volleys. *Brain Res.*, **479**, 76-82, 1989.

Foster, R. G., Argamaso, S., Coleman, S., Colwell, C. S., Lederman, A. and Provencio, I.: Photoreceptors regulating circadian behavior: A mouse model. *J. Biol. Rhythms*, **8**, 17-23, 1993.

Harrington, M. E. and Rusak, B.: Lesions of the thalamic intergeniculate leaflet alter hamster circadian rhythm. *J. Biol. Rhythms*, **1**, 309-325, 1986.

Harrington, M. E. and Rusak, B.: Ablation of the geniculo-hypothalamic tract alters circadian activity rhythms of hamster housed under constant light. *Physiol. Behav.*, **42**, 183-189, 1988.

Honma, K., Honma, S. and Hiroshige, T.: Response curve, free-running period, and activity time in circadian locomotor rhythm of rats. *Jpn. J. Physiol.*, **35**, 643-658, 1985.

本間研一・本間さと・広重 力: 生体リズムの研究, 北海道大学図書刊行会, 1989.

Inouye, S. T. and Kawamura, H.: Persistemce of circadian rhythmicity in a mammalian hypothalamic "island" containing the suprachiasmatic nucleus. *Proc. Natl. Acad. Sci. USA*, **76**, 5962-5966, 1979.

Kornhuser, J. M., Nelson, D. H., Mayo, K. E. and Takahashi, J. S.: Regulation of jun-B messenger RNA and AP-1 activity by light and circadian clock. *Science*, **255**, 1581-1584,

1992.

Liou, S. Y., Shibata, S., Iwasaki, K. and Ueki, S.: Optic nerve stimulation induced increase of release of 3H-glutamate and 3H-aspartate but not 3H-GABA from the suprachiasmatic nucleus in slice of rat hypothalamus. *Brain Res. Bull.*, **16**, 527-531, 1986.

McGuire, R. A., Rand, W. M. and Wurtman, R. J.: Entrainment of body temperature rhythm in rats: effect of color and intencity of entrainment light. *Science*, **181**, 959-957, 1973.

Mead, S., Ebling, E. J. P., Maywood, E. S., Humby, T., Herbert, J. and Hasting, M. H.: Anonphotic stimulus causes instantaneous phase advances of the light-entrainable circadian oscillator of the syrian hamster but not induce the expression of c-fos in the suprachiasmatic nuclei. *J. Neurosci.*, **12**, 2516-2522, 1992.

Meijer, J. H., Van der Zee, E. A. and Dietz, M.: Gultamate phase shifts circadian activity rhythms in hamsters. *Neurosci. Lett.*, **86**, 177-183, 1988.

Meijer, J. H., Albus, H., Weideman, F. and Ravesloot, J. H.: The effects of glutamate on membrane potential and discharge rate of suprachiasmatic neurons. *Brain Res.*, **603**, 284-288, 1993.

Moore, R. Y.: Organization and function of a central nervous system circadian oscillator: the suprachiasmatic hypothalamic nucleus. *Federation Proc.*, **42**, 2783-2789, 1983.

Morin, L. P., Blanchard, J. and Moore, R. Y.: Intergeculate leaflet and suprachiasmatic nucleus organization and connections in the golden hamster. *Vis. Neurosci.*, **8**, 219-230, 1992.

Murakami, N., Takamura, M., Takahashi, K., Utunomiya, K., Kuroda, K. and Etoh, T.: Long term cultured neuron from rat suprachiasmatic nucleusretain the capacity for circadian oscillation of vosopressin release. *Brain Res.*, **545**, 347-350, 1991.

Pittendrigh, C. S. and Daan, S.: A functional analysis of circadian pacemaker in nocturnal rodents. IV. Entrainment: pacemaker as clock. *J. Comp. Physiol.*, **106**, 291-331, 1976.

Pittendrigh, C. S. and Daan, S.: A functional analysis of circadian pacemaker in nocturnal rodents. V. pacemaker structure: a clock for all seasons. *J. Comp. Physiol.*, **106**, 333-355, 1976.

Schwartz, W. J., Davidsen, L. C. and Smith, C. B.: *In vivo* metabolic activity of a putative circadian oscillator, the rat suprachiasmatic nucleus. *J. Com. Neurol.*, **189**, 157-167, 1980.

Shibata, S., Oomura, Y., Kita, H. and Hattori, K.: Circadian rhythmic changes of neuronal activity in the suprachiasmatic nucleus of the rat hypothalamic slice. *Brain. Res.*, **247**, 154-158, 1982.

Shinohara, K., Tominaga, K., Isobe, Y. and Inouye, S. T.: Photic regulation of peptides located in the ventrolateral subdivision of the suprachiasmatic nucleus of the rat: daily variation of vasoactive intesitinal polypeptide, gastrin-releasing peptide, and neuropeptide Y. *J. Neurosci.*, **13**, 793-800, 1993.

Silver, R. and LeSauter, J.: Efferent signals of the suprachiasmatic nucleus. *J. Biol. Rhythms.*, **8**, 89-92, 1993.

Takahashi, J. S.: Circadian-clock regulation of gene expression. *Current Option in Genetics and Development*, **3**, 301-309, 1993.

Takahashi, J. S. and Turek, F. W.: Anisomycin, an inhibitor of protein synthesis, perturbs the phase of a mammalian circadian pacemaker. *Brain Res.*, **405**, 199-203, 1987.

Takahashi, J. S., DeCousey, P. J., Bauman, L. and Manaker, M.: Spectral sensitivity of a novel photoreceptive system mediating entrainment of mammalian circadian rhythms. *Nature*, **308**, 186-188, 1984.

Takeuchi, Y., Takashima, M., Katoh, Y., Nishikawa, T. and Takahashi, K.: N-Methyl-D-aspartate, quisqualate and kainate receptors are all involved in transmission of photic stimulation in the suprachiasmatic nucleus in rats. *Brain Res.*, **563**, 127-131, 1991.

Weaver, D. R., Rivkees, S. A. and Repert, S. M.: D1-dopamine receptors activate c-fos expression in the fetal suprachiasmatic nuclei. *Proc. Natl. Acad. Sci. USA*, **89**, 9201-9204, 1992.

3.2. 光とホルモン

a. 光の直接作用と生物時計に対する作用

　光によって直接変動するホルモンは，松果体から分泌されるメラトニンが代表的なものである．メラトニンは分泌亢進時に光照射を受けるとその合成が速やかに抑制される(Binkley, 1979)．一方，生体のほとんどのホルモンは特有の概日リズム(サーカディアンリズム)を示す．メラトニン以外にもコルチゾール，TSH などは生物時計の指標としてしばしば測定され，また，GH やプロラクチンは睡眠と一致したリズムを示す．これは明暗サイクルに同調(周期の一致と位相の調節)した生物時計が，個々のホルモンに概日リズムを発現した結果である(本間ら，1989)．多くの動物が示す季節性繁殖は，日長によって生物時計に支配されているメラトニンリズムの形が変化し，これが性腺に影響するために生じる．光が生物時計を介して年周リズムを調節する機構である．

　このように，光には直接特定のホルモンレベルを調節する作用と，生物時計を介してホルモンリズムを調節する二つの作用がある．このような光のホルモン分泌への作用は，網膜から外側膝状体を通って後頭葉へと投射する主視覚路ではなく，直接網膜から視床下部の視交叉上核およびその周辺に投射する網膜視床下部路によって伝達されると考えられる．自律神経系やホルモン分泌への光の直接作用は，いまだ不明の部分が多いため，本節では，光の二つの作用を同時に受けるとともに季節性繁殖の情報を伝えるホルモンでもあるメラトニンに焦点をあてて述べてみたい．なお，季節性繁殖については本章の他節で詳しく述べられているので参照されたい．

b. メラトニンの生合成

1) メラトニン産生部位　哺乳動物のメラトニンは大部分松果体で合成される．松果体以外にも網膜やハーダー腺で合成されるが，血中に分泌されるメラトニンはほぼ100%松果体に由来している．

　網膜でのメラトニン合成は魚類から哺乳類まで広く認められている．網膜のメラトニンは明暗サイクルに一致したリズムがあり，光で合成が抑制されるだけでなく，色素上皮細胞でメラニン顆粒凝集，錐体細胞で延長，桿体細胞外節で脱落促進などの作用が認められることから網膜を"夜型"に変化させるシグナルとなっている可能性も高い．ハトやウズラでは，眼球からのメラトニン分泌が血中メラトニンのかなりの部分を占めている(海老原，1991)．網膜内にメラトニンの分解酵素をもつアフリカツメガエルの例も知られており，網膜メラトニンは，全身に分泌されるホルモンとしての作用をもたない種でも，網膜内で光受容の調節など種々の機能が示唆されている(Chahil, 1992)．左右の眼球はそれぞれ独立して外界の明暗サイクルに同調可能であり，恒常条件で持続することから，左右の眼球が独自の振動体をもつとされているが，哺乳動物ではこの振動体は全身のリズムを支配することはない．

　これまで，メラトニンは脊椎動物の松果体や眼球で合成されると考えられてきたが，最近単細胞生物であるゴニオラックスがメラトニンを合成し，光周反応を伝達していると報告された(Balzer, 1992)．脊椎動物固有と考えられてきたメラトニンは単細胞からヒトまで広く

3.2. 光とホルモン

分布し，光同調の伝達に重要な役割を果たしている可能性が高くなっている．

2） 松果体への入力経路とメラトニンの生合成　メラトニンは動物の夜行性昼行性を問わず，夜間に高く，昼間低い高振幅の安定したリズムを示す．これは，昼間の光がメラトニン合成を抑制したために生じたものではなく，明暗サイクルに同調した生物時計の支配で生じるリズムである．動物を連続暗の下で飼育すると，生物時計は24時間とはわずかに異なる個体固有の周期(フリーラン周期)を示すようになり，その結果メラトニンリズムも主観的暗期に上昇するフリーランリズムを呈する(本間ら，1989)．

鳥類以下では，松果体が光受容器であるとともに生物時計でもあるため，直接光の受容とリズム同調を行う機能をもつ．網膜からの光情報は松果体でのメラトニン合成にほとんど影響せず，眼球摘出後も明暗サイクルに同調したメラトニンリズムがみられる．松果体の光感受性はきわめて高く，ごく低照度の光でも頭皮を通してメラトニンリズムを同調させ，行動リズムを同調することができる(海老原，1991)．光は松果体細胞自身がもつロドプシンをはじめとする光受容蛋白で受容され，生物時計を同調してメラトニンリズムを発現する．松果体細胞における光受容とメラトニンリズム同調は，培養松果体細胞でも示されている．1個の松果体をいくつかに切断しても，それぞれ同位相のリズムを持続することから，種によっては個々の松果体細胞が，サーカディアン振動の発現，光受容と同調，メラトニンリズムを介してのリズム情報出力という，生物時計の機能のすべてを有している可能性が高い(Takahashiら，1989)．なお，鳥類や爬虫類では，脳室壁や視床下部にも光感受細胞が存在するという報告があり，松果体と眼球の両方を摘出した後も観察される行動リズムの明暗サイクルへの同調が，これら脳内の光受容細胞によってなされている可能性が高い．

哺乳動物では，光受容器は眼球に，生物時計は視床下部視交叉上核にと分かれており，松果体は，それ自身振動体の機能を失って，視交叉上核からの支配でメラトニンのリズムを発現している．図3.6は光と時計情報の松果体への伝達経路を示したものである．網膜からの光情報は，網膜視床下部路を通り生物時計の存在する視交叉上核に入り，その後，視床下部室傍核，内側前脳束を経て頸髄から脳外に出て，上頸神経節からの交感神経節後線維が再び脳内に入り，松果体に達する．交感神経末端からのノルアドレナリン放出が松果体細胞膜の

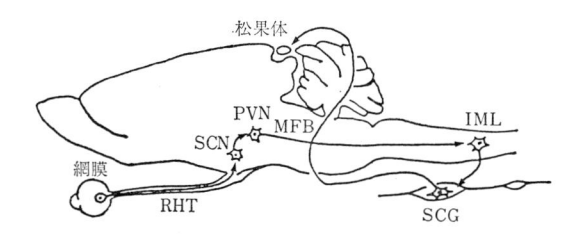

図 3.6　松果体への光の伝達経路(ラット)
網膜で受容した光情報は網膜視床下部路(RHT)を通って，生物時計のある視交叉上核(SCN)に入り，さらに視床下部室傍核(PVN)，内側前脳索(MFB)を通って頸髄中間質外側部細胞柱(IML)から一旦脊髄を出て，上頸神経節(SCG)からの交感神経節後線維が再び脳内に入り松果体に終わる．

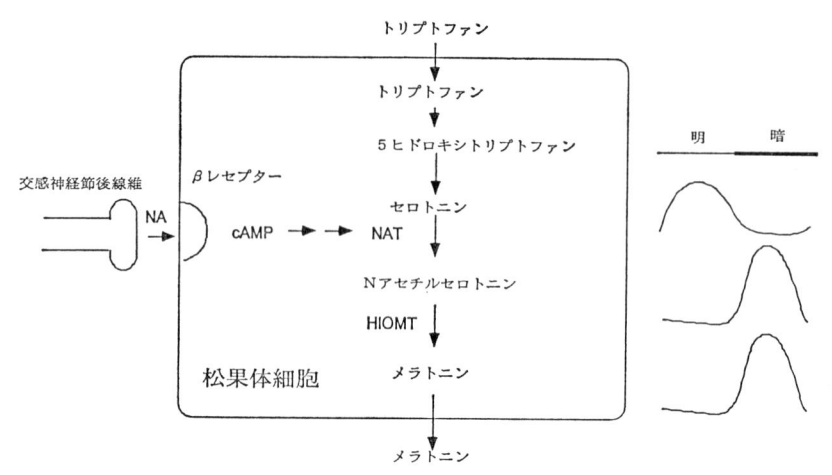

図 3.7 松果体細胞内でのメラトニン合成経路

おのおのの含有量の明暗サイクル下のリズムを右に模式的に示した．NA: ノルアドレナリン，NAT: セロトニン-N-メチル転移酵素，HIOMT: ヒドロキシインドール-O-メチル転移酵素．

β レセプターに作用し，セカンドメッセンジャーの cAMP を介してメラトニン合成の律速段階酵素であるセロトニン-N-アセチル転移酵素（NAT）活性を上昇させ，メラトニンの合成をひき起こす（Binkely, 1979）．合成されたメラトニンは細胞内に貯蔵されることなく直ちに放出されると考えられる．生物時計のある視交叉上核の破壊や，光の入力経路にある室傍核の破壊，上頸神経節摘出はメラトニンリズムを不可逆的に消失させる．図3.7に松果体細胞におけるメラトニンの生合成機序を示した．メラトニンはトリプトファンからセロトニンを経て合成されるが，NAT 活性のリズム，すなわち交感神経でのノルアドレナリンの夜間の放出のリズムがメラトニンリズムをつくり出している．このため，松果体のセロトニン含量には昼間高く夜間に低下するメラトニンとは逆のリズムがみられる．メラトニン合成にあずかるもう一つの酵素，ヒドロキシインドール-O-メチル転移酵素の活性には明瞭な概日リズムはみられない．なお，マウスでは実験動物として飼育されているほとんどの系で，酵素欠損のためメラトニンは合成されない（Ebihara ら，1987）．

メラトニンの血中での半減期は約3分と非常に短い．その後，肝臓で代謝され排出される．尿中に排出されたメラトニン代謝産物の 6-ヒドロキシメラトニン量も，明瞭なサーカディアンリズムを示す．メラトニンはまた，唾液中にも分泌され，血漿メラトニンとほぼ同一位相の概日リズムを示す．唾液メラトニンや尿中の代謝産物は，採血が困難な場合には血漿メラトニンの代わりとして概日リズムの指標となる．

c．メラトニンリズムの特徴

図3.8は同一ラットの NAT 活性，松果体メラトニン含量，血漿メラトニン濃度を測定した結果である．いずれも，夜間に高く昼間は低い高振幅の概日リズムを示し，その位相もほぼ同一である．図3.9は，ヒトの血漿メラトニン濃度の24時間変動で，同一被験者で1週

3.2. 光とホルモン

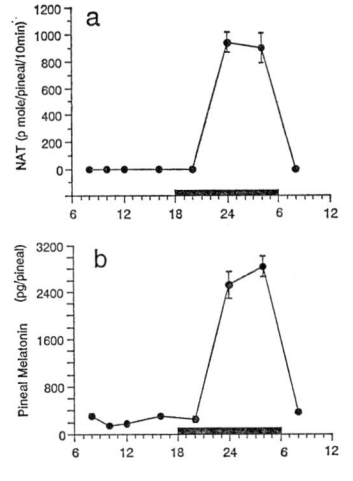

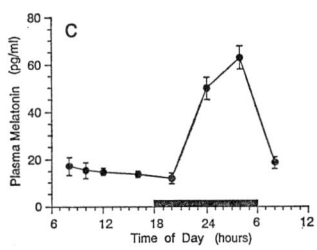

図 3.8 6～18 時を明とする明暗サイクル下での NAT 活性(a)，松果体メラトニン含量(b)，血漿メラトニン濃度(c)のリズム（平均±SE）（本間ら，未発表データ）

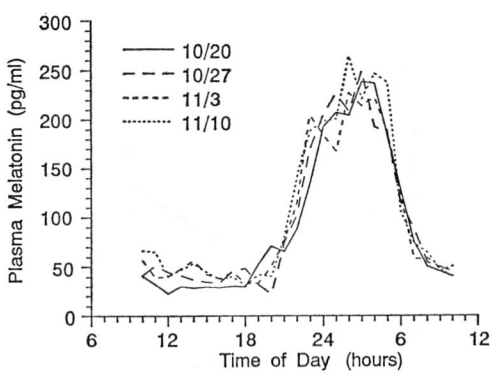

図 3.9 ヒトのメラトニンリズム（本間ら，未発表データ）24 時間の血漿メラトニン変動を同一被験者（19 歳女性）より連続 4 週測定した結果．測定日を記した．

間間隔で測定した結果であるが，夜行性のラットと同様，夜間に上昇する明瞭なリズムを示し，しかもリズムの振幅も位相も個人内ではほぼ一致している．睡眠-覚醒，直腸温，コルチゾールなど，概日リズムの指標に測定する各種の生理機能のなかでメラトニンリズムは時計以外の直接作用による影響（マスキング）が最も少ない表現型リズムである．特にヒトでは，採血が比較的容易なうえ，視覚に必要な光の閾値がメラトニン抑制に比べははるかに低く，室内で測定する限り光のマスキング作用をほとんど受けないため，血漿メラトニンは最も優れたリズム指標である．また，ラットなどの小動物でも，in vivo マイクロダイアリシスによる松果体細胞外液中メラトニンや，代謝ケージを用いた連続採尿による尿中 6-ヒドロキシメラトニンの測定によりリズム解析が可能となっている．

メラトニンリズムの振幅や位相は，図 3.9 に示したように同被験者では驚くほど一致しているが，個体によって多少の違いがある．位相の違いはヒトの場合おのおのの生活パターンによるとされているが，同一照明条件で飼育している実験動物のラットでもこのような個体差がみられることが，in vivo マイクロダイアリシスによる連続測定の結果明らかになっている（Kanematsu，1994）．

d. メラトニンの光抑制

1) 光によるメラトニン抑制の閾値　メラトニン分泌亢進時に光を照射すると，速やかに NAT 活性が抑制され，松果体および血漿メラトニンが低下する．これは，光情報が図 3.6 に示した経路をたどり，松果体での交感神経末端からのノルアドレナリン放出を減少さ

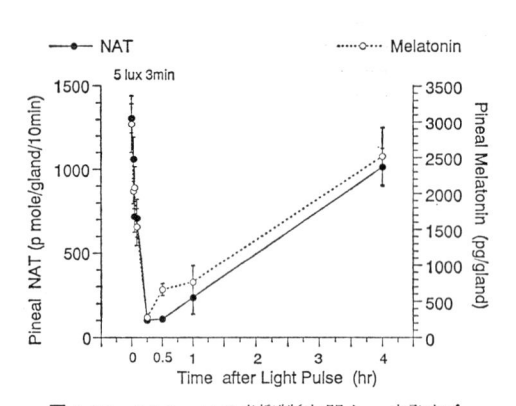

図 3.10 メラトニンの光抑制(本間ら,未発表データ)
6〜18時明の明暗サイクル下で飼育したラットに,5 lx の単色光(660 nm,4×10^{13} photon/cm²/秒)を24時から3分間照射したときの松果体 NAT 活性とメラトニン含量の経時変化(平均値±SE).

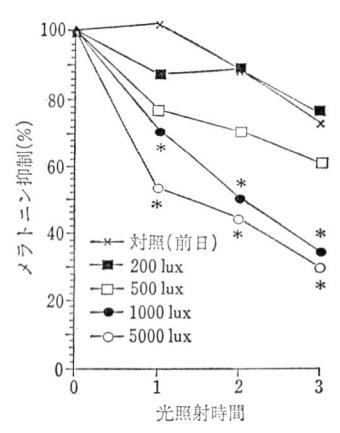

図 3.11 ヒトのメラトニン光抑制の照度依存性(本間ら,未発表データ)
200〜5000 lx の白色光を直腸温の最低値位相から3時間照射したときの血漿メラトニンの経時変化.20代青年7人の平均値.照度は目の位置で測定し,照射中は光源を2分ごとに10秒見つめた.光を照射しなかった前日の値を対照として有意差を検定した($*$:$p<0.05$).

せた結果である.メラトニン抑制に必要な光の照度は動物により大きく異なる.シリアハムスターでは $0.186\,\mu\mathrm{W/cm^2}$ の光でもメラトニンが抑制され,ジリスでは $400\,\mu\mathrm{W/cm^2}$ でも抑制されないという報告があり,昼行性動物では抑制に高い照度を必要とし,夜行性動物ではきわめて低照度でも抑制される(Reiter,1983).図3.10は,ラットに5 lx の単色光を3分間照射したときの松果体 NAT 活性とメラトニン含量の変動を示したものである.両者はほぼ同一の経時変化を示すが,NAT 活性の減少がメラトニン含量にわずかに先立っておりともに15分後に最低値を示した後再び上昇する.最低値からの回復も酵素活性のほうがメラトニン含量にやや遅れており,光照射後4時間たっても前値より有意に低い値を示す.

ヒトでは,長い間メラトニンの光抑制は生じないと考えられてきたが,昼間の戸外に近い明るさ(2500 lx 以上)の光を照射するとメラトニン合成が抑制されることが明らかとなり(Lewy ら,1980),以来ヒトにおいても,網膜からの光入力の,視覚以外の作用が大いに研究されるようになった.図3.11は4段階の強さの光を3時間照射したときの,血漿メラトニン濃度の変動を示したものである.ヒトでは200 lx の光では全くメラトニンを抑制しないが,500 lx の光は被験者によってはある程度の抑制がみられ,1000 lx 以上では統計学的に有意のメラトニン抑制がみられた.欧米では200 lx の光でも有意のメラトニン抑制があったという報告もあり,メラトニン光抑制の閾値は人種あるいは環境照度によって異なる可能性も考えられる.

3.2. 光とホルモン

2) 環境照度とメラトニン抑制　メラトニンの光抑制は，環境の光条件にも大きく影響される．ラットでは，夜間低照度の赤ランプをつけたままにしておくと明暗サイクルと同様にメラトニン上昇がみられるが，同じ照度の光を夜中に数十分照射するとメラトニンの光抑制が生じることが確認されている．昼行性のリスでは，成熟してからとらえた野生種はかなりの照度の光照射でもメラトニンが抑制されないのに対し，実験室で繁殖飼育した同一種のリスでは十分なメラトニン抑制が得られるという報告もある(Reiter，1983)．また生物時計は，12時間交代の低照度と高照度光の照明サイクルにすると低照度が夜，同じ照度の低照度光と暗のサイクルにすると暗が夜になるようにリズム同調し，その結果同じ照度で，前者ではメラトニンは高値を，後者では低値を示す(Lynchら，1981)．すなわち，光の絶対的照度ではなく，相対的な照度差に同調した生物時計にメラトニンリズムが支配されている．

3) メラトニン光抑制の波長特性と位相依存性　12時間交代の明暗サイクル下でラットのメラトニンは暗期開始3～4時間後に上昇を開始し，明期開始の30分～1時間前に下降を終了する．このメラトニン亢進時に光を照射すると速やかにその合成が抑制されるが，メラトニン光抑制には光の波長と照射位相によって程度に差がみられる．同一光子量の光を照射しても，青-緑色域(450～550nm)の波長の光による抑制が強く，また夜間後半の照射が前半よりも強く抑制する(Cardinaliら，1972; Honmaら，1992; Kanematsuら，1994)．

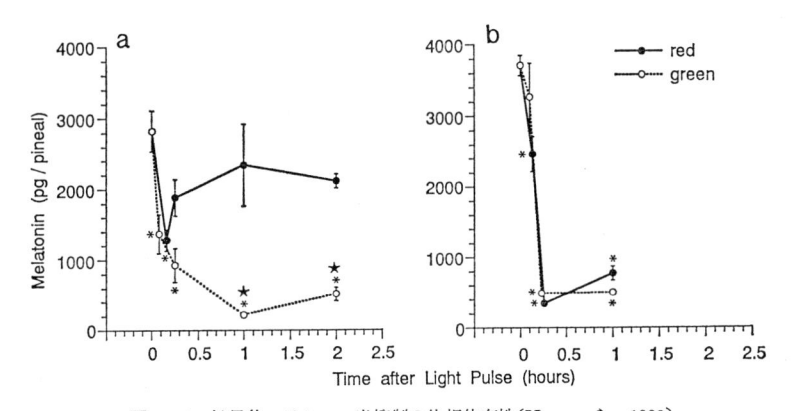

図3.12　松果体メラトニン光抑制の位相依存性(Honmaら，1992)
6～18時明の照明条件下で飼育したラットに，(a)23時あるいは(b)4時に同一光子量の単色光(緑520nmあるいは赤660nm，いずれも1.5×10^{13} photon/cm^2/秒)を3分間照射し，松果体メラトニン含量の経時変化を求めた．

図3.12は同一光子量の緑と赤の単色光を3分間，23時あるいは4時に照射した後の松果体メラトニン含量の変動を示したものである．赤色光パルスは，23時の照射では5分後にのみ有意の減少を示し，その後は前値のレベルにまで回復するが，4時の照射では照射後1時間たっても低値のままである．一方，同一光子量の緑色光パルスは，23時，4時とも有意に低下するが，最低値に達するまでの時間は4時のパルスのほうが早い．この位相依存性の機序は不明であるが，網膜や光刺激の伝達経路における感受性に概日リズムがあるか，暗期開始からの時間の直接の影響かと考えられる．なお，この赤色光の照度はわずかに2lxに

相当し，夜間のラットを用いた実験操作には，たとえ赤ランプであっても，使用にはきわめて慎重でなければならないことがわかる．

　光情報は，図3.6に示すように，まず生物時計のある視交叉上核に入り，その後，松果体へと伝達される．しかし，ラットやハムスターの実験から，松果体でのメラトニン光抑制が，生物時計の光同調よりも低照度で起こることが明らかになっている．すなわち前者の閾値が後者よりも低いため，低照度の光では，網膜視床下部路を通って伝達された光刺激が，視交叉上核で時計に影響することなく松果体へ伝達されるわけである．

e. メラトニンリズムの光同調

1） 生物時計の光同調　　地上のあらゆる動物は，昼行性，夜行性，あるいは薄暮薄明性の活動リズムをもつが，これは本来24時間とはわずかに異なる周期のリズムをもつ生物時計が光の24時間周期に一定の位相関係で同調した結果である．光によるリズム同調には，光がリズム位相を一気に変位させるノンパラメトリック同調と，光が時計の振子の長さを変えるようにリズムの角速度を変えるパラメトリック同調の二つのメカニズムが考えられる．多くの動物の時計はノンパラメトリック同調をしていると考えられ，光の信号がリズムの特定位相に当たるようにしてリズムを同調している（本間ら，1989）．網膜で感受された光は網膜視床下部路を通り，まず視交叉上核に伝達され，ここで光は位相依存性に生物時計を変位する．光照射位相を横軸に，それによってひき起こされたリズム位相の変位を縦軸にプロットしたものが位相反応曲線である．光による位相反応曲線は単細胞生物からヒトに至るまで非常によく似ており，主観的暗期前半に光を照射するとリズム位相は後退し，後半に照射すると前進する．ラットなど夜行性齧歯類では，活動期の前半の光パルスはリズム位相を後退させ，後半のパルスは前進させ，休息期のパルスはリズム位相に影響しない．

2） メラトニンリズムの光による位相変位　　自発行動，飲水，摂食，深部体温をはじめ連続記録可能でしばしば測定される生理機能のリズムは，光パルスによる変位が直ちに発現せず，安定したリズムを示すまでに数日から1週間の移行期が存在する．メラトニンリズムは，これまで小動物では同一個体での解析が困難であったが，*in vivo* マイクロダイアリシス法の適応で光による位相反応が測定可能となった．図3.13は光照射の前日と，翌日および翌々日のラット松果体細胞外液中メラトニンリズムの結果を重ねて示したものである．実験2日目の暗期開始5時間後（12時）あるいは10時間後（17時）に光パルスを照射し，その後連続暗において位相変位を求めた．その結果，メラトニンリズムは暗期前半のパルスでは上昇位相も下降位相もともに約1時間の後退が，後半のパルスでは前進がいずれの場合も照射翌日にはみられ，変位の程度は翌々日も変わらなかった．この事実は，メラトニンのリズム変位には移行期がなく，*in vivo* でこれまで記録されたどの生理機能よりも速く完了していることを示している．位相変位での移行期の存在は，生物時計すなわち主振動体とリズム表現にあずかる従振動体間の一時的なずれによると考えられ，移行期の欠如はメラトニンが生物時計のより直接的な表現リズムであることを示唆する．

　光による位相依存性のリズム変位はヒトでも認められており，ヒトの生物時計が光によって同調を受けている証拠となっているが，詳細は3.1節のヒトの概日リズムを参照されたい．

3.2. 光とホルモン

f. 松果体への光入力と網膜視物質

図3.11に示したように，ラットやハムスターのメラトニンは青-緑色域の波長の光で最も強く抑制される．また，光パルスによる行動リズム位相変位も緑色域の光で最大となる．光抑制の波長特性をプロットすると，その極大が視物質のロドプシンの光吸収の極大と一致する．これらの事実から，網膜視床下部路で伝達される光情報は網膜桿体のロドプシンで感受されるとされてきた．しかし，最近，網膜の視細胞が生後数か月で破壊される遺伝子欠損マウスや，長期間連続明におき網膜外顆粒層がほぼ完全に消失したラットで，メラトニンの

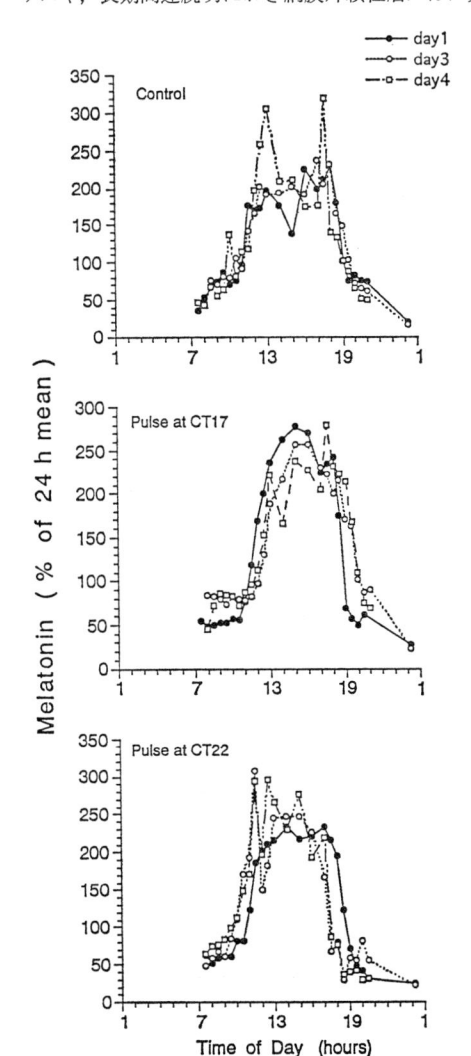

図 3.13 光照射によるメラトニンリズムの位相変位（Kanematsu ら，1994）
7～19時暗の逆転明暗サイクルに同調させたラットの松果体細胞外液中メラトニン量を in vivo マイクロダイアリシス法で4日間連続測定した（7～8匹の平均値）．中図は2日目の12時，下図は17時に3分間の白色光パルス（200 lx）を照射し，その後は連続暗においた．上図は2日目に光照射を行わなかった対照群．day 1：明暗サイクル下での基準値．day 3 と day 4：光パルスの翌日および翌々日の連続暗の下でのメラトニンリズム．

光抑制や行動リズムの光同調が存続することが明らかとなった(GotoとEbihara, 1990; Fosterら, 1991). 夜行性げっ歯類の網膜光受容細胞はほとんどが桿体であり，また，上記の遺伝子欠損マウスは，網膜でのロドプシンが免疫組織学的に染まらない状態であるにもかかわらず，生物時計や松果体へは光情報が伝達されている．このため，松果体への光入力は桿体以外の細胞，すなわち連続明に抵抗性のある錐体あるいは眼球内に存在する未知の光受容細胞による光受容が推測されている．

〔本間　さと〕

文　献

Balzer, I. and Hardeland, R.: Photoperiodism and effects of indoleamines in a unicellular alga, Gonyaulax polyedra. *Science*, **253**, 795-797, 1991.

Binkley, S. A.: Circadian rhythms of pineal function in rats. *Endocr. Rev.*, **4**, 255-270, 1983.

Ebihara, S., Hudson, D. J., Marks, T. and Menaker, M.: Pineal indole metabolism in the mouse. *Brain Res.*, **416**, 136-140, 1987.

海老原史樹文: 概日リズムの機構―鳥類―. 時間生物学ハンドブック(千葉喜彦・高橋清久編), pp. 92-101, 朝倉書店, 1991.

Cahill, G. M., Grace, M. S. and Besharse, J. C.: Rhythmic regulation of retinal melatonin: metabolic pathways, neurochemical mechanisms, and the ocular circadian clock. *Cell. Moll. Neurobiol.*, **11**, 529-560, 1991.

Cardinali, D. P., Larin, F. and Wurtman, R. J.: Control of the rat pineal gland by light spectra. *Proc. Natl. Acad. Sci. USA*, **69**, 2003-2005, 1972.

Fostar, R. G., Provencio, I., Hudson, D., Fiske, S., Grip, W. De. and Menaker, M.: Circadian photoreception in the retinally degenerate mouse(rd/rd). *J. Comp. Physiol.*, **A 169**, 39-50, 1991.

Goto, M. and Ebihara, S.: The influence of different light intensities on pineal melatonin content in the retinal degenerated C3H mouse and the normal CBA mouse. *Neurosci. Lett.*, **108**, 267-272, 1990.

本間研一・本間さと・広重 力: 生体リズムの研究, 北海道大学図書刊行会, 1989.

Honma, S., Kanematsu, N., Katsuno, Y. and Honma, K.: Light suppression of nocturnal pineal and plasma melatonin in rats depends on wavelength and time of day. *Neurosci. Lett.*, **147**, 201-204, 1992.

Kanematsu, N., Honma, S., Katsuno, Y. and Honma, K.: Immediate response to light of rat pineal melatonin rhythm: analysis by *in vivo* microdialysis. *Am. J. Physiol.*, **266**, R 1849-R 1855, 1994.

Lewy, A. J., Wehr, T. A., Goodwin, F. K., Newsome, D. A. and Markey, S. P.: Light suppresses melatonin secretion in humans. *Science*, **210**, 1267-1269, 1980.

Lynch, H., Rivest, R. W., Ronsheim, P. M. and Wurtman, R. J.: Light intensity and the control of melatonin secretion in rats. *Neuroendocrinology*, **33**, 181-185, 1981.

Reiter, R. J., Steinlechner, S., Richrdson, B. A. and King, T. S.: Differential response of pineal melatonin levels to light at night in laboratory-raised and wild-captured 13-lined ground squirrels(Spermophilus Tridecemlineatus). *Life Sci.*, **32**, 2625-2629, 1983.

Takahashi, J. S., Murakami, N., Nikaido, S. S., Pratt, B. L. and Robertson, L. M.: The avian pineal, a vertebrate model system of the circadian oscillator: cellular regulation of circadian rhythms by light, second messengers, and macromolecular sysnthesis. *Rec. Prog. Hor. Res.*, **45**, 279-352, 1989.

3.3. 光と生殖 (1)―霊長類を中心とした哺乳類―

ヒトは熱帯域から高緯度地域に至るまで，地球上のさまざまな気候条件のもとに生活して

3.3. 光と生殖 (1)

おり，また快適さを求めてある程度身の周りの環境を変えることができる．今からおよそ50万年前の北京原人でさえも，すでに火を使用していたことが知られており，ヒトは長い進化の歴史を通じてずっと，脱自然，脱環境の方向へ歩み続けてきた動物といえる．一日の大半の時間を人工環境下で生活する現代人にとって，光を中心とした環境要因が自分達の生殖活動にどのような影響を及ぼしているか，などということは考えもしないことかもしれない．霊長類の多くの種は，四季の季節変化に乏しい熱帯域から亜熱帯域に生息しており，おしなべて性腺活動に季節性がみられない．ニホンザルは，最も高緯度地域に進出したサルであり，高等霊長類のなかで例外的ともいえるほど明瞭な繁殖期の季節性をもっている．それゆえ，ニホンザルはヒトを含む霊長類の生殖活動を光を中心とした環境要因と関連づけて研究する優れたモデル動物となっている．本節では，霊長類の季節繁殖や思春期発来に光条件がどのように関与しているかをほかの動物と比較しながら概説したい．

a. 哺乳類の性の周期性

哺乳類の生殖現象には大小2段階の周期がみられる．大周期は年ごとの繁殖期(breeding season)の繰返しであり，周期はほぼ1年の長さである．小周期は大周期の繁殖期のなかでの小さな繰返しであり，性周期(sexual cycle)とよばれる排卵に伴う雌の周期である．ヒトやサルでは，性周期に伴い規則的な腟出血がみられること，そして1周期の長さが30日前後であることから月経周期(menstrual cycle)とよばれる．それ以外の動物では，性周期に伴う規則的な腟出血はみられないかわりに，排卵前後の一定期間，発情期とよばれる性的興奮状態を示し，雄を受け入れることから，発情周期(estrous cycle)という．1周期の長さは最も短いラットなどの4日から最も長いゾウの約100日(14～16週；Hessら，1983)と動物群によりかなりの違いがみられる．これらの違いは，それぞれの動物群が長い進化の過程で獲得した繁殖戦略であり，生殖生理学的にもたいへん興味深い．一般に，一度に出産する仔の数が多い動物ほど，また妊娠期間が短い動物ほど，性周期は短い．

b. 繁殖活動の年周リズムと光周性

1) 繁殖活動の年周リズム 動物の繁殖活動をはじめ，冬眠，鳥の渡り，ウサギの換毛，雄ジカの枝角の脱落など，動物の行動や生理機能は一年の特定の季節に起きるものが多い．動物ばかりでなく，植物の発芽や開花などにも一年の周期性が認められる．このような一年周期の生物リズムを年周リズム(annual rhythm)，あるいは季節リズム(seasonal rhythm)という．

温帯から高緯度地方に生息する動物の多くは，一年の決まった季節にだけ繁殖活動がみられる．季節繁殖(seasonal breeding)とよばれるこの現象は，ヒトや一部の家畜を除く哺乳類に一般的にみられる現象で，それぞれの種にとって，食物量が最も豊富となる季節に出産と哺育の時期が一致するよう，その種が進化の過程で獲得した繁殖戦略といえよう．たとえば，妊娠期間の短い齧歯類(20日前後)や妊娠期間の長いウマ(約340日)は，日長の長くなる春から初夏に繁殖期(交尾期)があり，長日繁殖動物とよばれている．一方，妊娠期間が約半年のヒツジやニホンザルでは，日長の短くなる秋から初冬にかけて繁殖期があり，短日繁殖動物とよばれている．いずれの場合も，出産期は春から初夏で，それぞれの種に固有な妊娠期間だけ逆算した時期に繁殖期が設定されていることがわかる．熱帯地方でも，雨期と乾

期の季節差の明瞭な地方では，繁殖活動に季節性をもつ動物が多い．たとえば，中南米に生息するリスザルの繁殖期は乾期にあたる7〜9月で，それから約5か月後（妊娠期間約150日）の雨期の盛りが出産期である．子ザルの離乳期がちょうど雨期の終わりにあたり，このとき，餌になる果実や葉が最も豊かになる(Butler, 1974)．このように繁殖期が一年の特定の季節に設定されていることの利点は，誕生月と新生児死亡率の関連をみるとよくわかる．たとえば，カリブ海のある島に移植されたアカゲザルの調査では，6月の出産期に生まれた場合の新生児死亡率は22%にすぎないが，4月では34%となり，8月では52%に上昇するという．また，ヨーロッパのノウサギ(*Lepus europaeus*)では，寒さの残る早い季節に生まれたものは大部分が死んでしまうという．

2） 季節繁殖と光周性　生物は，日長や気温，降水量，食物量など季節に応じて変化するさまざまな環境要因のなかから，その生物にとって最も適した環境要因を季節の変化の手がかりとしている．温帯から高緯度地方に棲む哺乳類や鳥類の多くが，日長の変化をよりどころに季節繁殖リズムを確立しているのは，日長が安定性と再現性に最も優れた指標であるからである．生物が一日の日長を測り，それに基づいて生理機能や行動を調節する仕組みを光周性(photoperiodism)とよぶ．

多くの動物の季節繁殖は光周性を土台に成立している．このことに最初に気づいたのは，オーストラリアやニュージーランド，南アフリカなどの南半球に入植した移民達であった．彼らは，一緒に運ばれた家畜や狩猟動物の繁殖季節が入植後，遅速の差こそあれ，数年以内にすべて半年ずれることを知っていた．繁殖期の決定に日長の変化が関与していることが示唆され始めると，人為的に光条件を変えて繁殖効率を高めることが試みられるようになった．毛皮用のイタチやミンクなどのほか，ヤギやヒツジなどが比較的早期に日長の人工操作により繁殖期の人為的な誘導がなされた動物であった．

大陸の広い範囲に生息する動物の季節繁殖性を比較した研究などから，動物の分布域が赤道から遠ざかるほど，季節繁殖性がより明確に現れてくることがわかっている．たとえば，北米大陸に広く分布しているペロミスカス属のネズミ(deer mouse; *Peromyscus maniculatus*)では，カナダ産のものは短日条件下で性腺の萎縮を示すけれども，米国南部のテキサス産のものは短日に反応せず，緯度的に両者の中間のサウスダコタ産のものは両タイプが混在するという(Bronson, 1988)．この結果は，環境条件が厳しくなるほど生殖の光周反応性が，群の生存にとってより不可欠な遺伝形質となることを端的に示している．

3） 霊長類の季節繁殖と環境要因　ヒトを除く霊長類の多くの種は，熱帯域から亜熱帯域に生息しており，年間を通じて繁殖可能な種が多い．しかし，温帯域に進出しているサルでは，性腺活動に季節性がみられる．たとえば，ニホンザル，アカゲザル，カニクイザルなどを含む *Macaca* 属のサルは約10種が東アジアに生息しているが，インドネシアやインドシナなどの赤道域に生息するカニクイザルやブタオザルは周年繁殖動物であり，それより北の中国からインドにまたがる北緯20〜30°地域に生息するアカゲザルは，かなりはっきりとした季節繁殖性を示し，さらに北の日本に生息するニホンザルは，きわめて明確な繁殖期の季節性をもっている．ニホンザルの季節繁殖性は，屋内飼育条件でも明確に維持されるが，アカゲザルを屋内で飼育すると，周年繁殖化の傾向が強くなる．これらの知見は，サル

でも，前述した北米のネズミと同様に，環境条件が厳しくなるほど生殖の季節性が，種の生存にとってより不可欠な遺伝形質となることを示している．

温帯に棲む哺乳類の多くが，光周期を支配的環境因子として季節繁殖リズムを確立している．しかし霊長類では，ニホンザルやアカゲザルなどのように季節繁殖動物も少なくないにもかかわらず，季節繁殖リズムを調節している主要環境要因が何であるかよくわかっていない．種によって，あるいは同じ種でも棲んでいる地域によって，光周期，食物供給，気温，降水量，遺伝変異，社会性などさまざまな要因があげられてきた(Vandenbergh, 1973; Herndon, 1983; Wehrenberg と Dyrenfurth, 1983)．ニホンザルは，ヒトを除く霊長類のなかで，最も高緯度地域に分布しているサルであり，それだけに季節繁殖性も，高等霊長類のなかで例外的ともいえるほど明瞭である．次項では，霊長類の性腺活動に光条件を中心とした物理的環境因子がどのような影響を及ぼしているか，ニホンザルでの知見を中心に概説したい．

c．ニホンザルの季節繁殖と光周性

1）ニホンザルの大陸間の移動後の出産記録の解析　ニホンザルを北半球内のほかの大陸に移植した例は比較的多い．京都の嵐山からテキサスに行った嵐山ウエストをはじめ(嵐山：北緯35°，テキサス：北緯28°)，オレゴン地域霊長類センター(北緯45°)，パリ動物園(北緯48°)などにニホンザルがいる．しかし，いずれも繁殖期は日本と同様，秋から冬にかけての時期であり，同じ北半球への移植は，その後の季節繁殖リズムに大きな影響を与えていないことがわかる(Gouzoulesら，1981)．一方，ニホンザルを南半球に移植した例で，移植後の出産記録があるのは１例のみである．しかし，その記録は例数こそ少ないものの，たいへん示唆に富んでいる(日本モンキーセンター・小寺重孝，私信)．表3.1に示すように，

表3.1　オーストラリアのタスマニア島に移植されたニホンザルの出産記録
（日本モンキーセンター・小寺重孝）

性	個体番号	1980 (年齢)	出産日(性)	
			1981	1982
♂	22	6		
	40	4		
	48	2		
♀	4	7	3月14日(♂)	11月15日(♀)
	21	6	11月11日(♀)	
	34	6	11月6日(♂)	12月11日(♂)
	39	4		
	18	3		
	73	2		
	10	1		

1980年6月17日：東京からメルボルンへ空輸．
1980年6月17日〜9月19日：メルボルンで検疫．
1980年9月20日：タスマニア島ローンセストン着，公園内のサル山に放飼．

1歳から7歳の雌7頭を含む10頭のニホンザルが，1980年の6月17日にメルボルンに空輸された．メルボルンでの検疫終了後の9月20日に，目的地であるタスマニアのローンセストンに着き，そこの公園のサル山に放たれた．タスマニアはちょうど赤道を挟んで北海道を南北逆にした緯度に相当し，経度は日本とほぼ等しい．比較条件としては最高である．表3.1から，最初の個体は3月に出産したことがわかる．この3月の出産は，妊娠期間(160～173日)を逆算すると，着いた直後の9月末に妊娠したことになる．それゆえ，この時期までは日本のリズムを維持していたことがうかがえる．一方，この時期を逃したほかの2頭は，日本での出産期から正確に半年ずれた11月に出産している．つまり，これらの個体では南半球の環境条件に適応して繁殖期が半年ずれたことになる．さらに，最初3月に出産した個体も次回からは11月に出産しており，季節繁殖が遺伝的要因や経験的要因によるものではな

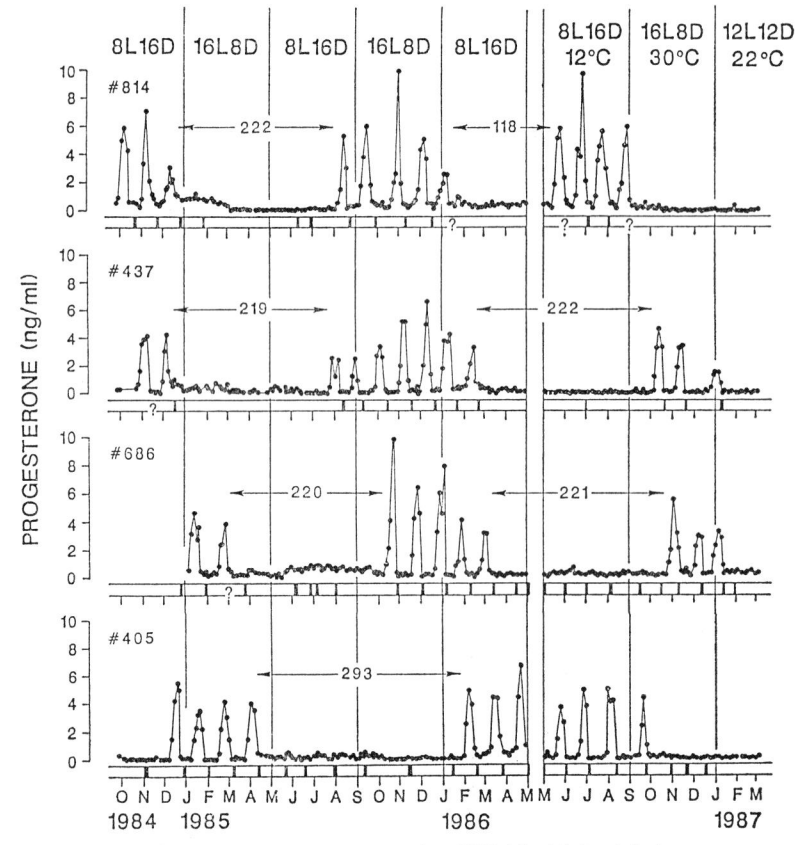

図 3.14 日長単独操作(左2/3)と日長・環境温度同時操作(右1/3)時の血中プロゲステロン動態を指標とした排卵リズムの季節変化(Nozakiら，1990a, 1992)
図中の数字は無排卵継続期間の長さ(日数)を，また各個体の下段の黒帯は月経日をそれぞれ示す．

く，周りの環境に調和した適応現象であることを示している．

2） 環境の人工操作の効果　上記結果は，ニホンザルの季節繁殖の位相が，周りの環境条件次第で容易に変わることを示している．そこで，日長条件がニホンザルの季節繁殖性にどのような影響を及ぼすかを調べた．図3.14左に示すように，4頭の雌ザルを人工気象室（室温22℃）で飼育し，日長条件として，短日（LD8：16）と長日（LD16：8）を4か月ごとに交互に負荷した．結果は，卵巣活動と日長操作の間に明瞭な関係は認められず，個体ごとに多少の早い遅いはあるものの，秋から冬の繁殖期に一致して排卵月経周期が回帰した．そこで，同じサルを用いて，引続いて日長と環境温度の同時操作を行った．すなわち，非繁殖期にあたる5月から8月にかけて短日・低温条件を，繁殖期にあたる9月から12月にかけて長日・高温条件を負荷した．結果は，環境の人工操作に追従した個体としない個体に分かれた（図3.14右）．すなわち，最上段の♯814は，非繁殖期の短日・低温条件で排卵月経周期が回帰し，繁殖期の長日・高温条件で排卵周期が停止した．一方，中段の♯437や♯686のように，長日・高温条件下でも，自然環境下の繁殖期に一致して排卵周期を回帰させた個体もいた（Nozakiら，1990a，1992）．

以上の実験結果は，日長操作によりニホンザルの季節繁殖リズムを修飾しようとした筆者らの試みが無効であったことを示している．一方，日長と環境温度の同時操作は，一部の個体の季節繁殖性の位相を修飾できたことを示している．しかし，日長と温度の同時操作でも，ニホンザルの季節繁殖リズムを完全には修飾できないことから，内因性の季節繁殖リズムは非常に根強いものがあることをうかがわせる結果でもある．日長操作が無効であったという筆者らの結果は，マカクの繁殖リズムを光周期と関連づけて調べた唯一の報告であるWehrenbergとDyrenfurth（1983）の結果と等しい．彼らは長期屋内飼育下で周年繁殖傾向を示していたアカゲザルとアッサムモンキーを，LD20：4（明期20時間，暗期4時間）というかなり極端な明暗周期を5か月間与えたのち，LD4：20というこれも極端な明暗周期を5か月間与え，さらにもう一度LD20：4を5か月与えた．結果は日長操作は無効で，これらのサルの周年繁殖化傾向はそのまま維持された．この報告に対する一般の解釈は，長期の屋内飼育により環境適応能力が弱くなっているのであろうというものであった．

3） 松果体の光感受性とメラトニン分泌動態　メラトニンは松果体から分泌されるホルモンで，夜間に分泌が亢進し，昼間に低い顕著な日内変動を示す．また，その分泌機構は光に敏感に反応し，夜間の点灯により血中レベルは直ちに基礎値にまで下降する．それゆえ，今日では松果体は日長の変化の情報をメラトニン分泌パターンという液性情報に変換して体内に伝達する神経・内分泌情報転換機構と考えられている．このように光周期と松果体機能が密接な関係をもっていることがわかってくると，光周性反応の一つである季節繁殖現象にも，松果体の関与が予想されるに至った．その後のハムスターとヒツジでの研究は，まさにメラトニンが日長の変化の情報の伝達者であることを示している（Karschら，1984）．すなわち，これらの動物では日長自体を操作しなくても，午後遅くにメラトニンを注射して血中メラトニンレベルを短日型に変えることで，短日処理と同じ効果があることがわかったのである．さらにヒツジでは，非繁殖期を短縮して繁殖効率の向上を図る産業的見地もあって，メラトニン入りのペレットを餌に混ぜて食べさせたり，メラトニン入りのカプセルを皮

下に植込むことにより，季節外の繁殖も可能となっている(Moriら，1987).

上述したように，日長の単独操作はニホンザルの季節繁殖リズムを修飾できなかった．このことは，温帯に生息する哺乳類の多くが，光周期を支配的環境因子として季節繁殖性を確立しているという原則や，タスマニアに移植されたニホンザルの結果との整合性が得られず，筆者ら自身信じにくいものがあった．たとえば，この地球上の生物を育んできた太陽は，おもに経済性のみを考慮した人工照明とは，量的(光の強さ)にも質的(波長)にも全く異質なものである．ニホンザルは太陽光には追従できても，通常の蛍光灯の明るさや波長には反応できないのかもしれない．実際，そのような可能性を示唆する報告もある．松果体から分泌されるメラトニンは，光の存在下では合成が抑制されるため，血中量は夜間に高く昼間に低い日内変動を示す．ところが，ヒトでは松果体の光感受性がきわめて弱いため(2500 lx以上必要)，通常の人工照明光(約300 lx)では光抑制が起きないという(Lewyら，1980).サルもヒトと同程度に松果体の光感受性が弱いとすれば，前述した結果は長期間暗闇でサルを飼ったことと同じ意味になる．そこで，次のような実験を行った．

まず太陽に対する松果体の反応性を調べるため，屋外ケージにサルを移して血中メラトニ

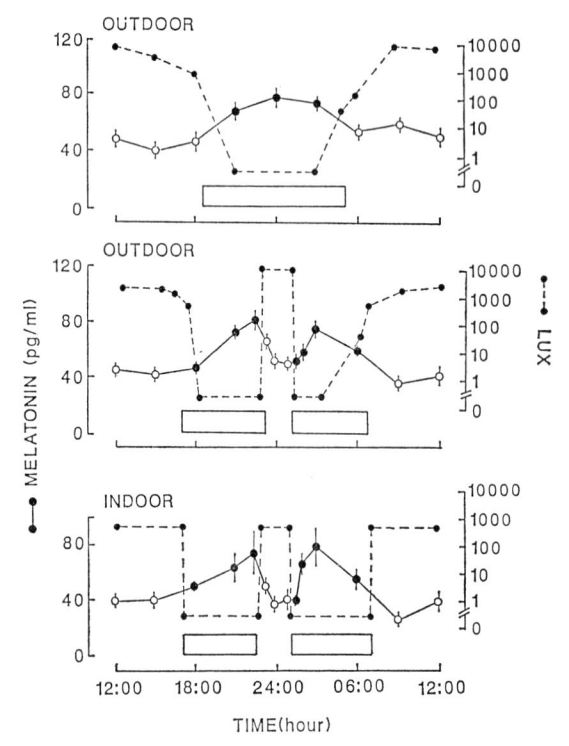

図 3.15　光照度とメラトニン分泌の日内変化(Nozakiら，1990 b)
　　　　各段の白帯は暗期を示す．

ンの日内変動を調べた．次に，同じサルを屋内ケージに移して同様な実験を行った．図3.15 に示すように，結果は両者に差はみられず，ともに血中メラトニンレベルは夜間に高くて，昼間に低い日内変動を示した．次に，夜間にさまざまな照度の光を照射して，メラトニン分泌の抑制効果を調べた．結果は当初の予想に反して，反応限界は5lx以下であり，ニホンザルの松果体はきわめて弱い光にも反応することがわかった．以上のことから，ニホンザルの松果体は，人工照明光も太陽光と同様，光として反応してメラトニンの分泌パターンに置換えていることがわかった(Nozakiら，1990b)．さらに，ニホンザルの皮下にメラトニン入りのカプセルを植込んで，血中メラトニン濃度を昼夜を通じて高値に保っても，ニホンザルの季節繁殖性の位相を修飾することができなかった(野崎，1993)．

以上のニホンザルでの結果は，ヒツジやハムスターでは有効であった日長操作やメラトニン操作がともに無効であったことを示しており，ニホンザルの季節繁殖が光周期を支配的環境因子として成立しているのではないと考えざるをえない結果といえる．

4) 季節繁殖と光周期以外の環境要因 日長と気温は密接な関係がある．夏は日が長いばかりでなく気温も高い．逆に冬は日が短いばかりでなく気温も低い．光周期を支配的環境因子として季節繁殖を成立させている動物でも，気温は光周期の効果を修飾する作用をもつ．たとえば，ハムスターは短日条件で性腺機能が退化するが，気温が低いほど退化日数が短くなる(Bronson, 1988)．ウズラ(鳥類)でも，単に長日から短日にしただけでは，下垂体前葉から分泌される黄体形成ホルモン(LH)の血中濃度は非繁殖期の基礎値のレベルに下がらないが，短日と低温条件を同時に負荷すると，血中LHは非繁殖期の基礎値のレベルに低下する．

前述したように，筆者らの結果は，ニホンザルの季節繁殖リズムに影響を及ぼしている環境要因は光周期単独ではなく，光周期と環境温度の複合要因かあるいは環境温度である可能性を示唆している．この考えを支持して，日本各地の野生ニホンザル群の出産時期をめぐる問題についても，温度の重要性が指摘されている．すなわち，Kawaiら(1967)は，宮崎県都井岬から青森県下北に至る日本列島各地の野生ニホンザル群25群の出産時期を詳細に調べ，緯度，降水量，気温，社会性などの環境要因との関係を検討したが，そのいずれとも明瞭な相関性を認めることができなかった．最近，Cozzolinoら(1992)は，Kawaiらのデータを再検討した結果，繁殖の開始時期や終了時期と平均気温の間に強い相関性を見い出し，ニホンザルの季節繁殖は環境温度をよりどころに成立していると主張している．また，タスマニアに移植されたニホンザルの結果も，主要環境要因が環境温度である可能性を否定するものではない．

さらに，本実験では雌ザルのみを個別ケージで飼育したが，雌雄混在の群れ飼育条件であれば，一部の個体の発情が群れ全体の発情をひき起こした可能性もある．この考えを支持する結果がアカゲザルで報告されている．すなわち，米国のヤーキース霊長類研究センターのアカゲザル屋外放飼場群では，非繁殖期には性行動は完全に消失する．非繁殖期にこの群の雌2頭の卵巣を摘出して代わりにエストロゲンを投与して発情させたところ，雄は次々と他の正常な雌達と交尾をするようになった(Ruiz de Elviraら，1982)．群れ飼育下のアカゲザルでは，交尾は雌の性腺機能と密接な関係があり，交尾頻度は排卵期前後に最も高く，黄

体期に消失することから，この結果は，発情雌の存在が雄ばかりでなく，ほかの正常な雌の性腺機能をも亢進させたことを示唆している．以上のように，雌雄の社会的なコミュニケーションも季節繁殖の発現に関与している可能性が高い．

まとめとして，ニホンザルの季節繁殖リズムは，内因性の概年リズムと光周期・環境温度・雌雄の社会的要因などの環境要因の複合的要因により成り立っているものと考えられる．

d. ヒトの性腺活動と光環境

ヒトの性の大きな特徴は，発情期の周年化現象であり，女性は月経周期の全期間を通じて男性を受け入れることができる．この点で，交尾が排卵期に集中してみられるほかの多くの動物と大きく異なっている．ヒトは大脳新皮質の発達が著しく，その発達した大脳のおかげで，ほとんどホルモンだけで調節されていた発情のメカニズムが大脳新皮質の機能に修飾されるようになった．私達は，その萌芽的現象を類人猿やサルにみることができる(野崎，1991)．

しかし，きびしい気候条件に暮らすイヌイットや北欧人では，性腺活動に季節差がみられるとの報告が数編ある．一つは約100年前の報告で，グリーンランドのイヌイットでは，暗黒の夜の続く冬の4か月間月経周期が停止するという(Cook, 1893; Ehrenkrantz, 1983参照)．二つめは，5年にわたって6000例の妊娠月暦を調査したTimonenらの報告である(TimonenとCarpen, 1968)．それによると，北極圏に住むラップ人を含む北部フィンランドでは，白夜の続く6月から8月にかけての妊娠率が高く，暗黒夜の続く1月が最低である(図3.16)．この傾向は，多胎妊娠(その75％が多卵性という)により強く現れている．北米大西洋岸の北極圏(ラブラドル半島)に住むイヌイットについても，同様な妊娠率の季節変化が報告されている(Ehrenkrantz, 1983)．これらの結果は，夏の光の多くこぼれる時期に性欲も高揚し，さらに多量のゴナドトロピンが分泌されて過剰排卵を起こすこと，逆に光のない冬の期間は排卵が抑制されていることを示唆するものと考えられる．しかし，北極圏という極端な気候条件のもとでは，日長ばかりでなく，環境温度や食物量なども妊娠率に影響を及ぼしている可能性が高く，日長のみと関連づけて議論するのは注意が必要である．

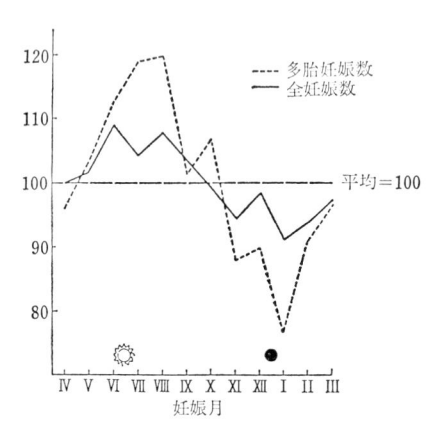

図 3.16 北部フィンランドにおける妊娠率の月別分布(TimonenとCarpen, 1968)
平均妊娠率を100としたときの割合で表示．実線は多胎妊娠を含む全妊娠数を，破線は多胎妊娠数のみを表示．

e. ヒトの思春期発来と光環境

思春期は小児期より成熟期への移行期にあたり，二次性徴の発現や発達，性機能の発育と

完成の期間である．一般には，8～10歳の第二次性徴の発現開始時期から月経周期（男性では精子形成）や身体発育のほぼ完成する17～18歳までの全期間を指す．思春期発来（春機発動）の基礎となるのは，下垂体前葉のゴナドトロピン（性腺刺激ホルモン：GTH；黄体形成ホルモン：LH と濾胞刺激ホルモン：FSH)分泌とそれに対する性腺系の反応性である．古くから，松果体腫瘍など頭蓋内疾患のある場合に，しばしば思春期の早発が起こることが知られており，多くの実験結果からも思春期発来の機序における脳の優位性が確かめられている．

松果体腫瘍と性早熟症の関係にみられるように，古くから松果体機能や光条件と思春期発来時期との関係が注目されてきた．しかし，実際のところ，松果体や光条件が，ヒトの思春期発来にどのように関与しているのかよくわかっていない．ここでは，議論の多いいくつかの点について現状を紹介したい．

1) 思春期発来とゴナドスタット仮説　従来，ラットやマウスなどの幼若動物を去勢すると，血中 GTH の上昇がみられること，去勢後の血中 GTH の上昇を抑制するのに要する性ステロイドホルモンの量が，思春期前のほうが成熟後よりも少量で作用することから，思春期発来には，性ステロイドホルモンのネガティブフィードバックに対する視床下部-下垂体系の感受性の変化が重要な役割を担っていると考えられてきた．この考えは，ゴナドスタット仮説(gonadostat hypothesis)とよばれ，齧歯類を中心に広く受け入れられてきた．しかし，ヒトやサルでは，幼若個体を去勢しても血中 GTH 濃度に変化がみられないことから，上記仮説に疑問が投げかけられている．最近の研究では，霊長類の思春期発来は，性ステロイドホルモンのフィードバックとは無関係に，視床下部の弓状核にあるゴナドトロピン放出ホルモン(GnRH)パルス調節器への促進系ならびに抑制系の神経入力の達成によってもたらされることを示唆している(Watanabe と Terasawa, 1989)．なお，ヒトやサルでは，血中 LH 濃度は，小児期は昼夜間とも低いが，思春期発来と同時に夜間のみ上昇するようになる．血中 LH が成熟個体のように昼夜間とも高い値をとるようになるのは，初潮がみられる思春中期以降である．

2) 思春期発来と光環境　ヒトの初潮年齢と身体発育の関係を調べた報告では，初潮開始時の日本人平均身長は 146～149 cm で，生活環境や年齢に関係なくほぼ一定である．第二次大戦後の栄養の改善に伴い，児童の身体発育はめざましいものがあり，学年別平均身長も年々増加傾向にあるという．近年，初潮年齢の低学年化が進んでいるが，栄養の改善によるところが大きいと思われる．欧米でも同様な傾向が認められる．しかし，Jefarey ら(1970)は，戦後の初潮年齢の低下は，おもに人工照明の広範囲な使用に起因していると主張している．彼らの主張に関連して，Zacharias ら(1970)は，現代のアメリカ女性の初潮発来の頻度には季節差がみられ，日長の最も長い 6～7 月にピークがあるという調査結果を報告している．これらの報告は，光が初潮発来に促進的に作用している可能性を示唆しているものであるが，逆に，盲目女性は健常女性に比べて初潮発来が早いという報告もある(Zacharias と Wurtman, 1964; Magee ら, 1970)．ヒトの月経周期を光刺激により調節しようという試みもなされている．Dewan (1967)は，不規則な月経周期をもつ女性に，正常月経周期の排卵期にあたる 14 日目から 17 日目の 4 日間照明をつけたまま睡眠することを命じたところ，その女性の月経周期が 30 日前後と規則的になったこと，その後光療法をやめたところ，また

以前のように不規則になったことを報告している.

これらの報告は,いずれも興味深いものであるが,ヒトの生殖に光刺激がどのような影響を及ぼしているか,ほとんど何もわかっていない現在,なおいっそうの実験データの収集が必要である.

3) 松果体の石灰化と松果体機能　ヒトの松果体は思春期を過ぎるころから石灰化が始まるので,従来松果体の機能はこのころになると低下すると考えられてきた.しかし,Wurtman ら(1964)は,剖検に際して得た3歳から70歳までのヒトの松果体について各種生化学的活性を調べ,年齢に伴う活性の変化はみられないことを報告している.それゆえ,今日では,たとえ石灰化が起こっても松果体は全生活期間を通じて内分泌活動を営むものと推測されている.最近では,石灰化は松果体機能の低下よりも,むしろ亢進と相関していることを示唆する報告も多い(Reiter, 1974).

4) 松果体腫瘍と性早熟症　古くから松果体腫瘍と性早熟症の関係が注目されてきたが,松果体腫瘍による視床下部後部の機械的刺激によるという説,メラトニン分泌が抑制され,その結果 GnRH 放出が促進されるという説,松果体腫瘍自体からの GnRH 分泌によるという説などあり,そのメカニズムははっきりしない.なお,松果体腫瘍による性早熟症は,男児にのみ報告されており,女児での報告例はない.

おわりに

本稿では,光周性を中心とした光環境が霊長類の生殖現象にどのような影響を及ぼしているかを,季節繁殖と思春期発来に焦点を当てて概説した.結果は,おぼろげながらも,光はヒトの生殖活動に促進的に影響を及ぼしていることを示唆している.なお,本稿では取上げなかったが,ヒトの場合,光のもつ心理学的効果も無視できない問題である.たとえば,毎年,夏になると性犯罪が増加するという.この事実は,夏のさんさんと降り注ぐ太陽は,ヒトの性を解放的にし,また異性に対する誘引効果を高める効果をもつことを示唆している.しかし注意しなければならないことは,これらの効果のかなりの部分が,ヒトで大きく発達した大脳新皮質系の機能に基づく心理的なものであり,必ずしもホルモンの支えを必要としていない.また,多くの男性は,赤やピンクの色に性的刺激を感じるが,これなども多分に経験的要因による個人の好みによるところが大きい.最後に,ヒトは今後ますます人工照明に依存した生活を高めていくように思われるが,そうした光環境がヒトの性腺活動にどのような影響を及ぼしているか,注意深い観察とともに,なおいっそうの実験データの収集が必要である.

〔野崎　眞澄〕

文　献

Bronson, F. H.: Seasonal regulation of reproduction in mammals. In The Physiology of Reproduction (E. Knobil and J. Neill Eds.), Vol. 2, pp. 1971-1994, Raven Press, 1988.

Butler, H.: Evolutionary trends in primate sex cycles. In Contribution of Primatology (W. P. Luckett Ed.), Vol. 3, pp. 2-35, Karger, 1974.

Cozzolino, R., Cordischi, C., Aureli, F. and Scucchi, S.: Environmental temperature and reproductive seasonality in Japanese macaques (*Macaca fuscata*). *Primates*, **33**, 329-336, 1992.

Dewan, E. M.: On the possibility of a perfect rhythm method of birth control by periodic

light stimulation. *Am. J. Obstet. Gynecol.*, **99**, 1016-1019, 1967.
Ehrenkranz, J. R. L.: Seasonal breeding in humans: birth records of the Laborador Eskimo. *Fertil. Steril.*, **40**, 485-489, 1983.
Gouzoules, H., Gouzoules, S. and Fedigan, L.: Japanese monkey group translocation: effects on seasonal breeding. *Int. J. Primat.*, **2**, 323-334, 1981.
Herndon, J. G.: Seasonal breeding in rhesus monkeys: influence of behavioral environment. *Am. J. Primatol.*, **5**, 197-204, 1983.
Hess, D. L., Schmidt, A. E. and Schmidt, M. J.: Reproductive cycle of the Asian elephant (*Elephas maximus*) in captivity. *Biol. Reprod.*, **28**, 767-773, 1983.
Jefarey, N. A., Yunus Khan, M. and Jefarey, S. N.: Role of artificial lighting in decreasing the age of menarche. *Lancet*, **2**, 471, 1970.
Karsch, F. J., Bittman, E. L., Foster, D. L., Goodman, R. L., Legan, S. J. and Robinson, J. E.: Neuroendocrine basis of seasonal reproduction. *Rec. Progr. Horm. Res.*, **40**, 185-232, 1984.
Kawai, M., Azuma, S. and Yoshiba, K.: Ecological studies of reproduction in Japanese monkeys(*Macaca fuscata*). I. Problems of the birth season. *Primates*, **8**, 35-73, 1967.
Lewy, A. J., Wehr, T. A., Goodwin, F. K., Newsome, B. A. and Markey, S. P.: Light suppresses melatonin secretion in humans. *Science*, **210**, 1267-1269, 1980.
Magee, K., Basinskia, J., Quarrington, B. and Stancer, H. C.: Blindness and menarche. *Life Sci.*, Part 1, **9**, 7-12, 1970.
Mori, Y., Shimizu, K. and Hoshino, K.: A rise in peripheral melatonin levels induces ovarian activity in anestrous sheep. *Jpn. J. Anim. Reprod.*, **33**, 155-159, 1987.
野崎眞澄: サルの性と生殖―性行動を誘引するメカニズム―. サルはどこまで人間か(江原昭善編), pp. 302-317, 小学館, 1991.
野崎眞澄: ニホンザルの繁殖特性. *J. Reprod. Develop.*, **39**, j93-j107, 1993 (in press).
Nozaki, M., Mori, Y. and Oshima, K.: Effects of artificial manipulation of photoperiod on seasonal reproduction of the female Japanese monkey. *Jpn. J. Anim. Reprod.*, **36**, 219-223, 1990 a.
Nozaki, M., Tsushima, M. and Mori, Y.: Diurnal changes in serum melatonin concentrations under indoor and outdoor environments and light suppression of nighttime melatonin secretion in the female Japanese monkey. *J. Pineal. Res.*, **9**, 221-230, 1990 b.
Nozaki, M., Mori, Y. and Oshima, K.: Environmental and internal factors affecting seasonal breeding of Japanese monkeys(*Macaca fuscata*). In Topics in Primatology. Vol. 3, Evolutionary Biology, Reproductive Endocrinology, and Virology (S. Matano, R. H. Tuttle, H. Ishida and M. Goodman Eds.), pp. 301-317, University of Tokyo Press, 1992.
Reiter, R. J.: Pineal regulation of hypothalamicopituitary axis: gonadotropins. In Handbook of Physiology IV, Part 2 (E. Knobil and W. H. Sawyer Eds.), pp. 519-550, American Physiological Society, 1974.
Ruiz de Elvira, M. C., Herndon, J. G. and Wilson, M. E.: Influence of estrogen-treated females on sexual behaviour and male testosterone levels of a social group of rhesus monkey during the non-breeding season. *Biol. Reprod*, **26**, 825-834, 1982.
Timonen, S. and Carpen, E.: Multiple pregnancies and photoperiodicity. *Ann. Chir. Gynaecol. Fenniae*, **57**, 135-138, 1968.
Vandenbergh, J. G.: Environmental influence on breeding in rhesus monkeys. In Primate Reproductive Behavior, Symp. IVth Intern. Congr. Primatol., Vol. 2 (C. H. Phoenix Ed.), pp. 1-19, Karger, 1973.
Watanabe, G. and Terasawa, E.: *In vitro* release of luteinizing hormone-releasing hormone increases with puberty in the female rhesus monkey. *Endocrinology*, **125**, 92-99, 1989.
Wehrenberg, W. B. and Dyrenfurth, I.: Photoperiod and ovulatory menstrual cycles in female macaque monkeys. *J. Reprod. Fert.*, **68**, 119-122, 1983.
Wurtman, R. J., Axelrod, J. and Barchas, J. D.: Age and enzyme activity in human pineal. *J. Clin. Endocr. Metab.*, **24**, 299-301, 1964.
Zachiarias, L. and Wurtman, R. J.: Blindness: its relation to age of menarche. *Science*, **144**, 1154-1155, 1964.

Zacharias, L., Wurtman, R. J. and Schatzoff, M.: Sexual maturation in contemporary American girls. *Am. J. Obstet. Gynocol.*, **108**, 833-846, 1970.

3.4. 光と生殖（2）—哺乳類を除く鳥類を中心に—

a. 生殖腺の発達と繁殖期

生物が生存し続けるためには二つの条件を満たさなければならない．一つは個体の生存であり，もう一つは種の存続である．種の存続のために生物は繁殖（生殖）を行う．生物は進化の過程において，子孫を残すために最適の時期，すなわち繁殖に最も適した時期（繁殖期）を選択してきた．Baker（1938）は鳥の繁殖に影響する因子を二つに大別し，究極要因（ultimate factor）と至近要因（proximate factor）とよんだ．究極要因とは個体の生存，種の存続に根本的にかかわる要因であり，至近要因は繁殖適応が成し遂げられる実際のメカニズムである．多くの鳥は自分自身と子どもにとって餌が最も豊富な時期に繁殖する．繁殖期を決定する究

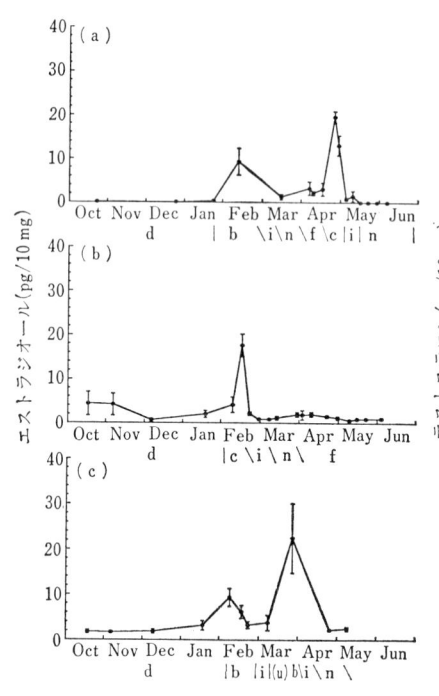

図 3.17 雌のカワガラスの繁殖期における糞10 mg 中のエストラジオールのレベル（Kofuji ら, 1993）

(a), (b), (c): 番い．〔繁殖段階〕d: 冬期なわばり防衛期，b: 造巣期，c: 交尾期，i: 抱卵期，n: 巣内びな期，f: 巣立びな期．

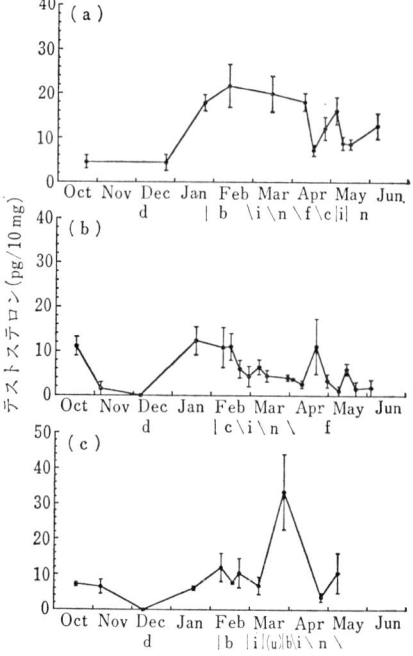

図 3.18 雄のカワガラスの繁殖期における糞10 mg 中のテストステロンのレベル（Kofuji ら, 1993）
記号については図3.17を参照のこと．

極要因は餌であり，餌の最も豊富な季節に繁殖するために生物は種々の環境要因(温度，光周期，個体密度，行動的刺激，巣場所のあるなし，など)を至近要因として用いている.

　鳥類においてこの繁殖期と究極要因の関係は，特殊な環境に適応した種，たとえばカワガラスにおいて顕著である．カワガラスは水生昆虫を専食する鳥であり，河川に生息する．したがって，カワガラスの繁殖は水生昆虫の現存量と密接に結びついている．通常，水生昆虫の幼虫の多くは，植物の落ち葉など餌量の多い冬期に成長し，早春に最終齢に達する．これに位相を合わせてカワガラスは冬に河川に沿ったなわばりを形成し，早春に繁殖する(小藤，1993)．しかしながら，台風により河川の水生昆虫に多大の損害が与えられた場合，カワガラスは番の形成やなわばりは形成したが，繁殖には至らなかった．このことから餌がいかに種の存続にとっての究極要因となっているかがわかる．また，食性と繁殖期との関連などさらに詳しい解析がなされている．カワガラスの食性および餌量に関しては，糞中に残されたキチン質から推定することができる(Kofujiら，1992)，また，糞中の生殖腺ホルモンをラジオイムノアッセイで測定することにより，野外での鳥の行動とホルモンの動態を比較することが可能となった(図3.17, 3.18; Kofujiら，1993)．

　カワガラスの場合，何が繁殖のために重要な至近要因となっているかはまだ明らかとなっていないが，多くの鳥類において光周期が最も重要な至近要因となっている．緯度による日長の違いと産卵期や精巣のサイクルとの関係がMurtonとWestwood (1977)により報告されている．メグロヒヨドリ(*Pycnonotus goiavier*)は北緯1°において1月から7月まで産卵するが，北緯52°においてアオガラ(*Parus caeruleus*)は4〜6月に，ウソ(*Pyrrhula pyrrhula*)は4月の終わりから8月の初めにかけて産卵する．北緯62°において，ミヤマシトド(*Zonotrichia leucophrys gambelii*)は5月の終わりから7月の初めにかけて産卵する．このように高緯度になるほど繁殖期は短くなることがわかる．ミヤマシトドは中緯度から高緯度の地方に生息する渡り鳥であり，その生理状態の年周サイクルに関しては，Farner (1964)による詳しい研究がある．ミヤマシトドは春分のころ繁殖期前換羽を行い，夏にかけて体脂肪の増加が起こり，渡りを開始する．夏至の前後で繁殖地において繁殖し，その後，繁殖期後換羽を行い，秋分のころ体脂肪の増加が起こり，秋の渡りを開始する．体温調節のための栄養が冬の間要求される．生殖腺は春から夏にかけて増大し，夏至を過ぎると退縮を始める．この生殖腺の発達は日長の増加により生ずるが，退縮は光に感じなくなるために起こる(光不反応期)と考えられている．そして，ある一定期間の短日を経験して光への反応性を回復する．

b. 光周期による繁殖期の決定

　多くの鳥類は繁殖のために季節変化と対応した現象，たとえば渡りなどの行動を示す．そして，餌や温度などの環境要因が繁殖のために都合のよい場所に移動し，また，その時に合わせて，生殖腺の状態を繁殖可能にするように，光周期などの至近要因を用いている．繁殖期は季節と密接に結びついており，この季節を決定しているのは，地球の公転と自転により生じる光周期の変化である．光周期が生物の繁殖に関与することが知られるようになったのは，今世紀になってからである(加藤，1973)．GarnerとAllardが1920年に植物の光周性を最初に明らかにした．動物では，昆虫においてMacrovitchにより1924年に最初に光周

性が明らかにされ，続いて鳥類，哺乳類，魚類などにおいても光周性が明らかとなった(加藤，1973)．

Rowan はカナダで南の米国中部へ渡る途中のユキヒメドリ(*Junco hyemalis*)を9月に捕獲し，野外の鳥小屋に入れた(Rowan, 1925)．10月2日より50Wの電球を2個取付け，日没後5分間点灯した．そして毎日5分ずつ点灯時間を長くしていった．日の出の時間を考慮すると，日長は毎日3分間ずつ長くなる計算であった．2週間ごとに鳥の精巣の大きさを測定した．すると精巣は徐々に大きくなり，12月27日にはコントロールに比べて顕著に増加していた．このようにして Rowan は光周期が鳥の生殖腺の発達をひき起こすことを最初に実験的に明らかにした．

その後，鳥類における光周性の研究が精力的になされ，非常に多くの種が，光周性を示すことがわかり，多くの成書，総説が出されている(Farner, 1959, 1964；加藤，1974；Murton と Westwood, 1977；Follett と Follett, 1981)．1974年までの日本語の総説としては加藤(1974)が詳しい．

鳥類の繁殖期決定要因は，熱帯地方のように年間を通して，昼夜の長さが一定である場合は，光周期の変化を情報として使えないため，雨期，乾期が繁殖のための情報として使われているらしい(Murton と Westwood, 1977)．しかしながら，中，高緯度に生息するミヤマシトドのような鳥は，光周期に厳密に反応することが知られている．Farner と Wilson(1957)はミヤマシトドにおいて，ある日長における t 日後の精巣重量が次式で表されることを示した．

$$\log W_t = \log W_0 + kt$$

ここで，W_0 は最初の精巣重量(mg)で，W_t は t 日後の精巣重量であり，k は定数である．k はまた日長の関数であることが示されている．日長の変化により生殖腺が発達する体内のメカニズムについては，視床下部-脳下垂体系が重要である．光周期の情報は視床下部に伝えられ，そこから生殖腺刺激ホルモン放出ホルモン(GnRH)を放出させる．GnRH は次に脳下垂体に作用し，濾胞刺激ホルモン(FSH)あるいは黄体形成ホルモン(LH)を放出させる(Juss, 1993)．これらは，生殖腺に作用して，精子形成および生殖腺ホルモンの合成，放出を促進する(Lofts と Murton, 1973)．また，生殖腺ホルモンは視床下部，脳下垂体にフィードバックしてそこから出るホルモンの調節を行うことが知られている．

野生の鳥における研究は飼育のむずかしさなどにおいて問題がある．そこで家禽を用いた研究が必要になるが，ニワトリは光周性が顕著でない．そこで光に対しての反応性が強く，家禽化されてもいるニホンウズラ(*Coturnix coturnix japonica*)が用いられるようになった．ニホンウズラは野外のケージで自然条件のもとで飼育した場合，血漿 LH のレベルおよび総排出口腺のサイズが顕著な年周期性を示す(Wada ら，1992)．長日(LD 16：8)の条件のもとでウズラは顕著な生殖腺の発育を示す(小西ら，1965)．このときおもしろいことにウズラは短日(LD 8：16)にずっとおくと短日に対する反応性を失い，生殖腺が自然に発達してくる．ちょうどミヤマシトドが長日に反応しなくなる光不反応性(photorefractoriness)と方向は逆だが同じような反応が生じる．これは家禽化に伴う選択によるものと思われる．このことについては後に詳しく述べる．鳥類においては，生殖腺以外の器官で光周期に顕著

な影響を受けるものとして胸腺とファブリキウス嚢といった免疫器官がある．これらの器官は長日条件下で短日条件下より早く成長し，生殖腺の発達する時期に退縮しだす(Mase と Oishi, 1986, 1991)．

c. 光不反応期(photorefractory period)

前述したように，ミヤマシトドなどの鳥において生殖腺の発達は長日でひき起こされるが，夏のまだ日長が増加している間に生殖腺の退縮が起こる．これを光に反応しなくなるという意味で，光不反応性(photorefractoriness)とよんでいる(Farner ら，1983)．この光不反応性は鳥を短日にある期間おくことによって解除される．長日に対する不反応性について，Farner ら(1983)はいろいろな鳥の種について述べ，それが進化的に異なる起源をもつとしている．不反応性は脳から生殖腺までの間のどのレベルで生じるかという問題に関しては，視床下部 GnRH のレベルあるいはそれより高次の中枢神経系であろうとされている(Farner ら，1983; Goldsmith ら，1989)．去勢された鳥においても光不反応性が生じることは，生殖腺ホルモンのフィードバックは関与していないことを示す．また，LHRH (黄体形成ホルモン放出ホルモン)の投与により不反応期の鳥において生殖腺の発達が起こることから，生殖腺は反応性を維持していることがわかる．また，免疫組織化学的に示された視床下部のLHRH ニューロンの動態もこれを支持している．光不反応性のメカニズムについては古くから甲状腺の関与が知られている(Wieselthier と Van Tienhoven, 1972)．ホシムクドリ(*Sturnus vulgaris*)では，甲状腺除去により光不反応性が生じなくなり，チロキシンの投与により光不反応性が回復する(Nicholls ら，1985)．最近の報告ではチロキシンは視床下部

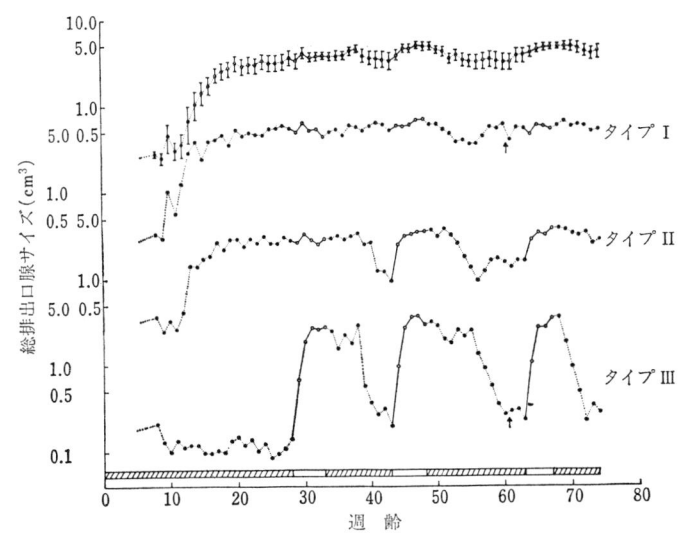

図 3.19 短日(LD 8 : 16, 斜線の横棒)と長日(LD 16 : 8, 白の横棒)を交互に与えた場合のウズラの総排出口腺のサイズの変化(Oishi と Konishi, 1983)
上から平均値，そしてタイプ I, タイプ II, タイプ III の例．説明は本文参照．

の GnRH を増加させることがわかっている(Boulakoud と Goldsmith, 1991). 以上, 光不反応性を生じる場所およびメカニズムについてかなり明らかとなってきたが, 完全に解明されるまでには至っていない.

ニホンウズラにおいては, 短日に対して精巣が反応しなくなる現象があり, これを私達は短日不反応性(short day photorefractoriness)とよんでいる(Oishi, 1978). Sharp と Sterling (1985)はこれを scotorefractoriness(暗不反応性)とよんだが, 短日不反応性の方が用語としてはよいと思われる. すなわち, 孵化後ずっと長日で飼育したウズラは短日に移すと精巣の退縮が生じるが, 5〜6週間以上短日条件で飼育した後, 長日で精巣を発達させた場合, 再び短日においても精巣の退縮が起こらなくなる. しかし, このとき個体により反応にかなりの違いがあることが認められたので, 個体の反応を第二次性徴である総排出口腺(cloacal gland)のサイズを1週間ごとに測定することにより調べた. すると, 明らかに三つのタイプに分けられることがわかった(Oishi と Konishi, 1983; 図3.19). すなわち, 全く短日に反応しなくなるタイプ(タイプⅠ), 不規則に反応するタイプ(タイプⅡ), そして必ず反応するタイプ(タイプⅢ)である. しかもそれぞれのタイプと喉の羽毛の色のパターンが一致していた(図3.20). さらに, 私達は短日への反応性が遺伝的に決定されていることを明らかにし, 系統を分離する試みをした(Konishi と Oishi, 1985; Honda ら, 1987). 図3.21は, 雄の総排出口腺の光への反応と対応して雌で産卵までの日数を指標に F_1 から F_4 までの4世代にわたって選択した結果である. 世代が進むに従って, 早く産卵を開始するタイプ(タイプⅠに対応)と遅く産卵を開始するタイプ(タイプⅢに対応)が分離することから, これらの形質が遺伝的に決定されていることが明らかである. ウズラにおいては, このような短日不反応性のほかに長日に対する相対的光不反応性があることが, Robinson と Follett(1982)によって報告されている. すなわち, 秋に日長が長日であっても15時間よりも短いと生殖腺の退縮が起こるというものである. この相対的光不反応性にも甲状腺が関与しているといわれている(Follett と Nicholls, 1984).

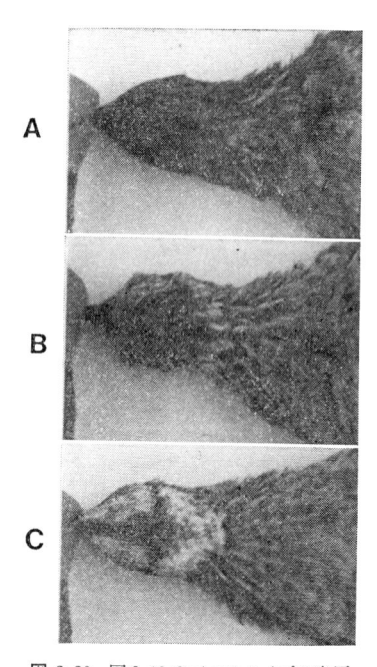

図3.20 図3.19の三つのタイプの光反応性に対応した喉の羽毛の色 (Oishi と Konishi, 1983)
A: タイプⅠ, レンガ色, B: タイプⅡ, 中間, C: タイプⅢ, 白.

d. 光周期と温度

光周期と温度との関係は興味深いものがある. ニホンウズラにおいては, 温度は光周期に修飾的に働いている(Kato と Konishi, 1968; Oishi と Konishi, 1978). すなわち, タイプ

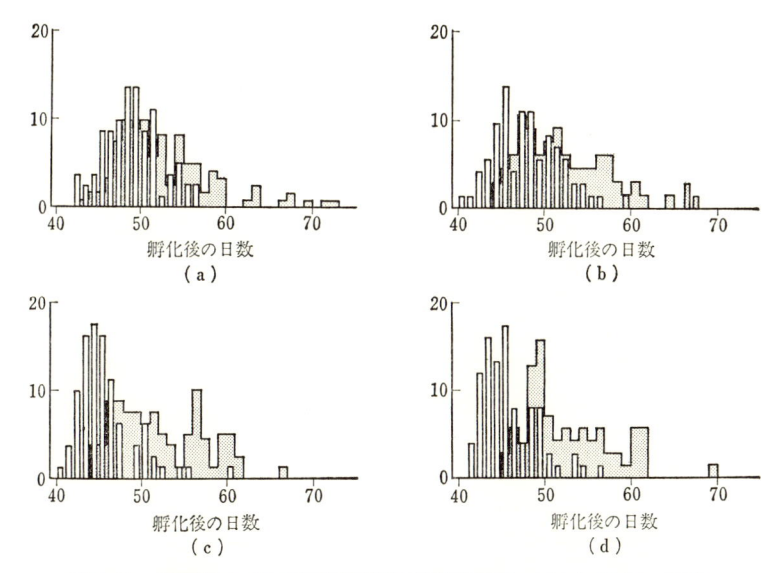

図 3.21 2系統のウズラの産卵開始年齢の頻度分布(Konishi と Oishi, 1985) 横軸は孵化後の日数．白棒: タイプⅠ系統，灰色棒: タイプⅢ系統．a, b, c, d はそれぞれ F_1, F_2, F_3, F_4 世代の結果．

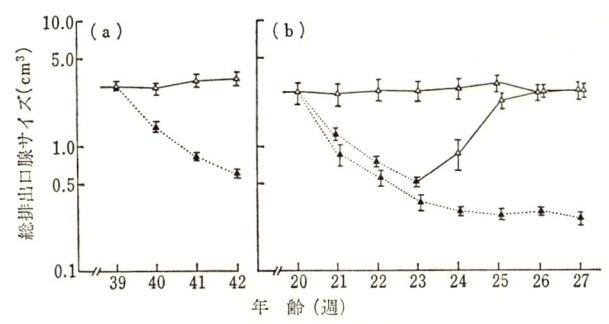

図 3.22 総排出口腺のサイズの光周期と温度に対する反応 (Oishi と Konishi, 1978)
実験 (a) および (b). △と実線: 短日高温(LD 8 : 16, 23°C).
▲と点線: 短日低温(LD 8 : 16, 10°C).

Ⅰのウズラでは短日(LD 8 : 16)・23°C において発達した精巣はそのままの条件では退縮は起こらないが，10°C に温度を下げると退縮してくる(Kato と Konishi, 1968)．総排出口腺のサイズを連続的に追ってみると，短日・10°C で減少したサイズは 23°C にすることによって再び増加した(図 3.22)．しかし，長日(LD 16 : 8)においた場合には，10°C にしても総排出口腺のサイズは減少しない．したがって，生殖腺の発達は温度に関係なく長日でひき起

こされるが，退縮には短日と低温の両方が必要となっている．同時に測定された甲状腺ホルモンの T_3 は短日あるいは低温で増加し，両方同時に与えられたときは相加的に働くようである(Oishi と Konishi, 1978). また，生殖腺刺激ホルモン(LH)を測定した結果でも短日と低温の両方の効果が認められている(Wada ら，1990; Wada, 1993).

e. 光周性と概日時計，概年時計

Bünning (1960)は光周期の効果は概日時計(circadian clock)の光に感受性のある位相に光が照射されることによりひき起こされるという仮説を提唱した．これは Bunning hypothesis とよばれる．この仮説の検証は枠光周期実験(skeleton photoperiod experiment)と共鳴実験(resonance experiment)により行われた．鳥類においては，Menaker (1965)がイエスズメ(*Passer domesticus*)を用いて枠光周期実験を行い，生殖腺の発達に関する光感受性の位相を明らかにした．すなわち，4 時間の主光周期に加えて 2 時間の光パルスを与えると，イエスズメでは光感受性のピークが主光周期の開始より 10〜20 時間のところにあり(Menaker, 1965)，ウズラでは 13 時間のところにピークがあった(Wada, 1979). また，Hamner (1963)は LD 6:6, LD 6:18, LD 6:30, LD 6:42, LD 6:54, LD 6:66 などの長期間の暗期をもつ光周期を用いて共鳴実験を行い，LD 6:6, LD 6:30, LD 6:54 などの光周期のときのみにメキシコマシコ(*Carpodacus mexicanus*)で精巣の発育が起こることから，概日リズムが光周性に関与していることを明らかにした．ウズラにおいても共鳴実験により概日リズムの関与が示され，さらに生殖腺刺激ホルモンの LH が恒暗状態においてフリーランリズムを示すことが明らかとなった(Follett と Sharp, 1969; Follett ら，1981). ほかの多くの鳥類の種においても同様の結果が得られており(Murton と Westwood, 1977)，光周期が概日時計により測定されるということは一般的にいえるようである．また，眼と松果体を除去したウズラは光を受容でき(後述)，しかも主光周期の開始より 13 時間後に入れた 1 時間の光パルスにより生殖腺の発達が誘導された(Oishi と Ohashi, 1993). このことから，光周性に関与する概日時計機構は眼と松果体以外の場所，たぶん視床下部にあることが示唆された．概日時計機構が生殖腺系に関与するほかの例として産卵リズムがある．ウズラはニワトリと同様ほぼ毎日産卵をするが，この産卵リズムが概日時計により駆動されていることが報告されている(Konishi, 1980). すなわち，明暗周期下では，産卵は暗期の数時間前に起こり，恒明条件のもとではフリーランリズムがみられる．

さらに，鳥類の繁殖期の決定には概年リズム(circannual rhythm)が関与している場合も知られている．ホシムクドリの生殖腺あるいは換羽が恒常条件下で約 1 年の周期を示す概年リズムであることが Gwinner (1981)により報告されている．彼はこの概年リズムは概日時計によって測定されているのではないとしている．しかし，光周期の変化には同調することができ，それにより正確な年周リズムを示すとしている．ウズラはこのような概年リズムは示さないようである．

f. 光周性における眼以外の光受容機構

光周期-生殖腺反応における眼以外の光受容器の重要性は，Benoit (1935)によりアヒルを用いた実験で最初に指摘された．その後，われわれ(大石，1966)はウズラで，Menaker と Underwood (1976)はイエスズメで眼以外の光受容器の存在を確認した．眼以外の光受容

3.4. 光と生殖(2)

器の候補として，かなり退化の傾向にあるが下等脊椎動物において網膜視細胞と類似した構造をもつ松果体がある(Oishi, 1972). われわれはウズラの松果体を自発光物質(Katoら, 1967)により局所照明すると，生殖腺の発達がひき起こされることを示した(Oishi と Kato, 1968). Deguchi(1981)は培養したニワトリ松果体においてメラトニン合成の律速酵素である N-acetyl transferase の活性が光により変化すること，またその作用スペクトラムからロドプシン様視物質が存在することを示唆した. ウズラの松果体を用いて，網膜視物質の抗体(Kawata ら, 1992)による免疫組織化学を行うことにより，松果体の光受容細胞の細胞体および濾胞内に突出した外節部に視物質の存在が認められた(図 3.23)(Foster ら, 1987; Masuda ら, 1994). また，高速液体クロマトグラフィーにより発色団であるレチナールの存在も認められた(Foster ら, 1989; Masuda ら, 1994). これらの事実は明らかに松果体の光受容機能を示すと考えられる.

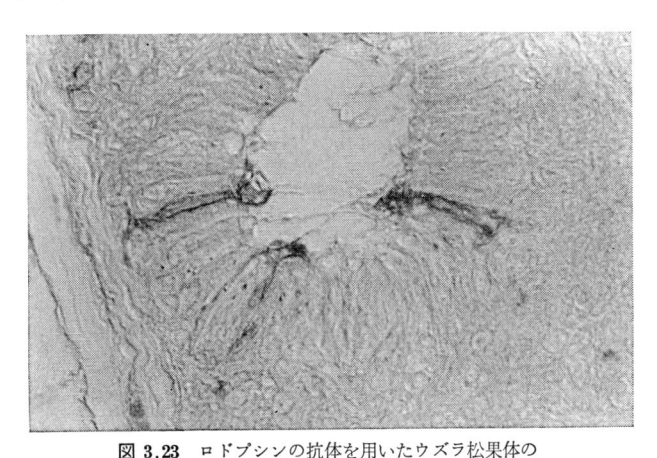

図 3.23 ロドプシンの抗体を用いたウズラ松果体の
免疫組織化学(大石原図)
光受容細胞の細胞体および濾胞内に突出した外節部が染色されている.

さらに，眼と松果体の両方を除去したウズラを長日条件下におくと，光に対する生殖腺の反応が維持されていた(Oishi と Lauber, 1973a). この反応は頭部を被覆すると消失することから脳に光受容部があることが示唆された. そして，頭の表面での光強度を等しくなるように調節して作用スペクトラムを調べたら，赤色光が最も効果的であった(Oishi と Lauber, 1973b). しかしながら，脳組織での光の吸収を考慮して，視床下部に到達する光量子数を一定にして，光周反応の光誘導位相に光を照射すると，生殖腺の反応は 500 nm の波長でピークを示した(Oishi と Ohashi, 1993; 図 3.24). このことはロドプシン様物質の関与を示すと考えられる. Foster ら(1985)は正常なウズラの脳を同様に光照射することにより，同じ結論に達している. 視床下部を直接光ファイバーや自発光物質で照射した場合には，波長による違いは得られていない(Homma と Sakakibara, 1971; Oliver と Baylé, 1976; Glass と Lauber, 1981)が，これは直接照射したため光強度が強すぎたのではないかと考え

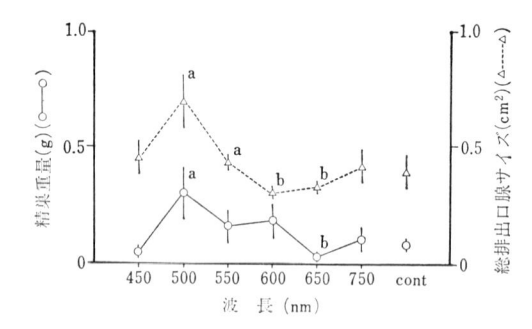

図 3.24 短日条件下(LD 8：16)主光周期の開始から 13 時間目の光感受性の位相に 1 時間の種々の波長からなる光パルスを入れたときの精巣および総排出口腺の反応(Oishi と Ohashi, 1993)

白丸・実線：精巣重量．白三角・破線：総排出口腺サイズ．いずれも 500 nm にピークがあることがわかる．

られる．視物質の免疫組織化学の結果は，カエル(Yoshikawa ら，1994)やトカゲ(Foster ら，1993)ではポジティブな結果が報告されているが，鳥類ではポジティブな結果(Silver ら，1988；Oishi ら，1992)とネガティブな結果(Foster ら，1987)があり，まだ決着がついていない． 〔大石　正〕

文　献

Baker, J. R.: The relation between latitude and breeding seasons in birds. *Proc. Zool. Soc. Lond.*, **108**, 557-582, 1938.

Benoit, J.: Stimulation par la lumière artificielle du développement testiculaire chez des canards aveuglés par énucléation des globes oculaires. *C. R. Soc. Biol.*, **120**, 136-139, 1935.

Boulakoud, M. S. and Goldsmith, A. K.: Thyroxine treatment induces changes in hypothalamic gonadotrophin-releasing hormone characteristic of photorefractoriness in starlings (*Sturnus vulgaris*). *Gen. Comp. Endocrinol.*, **82**, 78-85, 1991.

Bünning, E.: Circadian rhythms and time-measurement in photoperiodism. *Cold Spring Harbor Symp. Quant. Biol.*, **25**, 249-256, 1960.

Deguchi, T.: Rhodopsin-like photosensitivity of isolated chicken pineal gland. *Nature*, **290**, 706-707, 1981.

Farner, D. S.: Photoperiodic control of annual gonadal cycles in birds. In Photoperiodism and Related Phenomena in Plants and Animals (R. W. Withrow Ed.), pp. 717-750, American Association for Advancement of Science, 1959.

Farner, D. S.: The photoperiodic control of reproductive cycles in birds. *Am. Scient.*, **52**, 137-156, 1964.

Farner, D. S. and Wilson, A. C.: A quantitative examination of testicular growth in the white-crowned sparrow. *Biol. Bull.*, **113**, 254-267, 1957.

Farner, D. S., Donham, R. S., Matt, K. S., Mattocks, P. W. Jr., Moore, M. C. and Wingfield, J. C.: The nature of photorefractoriness. In Avian Endocrinology: Environmental and Ecological Perspectives(S. Mikami et al. Eds.), pp. 149-166, Japan Scientific Society Press, 1983.

Follett, B. K. and Follett, D. E.: Biological Clocks in Seasonal Reproductive Cycles, Scientechnica, 1981.

Follett, B. K. and Nicholls, T. J.: Photorefractoriness in Japanese quail: possible involvement of the thyroid gland. *J. Exp. Zool.,* **232**, 573-580, 1984.
Follett, B. K. and Sharp, P. J.: Circadian rhythmicity in photoperiodically induced gonadotrophin release and gonadal growth in the quail. *Nature,* **223**, 968-971, 1969.
Follett, B. K., Robinson, J. E., Simpson, S. M. and Harlow, C. R.: Photoperiodic time measurement and gonadotrophin secretion in quail. In Biological Clocks in Seasonal Reproductive Cycles(B. K. Follett and D. E. Follett Eds.), pp. 185-201, Scientechnica, 1981.
Foster, R. G., Follett, B. K. and Lythgoe, J. N.: Rhodopsin-like photo-sensitivity of extraretinal photoreceptors mediating the photoperiodic response in quail. *Nature,* **313**, 50-52, 1985.
Foster, R. G., Korf, H.-W. and Schalken, J. J.: Immunocytochemical markers revealing retinal and pineal but not hypothalamic photoreceptor systems in the Japanese quail. *Cell Tissue Res.,* **248**, 161-167, 1987.
Foster, R. G., Schalken, J. J., Timmers, A. M. and De Grip, W. J.: A comparison of some photoreceptor characteristics in the pineal and retina. I. The Japanese quail(*Coturnix coturnix japonica*). *J. Comp. Physiol.,* **A 165**, 553-563, 1989.
Foster, R. G., Garcia-Fernandez, J. M., Provencio, I. and De Grip, W. J.: Opsin localization and chromophore retinoids identified within the basal brain of the lizard *Anolis carolinensis*. *J. Comp. Physiol.,* **A 172**, 33-45, 1993.
Glass, J. D. and Lauber, J. K.: Sites and action spectra for encephalic photoreception in the Japanese quail. *Am. J. Physiol.,* **240**, R 220-R 228, 1981.
Goldsmith, A. R., Ivings, W. E., Pearce-Kelly, A. S., Parry, D. M., Plowman G., Nicholls, T. J. and Follett, B. K.: Photoperiodic control of the LHRH neurosecretory system of European starlings (*Sturnus vulgaris*) during puberty and the onset of photorefractoriness. *J. Endocrinol.,* **122**, 255-268, 1989.
Gwinner, E.: Circannual rhythms: their dependence on the circadian system. In Biological Clocks in Seasonal Reproductive Cycles (B. K. Follett and D. E. Follett Eds.), pp. 153-169, Scientechnica, 1981.
Hamner, W. M.: Diurnal rhythm and photorefractoriness in testicular recrudescence of the house finch. *Science,* **142**, 1294-1295, 1963.
Homma, K. and Sakakibara, Y.: Encephalic photoreceptors and their significance in photoperiodic control of sexual activity in Japanese quail. In Biochronometry (M. Menaker Ed.), pp. 333-341, National Academy of Science, 1971.
Honda, H., Oishi, T. and Konishi, T.: Comparison of reproductive activities between two Japanese quail lines selected with regard to photoperiodic gonadal response. *Zool. Sci.,* **4**, 135-144, 1987.
Juss, T. S.: Neuroendocrine and neural changes associated with the photoperiodic control of reproduction. In Avian Endocrinology (P. J. Sharp Eds.), pp. 47-60, Journal of Endocrinology Ltd., 1993.
加藤　勝: 光と動物の生活, 共立出版, 1973.
加藤　勝: 環境と鳥類の生殖腺. 現代動物学の課題2. 環境と内分泌(日本動物学会編), pp. 137-162, 東京大学出版会, 1974.
Kato, M., Kato, Y. and Oishi, T.: Radioluminous paints as activator of photoreceptor systems studied with swallow-tail butterfly and quail. *Proc. Japan Acad.,* **43**, 220-223, 1967.
Kato, M. and Konishi, T.: The effect of light and temperature on the testicular growth of the Japanese quail. *Poult. Sci.,* **47**, 1052-1056, 1968.
Kawata, A., Oishi, T., Fukada, Y., Shichida, Y. and Yoshizawa, T.: Photoreceptor cell types in the retina of various vertebrate species: immunocytochemistry with antibodies against rhodopsin and iodopsin. *Photochem. Photobiol.,* **56**, 1157-1166, 1992.
小藤弘美: カワガラスにおける食性と繁殖期の関連: 生理生態学的研究. 奈良女子大学人間文化研究科博士論文, 1993.
Kofuji, H., Isobe, Y. and Kawai, T.: Correlation between size of body parts (particularly mandibles) and wet body weight in aquatic insects. *Jpn. J. Limnol.,* **53**, 151-156, 1992.

Kofuji, H., Kanda, M. and Oishi, T.: Breeding cycles and fecal gonadal steroids in the brown dipper *Cinclus pallasii*. *Gen. Comp. Endocrinol.*, **91**, 216-223, 1993.

Konishi, T.: Circadian rhythms of ovipositional time in Japanese quail. In Biological Rhythms in Birds: Neural and Endocrine Aspects (Y. Tanabe, K. Tanaka and T. Ookawa Eds.), pp. 79-90, Japan Scientific Society Press, 1980.

小西喬郎・石黒俊雄・加藤　勝: 生長期におけるウズラの精巣発育と光周期. 動物学雑誌, **74**, 54-62, 1965.

Konishi, T. and Oishi, T.: Characteristics of two lines of Japanese quail selected for response to "continuous light treatment". *Zool. Sci.*, **2**, 549-557, 1985.

Lofts, B. and Murton, R. K.: Reproduction in birds. In Avian Biology, Vol. III (D. S. Farner and J. R. King Eds.), pp. 1-107, Academic Press, 1973.

Mase, Y. and Oishi, T.: Effects of photoperiods on the weights of bursa of Fabricius and thymus in Japanese quail. *Growth*, **50**, 317-324, 1986.

Mase, Y. and Oishi, T.: Effects of castration and testosterone treatment on the development and involution of the bursa of Fabricius and the thymus in the Japanese quail. *Gen. Comp. Endocrinol.*, **84**, 426-433, 1991.

Masuda, H., Oishi, T., Ohtani, M., Michinomae, M., Fukada, Y., Shichida, Y. and Yoshizawa, T.: Visual pigments in the pineal complex of the Japanese quail, Japanese grass lizard and bullfrog: immunohistochemistry and HPLC analysis. *Tissue Cell*, **26**, 101-113, 1994.

Menaker, M.: Circadian rhythms and photoperiodism. In Circadian Clocks (J. Aschoff Ed.), pp. 385-395, North-Holland, 1965.

Menaker, M. and Underwood, H.: Extraretinal photoreception in birds. *Photochem. Photobiol.*, **23**, 299-306, 1976.

Murton, R. K. and Westwood, N. J.: Avian Breeding Cycles, Clarendon Press, 1977.

Nicholls, T. J., Goldsmith, A. R., Dawson, A., Chakraborty, S. and Follett, B. K.: Involvement of the thyroid glands in photorefractoriness in starlings. In The Endocrine System and the Environment (B. K. Follett, S. Ishii and A. Chandola Eds.), pp. 127-135, Japan Scientific Society Press, 1985.

大石　正・小西喬郎・加藤　勝: ウズラの生殖腺活性に影響をおよぼす光受容機構に関する研究. *Environ. Cont. Biol.*, **3**, 87-90, 1966.

Oishi, T.: Photoendocrine responses and photoreception. Ph. D. thesis, University of Alberta, 1972.

Oishi, T.: Effect of short days in the photoperiodic testicular response of Japanese quail. *Environ. Cont. Biol.*, **16**, 35-40, 1978.

Oishi, T. and Kato, M.: Pineal organ as a possible photoreceptor in photoperiodic testicular response in Japanese quail. *Mem. Fac. Sci., Kyoto Univ. Ser. Biol.*, **II**, 12-18, 1968.

Oishi, T. and Konishi, T.: Effects of photoperiod and temperature on testicular and thyroid activity of the Japanese quail. *Gen. Comp. Endocrinol.*, **36**, 250-254, 1978.

Oishi, T. and Konishi, T.: Variations in the photoperiodic cloacal response of Japanese quail: association with testes weight and feather color. *Gen. Comp. Endocrinol.*, **50**, 1-10, 1983.

Oishi, T. and Lauber, J. K.: Photoreception in the photosexual response of quail. I. Site of photoreceptor. *Am. J. Physiol.*, **225**, 155-158, 1973 a.

Oishi, T. and Lauber, J. K.: Photoreception in the photosexual response of quail. II. Effects of intensity and wavelength. *Am. J. Physiol.*, **225**, 880-886, 1973 b.

Oishi, T. and Ohashi, K.: Effects of wavelengths of light on the photoperiodic gonadal response of blinded-pinealectomized Japanese quail. *Zool. Sci.*, **10**, 757-762, 1993.

Oishi, T., Yashiro, Y., Yoshikawa, T., Masuda, H., Yoshizawa, T. and Michinomae, M.: Localization of visual pigments in the vertebrate brain. *Zool. Sci.*, **9**, 1233, 1992.

Oliver, J. and Baylé, J. D.: The involvement of the preoptic-suprachiasmatic region in the photosexual reflex in quail: effects of selective lesions and photic stimulation. *J. Physiol. (Paris)*, **72**, 627-637, 1976.

Robinson, J. E. and Follett, B. K.: Photoperiodism in Japanese quail: the termination of seasonal breeding by photorefractoriness. *Proc. Royal Soc. London*, **B 215**, 95-116, 1982.

Rowan, W.: Relation of light to bird migration and developmental changes. *Nature*, **115**, 494-495, 1925.

Sharp, P. J. and Sterling, R. J.: Photoperiodic requirement for the dissipation of scotorefractoriness in Japanese quail. *Gen. Comp. Endocrinol.*, **58**, 169-173, 1985.

Silver, R., Witkovsky, P., Horvath, P., Alones, V., Barnstable, C. J. and Lehman, M. N.: Coexpression of opsin-and VIP-like-immunoreactivity in CSF-contacting neurons of the avian brain. *Cell Tissue Res.*, **253**, 189-198, 1988.

Wada, M.: Photoperiodic control of LH secretion in Japanese quail with special reference to the photoinducible phase. *Gen. Comp. Endocrinol.*, **39**, 141-149, 1979.

Wada, M.: Low temperature and short days together induce thyroid activation and suppression of LH release in Japanese quail. *Gen. Comp. Endocrinol.*, **90**, 355-363, 1993.

Wada, M., Akimoto, R. and Tsuyoshi, H.: Annual changes in levels of plasma LH and size of cloacal protrusion in Japanese quail (*Coturnix coturnix japonica*). *Gen. Comp. Endocrinol.*, **85**, 415-423, 1992.

Wada, M., Hatakenaka, F., Tsuyoshi, H. and Sonoda, Y.: Temperature modulation of photoperiodically induced LH secretion and its termination in Japanese quail (*Coturnix coturnix japonica*). *Gen. Comp. Endocrinol.*, **80**, 465-472, 1990.

Wieselthier, A. S. and Van Tienhoven, A.: The effect of thyroidectomy on testicular size and on the photorefractory period in the starling (*Sturnus vulgaris*, L.). *J. Exp. Zool.*, **179**, 331-338, 1972.

Yoshikawa, T., Yashiro, Y., Oishi, T., Kokame, K. and Fukada, Y.: Immunoreactivities to rhodopsin and rod/cone transducin antisera in the retina, pineal complex and deep brain of the bullfrog, *Rana catesbeina*. *Zool. Sci.*, **11**, 675-680, 1994.

3.5. 光と成長

　光は，古くからヒトや動物の性機能や生殖行動に大きな影響を与えるだけでなく，身体発達をも調節することが，経験的に知られてきた．ここでいう光の作用とは，光の明るさではなく，一日における日の長さを問題としている．自然では日の出から日没までの時間，明暗サイクルの交代する実験室では24時間における明期の長さを指している．この長さを日長(daylength)あるいは光周期(photoperiod)といっている．明るさももちろん重要な要素であるが，体重発達や生殖行動では，日長に比べれば二次的なものである．その理由の一つは，明るさはあるいき値を越えると，性や体重発達に対し，ほぼ同じような効果を発揮すること，また日長に比べると実験データの蓄積が少ないことなどがその理由である．そこで，本節では日長と体重発達に関する実験データがある程度得られている哺乳類，それも特に日長に応答して体重や性機能を変化させることが知られている光周性げっ歯類で得られたデータを中心に光と成長・発達についての最近の問題を展望する．

a. 日長変化に応答する動物のタイプ

　日長の変化に応答して体重を調節し，変化させる動物は大きく分けると2種類に分類される．一群は，日長の短縮とともに体重を増加させる動物であり，リス類(sciurid)のげっ歯動物であり，ジリス，マーモット，ウッドチャックなどがこれに属する．これらの動物は夏至が過ぎ日長が短縮し始めるのに対応して，冬に入る前から体重を増加する傾向を示し，冬眠に入る直前に体重はピークに達する．これらの動物は，げっ歯類としては比較的大型の冬眠動物でなによりの特徴は，一日の明暗サイクルをLD12:12のように一年を通じて一定に

維持していても,体重は約1年周期で増減を繰返す内因性の特徴を示すことである.コウモリ(*Antrozous pallidus*)でも,日長の短縮に対し体重を増加させるが,明暗サイクルと温度を一定にした恒常環境のもとでも,体重は約1年周期で増減を繰返すことが知られている(BeasleyとZucker,1976).これらの動物では,普通,体重だけでなく,餌の摂取量,生殖機能,場合によっては,冬眠などの機能も同時に変化することが観察される.

これに対し,日長の変化に応答して,体重の増減を繰返すが,明暗サイクルと温度の一定な環境のもとでは,体重変化の周期性を失う第二群の動物がいる.多くのmuroidげっ歯類がこの特徴を示す.このなかでもシリアハムスター(*Mesocricetus auratus*)は,冬眠動物の特徴を備え,日長の短縮に対し体重を増加する.

一方,これとは逆に日長の短縮に対し,体重を減少する動物の代表がシベリア(ジャンガリアン)ハムスター(*Phodopus sungorus*)とハタネズミ(*Microtus pennsylvanicus*)である.シベリアハムスターやハタネズミでは,日長の短縮に対し体重を減らすだけでなく,同時に性機能をも萎縮させる.しかし,冬季にシベリアハムスターはトーパー(休眠)に入るが,ハタネズミはボディサイズを小さくすることにより必要エネルギーを少なくし,冬眠や休眠に入ることなく越冬する.さらにヨーロッパハムスター(*Cricetus cricetus*)も,長日を経験させた後に短日にさらすと体重を減少させることが知られているが,あまり明瞭ではないが内因性の体重変化を示す(Canguilhemら,1992).もしはっきりとした内因性リズムを示すのならば,第一群に入れたほうがよいだろう.トルコハムスター(*Mesocricetus brandti*)とチャイニーズハムスター(*Cricetulus griseus*)については,光周期と体重の関係をきちんと実験的に検討した資料はないようである.また,シロアシハツカネズミ(*Peromyscus leucopus*)も,体重は日長の変化によってあまり影響されないようである.

このように季節性繁殖動物の多くは日長の変化に応答して体重を増減させるが,実験室ラット(*Rattus norvegicus*),モルモット(*Carvia porcellus*),マウス(*Mus musculus*)では,光に対する応答性は弱く,通常は日長の変化に応じて体重を増減させることはない.しかし,Fisher 344系統では思春期前に盲目にすると,卵巣や子宮重量を減らすことが知られているので,神経内分泌系の光に対する応答性はなお維持されているらしい(Leadem, 1988).さらに,これらの動物でも,日長に対する応答性を潜在的になお維持していることを示す積極的な証拠がある(Wallenら,1987).周生期にテストステロンを投与するか,あるいは思春期前に慢性的にテストステロンを投与したラットを短日におくと,精巣が萎縮する.あるいは思春期前に嗅球を摘出しても,同じように性に対する光の応答性を回復する.マウスでもラットに施した同じ処置で同様な光に対する応答性が回復する(Nelson, 1990).ただ,このような場合でも,潜在的に隠された日長の短縮に対する応答性は,性機能では観察することができたが体重発達ではみられなかった.このことから,日長に対する応答性はもともと,繁殖機能の性に対するものが第一義的なもので,体発達は二義的なものかもしれない.

このように,実験室ラットとマウスでも,光周反応性は退化したとはいうもののなお潜在的に残存している.

b. エネルギーバランスの季節変動

1) **食餌の効果**　動物の体重は季節による日長の変化に応答して変動する.これに加

3.5. 光 と 成 長

えて，動物の成長，発達に影響する大きな要因のいまひとつが食餌(diet)である．

一般的にいえば，夏の終わりから秋にかけて肥満する種，たとえばシリアハムスター，ジリス，マーモットなどは，食餌の質により体重は大きく変化するが，この時期に逆に体重が減少するようなシベリアハムスター，ハタネズミでは，食餌の質により体発達はあまり大きく影響されないといわれている．

高脂肪食と通常の固形飼料を使って，雌のシリアハムスターを短日と長日の条件で飼育すると，明らかに高脂肪摂取群の動物の方が成長は速く，しかも日長効果と加算され，短日のもとで高脂肪食を摂取した動物の体重が最も重くなることがわかる(図3.25)．長日のもとで高脂肪食を食べてきた動物の体重発達も通常の固形飼料群と比べると，促進されるが短日ほどではない．このことは摂取単位エネルギー当たりの体重増加率が短日と長日とでは異なり，短日のほうが高いことを意味している(BartnessとWade，1984)．これは短日下のこの肥満が餌の不足する寒冷期に体脂肪を蓄積し，熱絶縁と褐色脂肪組織による熱産生能力を増すことにより，冬を生き抜く適応的価値をもつことを示唆する．

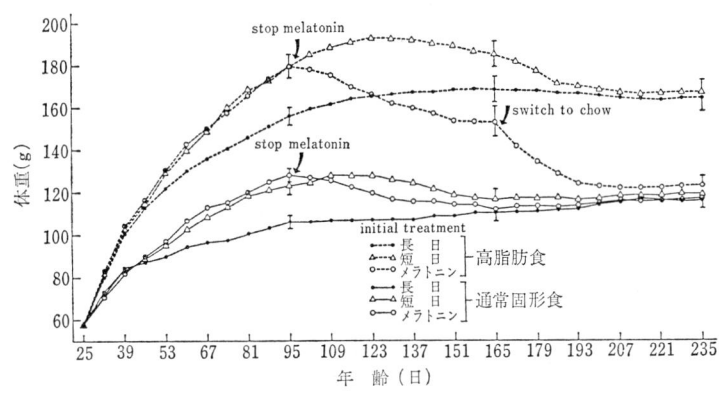

図 3.25 雌のシリアハムスターの体重発達(WadeとBartness，1984)
短日(LD 8：16)のもとで，高脂肪食を摂取した動物の成長が最も早い．

この図から同じように長日(LD 16：8)のもとで高脂肪食を食べさせたハムスターに，毎日メラトニン25μgを午後に投与すると，短日と同じ効果を与えることがわかる．さらに，短日飼育をずっと維持した場合，140日齢ごろから体重減少が始まり，最終的には長日飼育との差はみられなくなることも重要である．これは，ちょうど，シリアハムスターを短日のもとで飼育すると精巣萎縮が始まるが，18週ごろより徐々に回復し，24週で完全に機能がもとにもどる過程と似ている．

このように高脂肪食を摂取したハムスターは，他の食餌を食べた動物と比べたとき，摂取エネルギーは同じであっても肥満する(図3.26)．この効果は特に短日のもとで誇張される．これは，ラットやマウスが高脂肪食を食べて肥満するときには，高エネルギーをとることにより肥満するのとは対照的である．このシリアハムスターの肥満は，エネルギーの消費を減

少，つまり運動量を低下させるというやり方で達成される．

実際，短日のもとで長期間にわたりシリアハムスターの活動を記録すると，1日当たりの

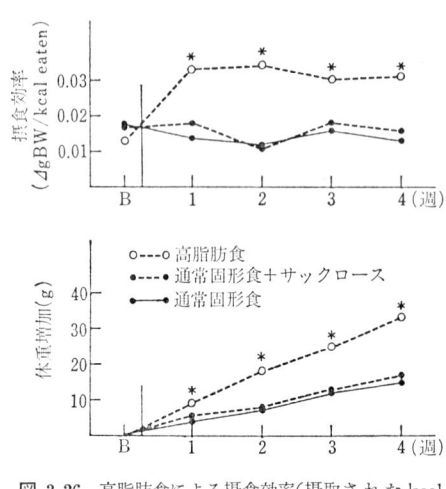

図 3.26 高脂肪食による摂食効率(摂取された kcal 当たりの体重増加率)の増大(Wade, 1982)

摂取されたカロリーは同じであっても，体重増加率は高脂肪食が高い．

活動総量は徐々に減少し，80～120日で最低になる．これと平行して，精巣の大きさとテストステロン量も減少するが，160日を過ぎたころから一旦減少した活動量は再び増加し始める(図3.27)．このときにも精巣の大きさとテストステロン量は平行する．

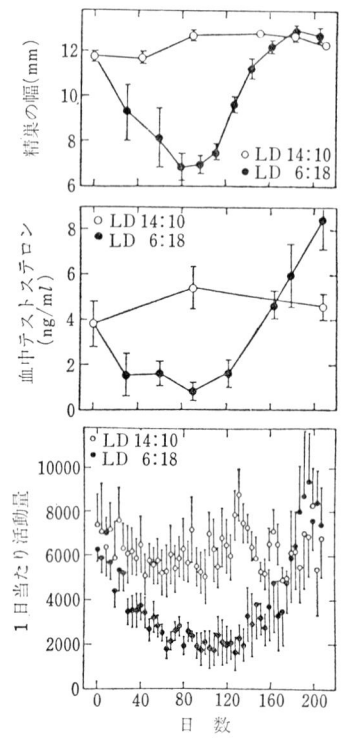

図 3.27 シリアハムスターの長期短日 (LD 6：18)暴露による活動量の減少(Ellis と Turek, 1979)

2） 日長による体重変化はどの成分が変化するのか

シリアハムスターは短日下におかれ，高脂肪食を食べたとき体重発達は一番速く，同時に体重も最大であった．このように，短日暴露により体重が増加したとき，体組織のどの成分が増加することにより重くなるのか．

BartnessとWade(1984)の研究によれば，シリアハムスターを高脂肪食と通常の固形飼料で，短日あるいは長日で12週間飼育した．このとき，長日のもとで毎日午後，メラトニンを投与する群を設けている．さらに，12週から1週間これらの動物の熱産生能力を調べている．13週目にサクリファイスし動物の体組織成分を調べた．その結果，短日飼育の動物は，水分，脂質，脂質以外の乾燥体成分のいずれにおいても，長日と比べて重かった．特に，高脂肪食を食べさせたとき，短日と長日の差が脂質重量で大きく異なった．また，長日下でのメラトニン投与は，短日効果に匹敵するか，もしくはそれを上回る傾向がみられた(図3.28)．

3.5. 光と成長

さらに熱産生器官である褐色脂肪組織の量も，短日と長日飼育とでは異なり，高脂肪飼食を摂取したときこの差はいっそう大きくなり，短日は褐色脂肪組織を大きく，重くしていることがわかった．

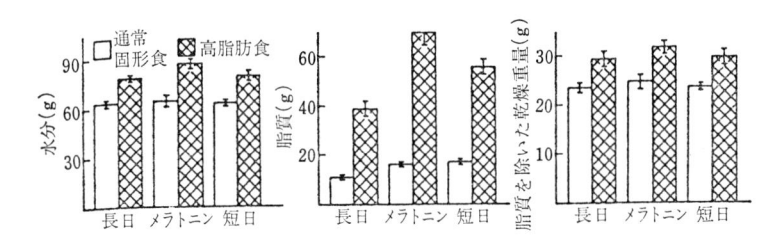

図 3.28 短日，長日暴露および長期メラトニン(25 μg)投与による
体組織成分の変化(Bartness と Wade, 1984)
短日暴露およびメラトニン投与は長日に比べ，三つの成分のいずれにおいても増大させる．この傾向は，特に高脂肪食を摂取したときに誇張される．

シリアハムスターとは逆に，短日により体重を減らすシベリアハムスターやハタネズミの場合はどの成分が減少するのか．シベリアハムスターとシリアハムスターは，短日暴露によりともに性腺を萎縮させるが，体重発達については全く逆の過程を示す．

シベリアハムスターは，長日のときの体重40～45 g を短日暴露により 30～35 g にまで減らすとされている．筆者らの経験では 25 g 程度まで減少する．また，長日下でのメラトニンの午後の注射が，体重を減らすという点でシリアハムスターと全くメラトニンの作用が逆であるが，体重に影響するという点で同じである(図3.29)．さらに，短日への長期間暴露により，精巣の自発的回復とともに一旦減少した体重は再び増加し，元のレベルにもどるという点もシリアハムスターとその過程はきわめて似ている．シベリアハムスターのこれらの変化は，おもに体の脂肪組織によるものである(Wade と Bartness, 1984)．

一方，シベリアハムスターより少し大きいハタネズミも体重をおとし，ボディサイズを小さくすることにより，餌の不足する寒冷期に適応

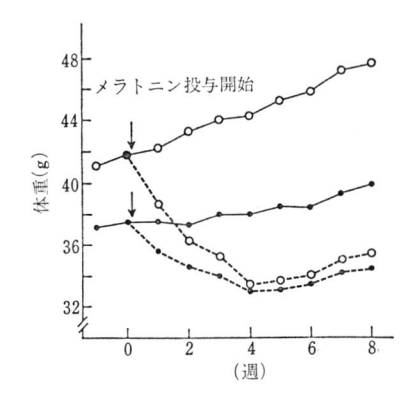

図 3.29 長日(LD 16：8)のもとでのメラトニン注射(12.5 μg)は体重発達を抑制する(Bartness と Wade, 1985)
白：雄，黒：雌を表し，破線：メラトニン，実線：生理食塩水を示す．

する．ハタネズミは，シリアハムスターやマーモットのように体脂肪の形でエネルギーを備蓄し，冬眠することもなく，またシベリアハムスターのようにトーパーに入ることもなく，冬を乗りきる．彼らは，積極的に夏の終わりから秋にかけ体重を減らし，冬の間ずっと採餌

行動を続ける．この時期にフィールドで捕えたハタネズミの体重は，ほかのどの季節で捕えたものより軽い．また，この時期に生まれた仔は，春や初夏に生まれた仔よりずっと成長するのが遅い．

ハタネズミの体重減少は，餌がまだ十分ある時期に始まり，春の体重増加は雪解けを待たず，新しく草が生える前から始まるところから，ハタネズミの体重調節の最大の要因が日長であることがわかる．また，体重減少の臨界日長は12時間とされているが絶対的なものでなく，むしろ減少しつつある日長変化に応答して体重を減らすようである(Dark と Zucker, 1985)．

この季節的な体重変動の目的は，体温維持に高いエネルギーを必要とし，餌資源が乏しい時期にボディサイズを小さくし，必要とされるエネルギー量の絶対量を少しでも小さくすることであろう．これにより，餌要求が少なくてすむ．

ハタネズミを短日に10週間暴露すると，長日に維持されたときと比べ，体重をおよそ20％程度減らす．このことにより，動物は餌摂取を30～40％も減らすことができるとされる(Dark ら，1983)．しかしながら，この場合，短日での餌摂取量は減少するが，相対的，つまり体重当たりの摂取量は短日と長日とでは変わらない．ハタネズミの短日暴露による体重減少は，水分，脂質，lean mass（脂質を除いた部分）のいずれもの成分の減少によっている．しかし，雌では特に脂質量の減少が体重減少に大きく貢献している．また，短日に暴露すると脂質蛋白分解酵素の活動が減少することも知られている．

しかしながら，この場合でも非ふるえによる熱産生器官である褐色脂肪組織(BAT)の重さは変わることがないため，相対的な体重当たりの重量は増加している（図3.30）．このときも，長日下での午後のメラトニン投与は，短日暴露と同じような効果を与えることが知られている．

c．体重調節の生理機構

季節的なエネルギーバランスの点からみて，体重調節に関係するホルモンとしてメラトニンと性ホルモンは特に重要である．メラトニンはよく知られているように，長日繁殖種においては

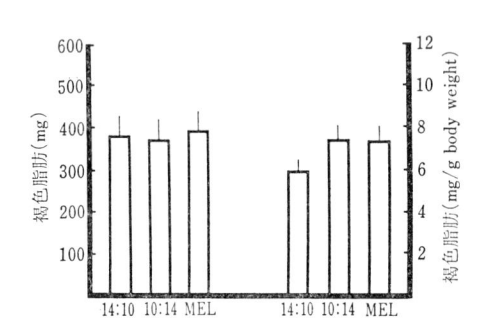

図 3.30 短日暴露により熱産性器官である褐色脂肪組織(BAT)の重量は相対的に増加する．短日暴露によりBATの体重当たり重量は増す．図で右(Darkら，1983)

性機能を抑制する働きをもつだけでなく，最近ではトーパーのような他の季節性行動もコントロールすることがわかってきた(井深，1990)．

1) メラトニン メラトニンとエネルギーバランスとの関係はBartnessとWade(1984)により詳しく研究されている．前述のように，メラトニン25 μg を長日（明期，0100～1700）のもとで，消灯3時間前に12週にわたり投与し続けると，動物を短日に置いたときにみられる季節性の変化が得られる．すなわち，シリアハムスターにあっては摂食効率(feed efficiency；摂取された単位エネルギー当たりの体重増加率)を上げ，体重を増す．このときにも，体の水分，脂肪，lean mass のすべての成分が増し，同時に BAT 重量，BAT 蛋白，BAT DNA も増え，熱産生能力を増大させていることがわかる．メラトニン感受性には性差がみられ，特に雌においてメラトニン効果は大である．

これらのことは自然では日長が短くなるにつれてメラトニン分泌が増え，性腺機能が萎縮し，シリアハムスターでは，体重が増加することと近似の過程を実験室で再現したことにほかならず，メラトニンは明らかに体重増加に寄与している．ところが，事情はそう簡単ではない．雌のシリアハムスターの松果体を摘出し，回復を待って動物を短日あるいは長日に暴露し，14週間高脂肪食を摂取させ，その間の摂食効率，体重増加，BAT 量と子宮重量の変化を追った．結果は，健常動物との間に全く差はみられず，両群とも短日において，摂食効率，体重，BAT 量は増加した．差がみられたのは子宮重量だけであった．つまり，松果体摘出は生殖機能に対する短日効果をブロックするが，体重発達に対する短日効果を妨害することはない．摘出手術が成功していることは，短日下でも性サイクルが持続していることと短日での子宮重量が長日群と異ならなかったことからわかる．

シベリアハムスターではこれまでの研究から，松果体摘出は短日下での性腺萎縮を妨害し，トーパーなどの季節行動の出現を消失させる(Vitale ら，1985)ので，このシリアハムスターの季節性肥満も阻止されてもよさそうである．実際は，シリアハムスターでは，松果体摘出により短日下での体重は増えた．したがって，この場合の短日下でみられた体重増加はメラトニンとは独立した機構によっている．

2) 性ホルモン　性ホルモンは，ほとんどの哺乳類でエネルギーバランスに関係している．ハタネズミでは，卵巣を摘出されると摂食量は増え，体重は増加する．シリアハムスターでも，卵巣摘出は体重を増加させる．

シリアハムスターの卵巣を摘出し，体重が安定した1か月後から，これらの動物を短日，あるいは長日に12週暴露した．また，長日のもとでメラトニンを投与する群を設けた．卵巣摘出された動物は，健常動物が短日に置かれたとき，あるいは長日のもとでメラトニンを注射された動物と本質的には異ならず，摂食効率を上げ，体重だけでなく BAT，白色脂肪組織を増やした(Bartness と Wade, 1984)．したがって，ここでもまた，エストロゲンとは独立した機構によって体重が調節されていることになる．

これらの結果から，シリアハムスターの体重は，メラトニン分泌の増大，性ホルモンの減少と平行して変化するが，その一方では，メラトニン，エストロゲンとも独立した機構によって，体重はコントロールされているという複雑な一面をもつ．ただ一つの生理的要因が体重調節にかかわっているだけでなく，複数のゆとりのある機構によって調節されている．

雄性ホルモンのアンドロゲンは，ラットにおいては同化作用をもち，去勢すると摂食量を減らし，体重を減少させる．一方，雌のラットでは，卵巣摘出により逆に摂食量を増し，体重を増加させる．性腺摘出されたラットの雄にテストステロン，雌にエストロゲンを投与すると，この過程を元に戻すことができる．

これらのことから推論されることは，短日暴露によるシリアハムスターの体重増加や，逆にシベリアハムスターやハタネズミの体重減少には，性ホルモンが関与しているということ

である．ハタネズミでも，野外で冬期に性腺が萎縮しない個体は，決まって体重の重い個体であり，また実験室での短日のもとでの体重減少と精巣のサイズの間には，高い相関関係が見い出されている(DarkとZucker，1983)．

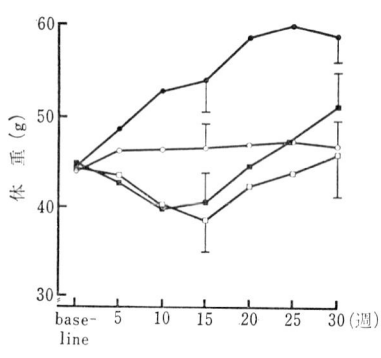

図3.31 長日・短日環境下でのハタネズミの去勢による体重変化(DarkとZucker, 1984)
□：去勢短日暴露，■：偽手術短日暴露，
○：去勢長日暴露，●：偽手術長日暴露．

ハタネズミを短日に暴露すると体重と摂食量の減少が始まるが，6～7か月もすると一旦減少した体重は完全に短日暴露前の状態に自発的に回復する．精巣の萎縮と自発的回復もこれと平行する．しかしながら，この体重減少がテストステロンの減少によって全面的に説明されるわけでもない．雄のハタネズミを去勢して短日に30週暴露しても，健常動物と同じような上で述べた体重減少と自発的回復を示すからである(図3.31)．したがって，短日におけるこの体重の変化は本質的には，性ホルモンに依存していないことを示すものである．その一方で，去勢は長日のもとでみられる体重発達を抑える(DarkとZucker, 1984)．シベリアハムスターでも，同じように短日から長日に移したときにみられる体重増加を，去勢することにより抑えることができる．

一方，雌のハタネズミでは，短日におくと性発情のサイクルの停止に一致して体重は減少する．ラット，シリアハムスターなどが卵巣摘出により体重を増すことを考えると，ちょっと不思議ともいえる．ハタネズミで卵巣を摘出すると摂食量を増し，長日下でみられる体重発達を促進するが，この動物を短日におくとこのような体重発達の促進効果は消失する．つまり，短日暴露が長日下でみられた卵巣摘出による体重発達の促進を打ち消してしまう．

長日のもとで，卵巣摘出により体重が増えつつある雌のハタネズミを短日に移すと，数週間で体重は減少し，最終的には短日下の健常動物と体重は同じ程度になる．このことは雌のハタネズミでは，日長がホルモン作用より優先して，体重をコントロールすることの証拠ともとれる．このことがどこまで他の種に妥当するかは現在のところわかっていない．

3) メラトニンの作用と作用点　体重と性機能に及ぼすメラトニンの作用機序と作用部位については，詳しいことはわかっていない．おそらく，視床下部に作用するのであろう．その理由は，短日暴露によって誘発される精巣萎縮は，視交叉上核の破壊によって妨げられるだけでなく，長期短日暴露後にみられる精巣萎縮の自発的回復をも妨げることがシリアハムスターで明らかにされているからである(RusakとMorin, 1976)．

また，視交叉上核，あるいはその近傍に直接メラトニンのカプセルを埋込むと精巣を萎縮させるが，視索前野，視床下部後部，大脳皮質，中脳などの場所では目立った効果が得られない(GlassとLynch, 1981)．しかしながら，シロアシハツカネズミへの午後のメラトニン投与は精巣に影響したが，体重には効果を与えなかった(GlassとLynch, 1982)．したがっ

て，視交叉上核と日長による体重調節の関係は今後明らかにされなければならない．

ラット，ハムスターでは眼からの光情報は網膜視床下部線維路を通って視交叉上核に達し，その出力神経は室傍核(PVN)を経由し，最終的には松果体に達する．この室傍核の破壊により，シリアハムスターでは短日暴露により誘発される精巣萎縮を妨げる．さらに，室傍核を破壊した後に雌のシリアハムスターを短日に移すと，統制群の健常動物では体重を増加させたが，破壊群ではこのような傾向はみられなかった．しかも，健常動物では発情サイクルを停止させたが，破壊動物ではそのような兆候はみられなかった(Bartnessら，1985)．

また，長日下のもとで室傍核を破壊した動物と健常動物に高脂肪食を与えると，健常動物に比べ，破壊は著しく体重を増加させる効果をもつことが示された．このようなことをみると，シリアハムスターでは，室傍核は体重調節に深くかかわっているらしい．したがって，室傍核は光情報の中継核以上の機能をもち，もしかすると体重調節の場合のメラトニンの直接の作用部位かもしれない．最近の報告では，室傍核はラットでも，摂食量と体重をコントロールする可能性が最も高い部位としてあげられている(Leibowitzら，1981)．

ほかにも，ヨーロッパハムスターで嗅球を摘出すると，一年の季節にかかわりなく体重を増加させるという報告(Miroら，1982)もあるが，シリアハムスターやシベリアハムスターでは調べられていないようである．

d. 体重の光周性調節

1) 生まれた時期による成長の違い　ヒトの生理機能や行動は，季節性を失いつつあるといわれている．しかし，現在でも文明の恩恵に浴することなく生活しているような未開社会のヒトでは，性成長や身体発達が，大きく自然条件によって左右されていると推論される．このとき，自然要因として大きく作用するのがいうまでもなく光と気温である．

動物では，これまでみてきたように，日長の変化によって身体発達と性成長は大きくコントロールされることがわかった．しかし，これらの日長による体重発達は，仔動物が生まれた時期に依存して変わる．

多くのげっ歯類では，生まれた季節により成長の速さや春機発動(puberty)の時期が異なることが報告されている．一般的にいえば，繁殖期の初めのころに生まれた仔は成長が速く，短期間のうちに春機発動期を迎える．一方，繁殖期の終わりに生まれた仔は成長は遅く，翌年の繁殖期の直前まで性成熟を先延ばしするのが普通である(Zuckerら，1985)．夏至を境に，それ以前に生まれた仔とそれ以後に生まれた仔とではわずか数週間しか異ならないのに，春機発動期に達するのに6か月もの違いがあるという(DarkとZucker，1985)．このことの生物学的意味は，仔を産み，育てるのに適していない時期を避けることにある．

シベリアハムスター，シロアシハツカネズミ，ハタネズミ類(Microtus)で，このような生まれた時期の違いによる成長遅延が広く観察されている．実験室環境でシベリアハムスターを使って，これをシュミレートした報告(Hoffmann，1978)によれば，生まれて間もない時期に長日(LD 16：8)あるいは短日(LD 8：16)の光環境に置かれ育てられた動物は，春期発動期に達するのに長日では31日であったが，短日の条件では5か月を要した．これと似た結果は，シロアシハツカネズミでも得られている(Zuckerら，1985)．長日にさらされた仔は，60日ころまでに大部分の動物で精子産生能力がみられたが，短日暴露動物では140日

まで待たなければ性的能力は出現しなかった.

ところが,光周反応性げっ歯類のなかで,このような成長遅延を示さない例外的な動物がシリアハムスターである(Darrowら,1980).彼らは,この動物は生まれてからおよそ7週間の間は,それまでにさらされていた光周期環境に関係なく成長することを見い出している.妊娠ハムスターを出産5日前に長日(LD 14:10)に移し,生まれた仔を直ちにDD, LD 6:18, LD 1:23, LD 14:10の光周期環境に置き,以後7日おきに動物を次々とサクリファイスして,7週齢まで体重発達と精巣重量を調べていったが,短日の3群と長日群との間には全くこれら二つにおいて差はみられなかった.つまり,短日の3群の体重と精巣は,長日の群と全く同じような成長の過程を示した.このように,シリアハムスターの幼体期の成長は,日長とは独立に進行するが,その理由ははっきりしていない.

2) 光周反応性の発達段階による違い 日長による応答性は,動物の発達段階によっても異なる.ハタネズミを長日(LD 16:8)から短日(LD 8:16)へ,離乳前の20日齢と成体の80日齢でそれぞれ移し,二つのグループの動物を2か月間短日環境に置いた後,精巣の重量を比べた.その結果,ずっと長日におかれ80日齢と140日齢に達した動物の精巣発達の抑制は,幼体期に短日に移行された動物のほうが大きいことが報告されている(Donhamら,1989).しかし,この場合でもメラトニンの実際の分泌パターンは,80日齢と140日齢では差はみられなかった.さらに,長日下のもとで2か月にわたりメラトニンを投与された80日齢と140日齢の動物では,前者において精巣は大きく抑制された.これらのことは,ハタネズミでは,日長短縮に対する反応性は幼体の方が敏感であり,精巣がまだ十分発達していないうちに,短日にさらしたほうが性発達に対し抑制的に働くことを示す.おそらく,体重発達についてもこれと同じことがいえるだろう.

一方,これとは反対にシリアハムスターでは,前述のように生後7週ごろまでは光周反応性は極端に低く,長日,短日にかかわらず精巣と体重は成長した.この性機能に対する光周反応性の低下は,われわれの研究では生後7週間にとどまらず,ずっと延長していることを見い出している.そうはいうものの,シリアハムスターでも,成長期にある幼体から若年期のほうが成体期より光周期効果は大きく作用し,前者の方が短日下での体重の増加率は高い(Ibuka, 1992).これは,一つには成体の体重が天井に達してしまっていることに起因する.

3) 過去の光周経験効果 同じ長さの日長であっても,夏至を境にして動物の成長率や性成熟は大きく異なった.このことは成長や性発達を規定するのは日長の絶対的な長さでなく,むしろ相対的な長さが重要なことを示唆している.臨界日長に近い光周期の場合には,特にこのことは重要である.同じ長さの光周期であっても,日長が徐々に短い段階から長いほうへ向かう場合と,逆に長い日長から短い日長へと変化する場合とでは,動物がいずれの事態で出会ったかにより,"長日"にも"短日"にも解釈される.つまり,動物はそれまでさらされていた日長と比較して,光周期の長さを判断している.

最近の研究がこの事実を明らかにした.たとえば,雄のシベリアハムスターを臨界日長に近いLD 14:10の光周期に暴露しても,生まれてからずっとLD 8:16の光周期にさらされてきた場合と,LD 16:8の光周期にさらされてきた場合とでは,LD 14:10を動物は異なって理解し,前者の場合には長日と,後者の場合には主観的な短日と判断する.そのため

3.5. 光と成長

に，後者の場合には，臨界日長より長いにもかかわらず精巣の萎縮がみられた(Hoffmann, 1986).

同じ考えが，体重発達についてもみられるはずであり，成長は過去の光周期経験によってその効果が異なることが期待される．雄のシリアハムスターを3週齢より，10週間にわたり長日(LD 16：8)あるいは短日(LD 8：16)の環境で育て，その後，長日動物を短日に移し(L-S)，その後の10週間の成長をずっと短日下で育てられた動物(S-S)と比較した．同じように，短日から長日に移した動物(S-L)の成長率を長日のもとで育った動物(L-L)と比較した．その結果は，生後20週にわたり，長日あるいは短日環境に暴露するよりも，長日を経験した後に短日に暴露された動物の成長は，短日にさらされ続けた動物より成長率は高かった(図3.32)．一方，これとは反対に，短日を経験した後に長日にさらされた動物は，

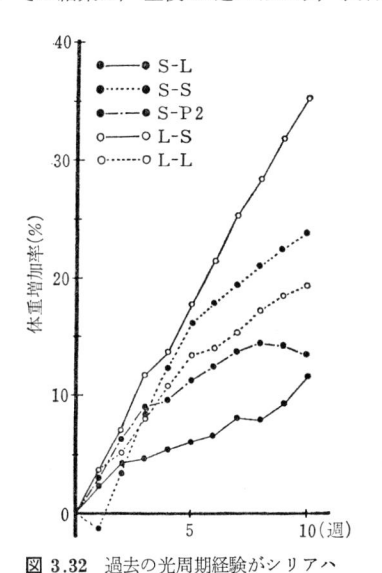

図 3.32 過去の光周期経験がシリアハムスターの成長に及ぼす効果 (Ibuka, 1992)
P 2 は短日下の暗期の真中で15分の光パルス．

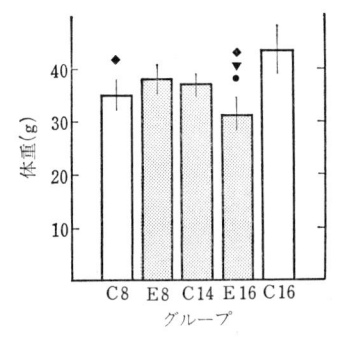

図 3.33 母親が妊娠中にさらされた光周期環境が仔の成長に及ぼす効果(Horton, 1984)
C 14 と E 8, E 16 の差は母親が妊娠中に受けた光周期の効果．一方，E 16 と C 16，E 8 と C 8 の差は生後効果．

ずっと長日にさらされた動物より成長は抑えられた．このように，動物の成長や性成熟をコントロールする臨界日長は種に固定的に決定されているというよりは，むしろある範囲内で可変性をもち，相対的な光周期の長さの変化が大きな意味をもつ．

過去経験としての光周期効果は生まれた後に動物がさらされる光周期だけでなく，母親が妊娠中に経験した光周期によっても，仔の出生後の成長や性発達がコントロールされることが最近になって明らかにされた(Hroton, 1984)．ハタネズミを光周期が8, 14, 16時間のもとで交尾，妊娠，出産させ，その仔の成長を離乳より74日齢まで追った．このとき，妊娠母親を出産時に光周期を8時間から14時間(E8)へ，16時間から14時間(E16)へ移す群を設け，出生前も出生後も14時間の対照動物(C14)と比較した．その結果，E8群の動物の体重発達はC14群に比べ優り，反対にE16群の動物はC14群より体重の成長は抑えられ

た(図3.33). これらの差はただ一つ, 母親が妊娠中にさらされた光周期環境の違いに帰せられよう.

4) 光周期の絶対的長さが重要なわけではない　上述のこととも関連するが, 光周期と成長, 性発達を考えるうえで重要なことは, 光周期の絶対的な長さではなく, むしろ明期の開始(自然では日の出)や明期の終わり(日没)を知らせる光パルスが暗期のどの時刻で与えられるかによって, 動物は光の長さを測定することがいわれている(Elliott, 1976). そのために, たとえばLD8：16の光周期環境に動物を暴露するとき, 暗期の真ん中, すなわち暗開始より8時間後に, 1分あるいは5分の光パルスを与えただけで, この光周期環境は短日とは全く異なって解釈され, 動物はこれを長日と判断する. なぜなら, この場合1分の光パルスを日の出と読んでも, また日没と読んでも明期の長さは8+8時間の16時間と解釈され, 主観的には長日環境になる. そのため, 短日環境にわずか1あるいは5分光パルスが加わっただけなのに長日様効果を動物に与える.

長日に置かれた雄のシベリアハムスターを上述の実験デザインにのせ, 45～47日たったところでこれらの動物の体重, 精巣, 毛色を調べた. その結果, 体重は長日維持群43.3g, 短日維持群29.4gとなり, 短日光周期は成長を抑制している. ところが, 暗期の真ん中で1分あるいは5分の光パルスを与えられた動物の体重はそれぞれ43.5g, 40.5gとなった. わずか1分あるいは5分の光パルスが暗期の真ん中で与えられただけで, 長日暴露と同じ程度の影響を与えたわけである. これらの動物では, 予想されるように, 精巣は萎縮することもなく, 毛色も夏毛のままであった. 図3.32に示されているように, シリアハムスターでも同じことが見い出されている. これらのことは成長や性発達をコントロールする因子として, 明期の絶対的長さというよりは, 相対的な長さやあるいは光のオン・オフによる明期の長さの測定が重要なことを示している.

〔井深　信男〕

文　献

Bartness, T. J. and Wade, G. N.: Photoperiodic control of body weight and energy metabolism in Syrian hamsters (*Mesocricetus auratus*): role of pineal gland, melatonin, gonads, and diet. *Endocrinol.*, **114**, 492-498, 1984.

Bartness, T. J. and Wade, G. N.: Photoperiodic control of seasonal body weight cycles in hamsters. *Neurosci. Biobehav. Rev.*, **9**, 599-612, 1985.

Bartness, T. J., Bittman, E. L. and Wade, G. N.: Paraventricular nucleus lesions exaggerate dietary obesity but block photoperiod-induced weight gains and suspension of estrous cyclicity in Syrian hamsters. *Brain Res. Bull.*, **14**, 427-430, 1983.

Beasley, L. J., Pelz, K. M. and Zucker, I.: Circannual rhythms of body weight in pallid bats. *Amer. J. Physiol.*, **246**, R 955-R 958, 1984.

Canguilhem, B., Masson-Pevet, M., Pivet, P. and Bentz, I.: Endogenous. photoperiodic and hormonal control of the body weight rhythm in the female European hamsterm *Cricetus cricetus*. *Comp. Biochem. Physiol.*, **101 A**, 465-470, 1992.

Dark, J. and Zucker, I.: Gonadal and photoperiodic control of easonal body weight changes in male voles. *Amer. J. Physiol.*, **247**, R 84-R 88, 1984.

Dark, J. and Zucker, I.: Seasonal cycles in energy balance: regulation by light. In R. J. Wurtman, M. J. Baum and J. T. Potts, Jr. Eds., *Ann. N. Y. Acad. Sci.*, **453**, 170-181, 1985.

Dark, J., Zucker, J. and Wade, G. N.: Photoperiodic regulation of body mass, food intake,

and reproduction in meadow voles. *Amer. J. Physiol.*, **245**, R 334-R 338, 1983.
Darrow, J. M., Davis, F. C., Elliott, J. A., Stetson, M. H., Turek, F. W. and Menaker, M.: Influence of photoperiod on reproductive development in the golden hamster. *Biol. Reprod.*, **22**, 443-450, 1980.
Donham, R. S., Horton, T. H., Rollag, M. D. and Stetson, M. H.: Age, photoperiodic responses, and pineal function in meadow voles, *Microtus pennsylvanicus J. Pineal Res.*, **7**, 243-252, 1989.
Elliott, J. A.: Circadian rhythms and photoperiodic time measurement. *Feder. Proc.*, **356**, 2339-2346, 1976.
Ellis, G. B. and Turek, F. W.: Changes in locomotor activity associated with the photoperiodic response of the testes in male golden hamsters. *J. Comp. Physiol.*, **132**, 277-284, 1979.
Glass, J. D. and Lynch, G. R : Melatonin: identification of sites of antigonadal action in house mouse brain. *Science*, **214**, 821-823, 1981.
Glass, J. D. and Lynch, G. R.: Diurnal rhythm of response to chronic intrahypothalamic melaton injections in the white-footed mouse, *Peromyscus leucopus Neuroendocrinol.*, **35**, 117-122, 1982.
Hoffmann, K.: Effects of short photoperiods on puberty, growth and moult in the Djungarian hamster (*Phodopus sungorus*). *J. Repord. Fert.*, **54**, 29-35, 1978.
Hoffmann, K.: Photoperiodic effects in the Djungarian hamster: one minute of light during dark time mimics influence of long photoperiods on testicular recrudescence, body weight and pelage colour. *Experientia*, **35**, 1529-1530, 1979.
Hoffmann, K., Illnerova, H. and Vanecek, J.: Change in duration of the night time melatonin peak may be a signal driving photoperiodic responses in the Djungarian hamster (*Phodopus sungorus*). *Neurosci. Lett.*, **67**, 68-72, 1986.
Horton, T. H.: Growth and reproductive development of *Microtus montanus* is affected by the prenatal photoperiod. *Biol. Reprod.*, **31**, 499-504, 1984.
井深信男: 行動の時間生物学, 朝倉書店, 1990.
Ibuka, N.: Photoperiodic regulation of body weight in Syrian hamsters: effects of prior photoperiodic history. *Jap. J. Psychol.*, **34**, 126-134, 1992.
Leadem, C. A.: Photoperiodic sensitivity of prepubertal female Fisher 344 rats. *J. Pineal Res.*, **5**, 63-70, 1988.
Leibowitz, S. F., Hammer, N. J. and Chang, K.: Hypothalamic paraventricular nucleus lesions produce overeating and obesity in the rat. *Physiol. Behav.*, **27**, 1031-1040, 1981.
Miro, J. K., Canguilhem, B., Schmitt, P. and Koch, A.: Hyperphagia and obesity after olfactory bulbectomy performed at different times of the year in the European hamster. *Physiol. Behav.*, **29**, 681-685, 1982.
Nelson, R. J.: Photoperiodic responsiveness in house mice. *Physiol. Behav.*, **48**, 403-408, 1990.
Rusak, B. and Morin, L. P.: Testicular responses to short photoperiod are blocked by lesions of the suprachiasmatic nuclei in golden hamsters. *Biol. Reprod.*, **15**, 366-374, 1976.
Vitale, P. M., Darrow, J. M., Duncan, M. J., Shustak, C. A. and Goldman, B. D.E: ffects of photoperiod, pinealectomy and castration on body weight and daily torpor in Djungarian hamsters (*Phodopus sungorus*). *J. Endocrinol.*, **106**, 367-375, 1985.
Wade, G. N.: Obesity without overeating in golden hamsters. *Physiol. Behav.*, **29**, 701-707, 1982.
Wade, G. N. and Bartness, T. J.: Seasonal obesity in Syrian hamsters: effects of age, diet, photoperiod, and melatonin. *Amer. J. Physiol.*, **247**, R 328-R 334, 1984.
Wallen, E. P., DeRosch, M. A., Thebert, A., Losee-Olson, S. and Turek, F. W.: Photoperiodic response in the male laboratory rat. *Biol. Reprod.*, **37**, 22-27, 1987.
Zucker, I., Johnston, G. P. and Frost, D.: Comparative, physiological and biochronometric analyses of rodent seasonal reproductive cycles. In Progress of Reproductive Biology (P. O. Hubinont Ed.), pp. 102-133, Karger, 1980.

3.6. 光と子ども

「光と子ども」という課題について,光と生物との相互作用という観点から,系統発生的ならびに個体発生的に考察すると,きわめて重要で興味深いテーマであることが明確に浮かび上がってくる.光受容器として視覚を司る眼は,五官のうちで聴覚と並んで最も高度な機能を営んでいる.ヒトの脳への感覚性入力の1/3は眼からくるといわれており,脳の生体リズムを含めた機能的発達においても重要な役割を演じていると解釈され,生命現象を解く鍵の一つであるといっても過言ではないと思われる.以下は光と子どもに関連する臨床的に興味深くかつ有意義と思われる,a. 光受容物質と生物進化(系統発生),b. 小児の健康に及ぼす影響,c. 治療への応用,の三つのトピックスを中心に論じたい.光の臨床診断の手段への応用などについては割愛する.

なお,光とは眼を刺激して視覚を起こさせる物理的原因すなわち,通常可視光線と解釈されるが,ここでは臨床的立場から紫外線と赤外線をも含めた電磁波を"光"として論じたい.参考のために色,光の波長,光エネルギーなどとの関係を要約した表3.2をまず掲げておく.

表 3.2 光と波長とエネルギー(松浦,1970より改変)

$\bar{\nu}$ (cm⁻¹)		100000	50000	33333	25000	20000	16666	14287	12500		
λ (nm)	10^{-3} 10^{-1}	100	200	300	400	500	600	700	800	$10^3 \sim 10^5$	$10^6 \sim 10^7$
γ線 X線		紫外線			可視光					赤外線	マイクロ波
		遠紫外		近紫外	紫(黄)	青(橙)	緑(赤)	黄(紫)	橙(青)	赤(青緑)	とび色(緑)	(カッコ内は透過光)
1 einstein (eV)		12.4	6.2	4.1	3.1	2.5	2.1	1.8	1.55		
(kcal/mole)		286	143	95	72	57	48	41	35		
結合解離エネルギー				O-H	C-H	C-C	C-Cl	C-I	N-N	O-O	
(kcal/mole)				110.6	98.8	83.1	78.5	57.4	38.0	33.2	

a. 光と光受容物質と生物進化(Albertsら,1990; 大西ら,1991, 1992)

1) 光受容物質と系統発生 光と生物とのかかわりを系統発生的にみると,まず30億年以上前にバクテリオクロロフィルを光受容物質とし酸素を放出する最初の生物とされる広義の光合成細菌(Cyanobacterium)が出現し,次いでレチナール(retinal)を光受容物質とする生物が17億年ほど前に出現したといわれている.また,フィトクロムのようにすべての緑色植物の細胞に存在し生体の諸機能を調節する作用を営む例や,フィコシアノビリン,フィコエリスリン,アロフィコシアニンのような胆汁色素の一種であるフィコビリンを光受容物質として利用している紅藻やラン藻,クリプト藻といった生物の存在も知られている.また,渦鞭毛藻ではカロチノイドを,ミドリムシではフラボノイドを光受容物質として利用しているといわれている.

2) レチナールを光受容物質とする生物

i） 起源となる生物： 真核生物と真正細菌に加えて，第三の生物群である古細菌として位置づけられるレチナールを光受容物質とする高度好塩菌の一種 *Halobacterium halobium* が存在する．その細胞膜上にパッチ状に紫膜(purple membrane)をもち，そこに存在している光感受性複合体であるバクテリオロドプシンにより太陽の光エネルギーを吸収し，それを利用してプロトンを内から外へ輸送(proton pump)することにより細胞膜の内外に電気化学ポテンシャルエネルギーを発生させ，このエネルギーを使って細胞膜にある ATP synthase により ATP の生成を行い，これを利用して生存している．

このバクテリオロドプシンは，人間の眼の色素蛋白質であるロドプシン(rhodopsin)に似ている点で非常に注目されている．このバクテリオロドプシンに加えて，その細胞膜から同じレチナールを光受容物質とするが機能の異なる新たな色素蛋白質が発見され，ハロロドプシン(halorhodopsin)と命名された．これは光エネルギーを利用して細胞内へ Cl^- を運び込んで膜電位を形成する光クロライドポンプ(Cl^- pump)である．これらのイオンポンプ能を有するレチノイド蛋白質のほかに，細菌には光利用反応を効率的に行うための向光性や紫外線忌避性があり，そのための細胞の運動センサーとして機能するセンサーロドプシン(sensory rhodopsin)やフォボロドプシン(phoborhodopsin)と名付けられた光感覚器官としてのレチノイド蛋白質も知られている．

ii） レチナールを光受容物質とする生物の系統発生： レチナールを光受容物質とする生物の進化について系統発生的にみると，上述の *Halobacterium halobium* に始まり，環形動物の貧毛類のように光受容器が皮膚光感覚のように散在している下等動物がある．その一方で，光受容器が体表面の2個所に集合し，眼というきわめて特殊な器官に発達させて，光エネルギーを生存に直接必要な化学エネルギーに変換して利用するのではなく，情報を取入れる窓として，取巻く環境を画像として中枢神経系にもたらし，それにより生存に適した行動ができる高等動物に至るまでさまざまである．眼のほかに網膜とよく似た組織像を示す松果体を有し，光刺激を感受する爬虫類以下の脊椎動物が存在する．鳥類や哺乳類になると松果体の網膜構造は退化・消失し，充実性分泌組織像を示すようになる．以上のように，地球の自転に起因する明暗リズムと生物リズムとの結び付きが生物進化の面から理解される．

iii） ヒトにおけるロドプシンの特異性(中西，1990；Khorana，1992)： ヒトにおける光を感知する光受容体としてのロドプシンの特異性については図3.34，3.35に示す(図1.3も参照)

① 400 nm 前後から 700 nm までのきわめて

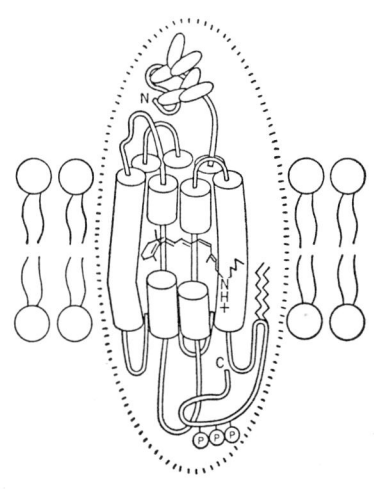

図 3.34 ロドプシンのモデル
(Dratz と Hargrave, 1983)

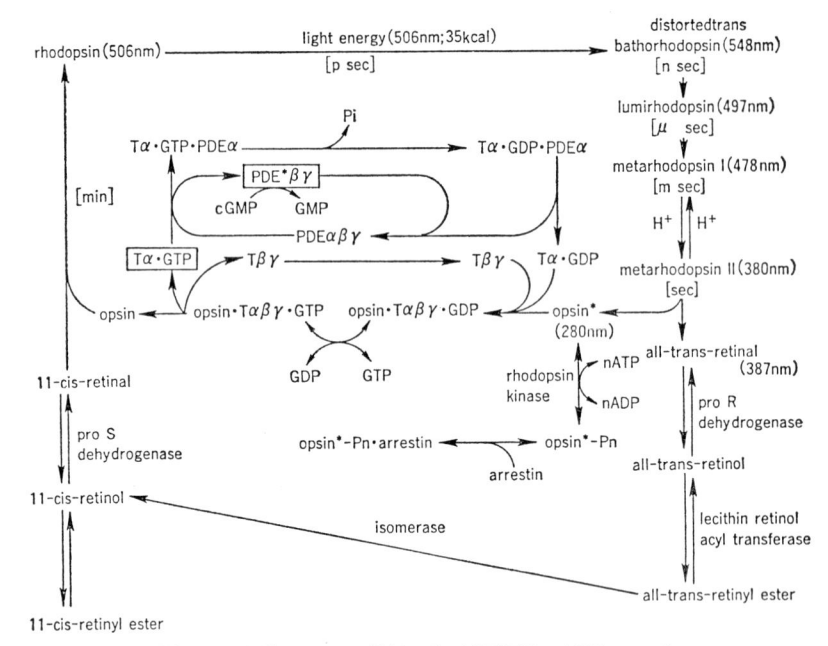

図 3.35 視覚サイクルの最新モデル（大西原図；大西ら，1992）

広範囲の波長の光をレチナールという1種類の比較的単純な化学構造の色素だけでカバーしている．しかもヒトは約2000種類の色を識別しうるといわれている．

② 系統発生の過程で光受容物質であるレチナールを包み込んでいるオプシン(opsin)蛋白質の7本(A～G)の transmembrane の α-ヘリックスのうちヘリックス G のリジン(lysine 296)残基の ε-アミノ基と protonated Schiff base linkage (-CH=NH$^+$-CH$_2$-)を形成するとともに，そのポケットの内壁を構成しているアミノ酸の種類の差により生ずる荷電の状態や，ポケットの立体的な構造の差によりレチナールという発色団(chromophore)の立体構造が規定される．この現象を opsin shift という．これにより事実上レチナールの立体構造が無限に変化しうることが，種々様々な色を識別する機能の物質的背景として理解される．

③ その素材は天然にきわめて豊富に存在している β-カロチンであり，しかも有機化学的には β-carotene dioxygenase によりその分子の中央で切れてレチナールが容易に生成されるという特徴をもっている．

以上の3項目に要約される．

3) 視覚野と運動野の皮質下投射の個体発生 　環境の情報を利用して生存に適した行動に結び付ける個体発生については寺島(1993)によれば，ラットでは，大脳皮質の第五層を占める大型錐体神経細胞が大脳以外に存在する標的に向かって行う皮質下投射は，軸索伸張期には運動野と視覚野とを問わず基本的に同じであるが，選択的側枝消退期に領野特異性が生ずる．初めは，運動野，視覚野からいずれも脊髄に至る皮質脊髄路線維がまず形成され(軸

3.6. 光と子ども

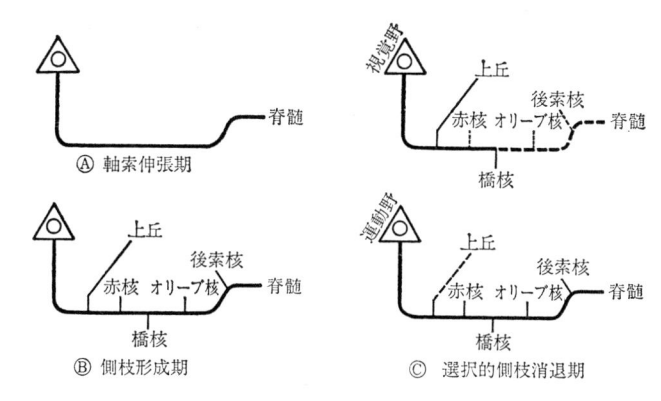

図 3.36 運動野および視覚野より起こる皮質脊髄路線維の発生(寺島, 1993)

索伸張期)，次いで図 3.36 のように 5 種類の側枝ができる(側枝形成期)．しかし，運動野より赤核，橋核，オリーブ核，後索核に向かう側枝は安定化して残り，視覚野より起こる皮質脊髄路線維から赤核，オリーブ核，後索核に向かう側枝は消失するが，上丘，橋核に向かう側枝は安定化して残る(選択的側枝消退期)．このように外界の視覚的情報を中枢神経に画像としてもたらす経路と，その情報を連合野で統合した後，外界の環境の変化に的確に対応して行動を行うための皮質脊髄路が平行して形成されることが理解される．

4) 脳による視覚情報処理 脳による視覚情報処理については，視覚による感覚情報が感覚受容細胞を介して神経系に流れ込むと，脳はこの情報を処理して，重要な特徴だけを抽出しなければならない．これが，神経系における第 2 段階の感覚情報処理である．脳の視覚中枢ニューロンのあるクラスは，眼が特定の方向をもつ線分をみたときに活動電位を発生する．このニューロン群からの出力シグナルは別のニューロン群に伝えられ，そこでは情報処理プロセスがさらに 1 段階進む．こうして情報処理が進むとともに，特徴抽出のレベルがさらに高まり，最後には意味のある画像，たとえば顔の表情といった微妙で複雑な対象の認知へと到達するといわれている．

b. 小児の健康に及ぼす光の影響

1) 概日リズムの座としての視交叉上核(Miller, 1993; 中川, 1991; Inouye と Kawamura, 1979)　行動や生理的および内分泌的機能に認められる概日リズムは哺乳類のみならずほとんどの生物の本来的特徴である．この概日リズムは中枢神経に存在する内因性の生物時計の働きを反映しているが，それと同時にこのペースメーカーは明暗サイクルのような外因的刺激に同調しうる性質をもっている．哺乳類の生物時計は視神経交叉のすぐ背面で第三脳室底部の両側に接して視床下部の領域に局在する約 16000 の神経細胞と，それに伴うグリア細胞からなる左右一対の構造をしている視交叉上核(suprachiasmatic nuclei; SCN)である(図 3.37)．

概日リズムにおける視交叉上核の本質的役割については，視交叉上核は哺乳類の概日リズムの発現と維持に必要十分条件を備えている．視交叉上核を電気的に障害すると，このよう

なリズムの大部分は消失する．神経系の可塑性は一般に未熟であるほど大であるが，しかし，たとえば新生仔ラットの視交叉上核を障害すると成熟動物と同様に概日リズムの回復は起こらない点がきわめて特異的である（MoskoとMoore, 1978）．視交叉上核を電気刺激すると行動上リズムの位相の移動が起こる．もし in vivo でナイフカットにより視交叉上核を脳の他の部分から単離すると，他の脳の領域の活動のリズムが消失するにもかかわらず視交叉上核の概日リズムだけが単一の活動として持続し，結果として "hypothalamic island" となる．

視交叉上核を障害され，リズムを失った動物に視交叉上核を移植すると，リズムが回復するだけでなく，ドナーの動物の正確なリズムを取りもどす．さらに in vitro で単一の活性として神経伝達物質のレベルで細胞代謝の概日リズムを維持することができる．それゆえ，視交叉上核の細胞の機構を詳細に理解すれば，行動の circadian temporal organization が発現する機構を理解することができる．ラットにおいて視交叉上核の発振機構，同調因子，出力系に分けて詳細に検討されている．

位相のシフトについては，哺乳動物において種々の生理活性物質が視交叉上核の生物時計の位相をリセットしうることが知られている．ニコチン，カルバコール，5-ヒドロキシトリプタミンアゴニスト，ヒスタミン，メラトニン，ムシモール，グルタミン酸，ニューロペプチドY，バゾアクティブインテスティナールポリペプチド（VIP），peptide histidine isoleucine と gastrin-releasing peptide の混合物のような神経伝達物質ないし神経内分泌受容体のリガンドが，in vivo で脳室内，視交叉上核へ直接，あるいは in vitro で取出した視交叉上核へ投与すると著明な位相のシフトが起こる（Miller, 1993）．視交叉上核には上記の生理活性物質にそれぞれ対応する受容体が証明されている．セカンドメッセンジャーレベルで cAMP や cGMP の投与により位相の移動が in vitro でひき起こされる．蛋白質合成の阻害剤の投与により著明な位相の遅れがひき起こされる．

最近の研究によれば（柴田と渡辺，1994），光同調のための光受容器である網膜から視交叉上核に投射している神経連絡は，一つは網膜から直接視床下部に終わる網膜視床下部路（retinohypothalamic tract）で，他は外側膝状体を経由する genito hypothalamic tract である．前者の神経伝達物質はグルタミン酸，N-メチル-D-アスパラギン酸（N-methyl-D-aspartate; NMDA），サブスタンス P であり，後者のそれはニューロペプチド P, GABA が知られている．視交叉上核ニューロンの発達については，単一ニューロン活動を指標として調べられている．胎齢22日目では活動は低いが昼夜差が認められ，放電パターンは不規則である．しかし生後14日目までに規則的な成熟ラットと類似していたという．また in vivo および in vitro で，胎生22日目のラットの視交叉上核の代謝活動にはすでに概日リズムが存在することが証明されている．胎生期につくられる概日リズムの発生には母親のリズムは何ら影響しないが，後述するように胎生期ラットのリズムリセットのタイミング，すなわち同調には母親のリズムに決定権があることが明らかにされた．

2） 光による視交叉上核を経由する松果体のメラトニン分泌調節　　松果体は間脳から第三脳室へ突出している重量が約 150 mg の小さな臓器である．その組織にはメラトニンとアルギニンバソプレシン（AVP）が見い出される．

3.6. 光と子ども

図3.37に示したように，光が眼に入り，網膜の光受容物質であるレチナールに光量子が吸収され，そこで光エネルギーという物理的信号が神経興奮という生物的信号に変換される．その場合，光受容桿細胞のロドプシンが光量子を吸収して，Na^+チャネルが閉じ過分極となってCa^{2+}の流入が減少し，抑制性神経伝達物質の放出速度が減少するので，結果的に神経興奮が惹起されると解釈される．この信号が興奮性アミノ酸であるグルタミン酸を神経伝達物質とする網膜視床下部路(glutamatergic neuron)を介して視床下部の視交叉上核へもたらされる(柴田と渡辺，1994)．視交叉上核においてNMDA型受容体Ca^{2+}チャネルにより感知された信号は，細胞内Ca^{2+}濃度$[Ca^{2+}]_i$の上昇という変化に置替えられ，その結果NO synthase活性の上昇が起こり，これによりNOを介してguanylate cyclaseの活性化によりcGMPの上昇を経由して遺伝子発現，すなわち蛋白質合成の結果，位相の変化が起こると解釈される(Watanabeら，1994)．その場合，網膜視床下部路によりもたらされた信号を受けて視交叉上核

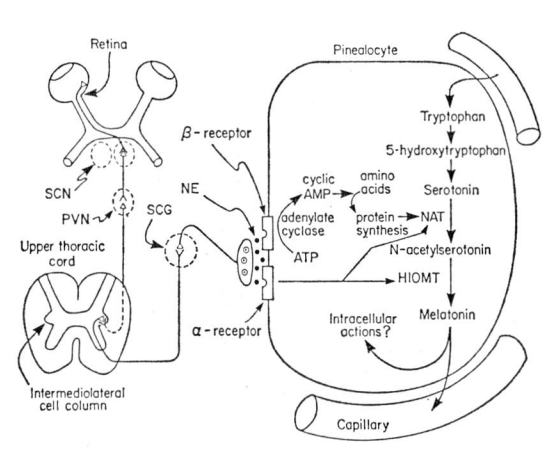

(a) 眼(網膜)と松果体(単一の細胞として示されている)との神経結合(Reiter, 1993)

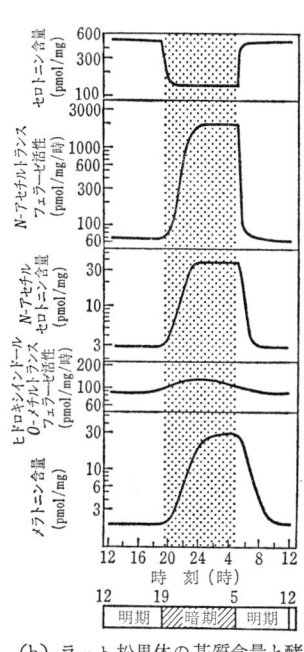

(b) ラット松果体の基質含量と酵素活性(明暗周期の暗部分には陰をつけた)(KleinとWeller, 1970)

図 3.37

表 3.3 同調因子(柴田と渡辺, 1994a)

光パルス型	非光パルス(暗パルス)型
① 光	① ストレス(運動誘発)
② グルタメート受容体刺激薬	② ニューロペプチドY
③ cGMP	③ ベンゾジアゼピン，ムシモール
④ 高濃度KCl	④ メラトニン
⑤ アセチルコリン	⑤ セロトニン受容体刺激薬
⑥ サブスタンスP，ソマトスタチン	⑥ 蛋白質合成阻害薬

はおそらく VIP を神経伝達物質とする抑制性神経細胞として上頸部交感神経節に対して働く．その解剖学的な経路は視交叉上核から中脳，脊髄を経由して上頸部交感神経節を経てシナプス後神経を介して松果体に達する．したがって，昼間の明るい条件下では光の興奮性信号を受けて抑制性神経細胞である視交叉上核は松果体へ抑制的に働き，メラトニンの生合成を抑える．一方，夜間の暗い条件下では視交叉上核の抑制的働きが除かれて興奮性信号を松果体へ送りメラトニンの分泌をきたす．要するに視交叉上核は生物時計の解剖学的部位と考えられている．したがって，その機構はノルアドレナリンが分泌されて β 受容体を興奮させ，同時に α_1 受容体の活性化による potentiate と相まって adenylate cyclase 活性が上昇し，cAMP をセカンドメッセンジャーとしてメラトニンの生合成の律速段階酵素である N-アセチルトランスフェラーゼ(N-acetyltransferase)活性が上昇し，セロトニンから N-アセチルセロトニンを経てメラトニンの生合成が起こる．以上のように環境の明暗，すなわち光の存在の有無が最終的にメラトニンの生合成の抑制ないし促進という機能的ならびに形態的な結び付きとなる．非光同調については光同調とを対比した要約は表3.3のごとくである．

以上要約すれば，柴田と渡辺(1994)によれば現時点で考えられている体内時計への同調性の入力や出力の結合モデルは図3.38のごとくである．

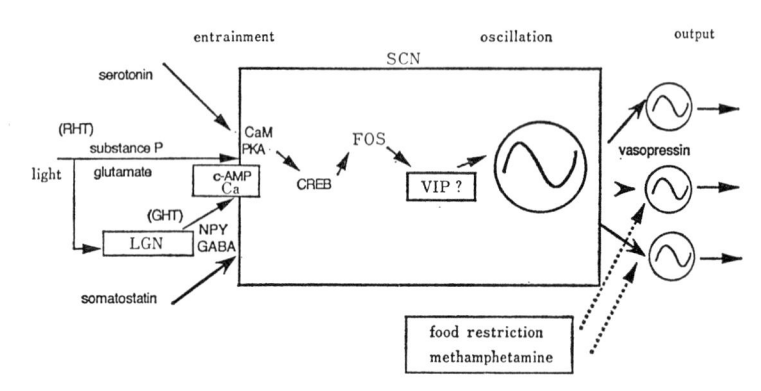

図 3.38 げっ歯類における体内時計への同調性の入力や出力の結合モデル(柴田と渡辺, 1994 b)

3) 内因性概日リズムの発達

ⅰ) 哺乳動物の同調(entrainment)：地球の自転による太陽光の明暗サイクルが生物の内因性の概日リズムを24時間周期に同調(entrain)させている(Aschoff, 1981)．この entrainment は生体内の時間的秩序を確認し，リズムが相互にかつ24時間に適当な関係で発現させる働きをしている．この時間的秩序により生体は環境の予測される変化に対し効果的に機能し予見し対応することができる．哺乳動物では前視床下部の視交叉上核が種々の内分泌的および行動的リズムを生じせしめるペースメーカー(生物時計)の部位である(Moore, 1983; Takahashi と Zatz, 1982)．この entrainment に必要な光の情報は，前述のように単一のシナプスから成る網膜視床下部路により視交叉上核に一義的に到達している(Moore と Lenn, 1972)．

3.6. 光と子ども

ii) 胎生期の概日リズムの発達に及ぼす母体の影響: Deguchi(1975)によるラットの松果体に関する研究に端を発して, 周生期に種々の哺乳動物の生物時計が機能していることが証明された(Reppert ら, 1987). 興味深いことに, げっ歯類では網膜視床下部路による視交叉上核の神経支配が起こる前の胎生末期から新生仔期の間に, 視交叉上核は明暗サイクルに entrain される. 視交叉上核は早い段階で母親の環境と胎仔脳との間の光交換器 transducer として作動し, 発達途上の胎仔の生物時計のタイミング(位相)を親自身のそれに同調させ, それにより胎仔は環境の明暗サイクルに同調することができる. かくして母体による entrainment は, 仔自身による網膜を介する entrainment の機構が機能するようになるまで, 胎仔の概日リズムの環境の明暗サイクルへの同調を確かなものにしていると解釈される.

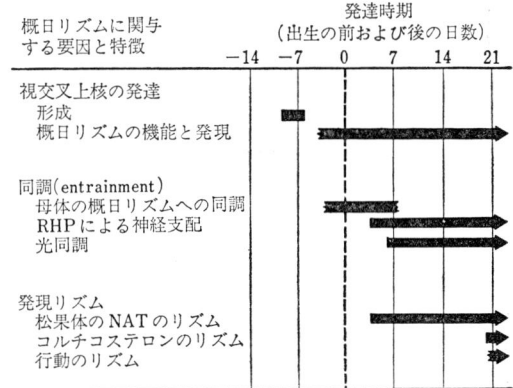

図 3.39 周生期におけるラットの概日リズムの発達 (Reppert ら, 1987)
太いバーは因子または特徴が存在する時期を示す.
RHT: 網膜視床下部路.

胎生期から新生仔期を経て離乳期に至るラットの周生期における概日リズムの発達については図 3.39 に示すごとくで, ①視交叉上核の発達として, 形態学的形成と機能的発達, ② entrainment として, 母親による entrainment と網膜視床下部路による神経支配, 環境の光による entrainment, ③明白なリズムとして, 松果体の N-acetyltransferase 活性のリズムの発現, コルチコステロンのリズム, 行動のリズムの発現について発達的変動, の三つに大別される. この発達パターンは哺乳類全般に認められている.

図 3.40 は母仔間の調整の概念的なモデルである. この場合, 母体から胎仔への信号の物質的裏付けについては不明であるが, 筆者はメラトニンが機能していると予想している. なぜならば, メラトニンは胎盤を自由に通過し, 母体血と臍帯動・静脈血との間にその濃度差は認められず, 両者の間には密接な関係が存在することが証明されているからである. しかし, 母親の視交差上核を取除いても, 胎児の概日リズムの母体依存性が消失しない点が問題として残る.

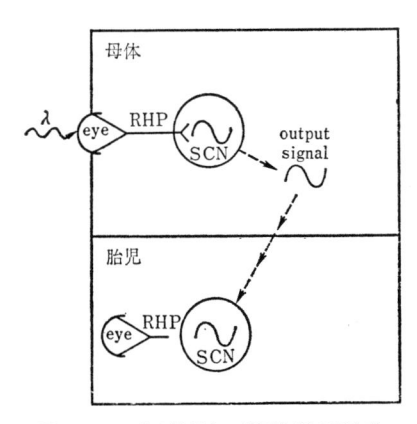

図 3.40 母体と胎児との相互作用の概念的モデル(Reppert ら, 1987)

iii) 光と松果体の概日リズムとの関係

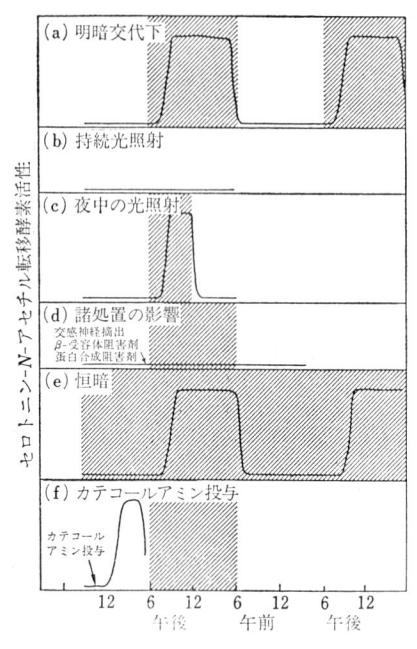

図 3.41 各種明暗条件におけるラット松果体のセロトニン-N-アセチル転移酵素(NAT)リズム(出口, 1977)

(Deguchi, 1977, 1992; Cavallo, 1993):

ヤツメウナギからヒトに至る数多くの脊椎動物について松果体のメラトニン量と N-acetyltransferase 活性および血中メラトニン量が顕著な概日リズムを示し, いずれの場合も夜間に暗くなるとメラトニンの生合成が高まるというパターンを示すことが明らかにされている(出口, 1977). したがって, 自然の環境におかれた哺乳動物は, 図 3.41 に示すように, 昼行性夜行性に関係なく本来視交叉上核に内因性の概日リズム(生物時計)が存在し, 上頚部交感神経節を経由して松果体にその信号が伝えられる. その調節機構については前述のごとくである. それによりトリプトファンからメラトニンの生合成の律速段階に関与する N-acetyltransferase 酵素蛋白の生合成が促進され, メラトニンの合成が誘導され, 概日リズムがひき起こされる. その酵素活性の日内変動はラットでは 100 倍以上に相当する. このリズムのピークに達したところで動物の置かれている環境の明かりを点燈すると, c 図に示すように, N-acetyltransferase は急速に減少し, 10 分後に 1/20 まで低下するという. ヒトにおいても高照度光による網膜刺激は, 夜間のメラトニン分泌を抑制しメラトニン分泌リズムの同調因子として強力な作用を及ぼしていることが証明されている(Lewyら, 1980). 逆に光が持続的に遮断されると概日リズムが存続する(e 図). 一方, 持続的に明るいところに置くと, メラトニンの概日リズムが消失し, 光照射を止めない限り永遠にリズムが消失したままとなる(b 図).

一方, 出生直後から持続的に明るいところに置いた場合, 上述の親動物では消失したままになるのに対して, 仔ではリズムが出現してくる点が特異的である. しかし, 位相は成長とともに後にずれることが証明されている.

以上の理論的根拠から, 新生児の置かれている環境が光療法のように持続的に眼が光から遮断されていれば内因性リズムが働くゆえ, むしろ問題が少ないと推定される. しかし長期にわたると, 視中枢の細胞の障害がひき起こされる. 一方, 一般の新生児室のように, 昼夜の別なく持続的に明るい環境であると, 視交叉上核の内因性概日リズム(体内時計)の発達が抑制される可能性があることが理解される.

4) ヒトにおける概日リズムの発達

i) ヒトの胎児の概日リズムの発達: ヒトの胎児は妊娠中期から心拍数, 呼吸運動, 胎動の概日リズムが認められる(Patrickら, 1982; Visser, 1982). 胎児の心拍数は胎生 22 週

より明らかな概日リズムを示し,胎動は胎生30～40週で母親の睡眠中(夜中の2～4時の間)にピークとなる.一方,ヒト以外の霊長類では,胎動,エストラジオール,黄体ホルモン,デヒドロエピアンドロステロンサルフェイト(dehydroepiandrosterone sulfate; DHEAS)の変動はすべて夜間の母体の子宮内圧リズムのピーク時に最高値を示し,一方母体のコルチゾール,体温,体動のリズムは昼間にピークを示すという.

ii) 周生期の概日リズムの発達: この概日リズムは,出生後しばらくは一般に存在しないとみなされている(Hellbrugge, 1964; Kleitman, 1963). その単純な理由は胎児のリズムは母体を介して受動的に誘導されており,出生後その同調因子が取除かれ,児自身の概日リズムが環境の明暗サイクルに同調するまでに一定の時間を要するためと解釈される(Mirmiran, 1989). この考えを支持する成績として,視交叉上核は哺乳類の概日リズムの成立に決定的に重要で,ラットやサルでは deoxyglucose の取込みの変動を視交叉上核の神経活動の程度を計る尺度とみなして分析すると,胎生末期に明確な胎児の視交叉上核の概日リズムが母親の置かれている環境の明暗サイクルに同調していることが証明されている(Reppent, 1983, 1984). これは発達の早期に生物時計の働きが開始されることを示している(Mirmiran, 1990).

iii) 成熟児の概日リズムの発達: ヒトの胎児脳の剖検上,視交叉上核は胎生中期から組織学的に認められる(Lydic, 1980; Reppert, 1988)が,満期でも未発達である.それは小さいのみではなく組織化学的活性が弱く,リズムを示すかどうか,仮に示すにしろ,何時であるかについて知られていない.出生後の概日リズムはゆっくりと,しかも個々のリズムは異なった時期に発達してくる(Hellbrugge, 1964).

そのほかに4時間あるいはそれより短いリズム,すなわちウルトラジアン(ultradian)が子宮内の胎児,未熟児および成熟児において記載されている.これが個体に起因するか外的要因によるかについても知る必要がある.子宮内では外的要因が何であるか不明であるが,しかし出生後は規則正しい栄養の供給や看護・世話が可能性としてあげられる.医学の進歩により未熟児の予後が近年著しく向上した結果,在胎約25週くらいの未熟児の多くが発育し,正常成人になる時代となった.この場合,集中的かつ長期間にわたって医学的管理がしばしば必要で,これがために一人の児についての資料がルチーンにたくさん集められ,リズムの発達の過程が長期的に分析可能となった.NICUはさらに明るさ,世話,栄養摂取が持続的であるので概日リズムのインプットが児へ加わらない.しかし,児の一般状態が良くなると医療や看護の必要性がなくなり,夜の睡眠を促すためにしばしば薄暗くする.これらの要因への影響は同じ縦断的研究においてなされる(Tenreiro, 1991).

概日リズムの起源については新生児自身の体内時計に起因するのか,外的因子に起因するのか問題であるが,いずれにしても明暗の交代や母親や看護婦という児を世話する人のリズムが同調する因子として含まれると考えられる(Mirmiran と Kok, 1991).

成熟児の体温,心拍数,安静と活動,呼吸数の概日リズムは生後6～7週で成立することが報告されている.睡眠が生後6～14週で夜間に集中してくるという論文は多数あるが,なぜそのように乳児の睡眠-覚醒パターンが明暗リズムに同調するようになるのかについてはほとんど検討されていない.それが出現するのは,主として中枢神経系の成熟の結果であると

いう考えが受入れられている．要するに視床下部の概日ペースメーカーの求心性および遠心性神経路が完成し，概日生体時計が機能することが必要である．この考えは同じ生後7～13週の成熟児と未熟児について，睡眠，覚醒，活動をスペクトル解析した場合，成熟児のほうがより顕著に24時間単位に集中してくることが立証されることより支持されている．しかし出生後，成熟児の場合は母親と同室で明暗リズムの環境と，単一の世話する人の行動および社会的パターンにさらされているが，一方未熟児は常に明るい環境で世話する人も一定していない点が問題である．しかし，胸乳栄養か人工栄養かによる影響はないといわれている(McMillenら，1991)．また，Sander(1972)は，明暗サイクルの環境と一人の人がもっぱら世話することが，睡眠-覚醒に関して早く昼夜の区別ができることに関係していると報告している．

iv) 未熟児の概日リズムの発達： 一方，在胎29～35週のリスクの低い12例の未熟児において，体温，心拍数，安静活動サイクルは生後1～2週の間記録した成績によれば，NICUの常に明るい環境で，2時間ごとに胃内へミルクを注入し，保育器の温度を一定とした条件下に置いた場合でも，体温と脈拍数は50％以上の例に有意の概日リズムが認められたという．これらの知見から出生早期においても内因性の概日リズムが存在するとMirmiranとKok(1991)は解釈している．

しかし，NICUは常に明るい環境下にあるゆえ，これは未熟児の生物時計が昼夜のリズムに同調する出現時期を妨げる可能性があると考えられる．したがって，未熟児の置かれている場を明暗サイクルのある環境にすると，外的環境と乳児の行動や内分泌のリズムをより早く同調させることができるという成績がMcMillenら(1991)により報告されている．

Mannら(1986)は，未熟児を退院の少なくとも10日前から明暗リズムのある環境に置いた群のほうが，常に明るい環境に置いた群よりも，出生予定日より6～12週を経た時点の体重の増加が良好で睡眠もよくとれるという．ただし，睡眠-覚醒リズムとの関係は検討されていない．一方，白岩ら(1993)は現在の未熟児室の照明が明るすぎ，そのため閉眼が多くなり，未熟児の網膜の発達に悪影響を及ぼしているのではないかとの考えで，明るさを約1/2に減じたところ，超未熟児やハイリスク児が眼を開けている時間が長くなるとの成績を報告している．未熟児の睡眠-覚醒リズムの発達は常に明るいNICUの環境から退院しても遅延が起こらないことにより，児の生物時計が環境の明暗リズムに反応するに十分成熟しているとShimadaら(1993)はみなしている．

v) 乳幼児突然死症候群と概日リズム： 乳幼児突然死症候群(SIDS)と明暗サイクルとの関係については，SIDSの原因は現在不明で，200ぐらいの説が提示されており，米国では年間7000～10000人のおもに2～4か月の乳児がその犠牲になっている．環境と中枢神経との何らかの相互作用がSIDSに関係があるとする考え，すなわちNICUのような明暗のサイクルが欠如した環境に乳児を置くと概日リズムの正常な発達が阻害され，これがSIDSの原因となるとする仮説がGlotzbachら(1991)により提唱されている．

5) 血液中のホルモンの概日リズムの生後の発達
i) メラトニンの発達的変動とその意義(Waldhauserら，1993)
a) 胎生期におけるメラトニン代謝： 胎児の松果体ではメラトニンの生合成は行われて

いないと考えられている．メラトニンは脂溶性が高く胎盤通過性は良好なので，容易に母体血中のメラトニンは胎児へ移行するゆえ，胎生期において胎児は母親と同じ濃度と同じリズムの血中メラトニンにさらされていることになる．妊娠末期の母体血中メラトニン濃度は妊娠初期や非妊娠時に比べて高値を示し（Kivela, 1990），しかも分娩時におけるストレスや薬物投与にもかかわらず母親のメラトニンの概日リズムは影響を受けず維持される（Kivelaら，1990）．

b) 出生後のメラトニン代謝：母体由来のメラトニンは出生後間もなく新生児の体内からクリアされ，成熟児では生後2〜3か月間メラトニンのない状態が続く．それ以後乳児のメラトニンの生合成能は増加し始め，生後3か月には概日リズムを示すようになる（Attanasioら，1986）．メラトニンの生合成は受精後約12か月で開始されるゆえ，成熟児のほうが未熟児よりも出生後早期に血中メラトニン濃度は上昇し始めるが，これは遺伝的に決められた成熟過程の結果である．出生後の夜間の血

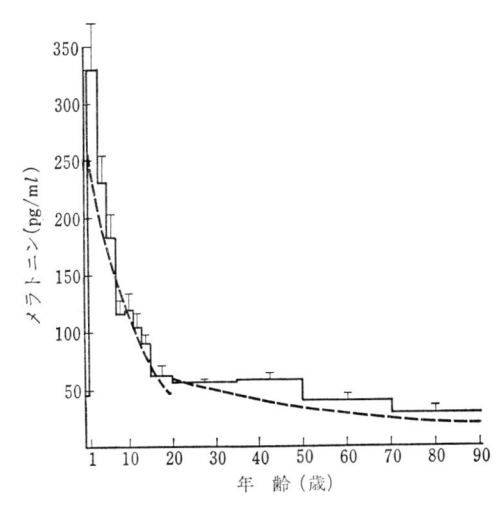

図 3.42 日齢3から90歳までの内分泌学的に正常な人367例から夜間に採取した血清中のメラトニンの濃度の平均値（±標準誤差）（Waldhauserら，1988）波線は回帰直線を示す．

中メラトニン濃度の発達的変動パターンは図3.42に示すように，Waldhauserら（1993）によれば1〜3歳で最高値を示し，以後思春期に至るまでにその20％くらいの値に漸次減少する．メラトニンの代謝産物である6-OH-メラトニンの単位時間当たりの排泄量は年齢的な変動を示さないが，体重当たりに換算すれば上述の血中メラトニン濃度と同様な発達的変動が明瞭となる．それ以後の減少の程度はわずかである．

c) 性成熟とメラトニンとの関係：性成熟とメラトニンとの関係については，ほとんど1世紀も以前から，松果体はヒトの性成熟に関係があると考えられてきた．乳児期の後半から思春期の発来するまで性的活動が停止する長い期間が存在する．すなわち，生後間もないうちは性腺刺激ホルモンやステロイドホルモン値は高く性腺も活動しているが，生後1歳ごろより思春期の発来するまでは低値が持続する．このヒトの性成熟に松果体が関与しているとの仮説を支持する知見として，小児の高いメラトニン値が思春期前の霊長類においてステロイド非依存性の性腺刺激ホルモン抑制に関与していると Plant（1988）は推論している．この考えは，夜間の血中メラトニン値と小児や若い成人の性腺刺激ホルモンの値との間に逆相関関係が存在することや，思春期早発症の小児では血中メラトニン値が低く，思春期発来遅延の小児では血中メラトニン値が高いとの報告がなされている．しかし，思春期前の霊長類において松果体切除を行っても性腺刺激ホルモンの上昇はきたさなかったとの報告もあり，

今後さらに詳細な研究が必要であろう．

d) メラトニンの病態生理学的意義：メラトニンはもっぱら夜間の暗の時期に生合成・分泌される特徴から，暗の時間的位置付けと持続に関する情報を媒介する生物時計として機能していると考えられる．具体的にはその受容体が分布している視交叉上核や下垂体隆起部へ時を刻んで知らせて，そして老化や思春期の発来の時期を決定していると考えられる．しかしヒトでは下垂体隆起部には受容体が証明されておらず，ある種の動物では性腺刺激ホルモンの分泌を調整していると考えられている．メラトニンは図3.38に示すようにその生合成の最終段階でインドール核についている水酸基がhydroxyindole-O-methyltransferase(HIOMT)によりメチル化され，疎水性となるため体内ではいずれの細胞区画へも分布し，そこで発生した活性酸素のうちの最も反応性の強いhydroxyl radical($\cdot$OH)に対して sacrificial antioxidant としてビリルビンと同じように，核酸・蛋白質・脂質の分解に対し防御していると考えられている(Reiter ら，1993)．

ii) 血中のコルチゾールの発達的変動とその意義： 以前，われわれは光療法が日周リズムの発達に何らかの影響を及ぼすとの仮説を立て，その研究の一環として検討を加え，従来3歳ごろに日周リズムが成立するとのFranksら(1967)の成績に基づいた定説は誤りであり，図3.43のごとく生後半年ごろの離乳期に一致して完成することを明らかにした(Onishiら，1983)．しかし，光療法の影響についてはいまだ明確な結論を得るには至っていないが，ラットにおける明るさとメラトニンとの関係から考えて眼を覆って暗の状態で光療法を行っているので，大きな悪影響はないと筆者は考えている．

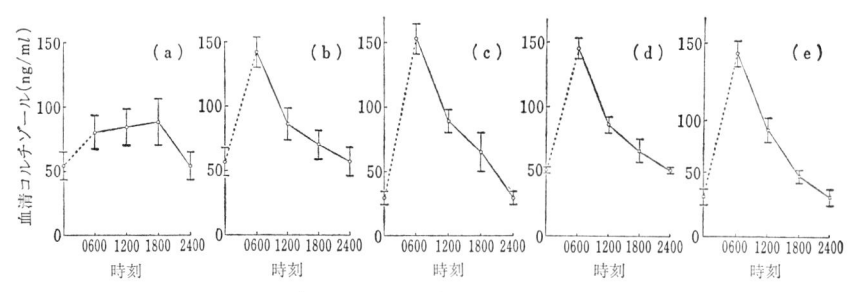

図 3.43 ヒトにおける血清コルチゾールの概日リズムの個体発生(Onishi ら，1983)
(a) 生後6か月末期の乳児期，(b) 生後6か月以降の乳児期，(c) 1～6歳の幼児期，(d) 6～12歳の学童期，(e) 12～15歳の思春期．

6) 光と未熟児・新生児室

i) 新生児室の照明： 新生児，未熟児を収容する施設において使用されている照明の明るさは，従来児を観察するうえで明るいほうが好ましいとか，環境を明るくしたほうが新生児黄疸が軽く経過するとかいった理由から，医療従事者側の立場からもっぱら考えられてきた．しかし，視覚障害や入院中の睡眠-覚醒行動との関連から，従来NICUで施されている程度の照明が動物において視覚系の生理的状態に悪影響をもたらすという研究結果(Hamer, 1984)や，NICUに入院した未熟児にかかわるもう一つの視覚機能に関連した問題として，

未熟児網膜症が従来は保育器に収容されている間に供給される過度の酸素によるものとされていたが，NICU内の照明も未熟児網膜症の原因であるとする研究が現れ，さらにNICUの24時間持続的な照明刺激が未熟児に対してストレスとなり，その結果，児の休息，睡眠その他の活動が妨害されているという報告がなされている．逆に光から眼を遮断すると，視細胞の機能分化が障害されることが知られている．

ii) 新生児室の照明と眼瞼に到達するエネルギー(Glassら，1985)： 一般に未熟児網膜症は未熟な発達中の血管の成長点で，血管新生の境界に起こり，網膜の鼻側にできやすい(Fielder, 1992)．光受容体と神経節細胞の密度は側頭側よりも鼻側に高い．網膜に達する光量に直接関係のある新生児室の照明による明るさは過去20年間に5～10倍に増加し，以前は約100 lx (Giunta, 1969)であったのが〜470 lxへ増加し，太陽光も加わると10000 lxにも達する(Hamer, 1984)．しかも，その照明は24時間連続的に用いられている．新生児室の照明の光源の特性は従来黄疸との関係で波長が短く，エネルギーが多い青色光の占める割合が大きい．眼瞼に達する光量は環境の明るさの平均47%に相当するといわれている．側臥位であると当然マットレスに近いほうの眼は少なく平均25%で，離れた側の眼は多く平均86%と左右の眼に達する光量に差がある．

眼瞼を開けている時間は在胎25～26週では1日の45%以下で，28週では5～10%に減少し，34週では40%に増加する．未熟児では瞼を閉じていても700 nmの光は21%が角膜に達するというし，14%以下の成人に比べると著しく多い．眼に到達した光は，眼瞼を開けていても閉じていても以下に述べるように大なり小なり網膜に達する．新生児のレンズは光をよく通すが，特に青色光や紫外線に相当する420 nm以下の光は90%以上網膜に到達する．瞳孔の直径は，対光反射の出現前の在胎30～34週では平均3.46 mmで，それ以後はもちろん環境の明るさに影響を受けるが，その値は3.02 mmであるという．

iii) 網膜に到達する光エネルギー： 未熟児の網膜に到達する光エネルギー量は在胎24週では〜530 μW/cm^2 で，32週になると〜240 μW/cm^2 に減少する．要するに，重症の未熟児網膜症の発症する危険性の最も高い在胎週数の未熟児は最も多量の光を受けることになっている．

75例の低出生体重児を中間値60 ftcの環境に置いた場合と，25 ftcの環境に置いた154例の同じ対照群との間で未熟児網膜症の発生頻度をprospectiveに比較検討した成績によると，出生体重1000 g以下のグループでは前者の発生頻度が86%に対し，後者では54%と有意差($p<0.01$)をもって明るい環境に置かれた児のほうが未熟児網膜症の発生頻度が高いことが証明されている．

iv) 光エネルギーと未熟児網膜症の発症： Terryら(1942)は未熟児網膜症は，生後早期の眼が光エネルギーに暴露されることが発症要因ではないかとの見解を初めて発表した．しかし，その後に行われた初期の研究において，出生時に両眼にあるいは生後24時間以内に片眼か両眼のいずれかにパッチを当て，光をさえぎっても未熟児網膜症の発症が予防できないという追試により裏付けられず，1950年初頭まで「酸素投与が唯一の病因である」との考えが支配的であった．

RileyとSlater(1969)は，再び，未熟児網膜症の発症機構として酸素以外の原因として光

がフリーラジカルを生成し，網膜組織を傷害するとする説を提唱した．1985年まではそれ以上の臨床的な研究はなされなかったが，Glass ら(1985)は新生児室内の照明を 600 lx から 150 lx へ減らすことにより，未熟児網膜症の頻度が減少したと報告した．しかし，この研究は方法論的に問題点があるとの指摘を受け，その後の追試でもその考えを支持する一致した成績は得られなかった．

Fielder ら(1992)は，多胎のうち体重の重いほうの児を含む出生体重が 1700 g 以下の 607 例を研究対象として，未熟児網膜症が大部分の例において鼻側で優先的に始まり，上部および下部は起こりにくいか，開始が遅れるという成績を得た．要するに，光量を多く受ける網膜の部位で未熟児網膜症が起こり，光の当たる量が少ない部位では遅れるか，あるいは阻止されることが報告された．

ⅴ）未熟児網膜症と光の波長依存性： 光が網膜を傷害する機構については議論の多いところであるが，その病因の一つとして光による血流の変化が問題となる．脈絡膜の血管によって運ばれてきた酸素や栄養素は Bruch 膜を横切り，網膜色素上皮を通って網膜の外神経層へ拡散して網膜の外層へ供給されている．

組織学的研究により光の暴露で第一に傷害されるのは外層であることが明らかにされている．その仮説の一つとして，桿細胞の退色(bleaching)により有毒な光生成物が形成されるが，これは正常では速やかに除去されるので障害は起こらない．しかし長期間の bleaching によりその蓄積が起こり，これが脈絡膜の血流の減少をきたし，さらに光生成物が二次的に生じたり増加したりする．加うるに青色光は緑色光に比べて光エネルギーが多く，しかも脈絡膜に及ぼす影響が早く，網膜への障害作用が大きい理由となり，さらに組織の病理的変化を起こすのに必要な照射時間も短いという(Stiris ら，1991)．

有害な光生成物が網膜の外節で生成され内節へ拡散し，そこで未熟児網膜症の最も早期の変化が起こる．未熟児網膜症の病理組織学的変化は光化学反応による障害と異なるが，Dorey ら(1990)により青色光にさらされると緑色光よりも未熟児網膜症の発症に関して，より障害が強いことが推測されている．青色光の網膜血流への影響を通して網膜の内層への血液の供給を増加させ，それにより酸素供給を増し，緑色光や白色光に比べて有毒な光生成物の拡散がそれを増強させることにより障害が強くなるという．それに青色光の照射により脈絡膜の血流が減少し，局所的な虚血および低酸素をきたし，低酸素による代謝産物の形成を招来する．これらの代謝産物が青色光による網膜血流の増強により局所の組織に高濃度の酸素が存在する網膜の内層へ拡散する．かくして活性酸素が生成されて，これが未熟児網膜症の急性期のイニシエーターとして働くという考えが出されている．

Stiris ら(1991)は，新生仔ブタを用いて網膜および脈絡膜の血流に及ぼす青色，緑色，白色の光照射の影響を検討し，照射開始後 60 分で青色光のみ網膜の血流は有意に増加するが，脈絡膜の血流はいずれの光源においても減少することが証明され，両者の血流は異なった調節を受けていることを示唆する報告をしている．

7）**紫外線による O_2^- (superoxide)の生成と皮膚の色素沈着**(Schallreuter と Wood, 1989)　紫外線による上皮(epidermis)における O_2^- の細胞外および細胞内でのその生成機構は図 3.44 のごとくである．酸素分子と光増感物質との光化学反応は酸素分圧(濃度)，紫

外線の強さ，細胞内酸化還元状態（redox condition）に依存している．酸素は1電子を受け取り，O_2^- に還元される働きをしている．紫外線により発生する O_2^- に対する消去機構であるNADPH／チオレドキシン-リダクターゼ（thioredoxin reductase）系のもう一方の基質である細胞内の酸化型チオレドキシン（thioredoxin）との間の電子の奪い合いという競合関係として理解される．すなわち，細胞内のNADPHから紫外線で生じた O_2^- へ細胞膜に局在しているチオレドキシン-リダクターゼを介して電子が流れ，それに還元エネルギーが奪われ，その結果細胞内のチオレドキシンは還元されず酸化型で維持され，結局メラノサイト内のtyrosinaseが還元されず，酸化型（活性型）でメラニンの生合成が進行する．逆に紫外線による O_2^- の産生が起こらなければNADPHの電子がもっぱらチオレドキシンの還元に利用される．ところで，システイン（還元型）によるチロシナーゼの活性

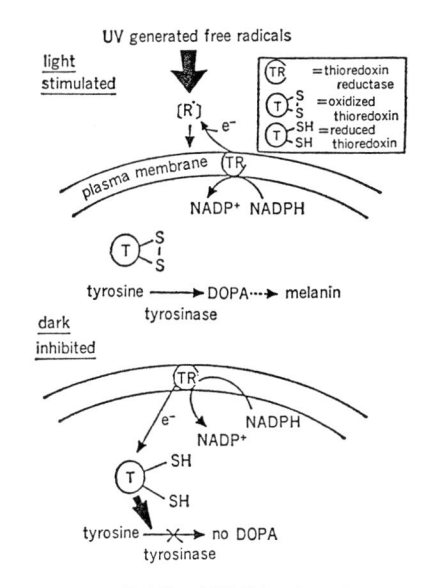

図3.44 紫外線，活性酵素，thioredoxin, tyrosinase, 色素沈着との相互関係（SchallreuterとWood, 1989）

阻害機構は，チロシナーゼの活性中心の銅原子の一つと安定なbiscysteinateを形成し，その活性を阻害することによりメラニンの生合成が起こらないとされている．還元型のチオレドキシンによるチロシナーゼ阻害も類似の機構によると考えられる．

8）**子どもの日焼けと悪性黒色腫**（Banksら，1992；Marks, 1994） 過剰な紫外線の皮膚への有害作用が医学的に注目されている．最近20〜30年間における皮膚癌の頻度の著しい増加は，日光浴という米国人の太陽への暴露に関連する習慣の差に関係しているといわれている．皮膚癌のうち最も重篤な悪性黒色腫の頻度は1930年の半ばでは10万人当たり1人であったのが，1980年では10万人当たり6人に激増している．最近の知見によれば小児期にひどい日焼けを1回以上受けると悪性黒色腫に罹患する危険性が少なくとも2倍になるという．遺伝子障害をきたす日焼けと基底細胞癌や扁平上皮癌の発症との間には数十年の潜伏期が存在するが，悪性黒色腫のそれは短い．ヒトが一生涯に太陽光に暴露される量の約80％は21歳以前に起こると見積られている．日焼けと悪性黒色腫の両者を関係づける医学的な知見は複雑であるが，オーストラリア，ヨーロッパ，北米で行われたpopulation basedのcase controlの研究では，両者について最も完全な相互に比較可能な成績が得られている．生涯にわたって頻回に日焼けを受けている人は補正を加えない相対的な悪性黒色腫の危険度は2〜3倍増加するという．日焼けによる悪性黒色腫の発生の危険性が生涯変わらないか，あるいはその暴露される時期に危険期が存在するかは重要な問題である．小児はイタリアのZanettiら（1992）の研究によれば危険性が5倍高いという．米国，イギリス，デンマークで

も同様に小児期の日焼けが悪性黒色腫発生の危険性を有意に増加させることが報告されている．一方，スコットランドでは成人においても日焼けは危険因子として働くことを示唆する成績が報告されている．

小児は成人よりも余暇時間が多く，その際に成人に比べて衣服を付けないことが多いことも関係があると考えられる．したがって，その危険性についての教育は小児期早期に始める必要がある．このほかに紫外線による免疫能の低下が問題となる．

c．小児における治療への光の応用

1） 乳児の日光浴とビタミン D_3 代謝（図 3.45～3.47）　　乳児は昔から日光浴を行うことが育児書に記載され，それが現在も踏襲されているが，オゾン層の枯渇により過剰の紫外

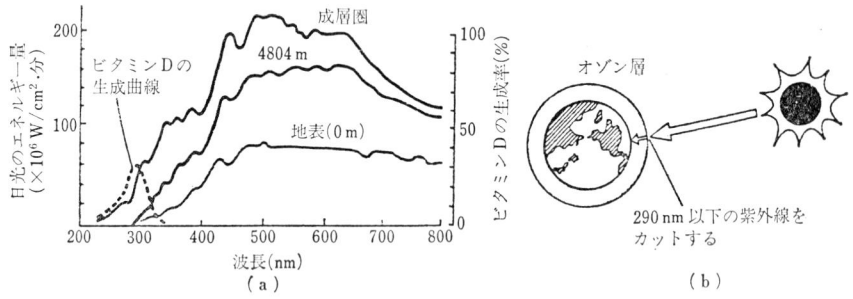

図 3.45 太陽光線のエネルギー分布とオゾン層による UV-C（290 nm 以下の紫外線）カットの模式図（小林，1993）
（a）：太陽光線のエネルギー分布曲線およびビタミン D の生成曲線．
（b）：オゾン層による UV-C カットの模式図．

線が地球上へ到達するようになった現在，無批判に昔の習慣を続けることに対して再検討を要すると考える（大西，1990）．

皮膚における紫外線によるビタミン D_3 の生成については，皮膚は肝臓と並んでコレステロール生合成の主要臓器で，かなりの量の 7-デヒドロコレステロール（プロビタミン D_3）が含まれている．しかし，この物質は肝臓では痕跡程度にしか存在していない点が異なっている．これはアセチル CoA からコレステロールへの生合成過程のうち，最後の段階の 7-デヒドロコレステロールからコレステロールへの還元反応に関与する酵素が，皮膚は肝臓と比べて低値であることによると考えられる．

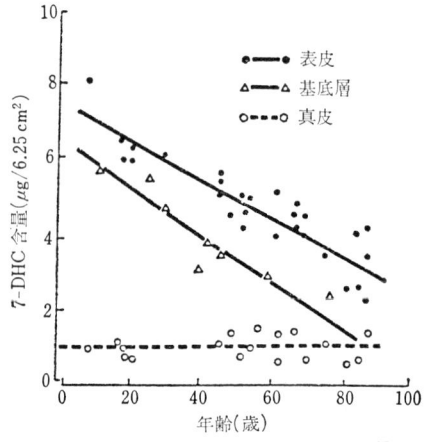

図 3.46 年齢と皮膚中の 7-DHC 含量との関係（いずれもヒトについてのデータ）（MacLaughlin と Holick，1985）

3.6. 光と子ども

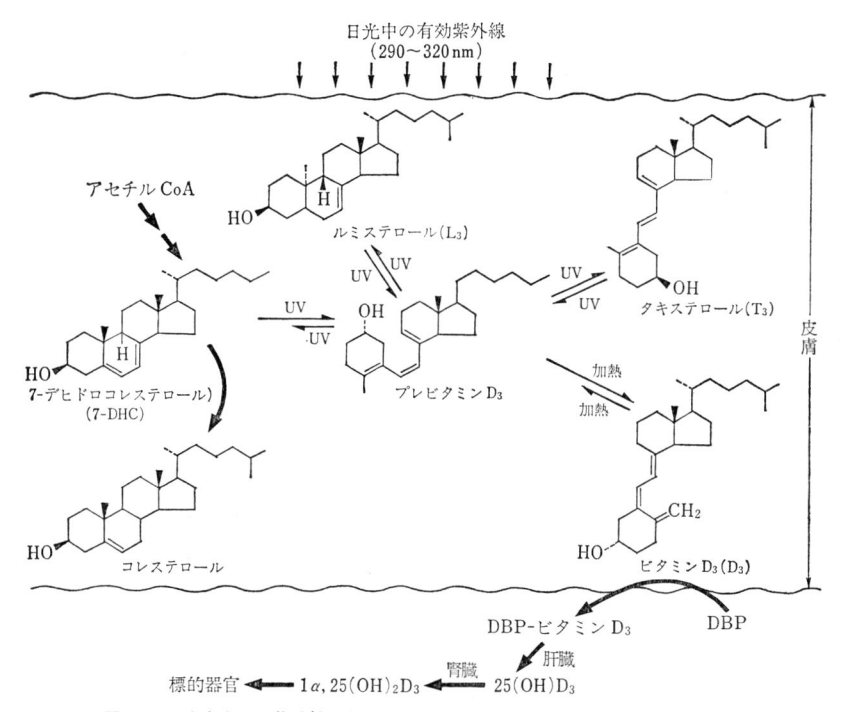

図 3.47 皮膚中での紫外線照射によるビタミン D_3 の生合成反応(小林, 1993)

MacLaughlin と Holick(1985)によれば, ヒトの皮膚中の7-デヒドロコレステロール含量は角質層(corneal layer)を含む表皮(epidermis)および基底層(stratum basale)の部分に多く含まれ, 真皮(dermis)の部分には比較的少量しか含まれていない. 前二者の濃度は小児期は高く, 加齢とともに減少することが証明されている(図 3.46).

皮膚中に存在する7-デヒドロコレステロールはすべて内因性であり, 図 3.45(a)と図 3.47 に示すように, その作用波長である 290～320 nm の紫外線(UV)照射によってまずプロビタミン D_3 が生成され, 次いで体温の熱エネルギーにより回転が起こりビタミン D_3 となって血中へ移行し, ビタミンD結合蛋白質(DBP)と結合して, 経口的に摂取されたものと同様に肝臓に運搬されて, まず C-25 のヒドロキシル化を受け, 次いで腎臓へ移行して 1α-hydroxylation を受け活性化されて作用を発揮する(Fraser と Kodicek, 1970). この二つの水酸化反応に関与する酵素, 特に後者は Ca^{2+}, Pi, 副甲状腺ホルモンなどにより厳密に制御を受けている. なお, *in vivo* 実験では 290～320 nm の UV 照射を続けても, ある程度ビタミン D_3 が生成するとそれ以上 D_3 は増加せず, 一定の値をとり続け, その代わりに不活性型のルミステロールやタキステロールが生成されるので, 生体は UV の過度の照射に対して一種の生体防御機構を有し, ビタミン D_3 の過剰生成を防いでいると考えられる.

2）新生児黄疸の光療法

i）ビリルビン光化学反応： 光化学作用について述べる（図3.48～3.51）（Onishi ら，1979, 1980, 1984, 1990）．

生体に可視域の光を照射した場合，生体内で光エネルギーによりひき起こされる物質の変化は，照射した光の波長域に吸収を有する物質，すなわち発色団自身が変化する直接作用と発色団に吸収された光エネルギーが光吸収を有しない物質へ移行してひき起こされる光増感作用による間接作用に分けられる．

まず，直接作用に関してはビリルビンに関連づけて次に述べる．ビリルビンの吸収極大に

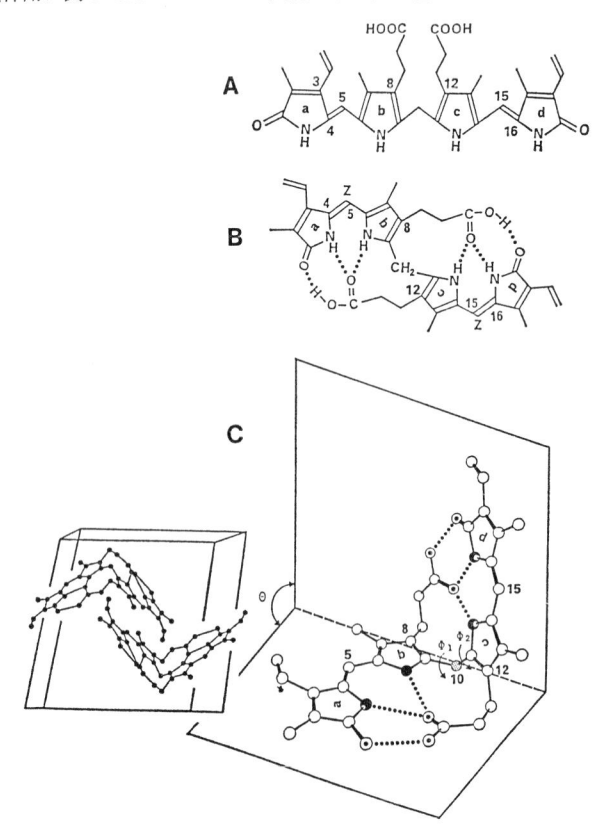

図 3.48 ビリルビンの構造（大西，1979 より改変）
A: Siedel と Fischer (1933)の記載による化学構造式〔ただし，両端はラクチム(-N=C-OH)でなくラクタム(-NH-C=O)〕．B: ビリルビンの単純化した立体構造(Bonnett ら)で，対掌体は省略．C: ビリルビンの結晶の X線回析の模式図(Bonnett ら)．点線：水素結合(水素原子は省略)；○炭素原子；⊙酸素原子；●窒素原子．二重結合(Δ^4 と Δ^{15})は Z(cis)体，10番の炭素原子(C-10)を中心に回転すると種々の立体構造をとりうる．

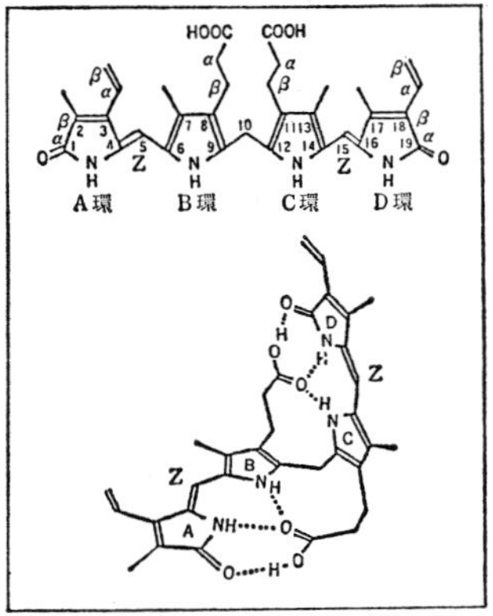

3.6. 光と子ども

① (ZZ)-ビリルビンの平面構造(上)と立体構造(下)

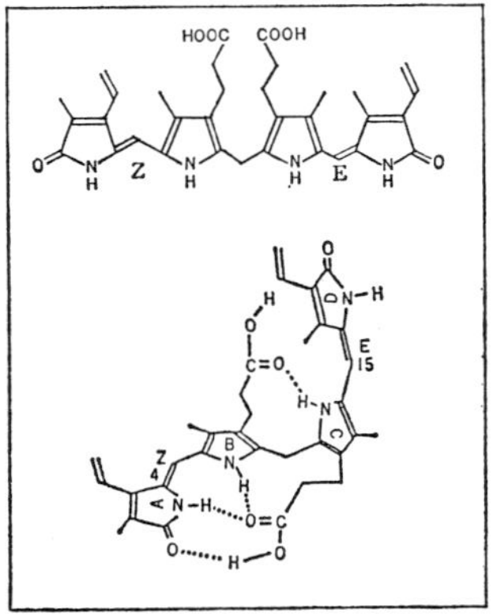

② (ZE)-ビリルビンから②(ZE)-ビリルビンへの平面構造(上)と立体構造(下)

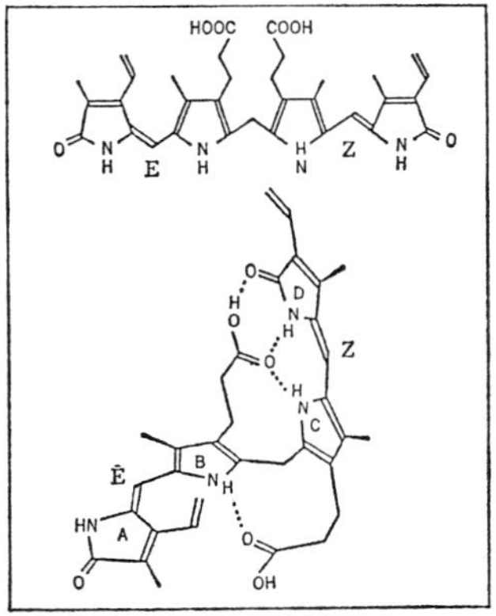

③ (EZ)-ビリルビンの平面構造(上)と立体構造(下)

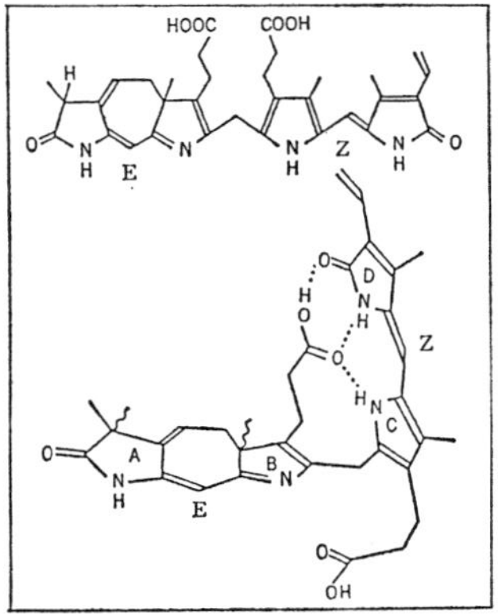

④ (EZ)-サイクロビリルビンの平面構造(上)と立体構造(下)

図 3.49 ① (ZZ)-ビリルビンから②(ZE)-ビリルビンへの立体異性化反応と①から③(EZ)-ビリルビンを経由して④(EZ)-サイクロビリルビンへの構造異性化反応(伊藤と大西, 1990)

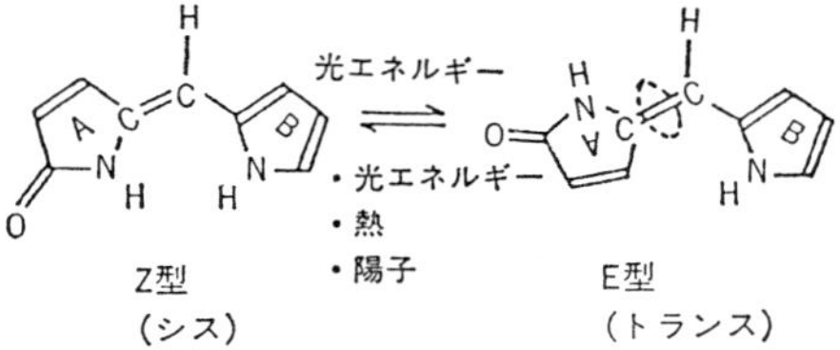

図 3.50 Z-E 異性化反応

Z型(シス) ⇌ E型(トランス)

光エネルギー / 光エネルギー・熱・陽子

一致した400〜500nmの波長の青色光は55〜70cal/molのエネルギーを有する.そのエネルギーがビリルビンの分子内の左右いずれかの側の発色団に吸収されると,そちらの側のカルボキシル基との水素結合が切れ(8cal/mol),次いで光量子を吸収した側の発色団のΔ^4ないしΔ^{15}のいずれかのメテンブリッジ(−CH=)の二重結合を中心に180°回転(3〜4cal/mol)が起こり,立体異性化が惹起される(図3.52).さらにΔ^4を中心に回転したE-異性体は光エネルギー(約510nmの波長の光が最も有効である)によりendo vinyl基を介して隣接するピロール核のC-7との間に光環形成(7員環形成)が起こり,(EZ)-サイクロビリルビンが生ずる(図3.49).要するに,光のエネルギーにより物質自体が変化するゆえ直接作用である.その全体像は図3.51のごとくである.光化学反応によりビリルビン分子の極性基がridge tile状の分子のエッジに露出し,水に不溶であったがビリルビンが一変して水溶性となり,グルクロン酸抱合を受けなくても胆汁や尿中へ排泄されるように変化するのが光療法である(Onishiら,1984).

一方,間接作用は,光増感物質(photosensitizer)を通じて間接的に物質の分解を行う作用であり,その過程で強い細胞毒性を有するフリーラジカルや一重項酸素($^1O_2$)を産生し,副作用に関連して重要な位置を占める.

a) 青色光から緑色光へ:従来,光療法の光源として450nm前後にピークを有するビリルビンの吸収スペクトルと可及的に近似した光エネルギー分布を有する青色光が最も有効であるとするのが定説であった.

われわれは上述の主経路に位置する物質の光化学反応がいかなる波長の光に依存性を示すかについて検討を行った.400〜530nmの間の各波長ごと(10nm間隔)に光化学反応の各段階の反応速度定数を測定した.その結果,510nm前後の波長の光が(ZZ)-ビリルビンから(EZ)-ビリルビンを経由して(EZ)-サイクロビリルビンへの光化学反応,特に後者の段階に有効であることを反応速度定数から光化学反応速度論的に立証した.以前より,450nm以下の波長の青色光の光は,発癌,突然変異,催奇形などの原因となるDNA鎖切断の作用波長であるとともに光療法に有効な作用波長でもあり,両者は表裏一体で切り離すことができず,やむをえないと考えられてきた.しかし,上述の研究によりその常識が覆され,光療法の効果の作用波長(510nm前後)と光療法の副作用の作用波長(450nm以下)とそれぞれ異なり両者を切り離すことができることが立証され,かくして光療法の光源として青色光から緑色光へ変身となった.

b) 新生児黄疸に対するヒト血清アルブミン(HSA)の発達生物学的意義(Onishi,1990):

ビリルビンとHSAの結合部位は,両者の相互作用の強さにより通常ファーストクラスとセカンドクラスの2種類に分類されている.われわれは新生児黄疸が比較的軽度で親和性の高いファーストクラスの結合部位($K_a=10^7$)におもに結合しているビリルビンは,光量子を吸収するときわめて容易に可逆的な立体異性化反応を起こし,胆汁中へ排泄されるが,そこですみやかに(ZZ)-ビリルビンへ復帰して,腸管から再吸収されることを見い出した.一方,新生児黄疸が強くなってファーストクラスだけでなく,親和性の低いセカンドクラスの結合部位($K_a=10^5$)に結合するようになると,そのビリルビンは光量子を吸収して事実上不可逆な構造異性化反応による光環形成が起こりやすくなり胆汁中へ排泄されるが,その極性が高

3.6. 光と子ども

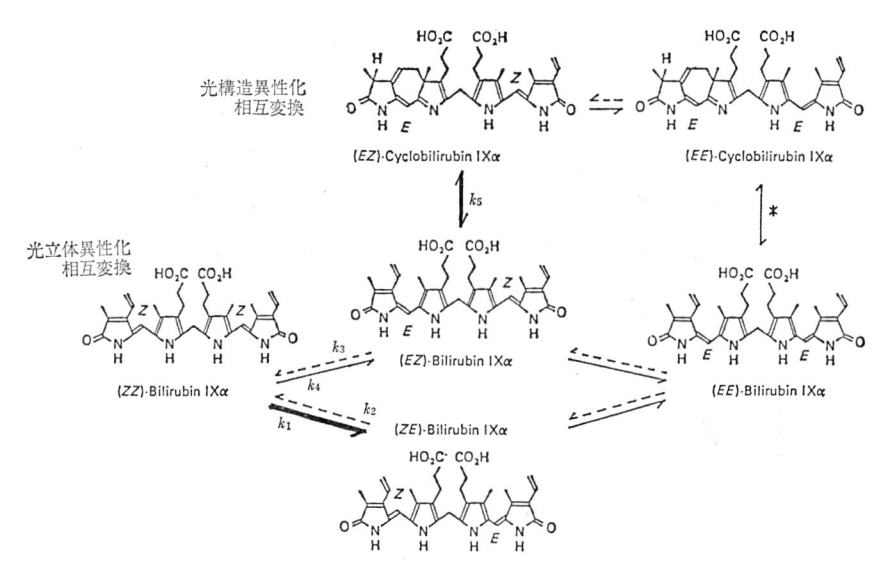

図 3.51 (ZZ)-ビリルビン IXα とその光異性体の光化学反応における相互関係 (大西ら, 1981 より改変. 大西原図)
…：光化学的および熱エネルギー的変換, —：光化学的変換. 太線で表してあるステップは *in vivo* で重要であることを示す.
対掌体と (EZ)- および (EE)-サイクロビリルビン の C-2 と C-7 の光学異性体は省略し示されていない.

いために腸肝循環が起こらず，そのままないし重合して糞便中へ排泄されることを証明した．以上の知見より，HSA が新生児の血管内，厳密には細胞外液に存在するビリルビン濃度をあたかも調節しているかのように，新生児黄疸の程度が強く細胞外液中のビリルビン濃度が高い場合は光環形成によりビリルビンを減少させ，ビリルビン濃度が低い場合はそれを体から失わないように可逆的な立体構造異性化反応のみを行い，腸管内で元に復帰したビリルビンを再び吸収して体内に保持するように働いていると解釈できるのではないかと筆者は考えるに至った.

c) ビリルビンの光産物の毒性：ビリルビンの光産物としては，その性質より血清アルブミンがないと非常に不安定で，容易にビリルビンに復帰する (ZE)-, (EZ)-, (EE)-ビリルビン (photobilirubin) と胆汁中で比較的安定で Gunn ラットやヒト新生児の光療法中の胆汁中にすみやかに大量に排泄される (EZ)-サイクロビリルビン の二つに大別される．また photobilirubin は，胆汁中においてすみやかに体温の熱エネルギーによりビリルビンに復帰するゆえ，ビリルビン自身の毒性のために，ラクターゼ活性の阻害 (Bakken, 1977)，胆汁うっ滞の原因となりうると考えられる．(EZ)-サイクロビリルビンは酸性条件下などで重合して黒色物質に変化するため，bronze baby syndrome との関係においてきわめて重要と考える．この物質の毒性は不明であるが，フリーラジカル反応により重合して brown pigment が形成されると考えられる.

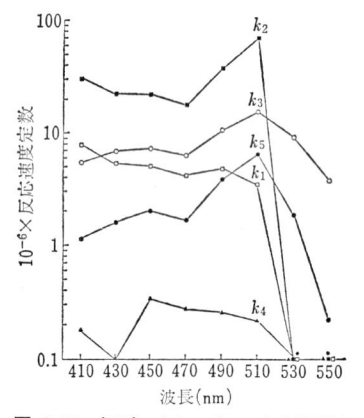

(EZ)-サイクロビリルビン $\xleftarrow{k_5}$ (EZ)-ビリルビン $\underset{k_3}{\overset{k_4}{\rightleftarrows}}$ (ZZ)-ビリルビン $\underset{k_2}{\overset{k_1}{\rightleftarrows}}$ (ZE)-ビリルビン

図 3.52 (ZZ)-ビリルビンの光化学反応の主要なステップにおける反応速度定数(k_1, k_2, k_3, k_4, k_5)の波長による変化(波長依存性)(大西ら, 1986)

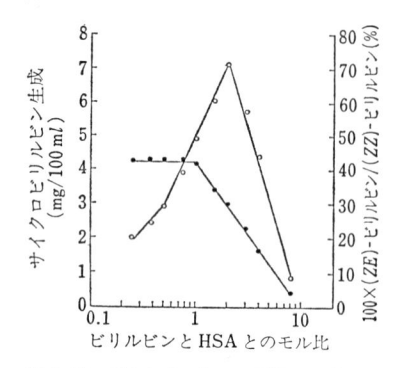

図 3.53 ビリルビンとヒト血清アルブミンとの結合部位の差を示すモル比に及ぼす影響(大西ら, 1986)

モル比が1以下では主としてビリルビンはヒト血清アルブミンのファーストクラスの結合部位と結合し立体異性化反応をし, 1以上ではセカンドクラスの結合部位に結合して(ZZ)-ビリルビンから(EZ)-ビリルビンへの立体異性化反応と(ZE)-ビリルビンから(EZ)-サイクロビリルビンへの構造異性化反応が起こる.

このフリーラジカルの毒性により皮膚のレベルでbilirubin rashがひき起こされると筆者は考えている.

ii) 光療法の新生児に及ぼす作用

a) 間接作用(表3.4): 生体内の可視光線を吸収する物質としてはビリルビン以外にメラニン, ヘム, リボフラビン, ポルフィリンなどがあげられる. メラニン, ヘムは生体内において光増感物質とならないと考えられるが, ビリルビンは可視光線照射において脂質過酸化, 蛋白質の重合, 赤血球膜の酵素の不活化, 赤血球の自己溶血作用などが in vitro で認められている(Odell, 1972). しかし, in vivo では認められていない. その理由としてビリルビンは非常に弱い光増感物質であるため, $^1O_2$ 産生の効率が悪く, またビリルビン自体がその消去剤として作用するためであると解釈される.

リボフラビンとポルフィリンは強い光増感作用があるが, 生理的条件下ではその障害は認められていない. しかし, リボフラビン多量投与(100 mg/kg 48時間ごと)の Gunn ラットの実験において表皮の浮腫, 水疱形成などの異常が観察されており(Ballowitz, 1979), 活性酸素を通じての細胞障害と思われる. このことはビリルビンの低下のみを目的として光療法中に光増感物質の大量投与の危険性を示している. ポルフィリンについては, ポルフィリアの光照射により, 不可逆的な致死的障害を生じるゆえ, きわめて危険である. マルチビタミン投与の場合も注意が必要である.

β-カロチンでその障害が防止できる事実から, $^1O_2$ を介しての細胞障害と解釈される. そ

3.6. 光と子ども

表 3.4 光療法における児への影響(大西, 1975)

A. 光の物理的作用
　輻射熱による過熱(発熱)や身体暴露による冷却，さらに電流の漏れの問題
B. 光化学的作用
　1. 紫外線による影響，皮膚のメラニン合成，ビタミンD合成の促進
　2. 色素の光増感作用によるアルブミンやDNAの光分解の可能性
　3. 低カルシウム血症
　4. フラビン酵素活性への影響
　5. 血清成分(トコフェロール，アミノ酸，多価不飽和脂肪酸，リボフラビンなど)の光分解
　6. 血球への影響(赤血球の photohemolysis，血小板の減少)
　7. 先天性皮膚光線過敏症
　8. bronze baby syndrome
C. 光生物学的作用
　1. 日内リズムや内分泌系(松果体，性腺，副腎，成長ホルモン，甲状腺など)への影響
　2. 網膜に対する作用
　3. Gunn rat の発育，死亡率に及ぼす影響
　4. 血流量と不感蒸泄の増加

して赤血球産生性ポルフィリン症において光療法により bronze baby syndrome がひき起こされ，致命的な経過をとった症例が報告されている．

 b) ビタミンに対する作用

 ① リボフラビン欠乏：新生児の血中のリボフラビン濃度は光療法後18〜24時間で1/3まで減少するが，1日少なくとも0.3 mg の投与で予防できるといわれている．したがって，正常に哺乳している児においては，光療法中においてもリボフラビンの欠乏は認められていない(Ogawa ら, 1976)．また赤血球の glucose-6-phosphate dehydrogenase 欠損の児において，光療法中に溶血が進行した例が報告されているが，溶血を示さない例の報告も多い．

 ② レチナールに対する作用：光照射によりレチナールは $^1O_2$ を生じ，自己酸化を受けるとともに過酸化脂質を産生する．これは，網膜の光障害のモデルになりうる(Demelle, 1979)．これらを根拠として光療法中に眼の遮光を行うことは必須となっている．

 ③ ビタミンEに対する作用：$^1O_2$ のスカベンジャーであるビタミンEは，光療法中は低下すると考えられるが，正常に哺乳をしている児においては低下は認められていない(大西, 1975)．これは通常の哺乳により補われるためと考えられる．しかし，bronze baby syndrome においては低下を示すものが多いことをわれわれは報告している．これに関連して過酸化脂質と光療法との関係についても注目される．

 c) 蛋白質，アミノ酸に対する作用：*in vitro* の実験においては，紫外線による芳香族アミノ酸残基の分解(Laustriat, 1975)や可視光線によるローズベンガル，メチレンブルーのような光増感物質の存在下においてアルブミン分子中のヒスチジン残基の酸化がひき起こされ，ビリルビンに対する結合能の低下が起こるとの成績が報告されている(Odell, 1970)．一方，*in vivo* でビリルビンのアルブミンに対する結合能は影響を受けないとの成績が報告されており，われわれもすでに同様の成績を得ている(大西, 1976)．光エネルギーによりビリルビンが血清アルブミンと共有結合することが証明されている(Ruvaltelli と Jori, 1979)．

光とトリプトファンの代謝との関係は,前述のように常に明るいところに置くとメラトニンの生合成が永久に止まる事実から興味のあるところである.しかし,低出生体重児において光療法によるヒドロキシインドール酢酸の尿中排泄量への影響は認められていない(Spennati ら,1973).正常成熟新生児はキヌレニンおよび N-α-アセチルキヌレニンが大量に尿中に排泄されていることから,この反応に関与している tryptophan oxidase は生直後より存在することが支持されるが,逆にキヌレニンからそれ以上に代謝されないことを意味する.高ビリルビン血症では 3-ヒドロキシアントラニル酸が大量に排泄されることにより,その oxygenase 活性が低いと解釈される.一方,光療法を行うと代謝産物の総排泄量が減少することより,光により分解されたことを意味する.光療法により分解されて減少するリボフラビンは,キヌレニンから 3-ヒドロキシキヌレニンへの代謝に関与しているゆえ,その代謝産物である 3-ヒドロキシアントラニル酸の減少が認められる(Rubaltelli,1974).

d) 低カルシウム血症:光療法中の成熟児には認められないが,未熟児において臨床症状を伴わない低カルシウム血症の頻度が増すという(Romagnoli,1979).一方,青色光では有意の変化が起こらないことが報告されている(Sisson,1977).この光療法に起因する低カルシウム血症は,後頭部を遮光するかあるいは外因性のメラトニンを投与するかコルチコステロンの生合成を阻止することにより予防される.以上の事実より,頭蓋を通して松果体へ光が到達することによりメラトニンの生合成が阻止され,内因性のステロイドのメラトニンに対する拮抗作用により,カルシウムの骨への摂取が増して低カルシウム血症が起こるという考えを報告している.

e) 脂質に対する作用:アミノ酸残基の分解に比べ,膜の不飽和脂肪酸のほうが,光増感物質を通して強く影響を受ける可能性があり,それにより生体膜の性質が変化させられると推定される.in vivo においても光療法により血漿中の遊離不飽和脂肪酸濃度の減少(Ostrea ら,1983)および免疫反応プロスタグランジン A の減少が起こり,開存していた動脈管の閉鎖をきたした例があるという(Aplin ら,1979).一方,低出生体重児において強い光を照射すると動脈管開存の頻度が増すが,in vitro での実験で成熟メンヨウにおいて認められる動脈管のリングの正常な収縮が未熟メンヨウのそれに光照射すると阻害されることが証明されている(Clyman と Rudolph,1978).そのほかに光療法を受ける未熟児の胸部を光から遮断すると,動脈管開存の頻度が有意に減少したという(Rosenfeld,1986).

f) 血球に対する作用

① 赤血球:in vitro において赤血球ゴーストのポリペプチドの交差結合が,ローズベンガルやビリルビンの存在でひき起こされ(Girotti,1975),単離した赤血球の多くの酵素系(Mg^+-adenosine triphosphatase)がビリルビンの光増感作用により不活性化され(Girotti,1976),さらに酸素解離曲線が光の強度が大でビリルビン濃度が非常に高い状態においては,右にシフトすることが観察されている(Ostera,1974).これら交差結合や酵素の不活性化の一部は $^1O_2$ によるシステイン残基の -SH 基の S-S 結合形成によるものと推測されている(Girotti,1976).しかし,in vivo において酸素解離曲線のシフトは認められず(Chandler,1977),また厳密な対照実験においても溶血の証拠が認められなかったという報告がある(Blackburn,1972).一方,われわれを含め,光療法後に貧血をきたした例が多いという成

績もある(大西,1971).

② 血小板:ウサギの実験で血小板のターンオーバーが増加し,血小板の合成,寿命,数において変化がひき起こされるという報告(Maurer, 1976)があり,ことに bronze baby syndrome において血小板数の減少をみる例の多いことをわれわれも観察している.血管内凝固との関連性も記載されている(白幡,1981).

g) 長期予後に関連する問題:可視光線が細菌を殺し,大腸菌の変異を誘発する事実は以前から知られているが,Speck ら(1975)はサルモネラ菌を用いて,光療法により細胞内 DNA の核酸分子の一つが特異的に変化すること,すなわちこの実験条件下で base-substitution type の変異が起こることを証明した.また,それに要する光エネルギー量は光療法に用いる 1 日量の 1~2% にすぎないという.光の最も強い変異原性は 450 nm の波長に認められ,これはビリルビンの吸収極大と一致する(安藤ら,1990).DNA 自体は可視部に吸収を有しないゆえ光増感剤が介入することになり,これがリボフラビンであることが証明されている.DNA の物理化学的な性質を修飾させ,inter strand の水素結合の変化と DNA の分子量の減少もひき起こされ,デオキシグアノシンが特異的に光酸化され(Webb, 1970),ほかのデオキシヌクレオシドは変化しないという.β-カロチンなどを用いた実験で $^1O_2$ がその変化に関与していることが示唆される.これら一連の in vitro で認められる現象が in vivo においても起こることがヒトの培養細胞で証明され,その結果 free or unpaired cytosine residue が生ずるという.一方,ヒトの新生女児は生後 6 か月間は未熟な卵巣内で卵子形成の preliminary stage にあるといわれており,これに関連して,ウニの未受精卵子と精子をあらかじめ光照射したのち受精させると,受精率の低下とその後の胚芽の発達に異常が起こり,その率は照射した光の量に比例するという.その後マウスにおいても同様の現象が起こることが証明されている.さらに光療法を受けた新生児では,sister chromatid exchange の頻度が高いことが報告されている(Sandor, 1973).これはある種の障害が DNA に起こったことを最も敏感に検出する方法といわれている.これら一連の成績から Speck は光療法に批判的である.これはとりもなおさず光療法を受けた児に突然変異などの率を増加させる可能性を示唆し,世代を超えた長期的な予後との関係において注目すべきであろう.このような背景から筆者は性腺を光から保護するほうがよいと考え,1968 年に光療法を開始した当初から指針に加えている.

h) その他の作用

① 光受容器への影響:成長,ホルモン分泌,概日リズムなどの問題がある.成長に関しては,光療法中に一過性の下痢と小腸停滞時間の減少(50%),便への窒素,ナトリウム,カリウムの排泄増加があり(Wu, 1978),体重の増加は少ないが,中止後 2~3 週間で正常になるとの報告がある(Wu, 1974).

またわれわれの 5 年後の追跡調査において,成長には問題ないことが明らかにされている.ホルモン分泌においては成長ホルモンの低下が認められている(Dacou-Voutetakis ら,1978).それらは光によるポリペプチドへの直接的影響か神経内分泌腺からの間接的影響かは不明である.コルチゾールに関しては,変化するとする成績と否定的な報告とがあり(宮沢,1979)一定しない.概日リズムの発達に関しては,まだ検討されていない.

② 眼の遮光の影響:視覚の発達における光刺激の必要性や母児関係の成立のための eye to eye contact の必要性が強調されている点から,眼の遮光は問題であり(Klaus, 1974),これを回避するために最近 fiber optic phototherapy unit (Ohmeda)が開発され,良好な成績が報告されている(伊藤ら,1993).

③ 光の物理学的作用:児の皮膚温の上昇により,呼吸数の増加,不感蒸泄の増加,血流の増加が認められ,摂取する水分量をあらかじめ 25 ml/kg/24 hr くらい増加する必要がある.

〔大西鐘壽・伊藤 進〕

文 献

Alberts, B., Bray, D., Lewis, J., Raff, M., Roberts, K. and Watson, J. D.: Molecular Biology of the Cell, Second Ed., Garland Publishing Inc., 1990. (中村桂子・松原謙一監修,大隅良典・小倉明彦・桂 勲・丸野内棟監訳:細胞の分子生物学,第2版,教育社,1990)

安藤美智子・磯部健一・伊藤 進・大西鐘壽:周生期の活性酸素防御機構における新生児黄疸の病態生理学的意義―第1編フラビンモノヌクレオチド存在下での青白色光と緑色光によるビリルビン光化学反応の比較―. 未熟児新生児学会雑誌, **2**, 96-103, 1990.

Aplin, C. E., Brouhard, B. H., Cunningham, R. J. and Richardson, C. J.: Phototherapy and plasma immunoreactive prostaglandin A values. *Am. J. Dis. Child.*, **133**, 625-627, 1979.

Aschoff, J. Ed.: Handbook of Behavioral Neurology: Vol. 4. Biological rhythm, Plenum, 1981.

Attanasio, A., Rager, K. and Gupta, D.: Ontogeny of circadian rhythmicity for melatonin, serotonin, and N-acetylserotonin in humans. *J. Pineal. Res.*, **3**, 251-256, 1986.

Ballowitz, L., Bunjamin, A., Hanefeld, F., Lietz, L., Stüllgen, G. and Wirjadi, D.: Effects of riboflavin on Gunn rats under phototherapy. *Pediatr. Res.*, **13**, 1307-1315, 1979.

Bakken, A. F.: Temporary intestinal lactase deficiency in light-treated jaundiced infants. *Acta Paediatr. Scand.*, **66**, 91, 1977.

Banks, B. A., Silverman, R. A., Schwartz, R. H. and Tunnessen, W. W.: Attitudes of teenagers toward sun exposure and sunscreen use. *Pediatrics*, **89**, 40-42, 1992.

Blackburn, M. G., Orzalesi, M. M. and Pigram, P.: Effect of light on fetal red blood cells *in vivo*. *J. Pediatr.*, **80**, 640-643, 1972.

Cavallo, A. C.: The pineal gland in human beings: Relevance to pediatrics. *J. Pediatr.*, **123**, 843-851, 1993.

Chandler, B. D., Cashore, W. M., Monin, P. J. P. and Oh, W.: The lack of effect of phototherapy on neonatal oxygen dissociation curves and hemoglobin concentration *in vivo*. *Pediatrics*, **59**(Suppl.), 1027-1031, 1977.

Clyman, R. and Rudolph, A.: Patent ductus atreriosus: a new light on an old problem. *Pediatr. Res.*, **12**, 92-94, 1978.

Dacou-Voutetakis, C., Anagnostakis, D. and Matsaniatis, N.: Effect of prolonged illumination (phototherapy) on concentrations of leuteinizing hormone in human infants. *Science*, **199**, 1229-1231, 1978.

Deguchi, T.: Ontogenesis of a biological clock for serotonin: acethyl coenzyme A N-acetyltransferase in pineal gland of rat. *Prot. Nat. Acad. Sci.*, **72**, 2814-2818, 1975.

出口武大:哺乳動物における体内時計の形成過程バイオリズムとその機構(須田正巳・早石 修・中川八郎編),講談社サイエンティフィク, pp. 104-118, 講談社, 1977.

Deguchi, T.: Physiology and molecular biology of arylamine N-acetyltransferases. *Biomed. Res.*, **13**, 231-242, 1992.

Demelle, M.: Possible implication of photooxidation reactions in retinal photodamage. *Photochem. Photobiol.*, **29**, 713, 1979.

Dorey, C. K., Delori, F. C. and Akeo, K.: Growth of cultured RPE and endothelial cells is inhibited by blue light but not green or red light. *Curr. Eye. Res.*, **9**, 549-559, 1990.

Dratz, E. A. and Hargrave, P. A.: The structure and the rod outer segment disk membrane.

Trends Biochem. Sci., **8**, 128-131, 1983.
Fielder, A. R., Robinson, J., Shaw, D. E., Ng, Y. K. and Moseley, M. J.: Light and retinopathy of prematurity: does retinal location offer a clue ? *Pediatrics*, **89**, 648-653, 1992.
Franks, R. C.: Diurnal variation of plasma 17-hydroxycorticosteroids in children. *J. Clin. Endocrinol. Metab.*, **27**, 75-78, 1967.
Fraser, D. R. and Kodicek, E.: Unique biosynthesis by kidney of a biological active vitamin D metabolite. *Nature*, **228**, 764, 1970.
Girotti, A. W.: Bilirubin-sensitized photoinactivation of enzymes in the isolated membrane of the human erythrocyte, Photochem. *Photobiol.*, **24**, 525, 1976.
Girotti, A. W.: Photodynamic action of bilirubin on human erythrocyte membranes. Modification of polypeptide constituents. *Biochemistry*, **14**, 3377, 1975.
Giunta, F. and Rath, J.: Effect of environmental illumination in prevention of hyperbilirubinemia of prematurity. *Pediatrics*, **44**, 162-167, 1969.
Glass, P., Avery, G. B., Siva Subramanian, K. N., Keys, M. P., Sostek, A. M. and Friendly, D. S.: Effect of bright light in the hospital nursery on the incidence of retinopathy of prematurity. *N. Engl. J. Med.*, **313**, 401-404, 1985.
Glotzbach, S. F., Rowlett, E. A., Edgar, D. M., Moffat, R. J. and Ariagno, R. L.: Light in the newborn nursery: chronobiologic issues. *Sleep Res.*, **20**, 457, 1991.
Hamer, R. D., Dobson, V. and Mayer, M. J.: Absolute thresholds in human infants exposed to continuous illumination. *Invest. Ophthalmol. Vis. Sci.*, **25**, 381-388, 1984.
Hellbrugge, T., Lang, J. E., Rutenfranz, J. and Stehr, K.: Circadian periodicity of physiological functions in different stages of infancy and childhood. *Ann. N. Y. Acad. Sci.*, **117**, 361-373, 1964.
Inouye, S. T. and Kawamura, H.: Persistence of circadian rhythmicity in a mammalian hypothalamic "island" containing the suprachiasmatic nucleus. *Proc. Natl. Acad. Sci. USA*, **76**, 5962-5966, 1979.
伊藤 進・今井 正・大西鐘壽・石井真美・磯部健一・國方徹也・杉原 聡・尾崎貴視: fiber optic light の基礎的検討. 日本未熟児新生児学会雑誌, **5**(2), 293-296, 1993.
Khorana, H. G.: Rhodopsin, photoreceptor of the rod cell an energing pattern for structure and function. *J. Biol. Chem.*, **267**, 1-4, 1992.
Kivela, A., Kauppila, A., Leppaluoto, J. and Vakkuri, O.: Melatonin in infants and mothers at delivery and in infants during the first week of life. *Clin. Endocr. (Oxford)*, **32**, 593-598, 1990.
Klaus, M. H.: In Phototherapy in the Newborn: An Overview (G. B. Odell, R. Schaffer and A. P. Simopoulos Eds.), Natl. Acad. Sci., p. 185, 1974.
Klein, D. C. and Weller, J. L.: Indole metabolism in the pineal gland: a circadian rhythm in N-acetyltransferase. *Science*, **169**, 1093-1095, 1970.
Kleitman, N.: Sleep and Wakefulness, University of Chicago Press, 1963.
Laustriat, G. and Hasselman, C.: Photochemistry of proteins. *Photochem. Photobiol.*, **22**, 295, 1975.
Lewy, A. J., Wehr, T. A., Goodwin, F. K., Newsome, D. A. and Markey, S. P.: Light suppresses melatonin secretion in human. *Science*, **210**, 1267-1269, 1980.
Lydic, R., Schoene, W. C., Czeisler, C. A. and Moore-Ede, M. C.: Suprachiasmatic region of human hypothalamus: homolog to the primate circadian pacemaker. *Sleep*, **2**, 355-361, 1980.
MacLaughlin, J. A. and Holick, M. F.: Aging decreases the capacity of human skin to produce vitamin D_3. *J. Clin. Invest.*, **76**, 1536-1538, 1985.
Mann, N. P., Haddow, R., Stokes, L., Goodley, S. and Rutter, N.: Effects of night and day on preterm infants in a newborn nursery: randomised trial. *Br. Med. J.*, **293**, 1265-1267, 1986.
Marks, R. and Whiteman, D.: Sunburn and melanoma: how strong is the evidence ? *Br. Med. J.*, **308**, 75-76, 1994.
松浦輝男: 有機化学, pp. 1-259, 化学同人, 1970.
Maurer, H. M., Fratkin, M., McWilliams, N. B., Kirkpatrick, B., Draper, D., Haggins, J. C. and

Hunter, C. R.: Effects of phototherapy on platelet counts in low-birth weight infants and on platelet production and life span in rabbits. *Pediatrics*, **57**, 506-512, 1976.

McMillen, I. C., Kok, J. S. M., Adamson, T. M., Deayton, J. M. and Nowak, R.: Development of circadian sleep-wake rhythms in preterm and full-term infants. *Pediatr. Res.*, **29**, 381-384, 1991.

Miller, J. D.: On the nature of the circadian clock in mammals. *Am. J. Physiol.*, **264**, R 821-R 832, 1993.

Mirmiran, M., Swaab, D. F., Witting, W., Honnebier, M. B. O. M., Van Gool, W. A. and Eikelenboom, P.: Biological clocks during development, aging and in Alzheimer's disease. *Brain Dysfunct.*, **2**, 57-66, 1989.

Mirmiran, M., Kok, J. H., de Kleine, M. J. K., Koppe, J. G., Overdijk, J. and Witting, W.: Circadian rhythms in preterm infants: a preliminary study. *Early Hum. Dev.*, **23**, 139-146, 1990.

Mirmiran, M. and Kok, J. H.: Circadian rhythms in early human development. *Early Human Dev.*, **26**, 121-128, 1991.

宮沢玄治: 小児期における血清 cortisol 日周リズムの発達とその臨床的意義に関する研究. 名市大医誌, **30**, 229, 1979.

Moore, R. Y. and Lenn, N. J.: A retinohypothalamic projection in the rat. *J. Comp, Neurol.* **146**, 1-14, 1972.

Moore, R. Y.: Organization and function of central nervous system oscillator: the suprachiasmatic hypothalamic nucleus. *Fed. Proc.*, **42**, 2783-2789, 1983.

Mosko, S. S. and Moore, R. Y.: Neonatal suprachiasmatic nucleus ablation: absence of functional and morphological plasticity. *Proc. Natl. Acad. Sci. USA*, **75**(12), 6243-6246, 1978.

中川八郎・永井克也: 脳と生物時計—からだのリズムのメカニズム, ブレインサイエンスシリーズ5, 共立出版, 1991.

中西香爾: なぜレチナールか? なぜ 11-シス-レチナールか? 生化学, **62**, 511, 1990. (第63回日本生化学大会記録ビデオ, フロンテアレクチャー)

Odell, G. B., Brown, R. S. and Holtzman, N. A.: Dye-sensitized photooxidatin of albumin associated with a decreased capacity for protein-binding of bilirubin. In Bilirubin Metabolism in the Newborn(D. Bergsma Ed.), Baltimore, Williams and Wilkins, Birth Defects-Original Article Series, 6(2), 31, 1970.

Odell, G. B., Brown, R. S. and Kopelman, A. E..: The photodynamic action of bilirubin on erythrocytes. *J. Pediatr.*, **81**, 473-483, 1972.

小林 正: いろいろな臓器・組織に対するビタミン D のはたらき. 6.5 皮膚(尾形悦郎・須田立雄・小椋陽介編), ビタミン D のすべて, pp. 118-126, 講談社, 1993.

Ogawa, J., Ogawa, Y., Onishi, S., Shibata, T. and Saito, H.: Five years experience phototherapy. In NIH-NICHHD Interdisciplinary Conference, Bethesda, MD, Department of Health, Education, and Welfare Publication No. (NIH)76-1075, 49-66, 1976.

大西鐘壽・藤掛守彦・山路和彦・松永智幸: 光療法の問題点, ビタミン E と bronze baby syndrome の発生機序との関係を中心に. 周産期医学, **5**, 203-209, 1975.

大西鐘壽: 新生児黄疸の治療における諸問題—bronze baby, bilirubin-albumin の相互作用を中心に—. 小児科臨床, **29**, 295, 1976.

Onishi, S., Kawade, N., Itoh, S., Isobe, K. and Sugiyama, S.: Postnatal development of uridine diphosphate glucuronyltransferase activity towards bilirubin and 2-aminophenol in human liver. *Biochem. J.*, **184**, 705-707, 1979.

Onishi, S., Kawade, N., Itoh, S., Isobe, K. and Sugiyama, S.: High-pressure liquid chromatographic analysis of anaerobic photoproducts of bilirubin IXα *in vitro* and its comparison with photoproducts *in vivo*. *Biochem. J.*, **190**, 527-532, 1980.

Onishi, S., Isobe, K., Itoh, S., Kawade, N. and Sugiyama, S.: Demonstration of a geometric isomer of bilirubin IXα in the serum of a hyperbilirubinaemic newborn infant and the mechanism of jaundice phototherapy. *Biochem. J.*, **190**, 533-536, 1980.

Onishi, S., Miyazawa, G., Nishimura, Y., Sugiyama, S., Yamakawa, T., Inagaki, H Katoh, T., Itoh, S. and Isobe, K.: Postnatal development of circadian rhythm in serum cortisol level in children. *Pediatrics*, **72**, 399-404, 1983.

Onishi, S., Miura, I., Isobe, K., Itoh, S., Ogino, T., Yokoyama, T. and Yamakawa, T.: Structure and thermal interconversion of cyclobilirubin IIα. *Biochem. J.*, **218**, 667-676, 1984.

Onishi, S., Itoh, S. and Isobe, K.: Wavelength-dependence of the relative rate constants for the main geometric and structural photoisomerization of bilirubin IIα bound to human serum albumin. *Biochem. J.*, **236**, 23-29, 1986.

Onishi, S., Itoh, S. and Isobe, K.: Neonatal hyperbilirubinemia, Jaundice phototherapy and two-facedness of bilirubin. *Photomed. Photobiol.*, **12**, 1-26, 1990.

大西鐘壽・伊藤 進・磯部健一: NICU と光. *NICU*, **4**, 609-620, 1991.

大西鐘壽・伊藤 進・磯部健一・近藤昌敏: NICU と光. 周産期医学, **22**, 1105-1112, 1992.

Ostrea, E. M. and Odell, G. B.: Photosensitized shift in the O_2 dissociation curve of fetal blood. *Acta Paediatr, Scand.*, **63**, 341, 1974.

Ostrea, E. M., Fleury, C. A., Balum, J. E. and Ting, E. C.: Accelerated degradation of essential fatty acids as a complication of phototherapy. *J. Pediatr.*, **102**, 617-619, 1983.

Patrick, J., Campbell, K., Carmichael, L., Natale, R. and Richardson, B.: Patterns of gross fetal body movements over 24h observation during the last 10 weeks of pregnancy. *Am. J. Obstet. Gynecol.*, **136**, 363-371, 1982.

Plant, T. M.: Puberty in primates. In Physiology of Reproduction (W. Knobil and J. Neill Eds.), pp. 1763-1788, Raven Press, 1988.

Reiter, R. J., Poeggeler, B., Tan, D-X., Chen, L-D., Manchester, L. C. and Guerrero, J. M.: Antioxidant capacity of melatonin: a novel action not requiring a receptor. *Neuroendocrinol. Lett.*, **15**, 103-116, 1993.

Reppert, S. M., Duncan, M. J. and Weaver, D. R.: Maternal influences on the developing circadian system. In Perinatal Development: A Psychobiological Perspective(N. A. Krasnegor, M. A. Blass, M. A. Hofer and W. P. Smotherman Eds.), pp. 343-355, Acadmic Press, 1987.

Reppert, S. M., Weaver, D. R., Rivkees, S. A. and Stopa, E. G.: Putative melatonin receptors in a human biological clock. *Science*, **242**, 78-81, 1988.

Reppert, S. M. and Schwartz, W. J.: Maternal coordination of the fetal biological clock in utero. *Science*, **220**, 969-971, 1983.

Riley, P. A. and Slater, T. F.: Pathogenesis of retrolental fibroplasia. *Lancet*, **ii**, 265, 1969.

Romagnoli, C., Polidori, G., Cataldi, L., Tortorolo, G. and Segni, G.: Phototherapy induced hypocalcemia. *J. Pediatr.*, **94**, 815-819, 1979.

Rosenfeld, W., Sadhev, S., Brunot, V., Jhaveri, R., Zabaleta, I. and Evano, H. E.: Phototherapy effect on the incidence of patentductus arteriosus in premature infants: prevention with chest shielding. *Pediatrics*, **78**, 10-14, 1986.

Rubaltelli, F., Allegri, G., Costa, C. and De Antoni, A.: Urinary excretion of tryptophan metabolites during phototherapy. *J. Pediatr.*, **85**, 865-867, 1974.

Rubaltelli, F. F. and Jori, G.: Visible light irradiation of human and bovine serum albuminbilirubin complex. *Photochem. Photobiol.*, **29**, 991-1000, 1979.

Sander, L. W., Julie, H. L., Stechler, G. and Burns, P.: Continuous 24-hour interactional monitoring in infants reared in two caretaking environments. *Psychosom. Med.*, **34**, 270-282, 1972.

Sandor, G.: Phototherapy and chromosome structure. *Lancet*, **ii**, 1384, 1973.

Schallreuter, K. U. and Wood, J. M.: Free radical reduction in the human epidermis. *Free Rad. Biol. Med.*, **6**, 519-532, 1989.

柴田重信・渡辺繁紀: サーカディアンリズムの体内時計としての視床下部視交叉上核. 治療学, **28**, 493-496, 1994 a.

柴田重信・渡辺繁紀: 哺乳動物におけるサーカディアンリズムの薬理. 薬学雑誌, **114**, 637-654, 1994 b.

Shimada, M., Segawa, M., Higurashi, M. and Akamatsu, H.: Development of the sleep and wakefulness rhythm in preterm infants discharged from a neonatal care unit. *Pediatr. Res.*, **33**, 159-163, 1993.

白幡 聡・野尻外士雄: 光線療法と DIC. 未熟児・新生児の酸素障害(馬場一雄, 坂元正一, 美濃 真 監修), 医歯薬出版, 73-81, 1981.
白岩義夫・河合優年・犬飼和久・鬼頭秀行・小川次郎: NICU 内の照明が未熟児に及ぼす効果. 愛知工業大学研究報告, 28, A, 1993.
Sisson, T. R. C., Slaven, B. and Hamilton, P. B.: The effect of broad and narrow spectrum fluorescent light on blood constituents. In Bilirubin Metabolism in the Newborn, II(D. Bergsma and S. H. Blondheim Eds.), New York, Elsevier-North Holland Publishing Co., Excerpta Medica, Birth Defects-Original Article Series, 12(2), 122-133, 1976.
Sisson, T. R. C.: Research in Photobiology (A. Castellani Ed.), pp. 431-434, Plenum Press, 1977.
Speck, W. T. and Rosenkranz, H. S.: The bilirubin-induced photodegradation of deoxyribonucleic acid. Pediatr. Res., 9, 703-705, 1975.
Spennati, G., Girotti, F., Italy, R. and Orzalesi, M. M.: Urinary excretion of 5-hydroxyindolacetic acid in low-birth-weight infants with and without phototherapy. J. Pediatr., 82, 286-288, 1973.
Stiris, T. A., Hall, C., Christensen, T., Hall, C., Christensen, T. and Bratlid, D.: Effect of different phototherapy lights on retinal and choroidal blood flow. Dev. Pharmacol. Ther., 17, 70-78, 1991.
Takahashi, J. S. and Zatz, M.: Regulation of circadian rhythmicity. Science, 217, 1104-1111, 1982.
Tenreio, S., Dowse, H. B., Souza, S. D., Minors, D., Chiswick, M., Simms, D. and Waterhouse, J.: The development of ultradian and circadian rhythms in premature babies maintained in constant conditions. Early Hum. Dev., 27, 33-52, 1991.
寺島俊雄: 大脳皮質の発生. 医学のあゆみ, 165, 799-802, 1993.
Terry, T. L.: Extreme prematurity and fibroblastic overgrowth of persistent vascular sheath behind each crystalline lens, I: preliminary report. Am. J. Ophthalmol., 25, 203-204, 1942.
Visser, G. H. A., Goodman, J. D. S., Levine, D. H. and Dawes, G. S.: Diurnal and other cyclic variation in human fetal heart rate near term. Am. J. Obstet. Gynecol., 142, 535-544, 1982.
Waldhauser, F., Weiszenbacher, G., Tatzer, E., Gisinger, B., Waldhauser, M., Schemper, M. and Frisch, H.: Alterations in nocturnal serum melatonin levels in human with growth and aging. J. Clin. Endocr. Metab., 66, 648-652, 1988.
Waldhauser, F., Ehrhart, B. and Forster, E.: Clinical aspects of the melatonin action: impact of development, aging, and puberty, involvement of melatonin in psychiatric disease and importance of neuroimmunoendocrine interactions. Experientia, 49, 671-681, 1993.
Watanabe, A., Hamada, T., Shibata, S. and Watanabe, S.: Effects of nitric oxide synthase inhibitors on N-methyl-D-aspartate-induced phase delay of circadian rhythm of neuronal activity in the rat suprachiasmatic nucleus in vitro. Brain Res., 646, 161-164, 1994.
Webb, S. J. and Tai, C. C.: Differential, lethal and mutagenic action of 254 nm and 320-400 nm radiation on semi-dried bacteria. Photochem. Photobiol., 12, 119-143, 1970.
Wu, P. Y. K., Lim, R. C., Hodgman, J. E., Kokosky, M. J. and Teberg, A. J.: Effect of phototherapy in preterm infants on growth in the neonatal period. J. Pediatr., 85, 563-566, 1974.
Wu, P. Y. K. and Moosa, A.: Effect of phototherapy on nitrogen and electrolyte levels and water balance in jaundiced preterm infants. Pediatrics, 61, 193, 1978.
Zanetti, R., Franceschi, S., Rosso, S., Colonna, S. and Bidoli, E.: Cutaneous melanoma and sunburns in childhood in a southern European population. Eur. J. Cancer, 28, 1172-1176, 1992.

II

光と行動について意外に知られていないことは
―― 人間の光行動学的基礎データ ――

1. 光 の 測 定

　人間の目は光エネルギーによって明るさや色を感じるが，その機構は生理的・心理的な要因が絡みあって複雑なものとなっている．内部機構は複雑であろうが，その入出力である光と見えの関係を定式化することによって，人間の視覚特性の解明を進めることができる．それだけでなく，照明装置の開発など応用面でも重要となり，実生活での直接的なかかわりも生まれてくる．定式化の第一歩として，人間の感覚の物差しを外界の物理的な物差しに割り当てて換算する方法がとられる．すなわち，人間の主観的尺度をできるだけ忠実に物理単位でモデル化し尺度化することが大きな課題となる．これについてはCIE(国際照明委員会；Commission Internationale de l'Éclairage)が中心となり推進されている．

1.1. 明るさの測定

　本節では光を測定するときに用いられる物理的・心理的な基本単位，測定方法について述べる．特に定義式の単位は，国際単位系(SI；Systeme International)の基本単位で次元解析をし理解の助けとする．またこの章に限り，単位は必要に応じて [ ] で囲んで表示する．

a. 基本的な測光量

　測光(photometry)にはさまざまな測定量の概念と単位が出てきてとまどいやすい．以下，光エネルギーの基本単位から，輝度，照度などの測光量がどのように導かれているかを順を追って説明する(表1.1)．

　光の源は放射(radiation)である．放射とは，電磁波(あるいは粒子)のエネルギーが放出，伝達される現象である．また光は，電磁波としての波動的性質と，光量子としての粒子的性質の二重の性格をもつ．それに従って光の特徴を，周波数あるいは波長で表したり，光量子1個のもつエネルギーで表したりする．そのうち，1振動の波の長さである波長が約380～780 [nm](ナノメートル，10^{-9}[m])の範囲が視感覚を起こすので，これを一般に光とよんでいる．これより短い波長を紫外線，長い波長を赤外線とよぶ．

　個々の測光用語を説明するにあたり，国際単位系(SI)の基本単位と補助単位をあげておく．基本単位は，長さ(メートル，[m])，質量(キログラム，[kg])，時間(秒，[s] ([sec]ではない))，電流(アンペア，[A])，熱力学温度(ケルビン，[K] ([°K]ではない))，そして光に関する光度(カンデラ，[cd])であり，これは唯一感覚量に関係する単位である．補助単位は，平面角(ラジアン，[rad])，立体角(ステラジアン，[sr])である．これらの単位系を用いてそれぞれの分野で独自の概念を組立単位として定義している．光に関係する組立単位は，光束(ルーメン，[lm])と照度(ルクス，[lx])である．

　1) 立体角と視角　さて，はじめに測光，測色においてよく用いられる二つの角度，立体角と視角について説明しておく．

1.1. 明るさの測定

表1.1 光に関する基本的な量と単位(文部省・日本心理学会,1986)

波長(wave length)[m], 周波数(frequency)[Hz]=[s^{-1}]
立体角(solid angle)[sr], 視角(visual angle)[°]

放射量	単位
放射エネルギー(radiant energy)	[J]=[N·m]=[kg·m/s^2][m]
放射束(radiant flux)	[W]=[J/s]
放射強度(radiant intensity)	[W/sr]
放射輝度(radiance)	[W/(sr·m^2)]
放射発散度(radiant emittance)	[W/m^2]
放射照度(irradiance)	[W/m^2]

測光量	単位	対応する単位と放射量	
光量(quantity of light)	[lm·s]	[Ws]=[J]	放射エネルギー
光束(luminous flux)	[lm]=[cd·sr]	[W]	放射束
光度(luminous intensity)	[cd]	[W/sr]	放射強度
輝度(luminance)	[cd/m^2]	[W/(sr·m^2)]	放射輝度
光束発散度(luminous emittance)	[lm/m^2]	[W/m^2]	放射発散度
照度(illuminance)	[lx]=[lm/m^2]	[W/m^2]	放射輝度

立体角(solid angle)とは,おおむね,円錐の頂点から底辺への3次元的な開きの大きさと考えればよい.単位はステラジアン(steradian)[sr]である.たとえば,1[sr]とは半径1[cm]の球面から1[cm^2]の面積を切り取るときの中心からの開きの大きさに相当する(図1.1a).切り取る面の形は任意であるが,お碗の形を考えると理解しやすい.この球の全表面に対応する立体角は4π[sr]である.一般にある点からの微小な立体角を$d\omega$[sr]とし,距離r[m]にある微小な平面の面積をdS[m^2],微小面の法線(垂直線)と点とのなす角をθ[°]とすると,$d\omega=dS\cdot\cos\theta/r^2$となる($\theta=0$のとき$d\omega=dS/r^2$).ここでわかるように光の測定では,光の方向と入射・出射面の傾きが重要となる.単位の次元に注目すると,光の方向性は単位立体角[sr^{-1}]に,面の傾きは単位面積[m^{-2}]に表れるので,これを目安にする

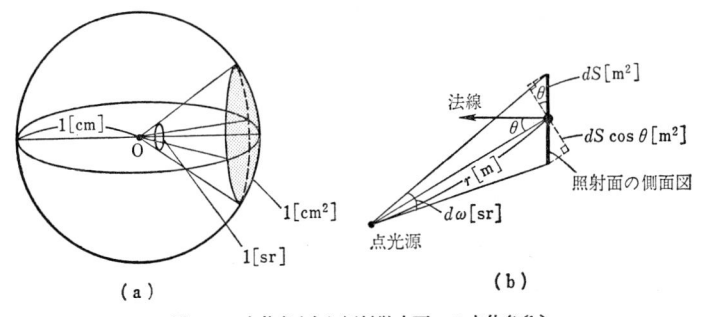

図1.1 立体角(a)と傾斜微小面への立体角(b)

と理解しやすい．入射・出射面の傾きが変化すれば，光の方向に垂直なみかけの面の面積が変化するからである(図1.1b)．

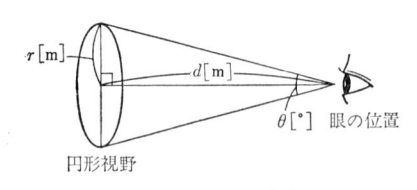

図1.2 視角の定義

視角(visual angle)(単位は度[°])は円形の視野の直径を角度で表したものである．われわれが見る視野の広さを表現する場合，面積では定義できない．距離が変われば見えの大きさが変わるからである．そこで角度で表現すると，距離に依存しない量となる．この円の半径をr[m]，眼までの距離をd[m]とすると，その視角は，$\theta = 2\tan^{-1}(r/d)$で定義される(図1.2)．

アルミ硬貨1円玉の直径は正確に2[cm]である(形や，社会的知覚の要因で過小視されている)．これを約57[cm]のところで見た大きさが，視角で約2[°][$2\tan^{-1}(1/57)$]，立体角では約0.001[sr]($\pi/57^2$)である．また，約11[cm]のところまで近づけて見た視野の大きさが，視角で約10[°][$2\tan^{-1}(1/11)$]，立体角で約0.03[sr]($\pi/11^2$)である．また立体角1[sr]は，1円硬貨を約1.7[cm]に近づけて見た視野の大きさに相当し，視角で約60[°]である．ちなみに，視角1[°]は手を伸ばしたときの爪の大きさ，物がよく見える中心視野(視角10～15[°])は「じっと手を見る」ときの手のひらの大きさほどである．

2) 放射量と単位 放射の基本量は放射エネルギー(radiant energy)であり，その単位はジュール[J]である．これを国際単位系(SI)で表記すると，[J]=[N·m]=[kg·m/s^2][m]となる．つまり，1ジュールは，1ニュートンの力を1[m]にわたって働かせるエネルギーであり，さらにいい換えれば1[kg]の質量を加速度1[m/s^2]で1[m]移動させるエネルギーである．この放射エネルギーが，ある面を単位時間当たり通過する量を放射束(radiant flux)といい，その単位はジュール毎秒[J/s]である．これは仕事率，ワット[W]に相当する．たとえば，電気的仕事率100[W]の白熱電球は1[s]当たり100[J]の仕事をしているのである．ただし，光への変換効率はそれほどよくなくて，むしろ熱発生がおもな仕事になってしまっている．

光の放射は普通あらゆる方向に発散するから，ある方向をもった立体角を単位として考えていく必要がある．この場合，光を粒子的にイメージして，その粒子の流れ，密度を考えていくと理解しやすくなる．まず，点状の光源(点光源)から単位立体角当たり放射する光の強さを放射強度(radiant intensity)とし，単位をワット毎ステラジアン[W/sr]とする．すなわち1[W/sr]の放射強度とは，1[W]の仕事率をもつエネルギーを，ある方向をもった1[sr]の立体の広がりに発散させる強さであるといえる．さらに今度は面積を考慮し，単位面積当たりの放射強度を放射輝度(radiance)とする．単位はワット毎ステラジアン毎平方メートル[W/(sr·m^2)]である．

さて一方，立体角を考慮せずに，つまりさまざまな方向への単位面積当たりの放射束(放射エネルギー率)を考える．ここに放射発散度(radient emittance)が定義され，単位は[W/m^2]となる．これは放射，つまりエネルギー出射面についての名称である．反対にさまざまな方向から放射を受けるエネルギー入射面では放射照度(irradiance)とよび分ける．単位

は同じく [W/m²] である.

3) 測光量と単位　以上,光源の放射の単位である放射量について述べてきた.今度は,これをもとに人間の感覚を基準とした光の量,つまり測光量(photometric quantity)について説明する.光の放射強度が同じでも人間の眼にはさまざまな要因があり,必ずしも同じ強さ,明るさとして感じられるわけではない.そこで,光の強さを人間の感覚要因を組み込んで基本単位としておくと定量化しやすくなる.理解を助けるため,以下,表1.1の順に従って放射量と対応づけながらみていく.ただし放射量との対応といっても波長ごとの感度が異なっているので,単位が等しいということではなく単位の次元が対応するということである.

放射エネルギー [J] に対応するものは光量(quantity of light),単位はルーメン秒 [lm·s] である.ルーメン [lm] は光束(luminous flux)の単位で,放射束 [W] に対応する.つまり単位時間当たりの光の仕事率が光束であり,いわば明るさの効率を表す.単位系の構成は時間微分した形で基本単位を構成し,その後時間積分によって空間やエネルギーなどを復元構成することが多い.光に関しても同様に,光量は光束を時間的に累積したものとして表現してある.したがって,光の作用は光束の時間的な積み重ねがあって初めてエネルギーとして効力をもつことになる.

次に,ある方向をもった光の効率,つまり単位立体角当たりの光束を考える.これを光度(luminous intensity) とし,単位をカンデラ(candela)[cd] とする.これは放射強度 [W/sr] に対応する.カンデラとはキャンドルつまり蠟燭からきた用語で,かつては [燭] の用語が使われていた.

さらに明るさを表現するうえで,単位面積当たりの光度である輝度(luminance)を導入する.単位は [cd/m²] で,放射輝度 [W/(sr·m²)] に相当する.同じ光度をもっていても照射すべき面積が大きくなれば,光の効率,密度が小さくなる理屈である.

光源の単位面積当たりの光束は光束発散度(luminous emittance)で,単位はルーメン毎平方メートル [lm/m²] である.これは放射発散度 [W/m²] に対応する.一方,照射面の単位面積当たりの光束は照度(illuminance)として区別している.単位の次元は光束発散度と同じく [lm/m²] であるが,ルクス [lx] と別名を与えている.また点光源から発した光は拡散していくので,照度は距離の2乗に反比例するという性質がある.ただし,感覚レベルで明るさが逆2乗則に従うわけではない.また,レーザー光のように凝集性の高いビームは,この照度の逆2乗則によらず媒体の通過率に依存する.

ここで網膜照度(retinal illuminance)についてもふれておく.輝度 L [cd/m²] を観察した場合の網膜面上の網膜照度 E [lm/m²] は,$E=0.36LS\tau\lambda$ と定義されている.ここに,S は瞳孔面積 [cm²],$\tau\lambda$ は眼のなかの光の透過率である.しかし,この表式には近似値が使われ,また瞳孔径の影響が大きいことから,一般に次のトローランド(troland) [td] が用いられる.これは,網膜照度の係数0.36と $\tau\lambda$ を考慮せず,輝度 L [cd/m²] と瞳孔面積 S [mm²] の積,$E=LS$ として表す.すなわち1[td]とは1[cd/m²]の面を1[mm²]の瞳孔面積でみたときの網膜照度である.直径2[mm]の人工瞳孔(artificial pupil)を用いれば $S=\pi$[mm²] となる.

さて，輝度 [cd/m²] と照度 [lx]＝[lm/m²] の違いはどこにあるのか，もう一度ふりかえってみる．単位の次元からみると双方とも単位面積当たりの光の作用である．すると光度 [cd] と光束 [lm] の違いとなる．光度は単位立体角当たりの光束であった（[cd]＝[lm/sr]）．つまり，光度はある特定の方向からの光束，光の効率ということになる．逆に，光束はあらゆる入射方向からの光が単位面積を通過，照射する光の効率である．したがって，輝度は細い筒を通してみた微小面積の明るさ，照度は各方向から照射を寄せ集めたときの微小面積の明るさ，とみなせる．かくして，輝度計はスポットメータとして光軸を設定し，測定面に焦点を合わせて計測し，照度計は半球形の集光窓を通して計測するということになる．輝度は観察方向によって変わるが，距離には依存しない．照度は照射面の方向によって変わるし，距離によっても変わる．また，眼で感じられるのは輝度であって，照度そのものは感じられない．

4) 分光測光　測光量を一通り説明したところで，今度は国際単位系(SI)で基本単位とされている光度 [cd] を軸として見直してみる．なお，以下に出てくる分光(spectral)とは，微小幅をもつ各波長ごとの，という意味である．

SI では光度を次のように定めている．「ある方向の光度 1[cd] とは，周波数 f[Hz]，放射強度 I[W/sr] の光源が発する光の強さである」．ここに周波数 f[Hz] は $540×10^{12}$[Hz] と規定している．これは波長 555[nm] に相当し，黄緑の色味をもち，明るい視環境での人間の感度が最高レベルにあたる光である．放射強度 I[W/sr] は，単位系を基準化するため 1/683[W/sr] と規定している．光度 [cd] に対応する放射量の単位は [W/sr] という，単位立体角当たりの仕事率つまり放射強度として定義されている．そこに，波長と単位調整のための係数を加え，人間が感ずる光の強さの単位として独立させた．この光度 [cd] が，人間の感覚と外界の物理量との世界を結ぶパイプとなるのである．いずれにしても，物理的な放射量を人間の視覚特性で評価したものが光度 [cd] であり，心理物理量であることに注意すべきである．

人間の明るさ感覚が光の波長(λ)[nm] によって異なることを考慮して感度を規定したものが標準分光視感効率(standard spectral luminous efficiency)である．標準分光視感効率[$V(\lambda)$]は，感度が最大になるとされている波長(λ_m＝555[nm])を基準[$V(555)$＝1]として，ある波長の光がこれと同じ明るさと判断されたときの放射束 [W]＝[J/s] の比として表す（図 1.3 の白丸）．

標準分光視感効率から光束 Φ[lm] を定義し直すと，標準の観測者による放射束 [W] の評価量となる．つまり，微小幅の波長 $d\lambda$ [nm] のもつ分光放射束 $\Phi_e(\lambda)$(spectral radiant flux；単位は [W/nm])に，標準分光視感効率 $V(\lambda)$ というフィルターをかけて波長について寄せ集めた放射束となり，次式による．K_m は最大視感度とよばれ，683[lm/W] である．

$$\Phi = K_m \int \Phi_e(\lambda) V(\lambda) d\lambda \quad [\text{lm}] \tag{1}$$

実際の機器による測光では，測光器の物理センサーによる分光応答度は $V(\lambda)$ の特性をもっていない．そこで，これを人間の標準分光視感効率[$V(\lambda)$]に相対的に近似させるために補正フィルターをかける．このように，光エネルギーを人間の眼でみた見え方へ補正するこ

1.1. 明るさの測定

とを視感度補正という．

b. 分光視感効率関数

分光視感効率測定は物理的センサの応答とは異なり，人間の眼を介して基準化するものである．したがって，人間の視覚系の特性を計測することにほかならない．分光視感効率測定は，基準となる参照光の輝度，波長を一定にして，テスト光の波長やエネルギーを変化させて一致照合(matching)するところの物理量を記録して行う．なお分光視感効率は，以前は比視感度とよばれていた(日本照明委員会，1989)．

1） 分光視感効率の測定法 以下，おもな測定方法である交照法，直接比較法，逐次比較法，マグニチュード法について説明する．

ⅰ） 交照法(フリッカー法；flicker method)： 刺激光の時間分割法である．2刺激の与え方は同一視野(視角2[°]，10[°]など)で時間的に交代させ，光のちらつき感が最小となるようなエネルギーを求める．交代頻度は約10～15[Hz]が用いられる．2色は時間交代すると融合しやすいので色のちらつき感は少なくなり，照合の判定は容易である．しかし明るさの直接比較ではなく，ちらつきを判定しているところに多少問題がある．CIEの標準分光視感効率 $V(\lambda)$ は主としてこの方法で得たデータを基礎にしている．

ⅱ） 直接比較法(direct comparison method)： 2刺激光を視野内に同時に提示する空間分割法である．円形視野を直径で分割する二分視野，あるいは大きな背景視野に小さなテスト視野を重ねる同心円視野などがある．同時に与えられるので2刺激の色相差が明るさの判定を困難にしている．個人間の変動が大きいが，色が明るさに与える影響を検討するにはこの方法によらなければならない．

ⅲ） 逐次比較法(step-by-step method)： 直接比較法の判定の困難さをなくすため，参照光とテスト光の波長差を少なくして逐次照合し，可視波帯域全体にわたって統合する方法である．これは分光視感効率関数の傾きを部分的に求め，それをつないでいく方法である．微分係数を求めて，あとで積分する方法であるともいえる．ただし誤差の蓄積による歪みが問題となる．

ⅳ） マグニチュード法(magnitude method)： 個人内の尺度に照らして直接数値で評価する方法である．一般に感覚評価の尺度構成で用いられる，Stevens のマグニチュード推定法に基づいている．たとえば，参照光(基準とする刺激をモジュラスという)の明るさを100とし，それぞれのテスト光の明るさを数値で評価する．慣れてくれば個人内尺度が安定し，評価の精度はかなり高くなる．また研究者も心理物理測定法に習熟する必要がある．この主観的評価法は，知覚特性が直接反映されることを期待した方法である．

分光視感効率関数の形はその測定法に依存する．交照法は滑らかな形となり，直接比較法は短波長側および長波長側の感度がよくなり，ふくらみをもつ形になる．このほかに光エネルギーの絶対閾を可視波帯域全体にわたって求めその逆数をもって感度とする絶対閾法，一定の背景光の上の刺激光の弁別閾を求める増分閾法，背景光の上の格子縞を弁別できるときの光エネルギーを求める視力法などがある．

2） 視覚環境と分光視感効率 これまで述べてきた標準分光視感効率 $V(\lambda)$ は，明るい視環境である明所視のときに定義された関数である．暗い視環境である暗所視では，標準

暗所視分光視感効率 $V'(\lambda)$ として定義されているが，実際にはほとんど用いられない．中間の明るさの薄明視での分光視感効率は複合した視覚機能のためむずかしく，CIE で検討中である．以下それぞれの特徴をみていく．

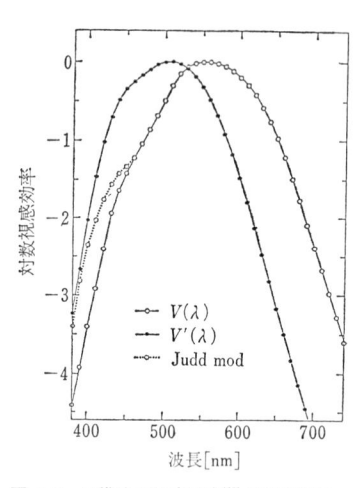

図 1.3 標準分光視感効率関数(明所視，暗所視，Judd 修正)(CIE, 1931; Judd, 1951)

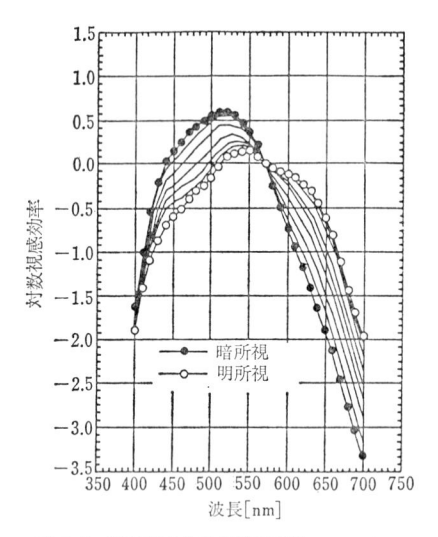

図 1.4 薄明視の分光視感効率(Sagawa と Takeichi, 1987)

明所視(photopic vision)は，物の色と形がよくわかる明るさの視環境である．輝度で数 [cd/m²] 以上の明るさで，網膜の錐体細胞が働き視力もよい状態である．図 1.3 の白丸は CIE の制定(1924)による標準明所視分光視感効率関数(standard photopic luminous efficiency function) $V(\lambda)$ で，交照法と逐次比較法によって得られたものである．のちに Judd (1951) によって短波長側での修正がなされ，これは Judd 修正の $V(\lambda)$ とよばれている(図の点線白丸)．波長 555 [nm] にピークをもつ単峰性の滑らかな曲線である．これは照明関係の分野で標準的に用いられている．実際には複数の観察者の平均値として標準化しており，このような仮説的な視覚特性をもっている観察者を測光標準観測者(standard photometric observer)という．したがって，特定の個人に直接あてはめても当然ずれが生じてくる．

薄明視(mesopic vision)は物の色と形がいくらかわかるぐらいの明るさ環境をさす．輝度で，約 0.001～数 [cd/m²] であり，網膜の錐体細胞と桿体細胞の双方が働き，見え方は複雑である．暗くなると青色系の感度が上がり，赤色系の感度が低下する現象がみられ，これはプルキンエ現象とよばれている．この薄明視の分光視感効率は図 1.4 にみるように明所視から暗所視にかけて変動が大きく標準化がむずかしい．しかし，現代社会の視覚環境では照明法とのかかわりで重要視され，目下 CIE で標準化が検討されている．

暗所視(scotopic vision)は明暗だけがおぼろげにわかる程度の環境である．輝度で，約

0.001 [cd/m²] 以下である．この明るさではおもに網膜の桿体細胞のみが働き，色覚がなくなり視力も悪くなる．図1.3の黒丸はCIE (1951)が制定した標準暗所視分光視感効率関数(standard scotopic luminous efficiency function) $V'(\lambda)$ である．網膜周辺で閾値法で求めたデータと，周辺10[°] の位置で20[°] 視野で得た直接比較法のデータを基にしている．波長507[nm]にピークをもち，全体に短波長側に移動している．視野の位置による変動があるが，測定方法による差はそれほど大きくない．しかし，実際には暗所視のレベルは非常に暗く，実際にはあまり用いられていない．

分光視感効率は視野の大きさによっても異なる．実験的には，点光源〔視角10[']以下(分[']=1/60 [°])〕，2[°] 視野，10[°] 視野が用いられ，異なるデータが得られている(図1.5)．点光源での分光視感効率はCIEのJudd修正の $V(\lambda)$ と一致する．2°視野は点光源より短波長側にふくらみをもち，10°視野ともなると短波長側の感度はずっとよくなる．しかし，それ以上の視野の広さで測定してもあまり変化しなくなる．

また，周辺部の分光視感効率は，桿体の働きによって短波長側でかなり高い．これは網膜の位置によって錐体と桿体の分布密度が異なる，つまり中心部には錐体が多く，周辺部には桿体が多いからである．周辺部は順応状態によって変化しやすいので分光視感効率を確定することがむずかしい．

3) 輝度と明るさ　すでに述べたように，CIEは輝度を，任意の分光エネルギー分布 $L_{e,\lambda}$

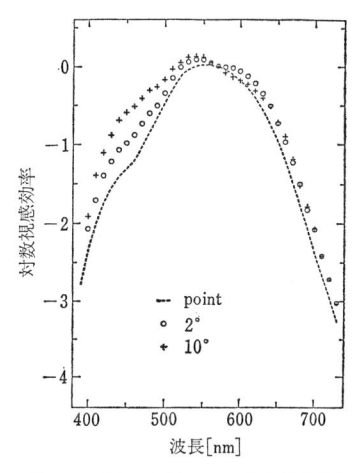

図1.5　直接比較法による分光視感効率（点光源，2°，10°視野）(CIE, 1988)

[J/nm]をもつ色光の明るさを表す尺度として，分光視感効率の重み付けをして加算した量をもって定義した．そしてこれは，光源や物体の明るさを表す尺度として広く用いられている．しかし彩度(色の鮮やかさ)の高い色では，輝度から予測される明るさよりも明るく見える現象があることがわかってきた．これをヘルムホルツ—コールラウシュ効果とよぶ．つまり輝度と見えの明るさは異なり，輝度が明るさを正確に表すものではないのである．カラーディスプレーなどの彩度の高い色光では，輝度と明るさの感覚にずれが起こっているのである．たとえば，等輝度の白色と青色では青色のほうが明るく感じる．絵画でも，色で光を表現する，という言葉がある．

このことを直接確かめるには，直接比較法によって B/L 比(brightness to luminance ratio)をとって調べればよい．Bは白色参照光の輝度，Lは色光の輝度である．B/L 比は色度図(次節参照)の中央の白色参照光を示す点(W)では1.0となる(図1.6)．その点から遠ざかるにつれて B/L 比が大きくなっている．このことは，彩度が高くなるにつれて明るく見えるようになることを意味している．

この原因として考えられることは，第一に輝度の定義式にある $V(\lambda)$ が不適切であるこ

とと，交照法によるちらつきを判定の基準にしていることに問題がある．色の処理過程を評定するためには，直接比較法によらなければならない．もう一つは，積分の定義式の形が不適切である可能性がある．つまり単色光の寄せ集めとして定義したが，分解と統合の基礎となる加法性が成り立つかどうかが問題である．この加法性は交照法では成り立ったが，直接

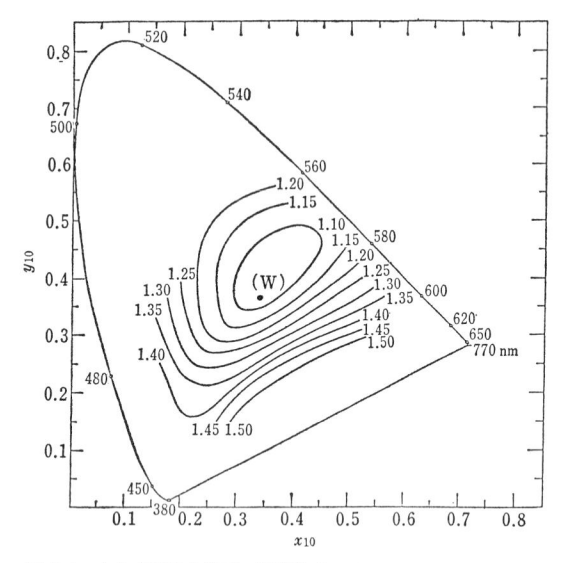

図 1.6　白色参照光と色光の輝度比(Sanders と Wyszecki，1963)

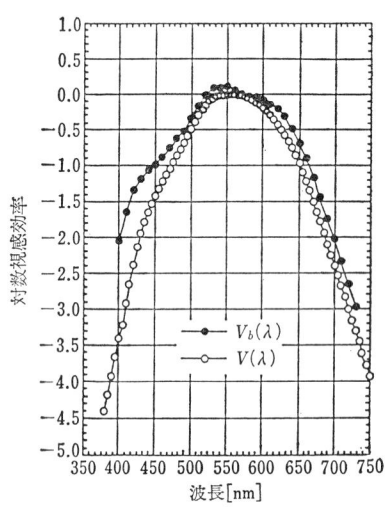

図 1.7　明るさの分光視感効率関数(2°視野)と標準分光視感効率関数(CIE, 1988)

法では成り立たないのである．したがって，この問題を解消するには，のちに述べるモデル(§Ⅱ.1.3)のように，もう少し複雑な形で表現しなければならない．

また，輝度においては加法性が成立するが，明るさ感覚に対して成り立たないことがわかってきた．拮抗する色(R/G, Y/B)が互いにその効果を相殺するためと考えられている．先にみたように，明るさ感覚を適切に反映する方法は直接比較法であった．これに基づき最近 CIE (1988)が確立したのが，明るさの分光視感効率 $V_b(\lambda)$ である(図1.7の黒丸)．標準分光視感効率 $V(\lambda)$ と比べると全体に感度が上がっており，短波長帯域および長波長帯域でふくらみをもっている．また，波長 530 [nm] と 610 [nm] にふくら

みをもつ二峰型が特徴である．

c. グレア

　明るさ感覚と関連して最近注目されているものにグレア(glare)がある．グレアは，一般にまぶしさを伴う光源の存在で視覚機能が損なわれることをさす．たとえば，対向車のヘッドライトによって横断歩道の歩行者が見えなくなる．コンピュータディスプレーに照明光が反射して文字，画像の判読が困難になるなど，現代の生活環境，照明環境で大きな問題となっている．グレアは不快グレアと減能グレアに分けられる．

　不快グレア(discomfort glare)は，一部に輝度が高い部分があって対象物が見えにくくなる場合である．必ずしもまぶしさを伴うわけではないが，輝度の高い部分の存在が不快である，いらいらすると感じる場合を指す．

　不快グレアを表示する基本式 GC (glare constant)は，

$$CG = (B^a \cdot \omega^b)/(F^c \cdot P^d) \qquad (2)$$

と表される．B は光源の輝度 [cd/m^2]，ω は光源の大きさ [sr]，F は視野の輝度 [cd/m^2]，P は光源の位置指数，そして a, b, c, d はそれぞれの評価を表す指数である．

　これをもとに，各国の環境状況にあわせて主観的評価(「耐えられない」段階から「気にならない」段階までの6～9段階評定)を行い基準化が検討されている．しかし，事務的なデスクワーク，自動車運転，スポーツ施設など，さまざまな活動環境があるので，その評価はまちまちであり，評価関数も一定の形に定まっていないのが現状である．

　グレアを起こす境界輝度を算出する評価関数が提案されている．Guth の BCD (border-line between comfort and discomfort)とよばれるものである(Luckiesh と Guth，1949)．

$$L_s = 108 L_p^{0.44}(\omega^{-0.21} - 1.28) \qquad (3)$$

ここに，L_s は光源輝度，L_p は背景輝度，ω は光源の立体角である．ただし，この場合の輝度単位は fL (foot Lambert；1[fL]=3.426[cd/m^2])である．輝度単位，指数の値は異なるが，現在でもこの形の式で評価され検討されている．この式によって背景輝度が L_p のとき，「耐えられない」と「気にならない」状態との中間帯の光源輝度 L_s が算出される．

　減能グレア(disability glare)は，一部の高輝度光源の存在によって全体の見えが悪くなる現象である．これは，高輝度刺激によって網膜の順応輝度が増加し，弁別閾が高くなることによって起こる．減能グレアは，たとえば道路照明については次のグレアインデックスによって評価される(井上，1983)．

$$TI = \{(\Delta L' - \Delta L)/\Delta L\} \times 100 \; (\%) \qquad (4)$$

ここに，TI は相対閾値増加，$\Delta L'$ はグレア光源がある場合の輝度差弁別閾，ΔL はグレア光源がない場合の輝度差弁別閾である．CIE では，好ましい視環境のグレアインデックスとして，$TI \leqq 10 \sim 20\%$ を推奨している．

1.2. 色の測定

　色をもった光(色光；colored light)を測定することを測色(colorimetry)という．これはわれわれの色知覚を基準として色光を判断し物理的な尺度に変換することであり，前節の明る

さの測定の場合と同様である．ただし，色光の場合は明るさ(brightness)，色相(hue；色味)，彩度(saturation；鮮やかさ)などの要因があり，少し複雑になる．色光の知覚判断の基本は明るさ，色相，彩度などについて2色の性質を一致させることにある．これを等色(color matching)という．実験的には色光を混ぜ合わせ(混色；color mixture)て等色し，そのときの色光の物理的尺度をもって関係づけ，色の体系をつくっていく．その体系にはさまざまな表現形式があるが，基本的には座標変換によって利用しやすく変形したものである．数学的には，いずれも線形空間の基底(base)のとり方の制約条件を変えたものにすぎない．

a. 表色系

1） CIE 表色系の基礎　CIE 表色系(colorimetric system；color specification system)には，RGB 表色系と XYZ 表色系の2通りある．RGB 表色系は赤，緑，青色に比較的忠実に体系化，表式化したものである．これには負の値があり，計算や色彩計の設計などに不便が生じる．XYZ 表色系は，これを解消するためにすべて正の値となるように座標変換したものである．

人間の知覚する色は，赤，緑，青の基本色を混色すればほとんど実現できる．色空間の一点は，赤，緑，青などを表す異なる任意のベクトルを基底にとれば，その線形結合によって一義的に決定できる．この現象的な性質を基にして次のような色方程式(color equation)が導入された．

網膜視細胞の感度のよい赤，緑，青に対応する色を原刺激(primary stimuli)とし，それを R, G, B という基底ベクトルに採用する．混色して等色する色のベクトルを C とすれば，

$$C = R\boldsymbol{R} + G\boldsymbol{G} + B\boldsymbol{B} \tag{5}$$

と書ける．一般にこの形の式を色方程式という．ベクトルの係数 R, G, B は原刺激の光量(quantity of light)を表し，色の三刺激値(tristimulus values)という．三刺激値は実数スカラーで正負の値をとりうる．

等色に関しては，実験的な事実から，線形代数的な取り扱いが可能であることが確かめられている．つまり，ベクトル演算における置換則(推移則：$A = B$ かつ $B = C$ ならば $A = C$)，比例則 ($A = B$ ならば $kA = kB$, k：定数)，加法則 ($A = B$ かつ $C = D$ ならば $A + C = B + D$) である．これは，グラスマンの法則(Grassmann's law)とよばれ，とりわけ最後の加法則による演算が役立つ．ただし，心理量としての明るさ感覚においては正確には成り立たない．

2） RGB 表色系　CIE は1931年に，以下の制約条件を決定した．

① 原刺激 R, G, B をそれぞれ 700.0, 546.1, 435.8 [nm] の単色光とする．
② 原刺激による等エネルギーの白色光に等色したとき，三刺激値が $R = G = B$ となるように原刺激の単位を定める．

この二つの条件から，R, G, B の輝度をそれぞれ 1.0000 [cd/m²], 4.5907 [cd/m²], 0.0601 [cd/m²] とした．この R, G, B の輝度比を明度係数(luminosity coefficient)といい，I_r, I_g, I_b と表す．すなわち，

$$I_r : I_g : I_b = 1.0000 : 4.5907 : 0.0601 \tag{6}$$

1.2. 色の測定

である．これで明るさに対応する輝度 L は，アブニーの法則(Abney's law)として知られる加法性から，

$$L = I_r \cdot R + I_g \cdot G + I_b \cdot B \tag{7}$$

と表せる．

この条件のもとに人間の知覚色を原刺激で等色し，三刺激値を用いて要素的にベクトル表現すればよい．単色光の三刺激値は，$\bar{r}(\lambda)$, $\bar{g}(\lambda)$, $\bar{b}(\lambda)$ であり，これを等色関数(color matching function)という（図1.8）．

等色関数の単色光は複合光の計算に利用しやすいように，すべて等エネルギーであることが要請されている．したがって，波長 λ [nm] の単色光の輝度比は，式(7)より求めた標準分光視感効率 $V(\lambda)$ を乗じて算出することができる．

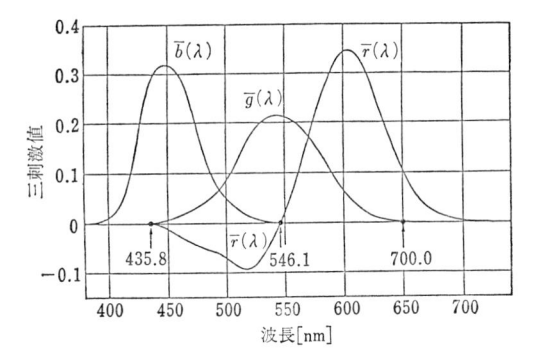

図1.8 RGB 表色系の等色関数(CIE, 1931)

$$V(\lambda) = I_r \cdot \bar{r}(\lambda) + I_g \cdot \bar{g}(\lambda) + I_b \cdot \bar{b}(\bar{r}) \tag{8}$$

等色に関しては比例法則が成立するので，色の種類のみを表現するには，$\bar{r}(\lambda)$, $\bar{g}(\lambda)$, $\bar{b}(\lambda)$ の比で事足りる．つまり，

$$\begin{aligned} r(\lambda) &= \bar{r}(\lambda)/\{\bar{r}(\lambda)+\bar{g}(\lambda)+\bar{b}(\lambda)\} \\ g(\lambda) &= \bar{g}(\lambda)/\{\bar{r}(\lambda)+\bar{g}(\lambda)+\bar{b}(\lambda)\} \\ b(\lambda) &= \bar{b}(\lambda)/\{\bar{r}(\lambda)+\bar{g}(\lambda)+\bar{b}(\lambda)\} \\ &= 1 - r(\lambda) - g(\lambda) \end{aligned} \tag{9}$$

と表現できる．したがって $b(\lambda)$ は，$r(\lambda)$ と $g(\lambda)$ の2次元平面に射影して記述できるようになり簡潔になる．この平面を rg 色度図(chromaticity diagram)とよび，各点は色度座標(chromaticity coordinates)で表現される．かくして単色光は傾いた馬蹄形曲線で描かれ，これをスペクトル軌跡または単色光軌跡(spectrum locus)とよぶ（図1.9）．複合色はこの曲線内にプロットされる．W 点は等エネルギー白色光，X, Y, Z の点は，次に述べる XYZ 表色系の原刺激の色度座標を示す．

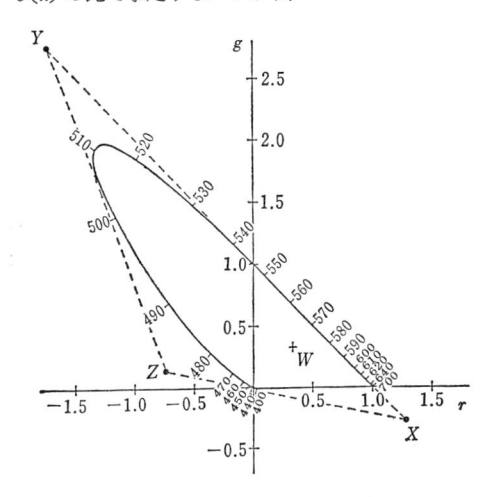

図1.9 rg 色度図(CIE, 1931)

さて，単色光の重ね合わせである複合光は次のようにして表す．まず微小な波長幅をもった単色光のベクトルを $\varDelta\lambda$ とし，その分光エネルギーを $E(\lambda)$ とすると，

$$E(\lambda)\varDelta\lambda = E(\lambda)\varDelta\lambda\cdot\bar{r}(\lambda)\boldsymbol{R} + E(\lambda)\varDelta\lambda\cdot\bar{g}(\lambda)\boldsymbol{G}$$
$$+ E(\lambda)\varDelta\lambda\cdot\bar{b}(\lambda)\boldsymbol{B} \tag{10}$$

と書ける．したがって，複合色のベクトルを $\boldsymbol{C}$ とすれば，色の加法則によって各単色成分の和で表現できる．

$$\boldsymbol{C} = \Sigma E(\lambda)\varDelta\lambda = \{\Sigma E(\lambda)\varDelta\lambda\cdot\bar{r}(\lambda)\}\boldsymbol{R}$$
$$+ \{\Sigma E(\lambda)\varDelta\lambda\cdot\bar{g}(\lambda)\}\boldsymbol{G}$$
$$+ \{\Sigma E(\lambda)\varDelta\lambda\cdot\bar{b}(\lambda)\}\boldsymbol{B} \tag{11}$$

これより，色 $\boldsymbol{C}$ の三刺激値は式 (5) と比較して，

$$R = \Sigma E(\lambda)\varDelta\lambda\cdot\bar{r}(\lambda)$$
$$G = \Sigma E(\lambda)\varDelta\lambda\cdot\bar{g}(\lambda)$$
$$B = \Sigma E(\lambda)\varDelta\lambda\cdot\bar{b}(\lambda) \tag{12}$$

色度座標は式 (9)，(12) により，

$$r(\lambda) = \bar{r}(\lambda)/\{\bar{r}(\lambda)+\bar{g}(\lambda)+\bar{b}(\lambda)\}$$
$$= \{R/\Sigma E(\lambda)\varDelta\lambda\}/\{(R+G+B)/\Sigma E(\lambda)\varDelta\lambda\}$$
$$= R/(R+G+B)$$
$$g(\lambda) = G/(R+G+B)$$
$$b(\lambda) = B/(R+G+B) = 1 - r(\lambda) - g(\lambda) \tag{13}$$

となる．そして，これらは分光エネルギー成分 $E(\lambda)$ と等色関数のみで計算することができる．ここに等色関数のメリットがある．図1.8にみるように，この等色関数の $\bar{r}(\lambda)$ には負の値が存在する．これは単色光と等色する場合，純度が高すぎて加法混色ができないので，$\bar{r}(\lambda)$ の原刺激を単色光に加えて純度を下げたのち等色を行っているためである．

3） XYZ 表色系 RGB 表色系は，知覚される任意の色を三刺激値あるいは色度座標で表現できるので大変便利である．しかし負の値が存在し，測定器の開発など実用上不便なところがある．そこで CIE (1931) は RGB 表色系の制定と同時に，おもに次の条件を満たす XYZ 表色系も制定した．すなわち，① 負の値を解消すべく座標変換を行うこと，② X，Z の輝度を0とする，つまり残り X に関して $\bar{y}(\lambda)$ が標準分光視感効率 $V(\lambda)$ に一致する，という制約条件である．

これを満たす原刺激 $\boldsymbol{X}$，$\boldsymbol{Y}$，$\boldsymbol{Z}$ として，RGB 表色系の単色光軌跡の外の点を用いることにした（図1.9）．この単色光軌跡の曲線外の点は実在しない見えない色であり，XYZ 表色系は虚色を導入したということになる．虚数の導入によって数の世界を見はるかすのと同様の考え方である．

さて，原刺激 $\boldsymbol{X}$，$\boldsymbol{Y}$，$\boldsymbol{Z}$ を RGB 表色系の色度座標で表せば，

$$\boldsymbol{X} = \{1.2750, -0.2778, 0.0028\}$$
$$\boldsymbol{Y} = \{-1.7392, 2.7671, -0.0279\}$$
$$\boldsymbol{Z} = \{-0.7431, 0.1409, 1.6022\} \tag{14}$$

1.2. 色の測定

となる．RGB 表色系から XYZ 表色系への変換法は変換マトリクスを用いて，

$$\begin{bmatrix} X \\ Y \\ Z \end{bmatrix} = \frac{1}{K} \begin{bmatrix} 0.49000 & 0.31000 & 0.20000 \\ 0.17697 & 0.81240 & 0.01063 \\ 0.00000 & 0.01000 & 0.99000 \end{bmatrix} \begin{bmatrix} R \\ G \\ B \end{bmatrix} \quad (15)$$

となる．K は単位系調整のための比例定数である．たとえば $E(\lambda)$ がワット [W] のとき，K を 683 [lm/W] とすれば Y は光束 [lm] となる．当然ながら，R, G, B 関係の変数を X, Y, Z の変数に読み替えれば，そのまま RGB 表色系の関係が XYZ 表色系でも成立する．図 1.10 は XYZ 表色系の等色関数，図 1.11 は xy 色度図上の単色光軌跡である．rg 色度図よりも幅が広くなり見やすくなっている．ここに色名を入れ，座標上の領域と色の対応を示した．

これまでの表色系では視角 2 [°] の視野を基本にしてきた．しかし広い視野では等色が成立しなくなる事実が明らかになり，CIE は 10° 視野の等色関数を決定した．その等色関数は $\bar{x}_{10}(\lambda)$, $\bar{y}_{10}(\lambda)$, $\bar{z}_{10}(\lambda)$ で，スペクトル光の色度座標は $x_{10}(\lambda)$, $y_{10}(\lambda)$, $z_{10}(\lambda)$ で表す．また三刺激値は X_{10}, Y_{10}, Z_{10} で，色度座標は x_{10}, y_{10}, z_{10} で表す．計算方法は 2° 視野の場合と同様である．図 1.12 は 2°，10° 視野の等色関数，図 1.13 は 2°，10° 視野の色度図の比較である．図 1.13 には次の色温度も表示してある．

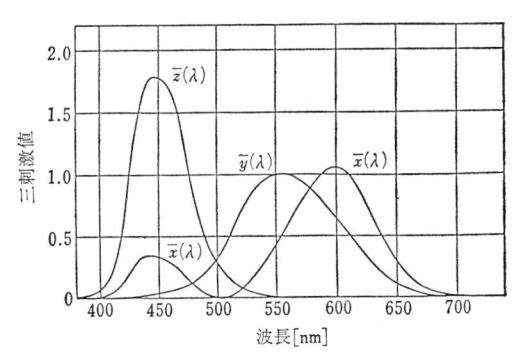

図 1.10 XYZ 表色系の等色関数 (CIE, 1931)

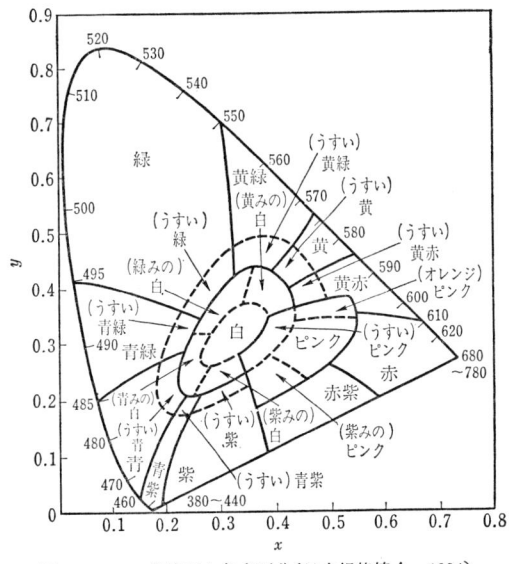

図 1.11 xy 色度図と色名区分 (日本規格協会, 1984)

4) 色温度 色温度 (Tc; color temperature) は，色を温度で規定する方法である．物体が，ある熱力学温度 (絶対温度) [K] をもっているとき，熱放射 (thermal radiation) が出されている．このなかで最大の熱放射を出す理想的な物体を黒体 (black body) という．温度

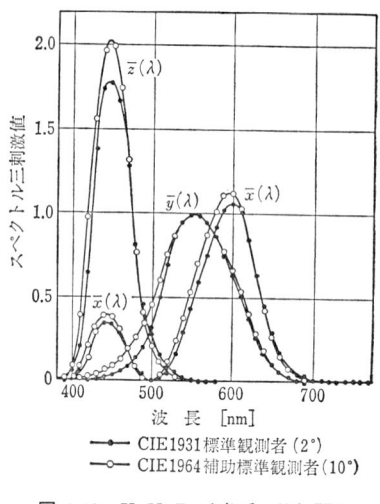

図 1.12 $X_{10}Y_{10}Z_{10}$ 表色系の等色関数 (CIE, 1964)

図 1.13 $x_{10}y_{10}$ 色度図 (CIE, 1964)

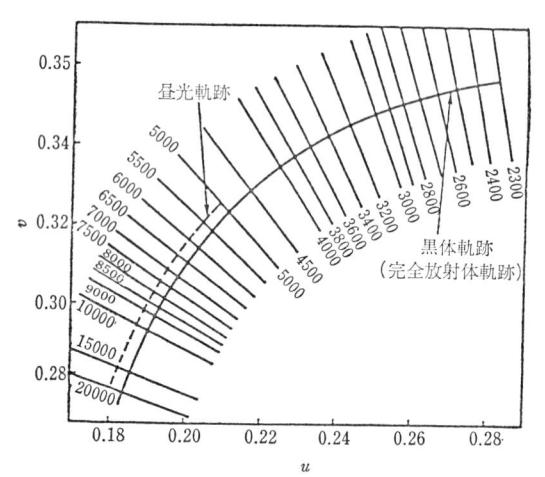

図 1.14 uv 色度図上の黒体軌跡と相関色温度 (照明学会, 1987)

変化があると,プランクの放射則(Planck's radiation law)に従って放射エネルギーが変化し色度も変化する.これを基準にして色を尺度化したものである.実際には黒体はつくれないので,近似的な方法をとって補正している.おもに光源色(light source color)を規定するときに用いられる色の表示法である(図1.14). uv 色度図は,のちに述べるように色の差をできるだけ等距離に表現するようにした座標系である.相関色温度とは,蛍光ランプなど黒体軌跡上で表せないものを規定するときに用いる.色度座標から黒体軌跡に直交する直線を

おろしてその色温度をもって代用するのである．昼光軌跡も黒体軌跡からややずれている（色温度および相関色温度の実際の求め方については「光源」の項を参照）．

5) **マンセル表色系**　これまでは色光の表色系，つまり光源色(light source color)について述べてきたが，ここでは物体のもつ色，物体色(object color)の表示法を説明する．実際には物体に光源が反射した光が感覚として色を感ずることになるので，光源の分光分布，物体表面の反射様相が関係してくる．

マンセル表色系(Munsell color system)は，標準的な色票(color chip)を用いて色知覚の3属性(明度，色相，彩度)を系統的に表示する方法の一つである．アメリカの画家，マンセル(Munsell)が考案し，1943年にアメリカ光学会が修正した．このような色票を用いる表色法を色票法といい，その代表的なものがマンセル表色系である．

3属性による表示法は，円筒座標系を用いて次のようにとる(図1.15)．円を10等分し，マンセルヒュー(H)とよぶ基本色相(R, YR, Y, GY, G, BG, B, PB, P, RP)をあてる(Pは紫色)．基本色の組合せ順は日本の色名と異なるが，記号で表す場合はこのとおりに用いる．各基本色相をさらに4等分して2.5, 5, 7.5, 10とする．こうして定めた円を色相環(hue circle)という．

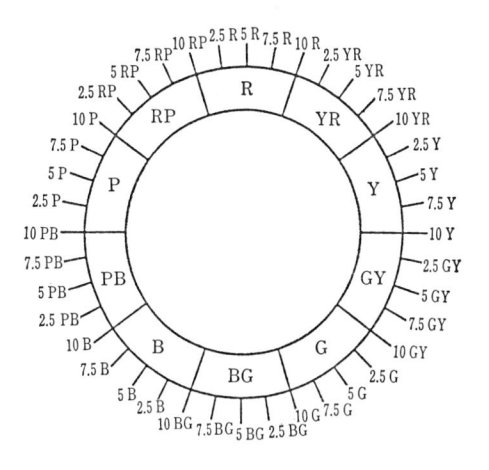

図 1.15　マンセル表色系(水平断面)(日本規格協会，1977)

明度はマンセルバリュー($V; 0 \leq V \leq 10$)で表し，円筒座標の縦軸に対応させる．彩度はマンセルクロマ($C; C \leq 10$)で表し，円筒の半径の長さに対応させる．実際の長さは色相によって異なり，円筒形ではなく凹凸のある形となる．表示法は HV/C の順とする．たとえば，$H=5R$, $V=5$, $C=12$ の赤色は 5R5/12 と表示する．図1.16は xy 色度図にマンセル表色系を対応させたものである．閉曲線は彩度一定の軌跡を表し，中心部から外側に向かう彩度が高くなる．放射状の線は色相一定の軌跡を示し，色相環の分割に対応している．

6) **NCS表色系**　NCS表色系(natural color system)はスウェーデンで標準化され，1412色の色票集が1979年に発表された．黒味，白味，色味の主観的感覚量を基本にした比率判断尺度で構成されている．この点でオストワルト表色系と異なる．表示法は，黒味の％と色味の％を表示し(残りは白味の％)，さらに色味は反対色説に基づいて赤黄緑青の％で表示する．たとえば，黒味10％，色味40％で，黄色味が20％の赤なら，10 40 R 20 Y とする（白味は50％となる）．心理的尺度に基づいたわかりやすい表色系なので，マンセル表色系とともに現在 CIE で採用が検討されている．

b. 色差

表色系は等色をもとに構成されているので，座標系の距離が一定であっても色の差が一定であるとはいえない．この色差(color difference)を読みやすくするために座標変換したものが UCS 色度図である．

1) UCS 色度図　色差の距離は xy 色度図上では一定ではないので，感覚的な色差の尺度をできるだけ色度図の距離に反映させようとしたのが UCS 色度図(uniform-chromaticity scale diagram)である．UCS 色度図には1964年に制定された uv 色度図と，1976年にそれを改良した $u'v'$ 色度図がある．$u'v'$ 色度図の座標変換は以下のようにする．なお，$u=u'$，$v=(2/3)v'$ の関係がある．

$$u'=4x/(-2x+12y+3)$$
$$v'=9y/(-2x+12y+3) \qquad (16)$$

座標変換によって，xy 色度図上の馬蹄形の単色光軌跡が三角おにぎり形になっている(図 1.17)．楕円は色度の弁別閾を示し，マッカダムの色識別楕円という．楕円の形も円形に近づいており，ほぼ知覚的に均等な歩度(等歩度)をもった座標系である．

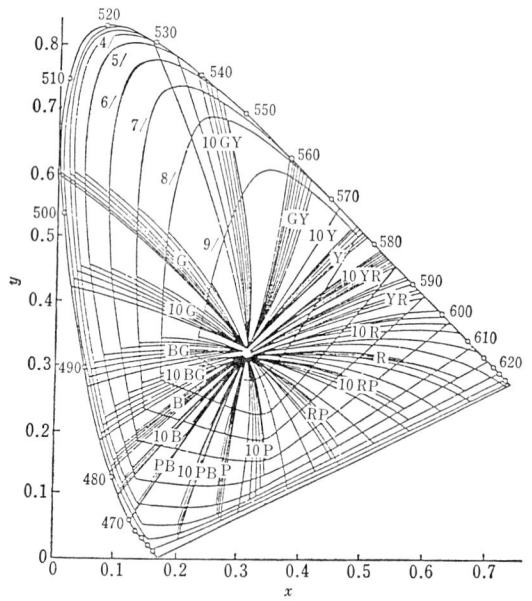

図 1.16　マンセル表色系の xy 色度図表示(等色相)(Newhall ら, 1943)

2) 均等色空間　UCS 色度図を輝度の次元を取入れて拡張したのが均等色空間(uniform color space)である．均等色空間は，明度指数(L^*; lightness index)と色質指数(color property index; 色相, 彩度の直交座標)で表現する．色質指数のとり方によって，LAB 色空間と LUV 色空間とに分かれる．

X, Y, Z を XYZ 表色系あるいは $X_{10}Y_{10}Z_{10}$ 表色系の三刺激値とする．また，X_n, Y_n, Z_n

を同じ照明下の完全拡散反射面(どの方向の輝度も等しい面)の三刺激値とする．このとき，$k=0.008856$ として明度指数 L^* を決定する．

$$L^*=116(Y/Y_n)^{1/3}-16 \quad (Y/Y_n>k)$$
$$L^*=903.3(Y/Y_n) \quad (Y/Y_n\leqq k) \tag{17}$$

LAB 色空間は，
$$a^*=500[(X/X_n)^{1/3}-(Y/Y_n)^{1/3}]$$
$$b^*=200[(Y/Y_n)^{1/3}-(Z/Z_n)^{1/3}] \tag{18}$$

とする．ただし，$X/X_n\leqq k$ のとき，$7.787(X/X_n)+16/116$ とする．Y, Z についても同様に変換する．

LUV 色空間は，
$$u^*=13L^*(u'-u_n')$$
$$v^*=13L^*(v'-v_n') \tag{19}$$

ここに，u', v' は $u'v'$ 色度座標，$u_n'v_n'$ は同一照明下の完全拡散反射面の座標である．

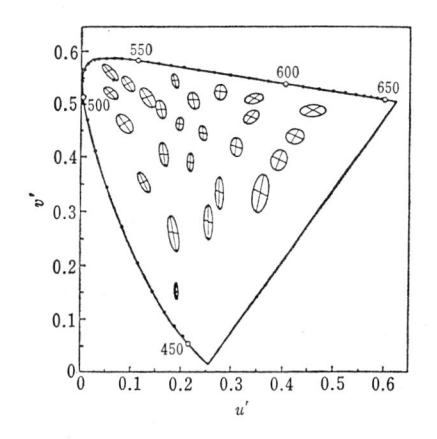

図 1.17 $u'v'$ 色度図上の色識別楕円(楕円の大きさは10倍に表示)(CIE, 1976)

以上のようにして定義した LAB 色空間，LUV 色空間上の色差($\Delta E_{ab}^*, \Delta E_{uv}^*$)は，以下のように2点間のユークリッド距離で表す．

$$\Delta E_{ab}^*=[(\Delta L^*)^2+(\Delta a^*)^2+(\Delta b^*)^2]^{1/2}$$
$$\Delta E_{uv}^*=[(\Delta L^*)^2+(\Delta u^*)^2+(\Delta v^*)^2]^{1/2} \tag{20}$$

図1.18 は a^*b^* 面上のマンセル表色系の等色相，等彩度軌跡を表す．ほぼ同心円に近い形をとっている．図 1.19 は u^*v^* 面上のマンセル表色系の等色相，等彩度軌跡を表す．少し R, PB に延びがみられる．いずれも，$V=5$ のときの軌跡である．

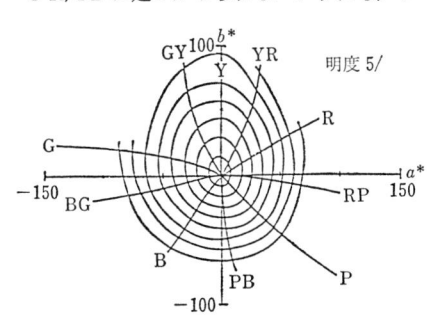

図 1.18 a^*b^* 面上のマンセル等色相，等彩度軌跡 (Robertson, 1977)

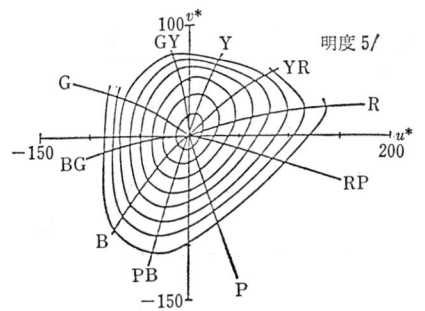

図 1.19 u^*v^* 面上のマンセル等色相，等彩度軌跡 (Robertson, 1977)

1.3. 明るさと色の関係

前述のように，明るさと色とは互いに関連しあっていることがわかってきた．たとえば，ヘルムホルツーコールラウシュ効果である．これは同じ輝度でも鮮やかな色がより明るくみえる現象であり，明るさ知覚における色の寄与の問題である．これまでは，明るさと色は独立したシステムであると考えられてきた．CIE (1988)が最近確立した明るさ感覚の分光視感効率$V_b(\lambda)$をみると，$V(\lambda)$と$V_b(\lambda)$の曲線に差が表れる(図1.7)．彩度の高い短波長域(青)や長波長域(赤)で感度が上昇しているのが読み取れる．また，プルキンエ効果ももう一つの例である．これは明所視から暗所視への移行期である薄明視の状態で，青色が明るく見え，逆に赤色が暗く見える現象である．網膜上の錐体と桿体の寄与の仕方が変化しているものと考えられている．

ここで簡単に色覚モデルにふれておく．歴史的には二つの流れがあり，一つは網膜の錐体細胞の分光特性を基礎とする，受容器レベルでの赤，緑，青の三色説である．もう一つは網膜の水平細胞などの働きによる，処理レベルでの赤・緑，黄・青の反対色説である．現在は次に紹介するような，これらを組合せた色覚モデルが提唱されている．

この色覚モデルの要点は，処理過程を輝度と色のチャンネルに分解することにある．輝度チャンネル(Lチャンネル)は，赤色，緑色，青色をそれぞれR, G, BとしてRGBの視細胞出力の線形結合の構造をとる．一方，色チャンネルは黄色の要素(Y)を追加し，拮抗するR/G, Y/Bのチャンネルに分ける．結局このモデルは，L, R/G, Y/Bの三つのチャンネルをもつ構造となる．

色チャンネルは時間的，空間的な分解能がよくない．つまり，およそ10 [Hz]以上の周波数の光刺激には色チャンネルは働かず，Lチャンネルのみの応答となる．したがって，交照法はLチャンネル応答を測定したことになり，直接法は3チャンネル応答を測定したことになる．

これに関して最近では，YaguchiとIkeda (1983)の非線形ベクトルモデルが提案されている．

$$L_b = (A^2 + T^{2p} + D^{2q})^{1/2} \quad (21)$$

ここに，Aは輝度チャンネルの出力，TはR/Gチャンネルの出力，DはY/Bチャンネルの出力を表す．L_bは明るさに対応する輝度，すなわち等価輝度を示す．p, qは色チャンネルの比線形性を示す値で，$p=0.64, q=0.36$である．式(21)から分光視感効率を計算すると，図1.20にみるように，理論値と実測値とがよく適合している．

また，薄明視の測光システムについてのモデルはいくつか提唱されているが，SagawaとTakeichi (1986)の式を紹介する．

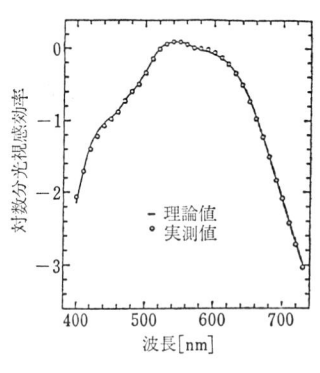

図1.20 明るさ感覚の理論的分光視感効率$V_b(\lambda)$と実測値(Ikeda, Yaguchiと Sagawa, 1982; 矢口と池田, 1984)

$$\log S_T(\lambda) = a \cdot \log S_R(\lambda) + (1-a) \cdot \log S_C(\lambda) \tag{22}$$

ここで，$S_T(\lambda)$ は薄明視の分光視感効率，$S_R(\lambda)$ は暗所視の分光視感効率，$S_C(\lambda)$ は明所視の分光視感効率，a は明るさのレベルで変化する係数である．そして $S_R(\lambda)$, $S_C(\lambda)$ は，明るさ感覚の分光視感効率 $V_b(\lambda)$ を用いている．このモデルは実測値とよく適合しており，測光システムへの応用がしやすい形となっている（図1.21）．佐川らのモデルは，a を桿体の寄与率，$(1-a)$ を錐体の寄与率として調整している（図1.22）．点線で示した a' は，色の寄与を桿体錐体結合の後に考える場合に必要となる係数である．これらに関しては，CIEを中心にしていくつかのモデルを評価し標準化が進められている．

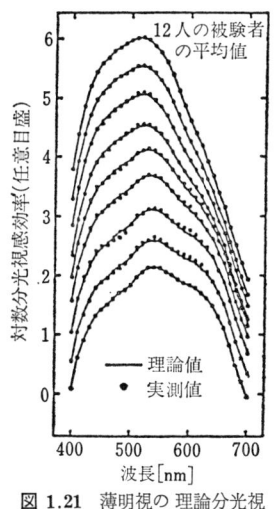

図 1.21 薄明視の理論分光視感効率値と実測値（Sagawa と Takeichi, 1986）

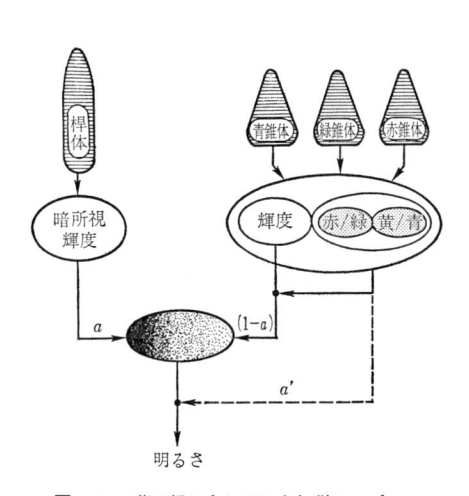

図 1.22 薄明視を含む明るさ知覚のモデル（佐川，1991）

このように，モデルが実測値をよく予測できてはいるが，明るさ感覚の尺度そのものはまだ確立されてはいない．つまり，現在の測光システムでは一定の明るさを感じさせる光の量を問題にしているだけである．明るさ感覚の尺度化とは，たとえば，n 倍の明るさを感じるために，それに対応する n 倍の明るさの物理尺度を規定しなければならない．また，その機能および構造を定式化する必要があるのである．

1.4. 測光・測色の実際

以下，実際に測光，測色を行う場合の留意事項をあげる．

まず明るさの測定には輝度計を用いる．輝度計は，レンズ，絞りで受光角を一定にし，光源の光束の立体角を一定にする方法がとられている．そして，実際には結像面の照度を測り，輝度に変換する形をとっている．受光角の選択，最小測定面の大きさ，測定レンジなど

確認しておくことも必要である．さらに焦点を正確に合わせることが必要である．装置によっては測定単位の異なるものがあるので注意する．たとえば，[cd/m²] か [fL] かをみて，必要な単位に換算する（1 [fL]＝3.426 [cd/m²]）．また，微小面は受光素子の特性により不安定になることがあるので注意を要する．また照度計に関しては，斜め入射光補正が適切かどうかが大切な検討事項である．そして，半球形の乳白色拡散板と円筒状の遮光壁が適切かどうかを確かめる．照度は測定面の傾き，距離に左右されるから，そこを十分勘案して測定する必要がある．

　色を測定するには分光測光装置を用いる．装置の構成は，基本的に入射光学系，モノクロメータ，受光器，計測回路の部分に分けられる．入射光学系は測定すべき光を適切に次のモノクロメータに送り込むための系で，レンズ，ミラー，拡散反射板などからなる．モノクロメータは特定の波長を通過させるための系で，スリット法，回折格子法，プリズム法などがある．ナノメータ[nm]レベルの精度を出すため，コンピュータコントロールによるステッピングモータが使われている．受光器は光エネルギーを電流に変換する系で，光電子倍増管，光電管，シリコンフォトセルなどの素子を用いる．計測回路は受光器の電流を増幅し電圧変換してアナログまたはデジタル出力する系である．さらに，コンピュータにデータを送り，さまざまな解析を行う．

　一般に測光器を運用する際に注意すべき点は，校正光源の安定性の確認，測定する光源の安定性の確認，測定手続きの適切さ，平均化など代表値を算出する際のデータ処理方法の検討などである．なお，物体色の場合は分光反射率のみを測定し，そののち計算によって分光分布を求めることになる．標準光源としては，厳密には一次標準として黒鉛高温黒体炉などが用いられる．二次標準としては，分光放射輝度標準電球，分光放射照度標準電球が用意されている．しかし，校正光源用として実用的なものはタングステンフィラメントの測光用標準電球であり，定格に応じて選ぶことができ便利である．現在は物理センサには安定したシリコンが使用されており，校正済みであれば十分信頼できるようになっている．また測定器を選択する場合，受光部の分光応答が標準分光視感効率 $V(\lambda)$ に近似しているかどうか，視感度補正フィルターが適切であるかどうか，そののちの視感度補正係数の演算が適切か，などをチェックするとよい．

　光源の心理的な特性には演色性(color rendering property)というものがある．これは光源により物の色味，明るさが異なって見える現象である．たとえば白熱電球と蛍光ランプでは，衣服，食物の色が異なって見えるなど，自然光の場合と違ってくる場合が多い．また物体表面のきめの細かさなどにより，その反射特性は照明光の入射方向，測定方向，波長により異なってくる．その影響は測定器に出てくるばかりでなく，明るさ，色味，鮮やかさなど見えの違いにも出てくる．単に物理的計測のみでは評価できない要因が多く存在することを忘れてはならない（演色性の実際の求め方については「光源」の項を参照のこと）．

　最後に繰返すことになるが，物理的測光・測色は，人間の知覚そのものを測定する段階には至っていない．つまり，人間の知覚そのものの定式化が困難であるということである．しかし，われわれの内的な評価を重視し，積み重ねることによって客観的な尺度化ができるはずである．光の尺度化は遠く虹の彼方に見えるが，直接知覚の点では目の前の青い鳥でもあ

る.また,光の感覚は多様な様相を見せるものであるから個人差があって当然である.これらの類型化も含めて,今後も研究が推進されていくであろう.　　〔吉田　茂・佐川　賢〕

文　献

CIE: Colorimetry. CIE Publication No. 15.2 (2nd ed.), CIE Central Bureau, Vienna, 1986.
CIE: Spectral luminous efficency functions based upon heterochromatic brightness matching for monochromatic point sources, 2 and 10 fields. CIE Publication No. 75, CIE Central Bureau, Vienna, 1988.
Ikeda, M., Yaguchi, H. and Sagawa, K.: Brightness luminous-efficiency functions for 2°and 10°fields. *J. Opt. Soc. Am.*, **72**, 1660, 1982.
井上　猛: 道路照明の所要条件. 照明学会誌, **67**, 192, 1983.
Judd, D. E.: Report of U. S. Secretariat Commitee on colorimetry and artificial daylights. Proceedings of the CIE 12th Session, Vol. 1, Part 7, p. 11, CIE Paris. 1951.
Luckiesh, M. and Guth, S. K.: Brightness in visual field at borderline between comfort and discomfort (BCD). *Illuminating Engineering*, **44**, 650, 1949.
文部省・日本心理学会: 学術用語集, 心理学編, 日本学術振興会, 1986.
納谷嘉信: 産業色彩学, 朝倉書店, 1980.
Newhall, S. M., Nickerson, D. and Judd, D. B.: Final report of the O. S. A. Subcommittee on the spacing of the Munsell Colors. *J. Opt. Soc. Am.*, **33**, 385, 1943.
日本規格協会: JIS Z 8721, 三属性による色の表示方法, 1977.
日本規格協会: JIS Z 8110, 光源色の色名, 1984.
日本色彩学会編: 色彩科学事典, 朝倉書店, 1991.
日本照明委員会: 国際照明用語集, 第4版(日本語版), 1989.
Robertson, A. R.: The CIE Color-Difference Formulae. *Color Res. Appl.*, **2**(1), Spring, 1977.
佐川　賢: 明るさの評価と測光システム. 照明学会誌, **75**, 352-355, 1991.
佐川　賢: 比視感度と測光システム. 光学, **13**, 262-269, 1984.
Sagawa, K. and Takeichi, K.: Spectral luminous efficiency functions in the mesopic range. *J. Opt. Soc. Am.*, **A3**, 71-75, 1986.
Sagawa, K. and Takeichi, K.: Mesopic spectral luminous efficiency functions: final experimantal report. *J. Light and Visual Environment*, **11**, 22-29, 1987.
Sanders, C. and Wyszecki, G.: Correlate for brightness in terms of CIE color matching data. Proceedings of the CIE 15th Session, 221-230, 1963.
照明学会: ライティングハンドブック, オーム社, 1987.
田崎京二・大山　正・樋渡涓二編: 視覚情報処理, 朝倉書店, 1979.
和田陽平・大山　正・今井省吾編: 感覚知覚心理学ハンドブック, 誠信書房, 1969.
Yaguchi, H. and Ikeda, M.: Subadditivity and superadditivity in heterochromatic brightness matching. *Vision Res.*, **23**, 1711, 1983.
矢口博久・池田光男: 明るさ評価のための測光システム. 光学, **13**, 140, 1984.

2. 視覚機能の適応範囲

2.1. 人間を取巻く光環境

a. 太陽光源

1) 可視スペクトル 自然界のなかの大部分の光は太陽から得られる．その光束は 4.3×10^{28} lm，光度は 3.4×10^{27} cd，最大輝度は大気圏外で $2.24 \times 10^9 \mathrm{cd/m^2}$，地表で 1.65×10^9 $\mathrm{cd/m^2}$ である．放射束は 3.9×10^{26} W に達し，光束を放射束で割った発光効率は 110 lm/W となる(日本色彩学会，1980)．

光は電磁波の形で放出および伝搬される放射エネルギーである．光は人間に視感覚を生じさせることから可視放射ともよばれる．可視放射の波長限界は一般に短波長側が 360〜400 nm，長波長側が 760〜830 nm である(日本規格協会，1990)．さらに可視放射内の波長の違いによってさまざまな色の感覚を生じる．赤外放射と紫外放射は以下のように区分される(日本規格協会，1990)．

赤外部：IR-A (780〜1400 nm)， IR-B ($1.4\,\mu\mathrm{m}$〜$3\,\mu\mathrm{m}$)， IR-C ($3\,\mu\mathrm{m}$〜1 mm)
紫外部：UV-A (315〜400 nm)， UV-B (280〜315 nm)， UV-C (100〜280 nm)

2) 分光エネルギー分布 太陽は絶対温度 6280 K の完全放射体(黒体)である．完全放射体の分光エネルギー分布(分光放射発散度)は，式(1)(Planck の放射則)に示されるように，その波長と絶対温度によって定義される．図2.1はその分光分布である．絶対温度が上

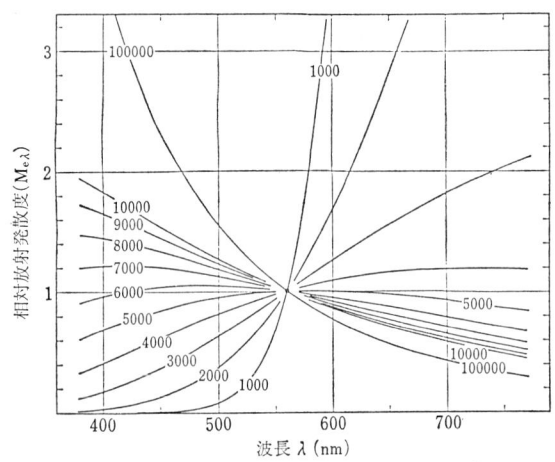

図 2.1 さまざまな絶対温度(K)における完全放射体の相対分光分布(Wyszecki と Stiles, 1982)

昇するに伴い，相対エネルギーは短波長側で増大する(青みがかって見える)．こうした完全放射体における絶対温度とその色との関係から，おもに光源色の色の違いを記述するために色度図上で黒体軌跡上の絶対温度(色温度)あるいは最も近い絶対温度(相関色温度)を用いて表すことがある(b. 人工光源の項参照).

$$S_p(\lambda, T) = a\lambda^{-5}[\exp(c_2/\lambda T) - 1]^{-1} \tag{1}$$

$S_p(\lambda, T)$: 完全放射体の分光分布，a: 波長 560 nm における分光分布の値が 100.0 になるように基準化するための定数，c_2: 定数($=1.4388 \times 10^7$ nm·K)，λ: 波長(nm)，T: 完全放射体の絶対温度(K).

太陽光は大気中の空気分子やエアロゾル(浮遊微粒子)による散乱によって地上に達するまでに分光分布が変化し，地上における色温度は約 5000 K となる．散乱の大きさは波長の4乗に反比例する(Rayleigh の法則)．図 2.2 は生態学的に関係のあるさまざまな自然光環境における分光エネルギー分布である(稲田，1992).

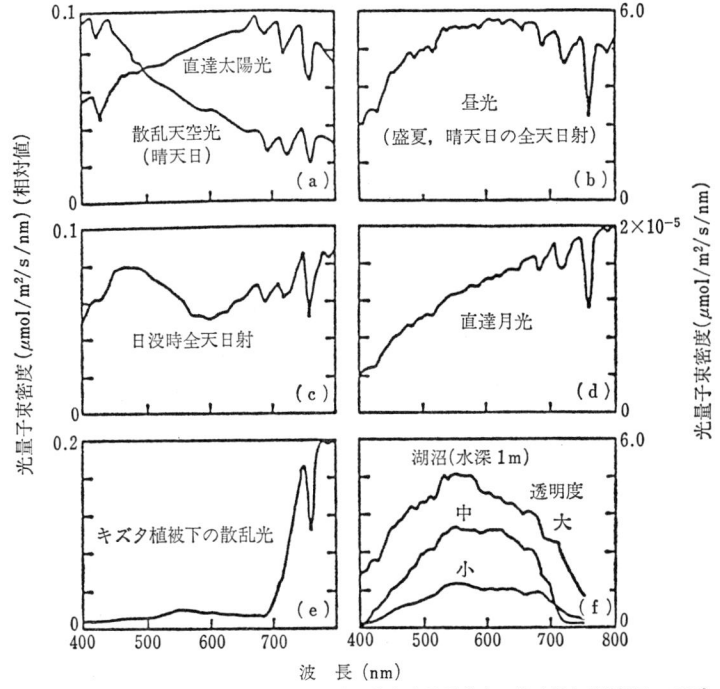

図 2.2 生態学的に関係のある自然光環境の分光光量子分布の代表的な例(稲田，1992)

光の物理的強度はさまざまな単位で示される(測光量については§Ⅱ.1参照)．心理物理学実験などでは単位面積・時間当たりの光量子数(quanta または photon)で記述されることも多い．光量子1個のもつエネルギーは式(2)で示されるように波長に反比例するので，分光感度などの波長特性が問題になるときには，エネルギーベースか光量子ベースかによって

結果が若干変わってくるので注意が必要である．

$$E = h\nu = hc/\lambda \tag{2}$$

E：エネルギー(J)，h：プランク定数，ν：振動数，λ：波長(m)，c：真空中の伝搬速度．

図2.3は夕暮れ時の太陽高度による水平面での照度の変化を示したものである（0度が水平線を示す）．右端の上昇曲線は月光による照度の変化である（Jeske, 1988）．

3） 自然昼光とCIE（合成）昼光

i） 自然昼光(daylight)： 自然昼光は自然界における代表的な光環境として，とくに現代の色の管理のなかで非常に重要な役割をもっている．自然昼光は太陽直射光と青空や雲の反射や透過によって得られる天空光から成る．自然昼光は晴天・曇天にかかわりなく相関色温度 5000 K～7000 K の範囲（代表値は 6000 K）にある．青空光による照度は時刻や季節によってあまり変わらず，ほぼ 1000 lx で，色温度は 12000 K から，山頂の澄んだ青空では 20000 K になる．曇天光は曇った日の天空光であり，雲で拡散光となる．照度は変動するが，色温度はほぼ 6500 K である．直射光および太陽の低い高度における昼光は通常 5000 K 以下である．表2.1はさまざまな自然光源および人工光源の色・光特性である．

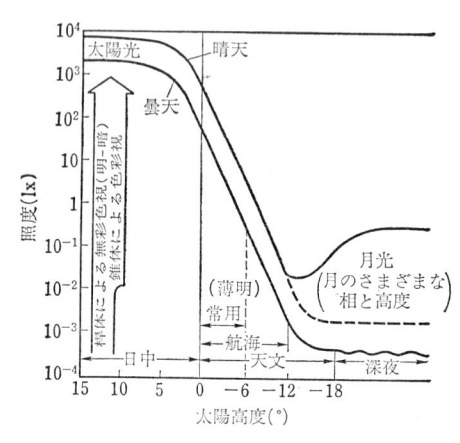

図 2.3 夕暮れ時の照度変化および月による照度変化（Jeske, 1988；この図は Dusenbery, 1992 より引用）
常用薄明(civil twilight)は太陽中心高度が $-6°$ の時と日没時または日出時との間をさし，天文薄明(astronomical twilight)は太陽高度 $-18°$ とそれらとの間を示す，単に薄明といった場合は後者を指す．

国際照明委員会(CIE)では，ロチェスター(米)，エンフィールド(英)およびオタワ(カナダ)で測定した計 622 個の 330～700 nm のさまざまな条件における 10 nm 間隔の昼光の分光分布を正規化し，統計的な処理を施したデータを新しい標準の光の基礎として採用した（図2.4）．それを CIE 昼光とよぶ．

ii） CIE 昼光の色度座標

① 相関色温度 T_{cp} が 4000 K 以上 7000 K 以下の場合の色度座標 x_D は

$$x_D = -4.6070\frac{10^9}{T_{cp}^3} + 2.9678\frac{10^6}{T_{cp}^2} + 0.09911\frac{10^3}{T_{cp}} + 0.244063 \tag{3}$$

② 相関色温度 T_{cp} が 7000 K 以上 25000 K 以下の場合の色度座標 x_D は

$$x_D = -2.0064\frac{10^9}{T_{cp}^3} + 1.9018\frac{10^6}{T_{cp}^2} + 0.24748\frac{10^3}{T_{cp}} + 0.237040 \tag{4}$$

③ 色度座標 y_D は

$$y_D = -3.000\, x_D^2 + 2.870\, x_D - 0.275 \tag{5}$$

2.1. 人間を取巻く光環境

表 2.1 さまざまな放射エネルギー源の測光・測色値(Wyszecki と Stiles, 1982)

光　源	輝　度 (cd/cm²)	色度座標 x	色度座標 y	相関色温度 (K)
太陽[*1]				
大気圏外における測定				
($m=0$)	200000	0.318	0.330	6200
海面上における測定				
エアマス[*2]				
$m=1$	150000	0.331	0.344	5600
$m=2$	125000	0.343	0.357	5100
$m=3$	100000	0.356	0.369	4700
$m=4$	80000	0.368	0.379	4400
$m=5$	65000	0.380	0.388	4100
空[*3]				
晴天青空	0.06〜0.4	0.262	0.270	15000
		0.247	0.251	30000
半曇天	0.1〜0.4	0.294	0.309	8000
		0.279	0.291	10000
曇天	0.2〜0.5	0.313	0.329	6500
完全放射体(黒体)[*4]				
金融点	0.11	0.607	0.381	1336
プラチナ融点	60	0.522	0.414	2042
ロジウム融点	170	0.502	0.415	2233
イリジウム融点	1250	0.458	0.410	2716
タングステンフィラメント[*5]				
真空ランプ(10lm/W)	200	0.477	0.414	2400〜2600
ガス封入ランプ(20lm/W)	1200	0.444	0.406	2700〜3100
750W 投光ランプ(26lm/W)	2400	0.430	0.402	3000〜3200
1200W 投光ランプ(31.5lm/W)	3300	0.417	0.396	3200〜3400
60W 内面つや消し電球(14lm/W)	12	0.452	0.409	2800
60W 白色電球(14lm/W)	3	0.452	0.409	2800
カーボンアーク(DC)	15000〜145000			4100〜6500
水銀ランプ(高圧)(1000W；65lm/W)	13000			
蛍光ランプ(T-12；40W；430mA)				
普通形温白色	0.85	0.431	0.406	3100
白色	0.85	0.402	0.394	3600
普通形昼白色	0.83	0.367	0.375	4370
昼光色	0.69	0.313	0.332	6500
高演色形昼白色	0.58	0.376	0.366	4050
高演色形温白色	0.57	0.434	0.400	3020
キセノンランプ(高圧，XB01600WDC)	65000	0.322	0.320	6000
ジルコニウムランプ(300W)	4500	0.423	0.399	3200

[*1]: 色度座標は Moon (1940) による.
[*2]: エアマス, $m=1, 2, \cdots, 5$, は天頂と太陽とがなす以下の角度との割線と等価である；$0°$ ($m=1$), $60°$ ($m=2$), $70.5°$ ($m=3$), $75.5°$ ($m=4$), $78.5°$ ($m=5$).

表2.1(つづき)
*3: 晴天青空と半曇天の場合は，最低輝度値の範囲である(Paix, 1963)．色度座標と相関色温度は Judd ら(1964)のデータからの推定値である．
*4: Pivovonski と Nagel (1961)による．
*5: IES 照明ハンドブック(IES, 1972)による．

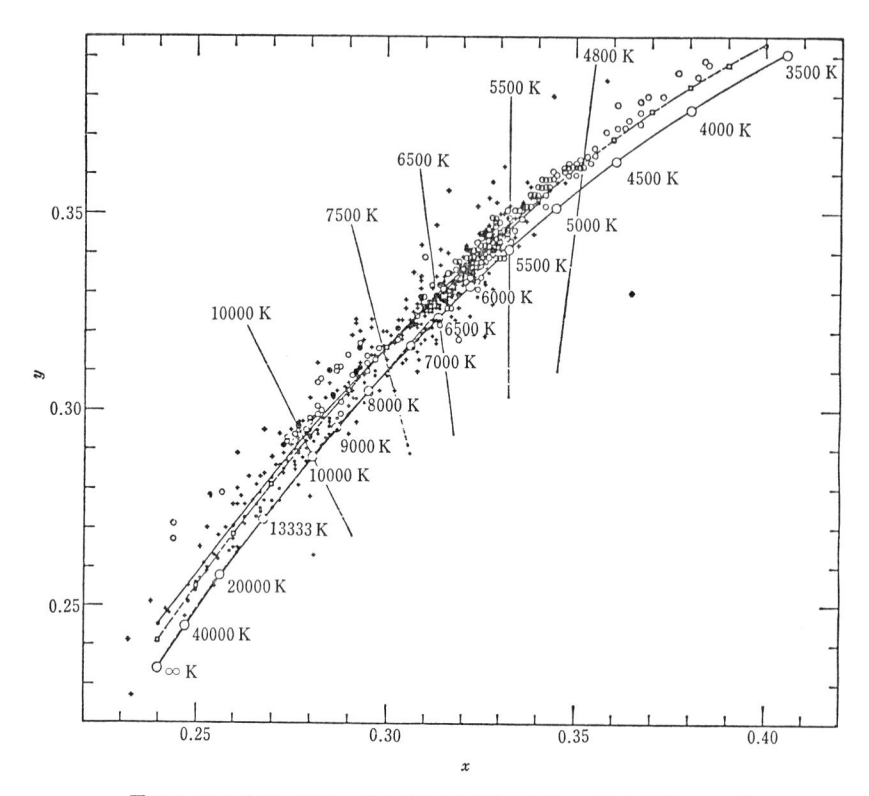

図 2.4 さまざまな条件における昼光の色度分布(Wyszecki と Stiles, 1982)

とする(日本規格協会, 1990)．標準の光 D_{65} は相関色温度約 6504 K の CIE 昼光である．人工光源の演色性(p.193 参照)を示す演色評価数を求める際の基準の光の一つなどとして用いられる．

　iii) CIE 昼光の分光分布の計算： 任意の相関色温度 T_{cp} の CIE 昼光の 5 nm 間隔の分光分布の値は以下の式で求める．計算によって得られる分光分布を図 2.5 に示す．

$$S_D(\lambda) = S_0(\lambda) + M_1 S_1(\lambda) + M_2 S_2(\lambda) \tag{6}$$

$$\left. \begin{array}{l} M_1 = \dfrac{-1.3515 - 1.7703\,x_D + 5.9114\,y_D}{0.0241 + 0.2562\,x_D - 0.7341\,y_D} \\[6pt] M_2 = \dfrac{0.0300 - 31.4424\,x_D + 30.0717\,y_D}{0.0241 + 0.2562\,x_D - 0.7341\,y_D} \end{array} \right\} \tag{7}$$

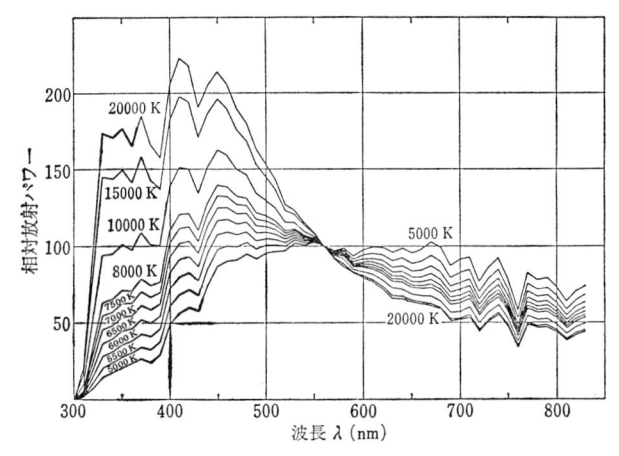

図 2.5 計算によって求められた CIE 昼光の分光分布(Wyszecki と Stiles, 1982)

$S_D(\lambda)$: CIE 昼光の分光分布の値, $S_0(\lambda), S_1(\lambda), S_2(\lambda)$: 規定の値, M_1, M_2: 色度座標 x_D, y_D によって定められる係数, x_D, y_D: CIE 昼光の XYZ 表色系における色度座標.

b. 人工光源
1) 照明光源

i) 演色性と演色評価数(JIS Z 8726): 台所の白熱灯照明の下でつくった料理をいざ別室の蛍光灯の下に運んでみると，いかにもまずそうな色に変わってしまい，食欲が減退してしまうことがある．こうした照明光が物体の色の見えに及ぼす影響をその光源の演色性(color rendering)とよび，その程度は演色評価数によって示される．演色性はおもに自然昼光と色は似ているが，その分光分布が異なる人工光源(蛍光ランプなど)の性質を記述するのに用いられる．演色評価数(R_i)は，

$$R_i = 100 - 4.6 \Delta E_i \quad (8)$$

によって定義される．ここで，i は 1～15 (JIS) または 1～14 (CIE) の試験色(表2.2)，ΔE_i は CIE 1964 均等色空間($U^*V^*W^*$ 色空間)における色ずれを表し，以下の式によって求められる．

$$\Delta E_i = \{(U^*_{r,i} - U^*_{k,i})^2 + (V^*_{r,i} - V^*_{k,i})^2 + (W^*_{r,i} - W^*_{k,i})^2\}^{1/2} \quad (9)$$

ここで，各項は基準の光源(k)と試料光源(r)による各試験色(i)の色順応補正後の CIE 1964 均

表 2.2 演色性評価の試験色(CIE)(いずれもマンセル記号)(川上, 1976)

①	7.5R 6/4
②	5Y 6/4
③	5BG 6/8
④	2.5G 6/6
⑤	10BG 6/4
⑥	5PB 6/8
⑦	2.5P 6/8
⑧	10P 6/8
⑨	4.5R 4/13 (赤)
⑩	5Y 8/10 (黄)
⑪	4.5G 5/8 (緑)
⑫	3PB 3/11 (青)
⑬	5YR 8/4 (肌色)
⑭	5GY 4/4 (木の葉)
⑮	1YR 6/4 (日本女性の肌色)(JIS のみ)

等色空間における差を表す．

基準の光としては，試料光源の相関色温度が 5000 K 未満のときは原則として完全放射体の光を用いる（ただし，相関色温度が 4600 K 以上の昼白色蛍光ランプを試料光源とするときには CIE 昼光を用いる），一方，5000 K 以上のときには原則として CIE 昼光を用いる．両光源の分光分布および色度座標の求め方は，JIS Z 8720 または JIS ハンドブック「色彩」(p. 299, 1990 年版)を参照のこと．

（1）特殊演色評価数と平均演色評価数：前者は上の各試験色($i=1\sim15$)に対する演色評価数であり，R_i で表す．ただし R9～R15 を優先して用いるよう勧められている．平均演色評価数(R_a)は試験色 1～8 に対する特殊演色評価数の平均で，

$$R_a = 1/8 \sum R_i \tag{10}$$

によって求める（演色性評価の記載方法については JIS Z 8720 を参照のこと）．表 2.3 はさまざまな照明施設における望ましい平均演色評価数である．

表 2.3 各種照明施設に対する色の見え方と演色性(日本色彩学会，1980)

演色区分	平均演色評価数 (R_a)	色の見え方	相関色温度 (K)	用途例
1	>85	涼 中間 暖	>5000 3500～5000 <3500	織物，塗料，印刷工業の色検査，展示ホール 事務所，学校，店舗，博物館 住宅，レストラン，店舗
2	70～85	涼 中間 暖	>5000 3500～5000 <3500	一般の工業，展示ホール 事務所，学校，デパート，店舗，工場 通路
3	40～70	涼，中間 および暖	—	演色性より効率がより重要な場所
4	<40	—	—	重工業，鋳造工場，圧延工場

ii) 光源の分布温度・相関色温度・色温度

a）分布温度(distribution temperature)：上で述べたように(図 2.1)，完全放射体の分光分布はその絶対温度によって一義的に定義される．そこで完全放射体に近い分光分布をもつ白熱電球の分光分布を簡便に記述するのに，それと最も近い分布をもつ完全放射体の絶対温度が用いられることがある．これを分布温度とよぶ．以下に示すのは，分光測光機を用い，分布温度のわかっている標準光源と試料光源の，特定の 2 波長（原則として 460 nm と 660 nm）における応答の比から求める方法である（単色応答比による方法）（詳細は JIS Z 8725 を参照のこと）．

$$\frac{r_t(\lambda_B) \cdot r_s(\lambda_R)}{r_t(\lambda_R) \cdot r_s(\lambda_B)} = \frac{S_b(\lambda_B, T_{D,t}) \cdot S_b(\lambda_R, T_{D,s})}{S_b(\lambda_R, T_{D,t}) \cdot S_b(\lambda_B, T_{D,s})} \tag{11}$$

ここに，$S_b(\lambda, T)$：式 (1) に示すプランクの放射則に従う黒体の相対分光分布，$r_s(\lambda_B)$, $r_s(\lambda_R)$：標準光源における波長 460 nm と 660 nm の応答，$r_t(\lambda_B)$, $r_t(\lambda_R)$：試料光源における波長 460 nm と 660 nm の応答，$T_{D,S}$(K)：標準光源の分布温度，$T_{D,T}$(K)：試料光源の分布温度．

実際には，上記式から直接に $T_{D,T}$ (K) を求めることはできないので，① 数表，② 逐次近似法によってその近似値を求める．単色応答比による方法以外にも帯域応答比による方法がある．表記は T_D を用い，ケルビン(K)によって示す．また電球の点灯電圧または電流，測定方法を併記する．

b) **相関色温度(correlated color temperature)と色温度(color temperature)**：完全放射体が絶対温度とともに分光分布を連続的に変化させることは，同時にその色も連続的に変化することを意味する．そこで，ある光源の色を記述するのに色度座標上で最も近い完全放射体の絶対温度が用いられる．これを相関色温度とよぶ．蛍光ランプなどの光色を示すのによく用いられる．また，その色度座標が黒体放射軌跡上にあると認められるときには，単に色温度とよぶ．下にその求め方を示す．

① 光源色の三刺激値 X, Y, Z または色度座標 x, y から下の式によって u, v 色度座標 (CIE 1960 UCS 色度図上の座標)を求める．

$$\left. \begin{array}{l} u = \dfrac{4X}{X+15Y+3Z} \\ v = \dfrac{6Y}{X+15Y+3Z} \end{array} \right\} \tag{12}$$

$$\left. \begin{array}{l} u = \dfrac{2x}{-x+6y+1.5} \\ v = \dfrac{3y}{-x+6y+1.5} \end{array} \right\} \tag{13}$$

② 所定の表から逆数相関色温度($T_{c,p}{}^{-1}$)を求める．なお，表には2°視野用と10°視野用とがある．

③ 下の式によって相関色温度 T_{cp} (K) を求める．

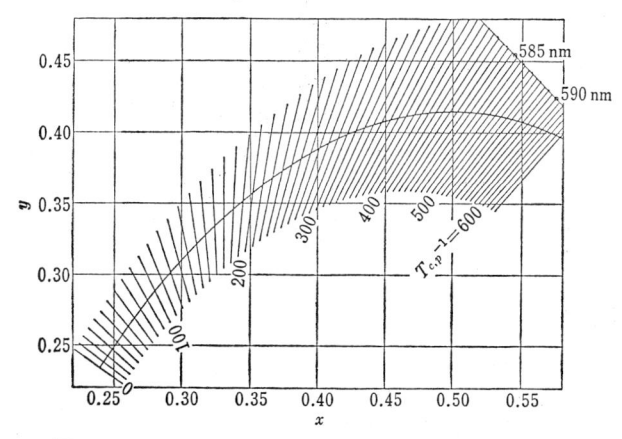

図 2.6 CIE 1931 色度図(2°視野)における黒体放射軌跡および等色温度線(JIS Z 8725)

$$T_{cp}\ (\mathrm{K}) = \frac{10^6}{T_{cp}^{-1}} \tag{14}$$

表記は T_{cp}（色温度の場合は T_c）を用い，ケルビン(K)で表す．図2.6にCIE1931色度図（2°視野）における黒体放射軌跡および等色温度線(参考)を示す．

iii) 各種照明光源の諸特性： 表2.4は各種照明光源の特性である．また図2.7はそれらの演色性と効率性を図示したものである．

2) 表示光源 表2.7は各種ディスプレイ用デバイスの比較である(伊吹，1989)．表2.8はその特性である(松原，1989；小山，1989；森，1989：森本，1989：村上，1989).

c．自然界の色

1) 空の色，海の色

i) 空の色： 表2.9はマンセル色票を用いた測定結果の平均である(神作，1991)．地上から見た場合，天頂付近になるにつれて，彩度は増大するが，明度は低下する．なお Simons によると，上空 31000 m における天頂の空の色は 5.0PB3/6， 30°で 5.0B3/6〜5.0P3/6 であるという．また Thomas-Whiteside のデータでは空が暗黒となるのは上空 145 km であった．

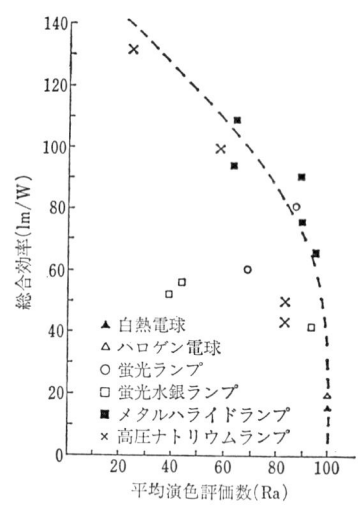

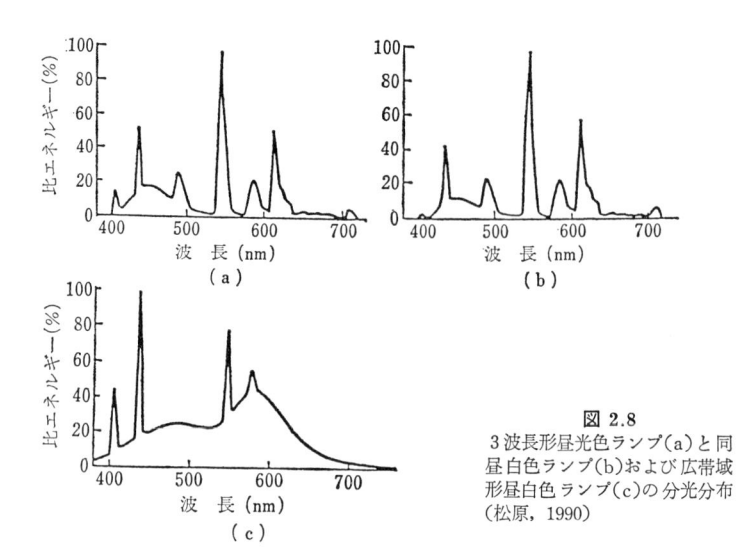

図 2.7 さまざまな光源の効率と演色性（浦山，1993）

図 2.8 3波長形昼光色ランプ(a)と同昼白色ランプ(b)および広帯域形昼白色ランプ(c)の分光分布（松原，1990）

2.1. 人間を取巻く光環境

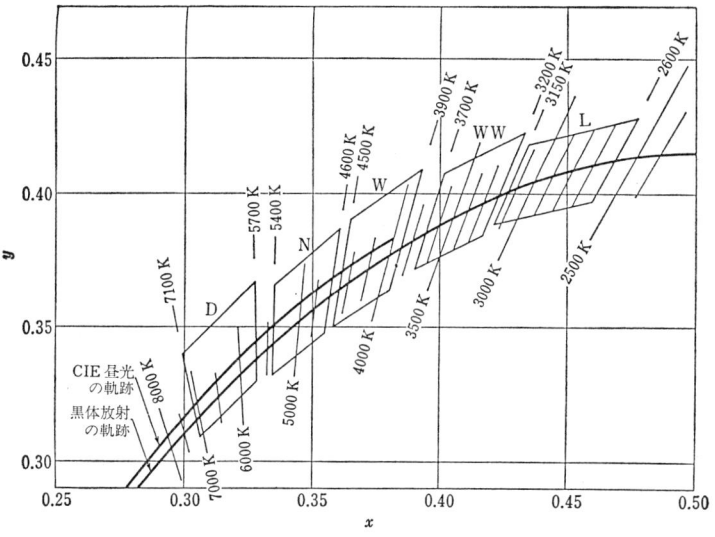

図 2.9 xy 色度図上における蛍光ランプの光源色による範囲(JIS Z 9112)

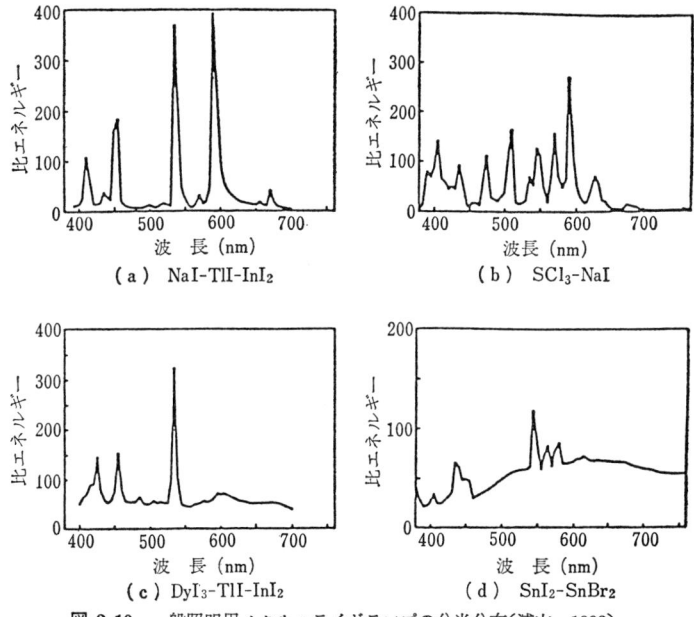

図 2.10 一般照明用メタルハライドランプの分光分布(浦山, 1993)

(a) NaI-TlI-InI$_2$
(b) SCl$_3$-NaI
(c) DyI$_3$-TlI-InI$_2$
(d) SnI$_2$-SnBr$_2$

表 2.4 各種照明光源の諸特性

		種類および発光特性	効率，演色性，用途その他の特性
白熱電球	一般照明用電球	薄膜白色塗装（シリカ電球が代表的）アルゴンの代わりにクリプトンガスを封入したクリプトン電球(1975)では寿命2000時間を達成したものもある	高演色（分光分布が完全放射体に近く，R_a=100）暖かい光色（色温度2850K：標準光源A）低効率(14.2～16.0lm/W：薄膜白色塗装電球の場合）寿命が短い（約1000時間）熱放射が多い（約70%）
	ハロゲン電球	各種ハロゲン物質（おもに臭素，沃素，塩素など）炭化水素系化合物を封入した電球。赤外反射膜＋ダイクロイックミラー付きで寿命2000～3000時間とを実現したものもある	一般電球に比べ色温度が高い（3000～3400K）効率：271lm/W（スタジオ用500W両口金形，赤外反射膜付き），18.8 lm/W（一般照明用85W片口金形，赤外反射膜付き）寿命(1500時間：同)
蛍光ランプ	3波長形ランプの開発(1973年発売)により，効率と演色性の面で飛躍的に向上した。寿命2万時間を越えるものも実用化されている		
	広帯域発光形	発光スペクトルが可視波長域全体にわたっており，広い発光の半値幅がおよそ50nmを越えるもの（図2.8c）	405nmや436nmの青色水銀輝線や青色領域の光を効果的に吸収して発光する青緑色蛍光体が開発され，591lm/W，R_a=99の高い演色性を獲得して用いられている
	狭帯域発光形	発光スペクトルを一つまたは複数の特定の狭い波長帯域(半値幅がおよそ50nm以下)に集中させたもの．3波長形が代表的	3波長形の項参照
	3波長(域)発光形	スペクトルのなかで，青，緑，赤の3波長帯域に特に発光する希土類蛍光体を用いたランプ（図2.8a，b）	日本では，5000Kの昼白色蛍光ランプが普及しているが，6700Kの昼光色ランプも用いられている（松原，1990）．青緑色領域にさらに赤色を加えた5波長形も開発されている．直管40Wで効率96lm/W，R_a=84(色温度5000K)を実現した．5波長形では75lm/W，R_a=93，という報告もある．一般に高演色で，透明感が得られ，30%低い照度でも同等の明るさを得ると報告もある
	コンパクト形	コンパクトな形状に仕上げた片口金のもの（電球形のものは含めない）	電球代替，U字構造，2本または4本の直管をつないだ形状がある．4本チューブ構造では効率591lm/W（18W形），ベンダント，ダウンライト，ウォールライトとして普及．効率591lm/W（27W形），57lm/W（18W形）である．2本チューブ構造では長さをさらに1/3の長さとでき，正方形の天井用照明，店舗，ショッピングセンター照明に使用されつつある．効率81lm/W（36W形），90lm/W（96W形），寿命平均7500時間である

2.1. 人間を取巻く光環境

電球形		
	電球代替の目的で開発されたもので (1978), 発光源, 安定器, スタータなどを一体化し, 電球用のソケットにそのまま差込むだけで使用できる	インバータ内蔵形で効率 64.7 lm/W (グローブ付き), 57.4 lm/W (同じLm)の値が得られている. 寿命平均6000時間(パスカコンパクト形)である
光源色による区分 (JIS Z 9112による): XYZ表色系における色度によって, 昼光色(D), 昼白色(N), 白色(W), 温白色(WN)および電球色(L)の5種類に区分する(図2.9)		
演色性による区分(同): 演色評価数および分光分布によって以下のように区分される(表2.5 a, b) ①広帯域発光形蛍光ランプ 　(1) 普通形, (2) 高演色形(演色A, 演色AA, 演色AAA) ②狭帯域発光形蛍光ランプ 　(1) 3波長域発光形		
高圧水銀ランプ, メタルハライドランプおよび高圧ナトリウムランプを総称して, 高圧放電ランプ(high intensity discharge; HID)とよぶ		
高圧水銀ランプ	水銀ランプの水銀輝線スペクトルは可視領域では (404, 436, 546, 577〜9 nm) の4本しかなく, 440〜540 nm (青〜緑) および 590〜700 nm (オレンジ〜赤) のエネルギーが不足している. R_a は約23, 効率も 52.5 lm/W (H400形) であるため, 水銀の紫外線で励起する蛍光体の発光を利用し, 演色効率の向上に化が図られている. たとえば, 赤色発光蛍光体 $(YVO_4:Eu)$ は $Y(P, V)O_4:Eu$ との組合せで $R_a=44$, 60 lm/W, 緑色発光蛍光体との混合で $R_a=50$, 62.5 lm/W の値が得られている. 用途としては光化学反応, 印刷分野 (工業用), 屋内高天井照明など, 屋外には HID ランプ(分光分布および特性を図2.10, 表2.6に示す)	
メタルハライドランプ: 高圧水銀ランプの発光管の中に水銀, アルゴンガスなどの希ガスに加えて複数の金属ハロゲン化物を封入したランプで, 高演色ランプとしても用いられている (金井ら, 1990; 浦山, 1993; 大谷ら, 1993) (分光分布および特性を図2.10, 表2.6に示す)		
[種類]		
①Na, Tl, In系	Na(ナトリウム, 589 nm, 橙色), Tl(タリウム, 535 nm, 緑色), In(インジウム, 411, 457 nm, 青色)の強い線スペクトルを利用	最初に普及. ランプ電力が変動すると光色が変わるなどの欠点があり, Na, Sc系にとって代わられた
②Sc, Na系	代表的な組成は ScI_3-NaI で, Na の強い線スペクトルに Sc (スカンジウム) の多数の発光スペクトルを組合せたもの	メタルハライドランプ中最高の効率, 100〜140 lm/W (400 W〜1 kW) が得られている
③Dy, Tl系	Tl の線スペクトルに Dy (ジスプロシウム) の密集した線スペクトルと DyaI の分子発光スペクトル (赤) を加えたもの	高演色で $R_a>95$ の報告もある
④Sn系	組成は SnI_2-$SnBr_2$ で, よう化錫や臭化錫の分子発光によるもの	連続スペクトルで, 高演色 ($R_a=92$, 50 lm/W)

*HIDランプ

表2.4（つづき）

種類および発光特性	効率，演色性，用途その他の特性
[用途] ○屋内照明（大谷ら, 1993）：室内体育館, 室内プール, 店舗などの商業施設用 ○高出力, 高演色が要求される屋外照明（美井・飯塚, 1993）：スポーツ・レジャー施設（テニスコート, ゴルフ場, スケート場, プール照明ではほとんど単独使用, サッカー場, 野球場, 陸上競技場では単独か高圧ナトリウムランプとの併用） ○街路, 広場, 公園：単独か高圧ナトリウムランプとの併用 ○ライトアップ：同 ○OHPなどの光学機器光源 ○液晶投影型の大型ディスプレイ用光源（投影用プロジェクター, 液晶プロジェクター）（江崎と本多, 1993） ○各種産業用（製版用, インキ・塗料用, 水産用, 植物生育用） ○屋内用	

高圧ナトリウムランプ：HID光源中効率は最も高く, おもに屋外用照明光源として普及してきた. 現在では演色性が改善されたものも実用化されている. 自動車用ヘッドランプの開発も行われている

[種類]		
①高効率形		効率142lm/W, 色温度2100K, R_a=28（360W形） 屋外照明, 道路, 工場, 各種競技場用照明
②演色改善形	高効率性をあまり犠牲にせず, 演色性を改善したもの	効率106lm/W, 色温度2150K, R_a=60（360W）を実現
③高演色形	効率を多少犠牲にしても演色性を大幅に改善したもの	58lm/W, 2500K, R_a=85（400W）を実現

低圧ナトリウムランプ：照明用光源としては最高の発光効率をもつ. 発光はナトリウムD線（波長589nm）のみ / 視感効率は高いが演色性は非常に低い. 単色光のため濃霧中の透過率が良い. トンネル照明や道路照明に利用

*：金井ら, 1990.

2.1. 人間を取巻く光環境

表 2.5(a) 広帯域発光形蛍光ランプの演色評価数の最低値*

演色性の種類	光源色の種類	記号	演色評価数の最低値						
			R_a	R_9	R_{10}	R_{11}	R_{12}	R_{13}	R_{14}	R_{15}
普通形	昼光色	D	69	—	—	—	—	—	—	—
	昼白色	N	67	—	—	—	—	—	—	—
	白色	W	57	—	—	—	—	—	—	—
	温白色	WW	54	—	—	—	—	—	—	—
	電球色	L	50	—	—	—	—	—	—	—
演色A	昼白色	N-DL	75	—	—	—	—	—	—	65
	電球色	L-DL	65	—	—	—	—	—	—	50
演色AA	昼光色	D-SDL	88	76	—	—	—	—	—	88
	昼白色	N-SDL	86	72	—	—	—	—	—	86
	白色	W-SDL	84	68	—	—	—	—	—	84
	温白色	WW-SDL	82	64	—	—	—	—	—	82
演色AAA	昼光色	D-EDL	95	88	88	93	88	93	93	93
	昼白色	N-EDL	95	88	88	93	90	93	93	93
	電球色	L-EDL	90	80	78	85	78	85	90	88

* 表の値は，JIS C 7601 による大きさの区分 20～40 の直管系の蛍光ランプに適用する。ただし，これ以外の大きさの区分の直管形および環形の蛍光ランプならびにコンパクト形蛍光ランプについても，原則としてこの表の値を準用する。

(b) 狭帯域発光形蛍光ランプの演色評価数および3波長域放射束比の最低値

演色性の種類	光源色の種類	記号	演色評価数の最低値		3波長域放射束比の最低値
			R_a	R_{15}	r_i'
3波長域発光形	昼光色	EX-D	80	85	50
	昼白色	EX-N			
	白色	EX-W			
	電球色	EX-L			

表 2.6 メタルハライドランプの特性(浦山, 1993)

	効率 (lm/W)	色温度 (K)	演色性 (R_a)
Na-Tl-In 系	80	5500	70
Sc-Na 系	90～130	4000	60～70
Dy-Tl 系	70～80	6500	90
Sn 系	50～60	5000	92

表 2.7 各種ディスプレイデバイスの比較(伊吹, 1989)

項目(単位) \ 品種	CRT	VFD	PDP	EL	LED	LCD
表示モード	発光	発光	発光	発光	発光	受光
動作電圧 (V)	10〜30kV	10〜40	120〜300	200	2	1.5〜15
応答速度 (μs)	1	10	1〜20	1〜10	10	50〜500ms
メモリ	なし	なし	可能	可能	なし	可能
表示容量	小〜大	小〜中	中〜大	中	小〜大	小〜大
大きさ	大	小〜中	大	中	小〜大	小〜大
発光色	ANY	緑(赤、青)	橙(3色)	黄(3色)	赤黄緑	白/黒(3色)
表示品位	◎	○	◎	◎	○	○
視覚	△	○	○	○	△	△〜○
消費電力	10⁴	10⁵	10⁵	10⁴	10⁵	5×10⁴
寿命(時)	民生	小型機器	OA	OA	小型機器	小型機器
おもな用途	OA	車載機器	FA	FA	屋外用車載機器	OA 車載機器

表 2.8 各種表示光源の特性および用途

種類および発光特性		輝度、色度特性および用途
分散型ELパネル	発光色は発光層に用いられる蛍光体によって異なるが、現在実用されているのは青緑色発光の蛍光体(ZnS: Cu, Cl)が主であり、それ以外の発光体については蛍光顔料を用いて色変換変換を行っている。発光層としてはZnS: Mn (黄橙色)やZnS: Tb, F (緑色)などが用いられている	有機分散型ELパネルに比べ、輝度、寿命とも格段に優れている(ZnS: Mnを用いたELで1000 cd/m²を実現している)。カラー薄膜ELの開発が行われ、現在のところ赤色材料としてはCaS: Eu、緑色としてはZnS: Tb, F、青色としてはSrS: Ceが適当と考えられるが、効率のよい純青色の改善等の問題が残されている。白色EL素子を赤、緑、青の3色カラーフィルターとを組合せてカラー化する方法も考えられている
薄膜ELパネル		

electroluminescent panel)
EL (エレクトロルミネッセンス)
パネル

2.1. 人間を取巻く光環境

		[用途]
LED (発光ダイオード lighemitting diode)	発光色は PN 接合をする半導体とドープ材で決定される	① 家電機器用：電子レンジや自動炊飯器のタイマー表示，操作表示，エアコンの運転状況表示 ② 音響機器：音質を表示するグラフィックディスプレイ，チューナーの選局用周波数の数字表示，CD の操作状況の確認表示装置，バッテリーチェック，ラジオ局用周波数の数字表示外 LED，ランプ充電完了シグナル ③ 光学機器：オートフォーカス用赤外 LED，ランプ充電完了シグナル ④ 事務 (OA) 機器：操作盤，ファクシミリ (読取用光源)，プリンター，LED (書込用光源) ⑤ 通信機器用：プッシュボタン式電話機の操作確認用表示，テレホンカードの使用度数表示 ⑥ 交通機器：踏切警報灯，視線誘導灯，歩行者用信号灯 (フラッシュ)，ハイマウントストップランプ ⑦ 大型情報板：情報案内板，交通情報板など
ディスプレイ用 CRT (cathode ray tube)	コンピュータの端末用表示デバイスとして CRT は依然として最も重要である	奥行きが長い，重いという欠点はあるが，解像度・輝度・色再現のすべてに CRT では未だに主役を正倒している．ディスプレイを主として表示用としての点でも用いる場合には，たとえば視覚実験の刺激提示用装置としてのディスプレイの輝度にならい時間，とくにその輝度特性には注意する必要がある．その面積あるいは時間的な領域によって変化するし，実際にスクリーン上の輝度が場所，その面積あるいは時間的な領域によって大きく変化することがあるので，実験 (舟川と中村，1994 私信)．また，その点灯用のスクリーンなどの対応が必要となってくる (舟川と中村，1994 私信)．また，その点灯用のスクリーンの輝度は電源投入後安定するまでに時間がかかるので，その点も注意を要する
VFD (蛍光表示管 vacuum fluorescent display)	日本で発明され，完成されたものであり，かつてはあらゆる種類の電卓に用いられた (ZnO: Zn による緑色表示)	視認性が高い，一様性が高いなどの特長から，当初はキャッシュレジスタなどに，まだラップトップ型パソコン用のディスプレイに用いられている．最近では蛍光体などの組合せからカラー化も進められている
マルチカラー蛍光表示管	1 個の表示管で 2 色以上のカラー表示が可能な表示管	表示が鮮明であり，かつ輝度が高いので，明所でも視認性がよい．赤〜青まで 7 色以上のマルチカラー表示が可能．また，フィルターによって表示色を変えることができる，視認角度が広いなどの特長をもち
PDP (プラズマディスプレイ plasma display)	発光色は Ne の橙色に限られているが，容易に多諧調表示が可能	ステレオのレベルメーター (シシン回数数のレッドゾーン，0dB 以下を緑色，用蛍光表示管 (シシン回数数のレッドゾーン，0dB 以上を黄橙色，自動車ネオン) などで実用化されている

2. 視覚機能の適応範囲

表 2.9 空の色(神作, 1991)

	地上からみた場合 (除スモッグの影響)	上空 10000 m
水平線付近	2.5PB6.8/5.5	2.5PB6.0/7.3
上方 45°	2.5PB5.0/9.0	3.8PB3.0/7.5
天頂付近	3.8PB4.5/9.5	3.8PB3.0/5.5

ⅱ) 海の色: 海難捜索用の条件(高度 500 ft, 太陽背面, 下方やや斜前方)で, 本州の太平洋側および日本海側それぞれ 2 個所ずつのデータによると(神作, 1991), 色相の範囲は 6.2G～2.1PB, 明度は 2.9～7.2, 彩度は 2.2～8.6 であった. 沿岸から 10 海里以内では, 太平洋と日本海の差よりも, 川口, 湖口, 都市の沿岸, 内海, 沖合いおよび浅瀬といった場所の差のほうが大きい. 沿岸から沖に出るに従い, 青み(PB)を増し, 明度は低下し, 彩度は上がるが, 10 海里を過ぎるとほぼ一定となる. ちなみに秋季快晴, 海面静穏時の浜松沖 6 海里での色は 4.8B4.4/5.9 であった.

2) 植物の色

ⅰ) 日本における植物の色: 図 2.11 はおもに関東, 南東北, 信州および伊豆地方における植物(草本性・木本性)の葉, 花弁, 花芯, 果実および空のほぼ 1 年間にわたる色彩計による色の測定結果である(三星, 1993). ほとんどの色は, 標準 C 点と主波長 555 nm および 480 nm とを結ぶ直線および純紫軌跡とによって囲まれた領域に入る. 480～555 nm の間に含まれる飽和度の高い色(おもに緑色)は見当たらない. 葉でさえも測色学的には(黄色に近い)黄緑色である(平均主波長約 566 nm). 似た結果は Gates ら(1965)によっても報告されている. 花弁の色に関しては白, 黄色, 赤および紫が大きな割合を占めている.

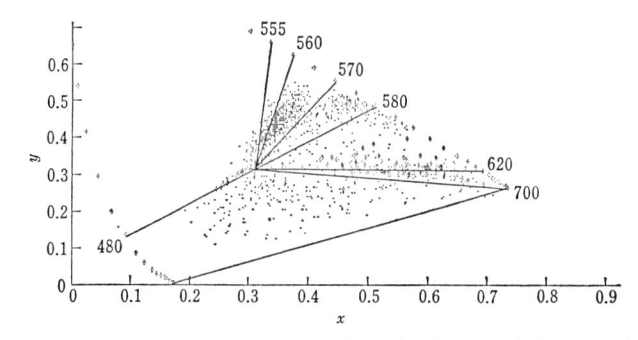

図 2.11 1年を通じた花(花弁, 花芯), 葉, 果実, 空その他の色(三星, 1993)
図中＋印(中央の点)は仮の白色点としての標準Cの色度座標を示す. スペクトル軌跡上の数字は標準Cに対する主波長(nm)を示す.

2.1. 人間を取巻く光環境

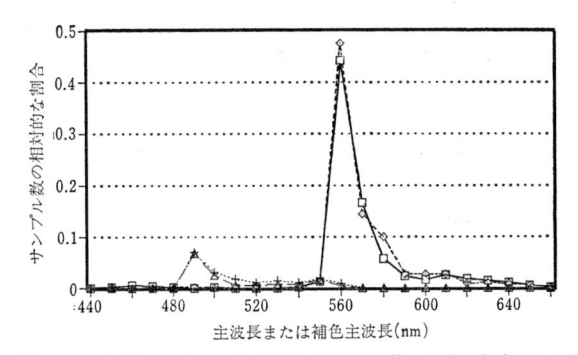

図 2.12 日本およびアマゾン流域における植物の主波長(λ_d)および補色主波長(λ_c)の分布
□：λ_d(日本)，＋：λ_c(日本)，◇：λ_d(アマゾン)，△：λ_c(アマゾン)．

ii) アマゾン流域における植物の色：図 2.12 は日本および 7〜8 月（乾期）のマナウス市周辺における植物の主波長および補色主波長の分布である．560 nm 近辺に分布が高いのは葉のデータが多いことを示す．両地域での植物の波長の分布に関しては大きな違いはないようにみえる(三星，1994)． 〔三星　宗雄〕

文　献

美井　明・飯塚哲英：メタルハライドランプと屋外施設照明．照明学会誌，**77**(12)，13-18，1993.
江崎真伍・本多二郎：産業用光源としてのメタルハライドランプ．照明学会誌，**77**(12)，19-23，1993.
舟川政美・中村直人：私信，1994.
Gates, D. M. et al.: Spectral properties of plants. *Applied Optics*, **4**, 11-20, 1965.
伊吹順章：ディスプレイ用デバイス—総論—．照明学会誌，**73**(12)，4-5，1989.
稲田勝美：光環境と生物反応—光バイオインダストリーの基礎として—．照明学会誌，**76**(3)，7-10，1992.
Jeske, H.: Meteorological optics and radiometeorology. In Physical and Chemical Properties of the Air (G. Fischer Ed.), pp. 187-348, Springer-Verlag, 1988.
金井義介・稲垣富樹・竹治弥三郎・柴田治雄：HID ランプ・低圧ナトリウムランプの技術動向と展望．照明学会誌，**74**(5)，19-25，1990.
神作　博：空の色．色彩科学事典(日本色彩学会編)，朝倉書店，1991.
神作　博：海の色．色彩科学事典(日本色彩学会編)，朝倉書店，1991.
川上元郎：色の常識，日本規格協会，1976.
小山　稔：発光ダイオードとその応用．照明学会誌，**73**(12)，16-20，1989.
松原　修：エレクトロルミネッセンスパネル．照明学会誌，**73**(12)，11-15，1989.
松原　修：蛍光ランプの技術動向と展望．照明学会誌，**74**(5)，13-18，1990.
三星宗雄：自然の色彩に関する測色学的研究—植物の色—．神奈川大学心理・教育研究論集，**11**，38-82，1993.
三星宗雄：アマゾンの色彩，その測色学的研究．神奈川大学心理・教育研究論集，**13**，76-96，1994.
森　英男：ディスプレイ用 CRT．照明学会誌，**73**(12)，21-27，1986.
森本　清：蛍光表示管．照明学会誌，**73**(12)，28-33，1989.
村上　宏：プラズマディスプレイ．照明学会誌，**73**(12)，34-38，1989.
大谷勝也・立川敦子・後藤潤一郎・前川紘一郎：メタルハライドランプと屋内施設照明．照明学会誌，**77**(12)，7-12，1993.
日本規格協会編：JIS ハンドブック，色彩 1990，日本規格協会，1990.

日本色彩学会編: 新編色彩科学ハンドブック, 東京大学出版会, 1980.
浦山 隆: メタルハライドランプとその応用―総説―. 照明学会誌, **77**(12), 4-6, 1993.
Wyszecki, G. and Stiles, W.S.: Color Science: Concepts and Methods, Quantitative Data and Formulae, 2nd ed., John Wiley & Sons, 1982.

2.2. 人間の光情報処理の基本

2.2.1 加重とコントラスト
a. 加 重

1) 閾エネルギー量 われわれが物を見るときには一定量の光が必要である. 物が見えるか見えないかということは光の強度に依存しているが, 特定の条件下では光の強度だけでは決まらない. 視細胞に吸収される光量子(photon)の数が一定の値を超える(閾に達する)と物が見える. このときの閾エネルギー量を, 光強度(カンデラ, cd)と面積(deg^2)と持続時間(g)の積で表す〔加重の実験では便宜上, 光輝度・面積(空間加重)または光輝度・持続時間(時間加重)をエネルギー量とすることが多い〕.

ところで, 測光量は単位面積当たりの光の作用であり, 時間については時間微分した形で基本単位が構成されている(§Ⅱ.1.1.a). いい換えれば, 測光量は瞬時値である. しかし, われわれが実際に見ている光源の明るさや物体は, それぞれ面積をもち, 時間の連続のなかに存在している. そこに空間加重, 時間加重とよばれる現象が生じる.

2) 空間加重 光刺激の閾値を測定する場合, ある特定の刺激面積に達するまでは, 光覚閾は光強度と刺激面積の積によって決まる(Riccoの法則; Ricco, 1877). 刺激の光強度をI, 面積をAとすると, $I \cdot A = k$ (kは定数) という関係が成立する(図2.13). 刺激の

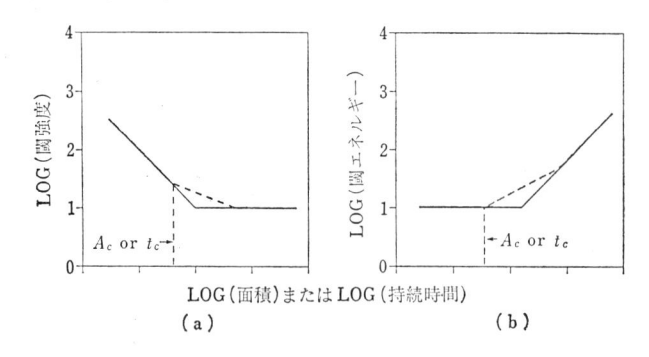

図 2.13 時間加重, 空間加重の模式図

(a): 横軸は刺激面積, あるいは持続時間, 縦軸は閾強度を示す. Riccoの法測, Blochの法則が成立している部分(完全加重)は傾き -1, 無加重の部分は傾き 0 の直線で示される. 部分加重は点線で示される. 図中のA_cは臨界面積, t_cは臨界持続時間を示す.

(b): 横軸は刺激面積, あるいは持続時間, 縦軸は閾エネルギーを示す. Riccoの法則, Blochの法則が成立している部分(完全加重)は傾き 0, 無加重の部分は傾き 1 の直線で示される. 部分加重は点線で示される. 図中のA_cは臨界面積, t_cは臨界持続時間を示す.

2.2. 人間の光情報処理の基本

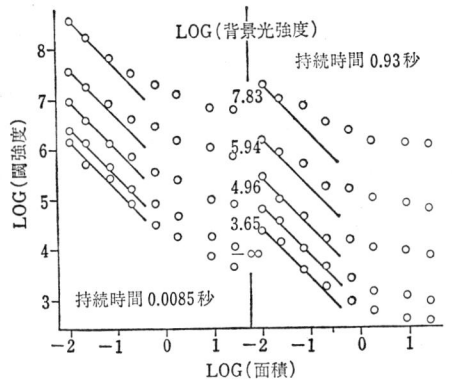

図 2.14 周辺視におけるさまざまな背景輝度に対する空間加重(Barlow, 1958)

刺激は波長 497nm の単色光で，中心窩より 6.5° 鼻側に呈示される．左側のパネルは持続時間 8.5ms，右側は持続時間 930ms で，中央に示される数値は背景輝度で上から順に 7.83, 5.94, 4.96, 3.65, $-\infty$ (quanta/s. deg^2)であり，左右のグラフに対応している．図の横軸は刺激面積(直径^2)の対数，縦軸は増分閾強度の対数である．図に引かれている直線は傾き -1 である．

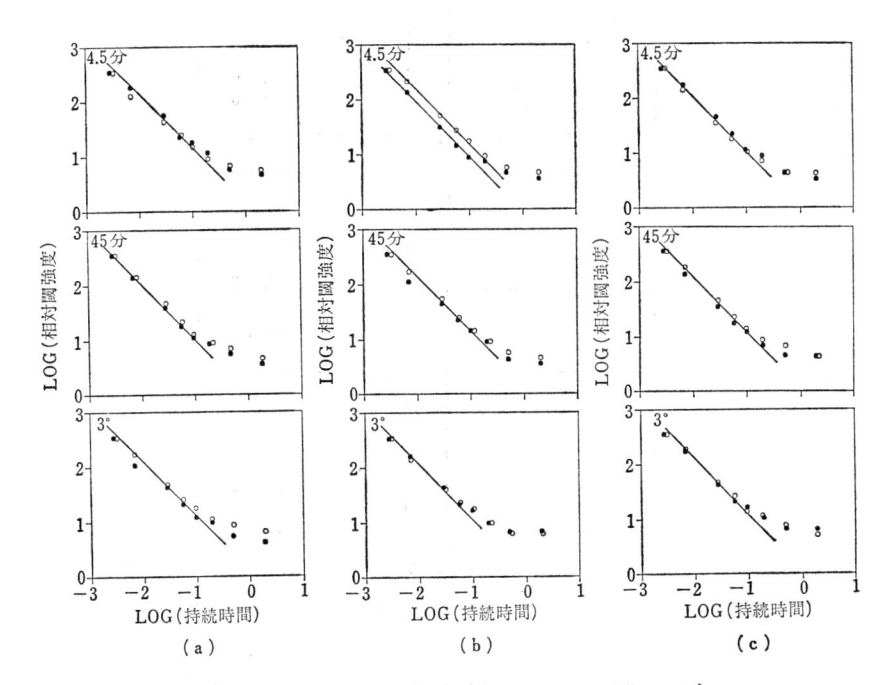

図 2.15 周辺視における時間加重(Sperling と Jolliffe, 1965)

刺激は凝視点から 15° 鼻側に呈示される．各列(a, b, c)は被験者を表し，各行は刺激の直径を表し，上から 4.5分，45分，3° である．軸はすべてに共通で，横軸が持続時間の対数，縦軸が相対閾強度の対数を示す．縦軸の単位は筆者によって明らかにされていない．パラメータは刺激波長で，黒丸が 450nm，白丸が 650nm である．図中の直線は傾き -1 のものである．

面積がある値を超えると Ricco の法則は崩れ，閾値は光強度によって一義的に決まる．この Ricco の法則が崩れるときの面積は臨界面積とよばれる．臨界面積の値は刺激の条件によってさまざまに変化する．また研究者により，どこで完全加重が崩れたとするかの判定方法も異なる(時間加重の項参照)．Ricco の法則が崩れてから無加重となる間に傾きが $-1/2$ となる部分加重の領域があり，その部分を Piper の法則とよぶ($I \cdot A^{1/2} = k$).

空間加重は周辺視と中心視とで異なる．Barlow (1958)は中心窩から $6.5°$ 鼻側の領域に2種類の持続時間，5種類の背景輝度の刺激を用い，背景輝度が等しい場合には持続時間の短いほうが，持続時間が等しい場合には背景輝度が高いほうが，より小さい面積で Ricco の法則が崩れることを報告した(図2.14)．中心視では周辺視に比べ，Ricco の法則はより小さい面積で崩れる(Graham と Bartlette, 1939)．この違いは，中心視ではより高い解像度を実現するために，1個の神経節細胞が受持つ視細胞の数が周辺視に比べて少ないためと考えられる．

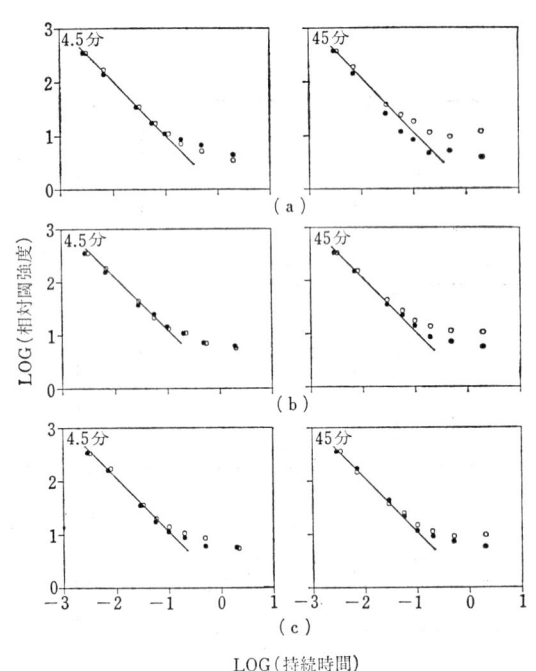

図2.16 中心視における時間加重(Sperling と Jolliffe, 1965)
刺激は凝視点上に呈示される．各行(a, b, c)は被験者を表す．左側の列は刺激直径が 4.5分，右側の列は 45分 である．軸はすべてに共通で，横軸が持続時間の対数，縦軸が相対閾強度の対数を示す．縦軸の単位は筆者によって明らかにされていない．パラメータは刺激波長で，黒丸が450nm，白丸が650nm である．図中の直線は傾き -1 のものである．

3） **時間加重**　光化学的に変化する視物質の量は，吸収された光の強度とその照射時間の積に比例するが(Bunsen-Roscoe の法則)，心理物理実験でも同様の結果が見い出され Bloch の法則とよばれている(Bloch, 1885). Bloch の法則では，光強度を I, 持続時間を t とすると，$I \cdot t = k$ （k は定数）という関係が成立する(図 2.13). 空間加重と同様に，刺激の持続時間がある値を超えると Bloch の法則は崩れ，閾値は光強度のみによって決まる．そのときの持続時間を臨界持続時間とよぶ．時間加重では，空間加重における Piper の法則に対応するような法則は見い出されていない．

時間加重も周辺視と中心視とで異なる．Sperling と Jolliffe (1965)は，周辺視(中心窩から 15° 鼻側)で，2人の被験者に対し，3 種類の刺激面積，2 種類の波長を用いて実験を行ったが，波長による違いはみられなかった(図 2.15). 彼らは中心視でも 3 人の被験者に対し，2 種類の刺激面積，2 種類の波長で実験を行った．その結果，中心視では刺激面積が小さい場合には波長の違いは影響しないが，面積が大きくなると長波長の刺激がより短い時間で加重が不完全になった(図 2.16). Barlow (1958)は中心から 6.5° 鼻側に 2 種類の刺激面積，5 種類の背景輝度をもつ刺激を呈示し，閾値を測定した(図 2.17). その結果，背景輝度が等しい場合には刺激面積がより大きいとき，刺激面積が等しい場合には背景輝度がより強いときに，より短い時間で Bloch の法則が崩れた．Karn (1936)は中心視で Barlow と同様に刺激面積が大きくなると，より短い時間で加重が不完全になると報告している．

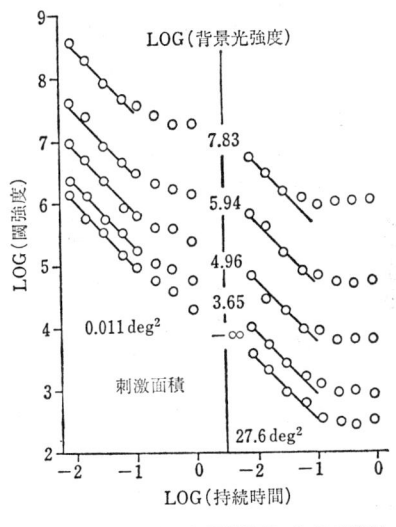

〔中村　直人〕

図 2.17　さまざまな背景輝度における時間加重(Barlow, 1958)

刺激は波長 497nm の単色光で，中心窩より 6.5° 鼻側に呈示される．左側のパネルは刺激面積 0.011 deg²，右側は刺激面積 27.6 deg² で，中央に示される数値は背景輝度で上から順に 7.83, 5.94, 4.96, 3.65, $-\infty$ (quanta/s. deg²) であり，左右のグラフに対応している．図の横軸は持続時間の対数，縦軸は増分閾強度の対数である．図に引かれている直線は傾き -1 である．

b.　**コントラスト**

われわれが見ている物の形や外界の状況は，隣接する部分の光強度の差で知覚されるのである．強度自体は，刻々と変化するものであり，われわれの視覚系は，そのなかにあって変化しないものを取出し，形状を知覚している．

視覚系が利用しているのは，眼に入射する光の時間的空間的強度分布のコントラストである．コントラスト(Michaelson contrast)は，

$$C = (L_{max} - L_{min})/(L_{max} + L_{min}) \tag{1}$$

C: コントラスト，L_{max}: 最高輝度，L_{min}: 最低輝度．

もしくは，

$$C = \Delta L / L_{\text{ave}} \tag{2}$$

ΔL: 輝度の増分，L_{ave}: 平均輝度.

と定義される．

見やすさの観点からコントラストに関して次の二つの性質が重要である．

① 反射率によってのみコントラストが決定される場合，照明強度が変化してもコントラストは一定である．

② 視対象が自発光する場合，反射物であっても視対象と観察者の間に透明でかつ光を反射・散乱させる媒体が存在する場合，照明光によってコントラストは変化する．

後者の場合，照明の変化によって生じる輝度の増分を Δl とすると，コントラストは $L_{\text{ave}}/(L_{\text{ave}} + \Delta l)$ 倍に低下する．照明下で CRT を見る場合，ガラス越しや霧の向こうに景色を見る場合，加齢によって眼光学系（角膜，水晶体，硝子体など）の光学濃度が上昇している場合などである．CRT 上に視標を呈示し，さまざまな照明レベルで輝度を実測し，コントラストを計算した結果を図 2.18 に示す．

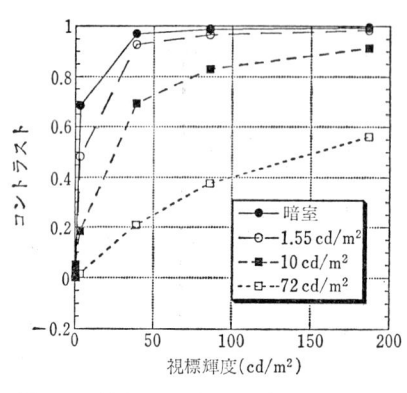

図 2.18 照明レベルが CRT 上に呈示された視標のコントラストに与える影響 (Oda, 1992)

1） コントラスト感度（CSF）　見やすさを規定する視覚特性として，網膜の不均一性，時間空間周波数特性，分光感度特性，順応特性などがある．見る能力を測る"ものさし"としては，空間周波数ごとのコントラスト感度（CSF; contrast sensitivity function）を測定することが最も包括的で信頼できる．視覚系が符号化するのは，絶対値（輝度）ではなく相対値（コントラスト）であり，CSF と視対象の時空間周波数特性がわかれば，「見えるか見えないか」，「見やすいか見にくいか」を予測することができる．より一般的な視力は，明暗変化を識別できる最も高い空間周波数（最小分離閾）を示しているにすぎず，このような予測には不十分である．

最も標準的な CSF は，明るい条件下で静止した刺激を用いて測定されたもので，空間周波数に対しバンドパス型である．これを CSF の基準型とし，人間の特性や観察条件の変化によってどのように変化するかが重要である．

網膜部位（Banks ら，1991），順応輝度（van Meeteren と Vos，1972），運動速度（あるいは時間周波数；Robson，1966），年齢（Sekuler ら，1982；Nameda ら，1989）による CSF の変化を測定した結果を図 2.19 に示す．また，輝度変化を伴わない色変化に対する CSF (Mullen，1985)，弱視者の CSF (Nordmann ら，1992)も併せて示す．

これらの CSF の変化は，① 高空間周波数選択的感度低下，② 低空間周波数選択的感度低下，③ 空間周波数選択性のない感度低下，④ バンドパス型↔ローパス型の感度変化，の

2.2. 人間の光情報処理の基本

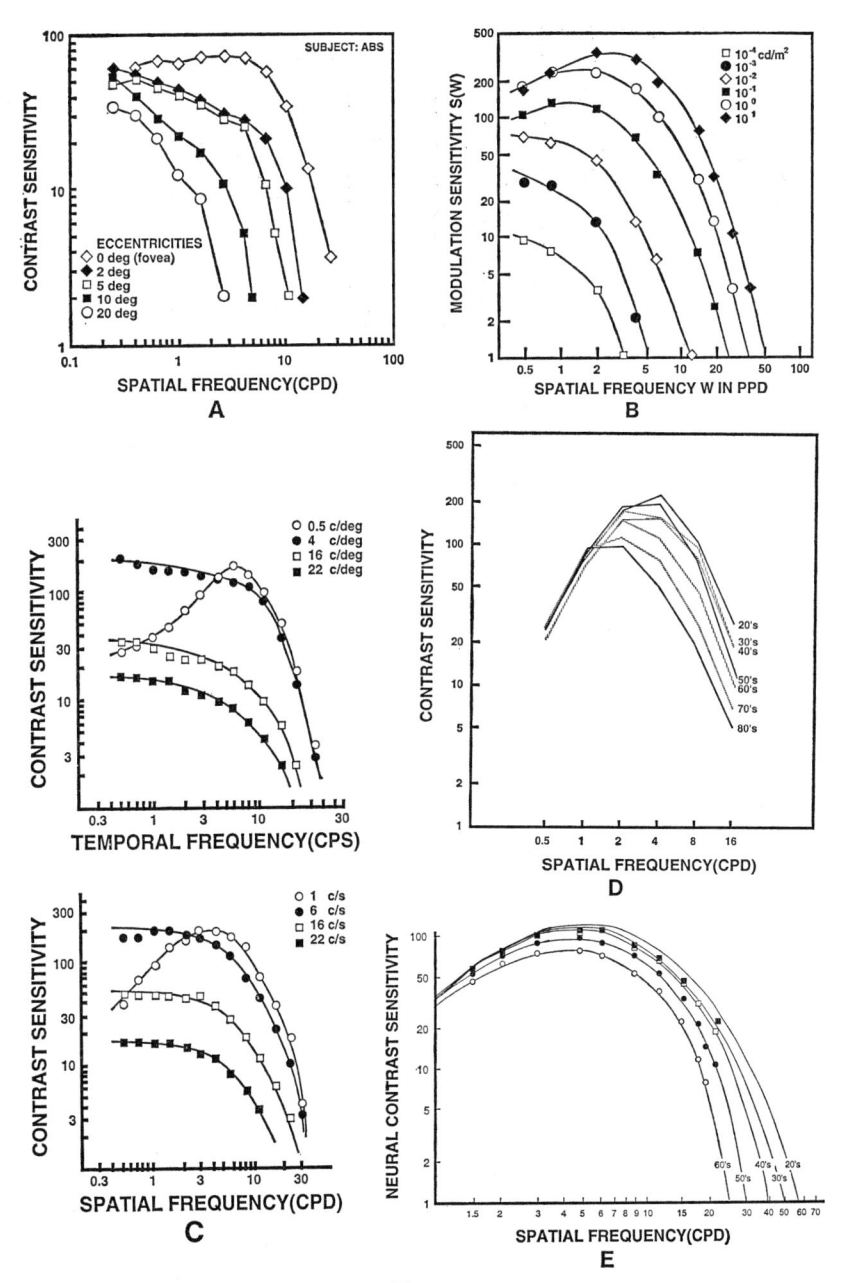

図 2.19

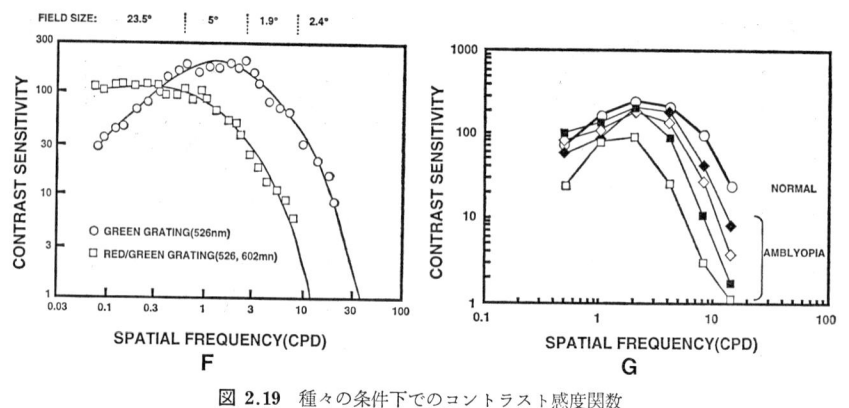

図 2.19　種々の条件下でのコントラスト感度関数
A：網膜部位(Banksら, 1991), B：順応輝度(van MeeterenとVos, 1972), C：時間周波数(Robson, 1966), D：年齢(Sekulerら, 1982), E：年齢(Namedaら, 1989), F：等輝度(Mullen, 1985), G：弱視(Nordmannら, 1992)がCSFに与える影響.

四つのタイプに分類することができる．②タイプの例は，ここには示していないが，眼疾患の症例として報告されている(HessとGarner, 1977; HessとWoo, 1978). ②を除いて，その他のすべての場合は，高空間周波数側のカットオフ周波数の低下を伴う．これは，視力の低下，すなわち，細かな明暗変化がもたらす情報をうまく利用できなくなることを意味している．明るい照明下に比べ暗闇では，若者に比べ高齢者では，静止したものを見る場合に比べ動いているものを見る場合では，実質的に視力は低下している．〔舟川　政美〕

2.2.2. 空間解像
a. 空間周波数分析

空間周波数とは，正弦波や矩形波など同一平面上で周期的に変化する明暗パタンの単位距離(普通，視角1度)当たりのサイクル数であり，空間的変化の細かさを測る尺度である．空間周波数という概念は，視覚研究で二つの意味をもつ(Ginsburg, 1986). 一つは，視覚系への入力である網膜像がさまざまな周波数と振幅と位相をもつ輝度変調の空間的な正弦波の線形な和に分析できること(フーリエ分析)である．網膜像を単純な正弦波によって定量的に完全に記述できる．また，正弦波は，眼のような不完全な光学系を通過しても，その形は変化しないし，新たな成分も生じないという視覚系や視認性の分析にとって都合のよい性質をもつ．

空間周波数の概念がもつ二つめの意味は，視覚のメカニズムに関連する．すなわち，視覚系自身が空間周波数分析を行っているという考えである(CampbellとRobson, 1968). 視覚情報処理の初期過程は，空間的に局在する時空間フィルタの集合であり，それらを通して入力した刺激の空間周波数ごとの処理を行っている(空間的に局在したフィルタによる周波数分析)と考えられる．この考えは，多くの心理物理学的・生理学的支持を得ている多重チャネ

ルモデルの基礎である.このモデルに従えば,空間周波数や時間周波数や向き(orientation)に対して選択性が異なる複数の相互に独立なチャネルが存在し,たとえば高空間周波数・低時間周波数に選択的に感度を有するチャネルは空間的な情報処理に優れ,低空間周波数・高時間周波数に選択的感度を有するチャネルは運動情報処理に優れており,網膜中心部位には前者が,周辺部位には後者のタイプの時空間フィルタがおもに分布していると考えられる.CSFも,このような複数のチャネルの感度関数の包絡線(envelope)と考えられる.また,ある形状を認識するためにその形状を構成するすべての空間周波数成分が必要なわけではないし,空間周波数帯域によってわれわれに伝える情報の種類は異なっている.たとえば,低空間周波数成分は,人間の顔であるという情報や大まかな表情を伝え,高空間周波数成分は,顔の細かな造作や人の同定に関する情報を与える.多重チャネルモデルの背景には,このような空間周波数チャネル間の機能分化という考えがある.このように,空間周波数という概念によって,視覚情報処理の性質と視覚刺激の物理的特性を共通の言葉で記述することができる(De ValoisとDe Valois, 1988).

大脳視覚領(有線領)の単純細胞(HubelとWiesel, 1959)は,時空間周波数フィルタを具体化するものと考えられている.単純細胞は,網膜神経節細胞のX細胞(Enroth-CugellとRobson, 1966)からの入力を受け,両者は線形な空間加重特性から,空間周波数とその振幅のほか位相情報を符号化できると考えられる.その受容野の感度プロファイルは,2次元のGabor関数によって近似できる(WebsterとDe Valois, 1985).X細胞,単純細胞に対して,非線形性を特徴とする神経節細胞のY細胞,有線皮質の複雑細胞がある.

b. 副尺視力

1) 副尺視力(vernier acuity) 位置および位置変化を検出するという問題は,視覚系の基本的な時空間特性と深くかかわる問題である.さまざまな方向からの入射光をとらえる網膜レベルに位置情報は存在している.しかし,これ以降の情報処理段階で起こる時空間的な統合(加重)によって,ある程度失われてしまうと推定できるからである.にもかかわらず,相対位置の検出は,高度視力(hyperacuity)とよばれる高い精度を誇っている(Westheimer, 1975).また,視覚情報処理の初期過程は時空間フィルタの集合であるとする最新の視覚モデルに則していえば,視覚系の情報処理は空間周波数・振幅と併せて位相をいかに符号化しているのかという問題でもある.

副尺視力は,典型的には,上下に置かれた2本の線分が一直線上に並んでいるかずれているかを検出する知覚精度である(Wulfing, 1892).その最適値は視角で2~5″である.これに対して,網膜中心窩での網膜像の物理的解像度は,小さな瞳孔,正確な調節という最適条件下で,約60cpdであり(CampbellとGreen, 1965; CampbellとGubisch, 1966),網膜中心窩における錐体細胞の直径は約30″である.人間の視覚系は,錐体の直径の範囲内の2本の線分の相対位置を弁別できるのである.副尺視力が高度視力とよばれる理由である.

副尺視力を視標間の距離の関数として表すと逆U字型となる(2~4′が最適.WestheimerとMcKee, 1977).これは,高度視力が保持されるために二つの対象が知覚される必要があること,副尺視力の高い精度は絶対的な位置ではなく相対位置に関するものであることを示している.また,向きの弁別や形状の弁別が相対位置検出の手がかりになるという指摘が

ある．

2） 位置と空間解像度　　副尺視力が高度視力とよばれる理由は，空間解像度(最小分離閾)の限界 30″ (60 cpd)よりも小さな位置の違いを検出できるからである．空間解像度と位置検出は，眼光学系がローパスフィルタであることに深く関係している．

眼光学系の MTF 特性(modulation transfer function)によって決まる網膜像の物理解像度 60 cpd は錐体の直径約 30″ に符合している．これは，情報理論の Whittaker-Shannon の標本化定理によって説明される．信号が W cpd までの成分で構成されているならば，1° 当たり等間隔で $2W$ 個以上のサンプルによって(信号波 1 サイクル当たり 2 サンプル)，その信号は完全に保存されるというのがその要旨である．$2W$ という値は Nyquist rate とよばれ，これ以下のサンプル数では情報を正確に符号化できない．人間の眼光学系は，60 cpd 以上の成分を通さないローパスフィルタであるため(Campbell と Green, 1965)，Nyquist rate は 120 (個/deg)となる．1° は網膜上で約 300 μm に当たり，中心窩における錐体の大きさが 2.5 (300/120) μm (視角で表すと 30″)だから，完全に一致する(Polyak, 1957)．このように，標本化定理は網膜像の物理解像度が少なくとも中心窩で行われるサンプリングによって完全に保存されることを保証している．他方，眼光学系は，錐体によるサンプリングによって不正確な符号化が起こらないように 60 cpd 以上の成分を取除いているのである．

位置の符号化という点からも，眼光学系のローパスフィルタ的性質は重要である．なぜなら，錐体一つしか刺激しないような小さな点画像の空間的位置付けは 30″ という錐体サイズによって制限されるが，実際は眼光学系によって適度にぼかされることによって，小さな点刺激でも一度に複数の錐体を刺激する．その結果，錐体配列による複数のサンプルから平均

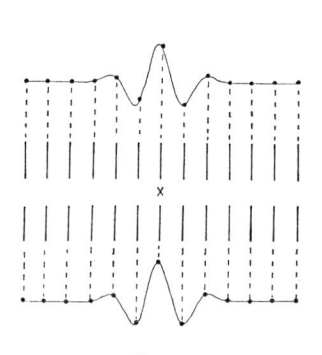

図 2.20　観察者は，上下に示した輝度プロファイルの相対位置を判断するが，実際に呈示されたのは，各輝度プロファイルから空間的にサンプリングした明るい線分の並びである (Morgan と Watt, 1982)

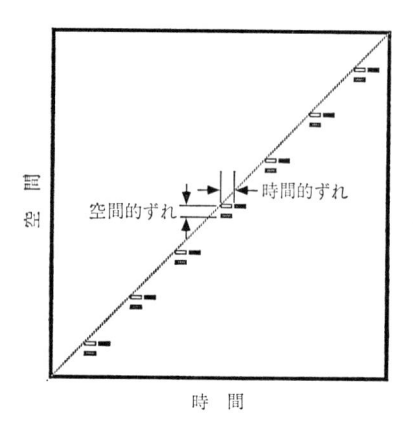

図 2.21　仮現運動をする副尺視標　等間隔で短時間呈示される静止視標によって，仮現運動が知覚される．この場合，二つの視標を同時に空間的にずれた位置に呈示しても，同じ位置に一方より他方を時間的に遅らせて呈示しても，観察者には空間的なずれとして知覚される．

の位置を計算すること，すなわち錐体サイズに制限されない位置検出が可能となる(Morgan, 1991).

3) 位置情報の平均化 網膜像に対する光受容器配列によるサンプリングから，分布の平均の位置を計算できると述べた．MorganとWatt (1982)は，図2.20に示すように，あらかじめ空間的にサンプリングを行った正弦格子を使って副尺閾を測定した結果から，サンプリング間隔150～200″まで高度視力が保持されることを示した．視覚系は，網膜によるサンプリング以上に不連続なサンプルに対しても効果的に補間(interpolation)することができる．

視標が運動していても約4°/秒の速度まで副尺視力は損なわれない(WestheimerとMcKee, 1975). また，視標が仮現運動として呈示されても副尺視力は保持される(Burr, 1979; Morgan, 1976). 図2.21に示すように，仮現運動指標の場合，視標は等しい距離隔たった複数の位置に継時的にごく短時間呈示されるが二つの視標が同時に空間的にずれた位置に呈示されても(spatial offset), 空間的には同位置に，しかしわずかに一方が他方より時

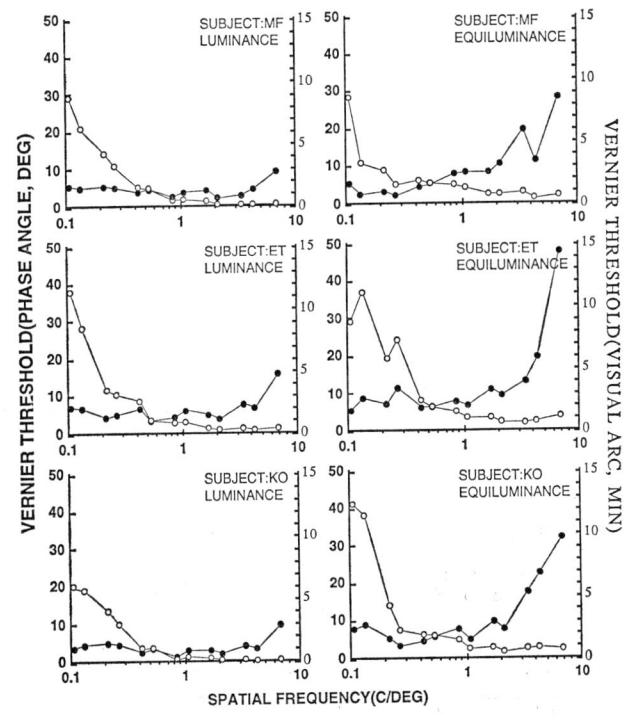

図 2.22 空間周波数ごとの副尺閾(FunakawaとOda, 1992)
左は輝度変調正弦格子(黄，コントラスト40%)，右は等輝度正弦格子(赤緑)を視標とした場合の結果．前者は，等輝度の赤色正弦格子と緑色正弦格子を同位相で，後者は逆位相で重ねたものである．副尺閾は，距離(視角，白丸)と位相角(黒丸)で表記した．

間的に遅れて呈示されても(temoral offset), 同じような空間的ずれがみえる。この2種類のずれに対する副尺閾は, ともに10″程度である. 後者では, 網膜上に位置ずれの情報はなく, 仮現運動知覚, すなわち時空間的補間によって初めて位置ずれがみえるのである。この2種類のずれは, 仮現運動を構成する個々の静止像の呈示間隔が40〜30 ms以下ならば(フレーム周波数25〜30 Hz以上)相互に置き換え可能である(Morgan, 1979). 25〜30 Hzという値は, 仮現運動知覚における補間の時間的臨界値である. 空間的臨界値としては, 3〜4′という値が報告されている(FahleとPoggio, 1981).

このように, 視覚系はある時間・空間範囲にあって離散的な位置情報のサンプルから, 連続的な時空間分布を再構成し, 平均化した位置に視対象を位置付けることができる. したがって, 網膜上に存在している空間的ずれの情報が時空間的統合によって失われたり, 時間的にずれの大きさを変化させると平均の大きさのずれがみえたりする(Funakawa, 1989). この時空間的な情報統合の範囲と精度は, いわゆる視覚系の空間解像度(CSF; contrast sensitivity function)や時間分解能(CFF; critical flicker frequency)からは推定できない.

4) 副尺視力の諸特性　副尺視力は, コントラストの低下により損なわれる(Bradley

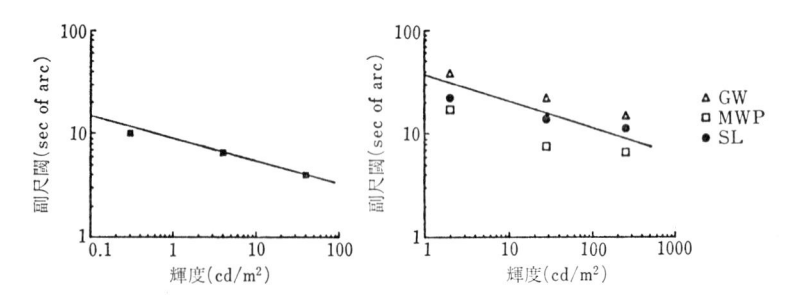

図 2.23　輝度の低下に伴う副尺閾の推移
左は空間周波数4.6cpdの正弦格子に対する副尺閾(KiorpesとMovshon, 1990).
右はコントラスト17%のエッジに対する副尺閾(WestheimerとPettet, 1990).

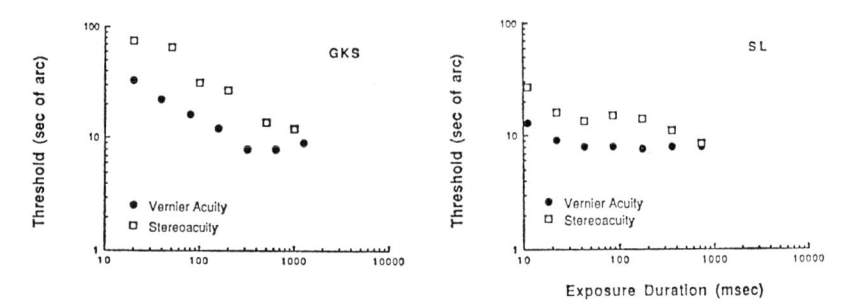

図 2.24　副尺視力と立体視力に対する呈示時間の効果
左はKeesey (1960)とShortessとKrauskopf (1961)の結果. 右はWestheimerとPettet (1990)の結果.

と Freeman, 1985). 視標(正弦格子)のコントラスト低下に伴い, 副尺閾はしだいに上昇し, コントラスト閾において位相角 $180°$ に近似する. また, 高空間周波数領域に, 格子の検出はできるが位相差が検出できない領域が存在する(Bradley と Skottun, 1987).

副尺視力は指標の空間周波数によっても変化する. コントラスト 40% の正弦格子を視標とした場合と赤緑の等輝度正弦格子を視標とした場合の結果を図 2.22 に示す. 副尺閾は, 視角(距離)と位相角で表記されている. 高度視力は, 輝度変調格子で約 2 cpd 以上の高空間周波数でのみ得られた. また, 5 cpd 以下の低空間周波数で, 位相角表記の副尺閾はほぼ一定 ($4\sim6°$) であった. 等輝度格子でも, 2 cpd 以下の低空間周波数で位相角表記の副尺閾がほぼ一定 ($6\sim9°$) であった. 等輝度格子の場合, 高度視力は得られないが, 低空間周波数においては輝度変調格子の場合に匹敵する副尺視力が得られる. この結果は, 少なくとも低空間周波数において, 相対位置の検出に位相情報が利用されていることを示唆している.

コントラストと同様, 明るさ(網膜照度)の低下や周辺視(Levi ら, 1985)によっても副尺視力は低下する. 図 2.23 は, 副尺視力が明るさの 4 乗根に比例することを示している. 図 2.24 は, 呈示時間が副尺視力と立体視力に与える異なった効果を示している. 立体視力(stereoacuity)は, 二つの対象間の奥行き方向の相対位置, どちらが近いか遠いかに関する位置検出精度であり, 両眼視差に対する感度である.

5) 位相符号化のメカニズム 視覚の初期過程に空間周波数フィルタを仮定する現在の視覚モデルにあって, 位置情報の符号化は, 位相検出の問題でもある. 視覚系が位相に感度をもつことは多くの研究が示している. 位相検出はコントラストに依存するが(Badcock, 1984), 平均輝度およびコントラストが十分あれば, 空間周波数 $1\sim10$ cpd の範囲で約 $30°$ である(Burr, 1980). また, 位相に対する感度は, 高空間周波数で低く, 低空間周波数で高い(Holt と Ross, 1980; Sagi と Hochstein, 1983). 視覚系には少なくとも低空間周波数帯域において働く, 位相に感度をもつ機構が存在していることが示唆されている.

では, 視覚系はどのように位相情報を処理しているのだろうか. 単純細胞に関して, 対称的

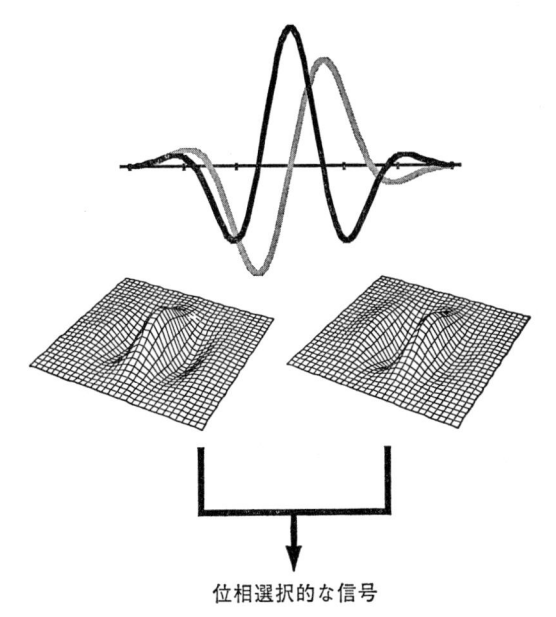

図 2.25 位相検出のメカニズム
感度プロファイルの位相が $90°$ ずれた Gabor 関数型受容野対によって位相を符号化できる.

な構造(even-symmetric)をもつ Gabor 関数型の受容野のほかに, 非対称な受容野(odd-symmetric)も報告されている(Hubel と Wiesel, 1959). 前者はライン検出器, 後者はエッジ検出器とみなされてきた. もし, この二つの型の細胞の受容野が正確に重なり合っていれば, その興奮の相対的な割合によって, 視野のその位置における位相を符号化できる(図2.25). さらに, もし両フィルタの出力間に時間的遅れがあれば, 運動検出が可能であり, もし二つの受容野が左右の眼の対応点にあれば, 両眼視差(両眼位相差)を検出できる. この考えは, 多くの計算理論的モデルに取入れられている(Adelson と Bergen, 1985; van Santen と Sperling, 1985; Watson と Ahumada Jr., 1985). 実際, ネコの視覚皮質でこのような対をなす細胞が発見されている(Pollen と Ronner, 1981). これらの細胞は, 空間周波数にかかわらず運動格子に対し 90°位相がずれた反応を示す. また, 受容野の位置は左右の網膜の対応点にあるが, 感度プロファイルに位相差がある両眼性の単純細胞も見つかっている(DeAngelis ら, 1991).

6) 高度視力のメカニズム 視覚系に位相に感度をもつ機構を仮定することは, 心理物理学的にも生理学的にも計算理論的にも支持されているが, 必ずしも高度視力を説明しない. 広帯域の成分をもつ線分や点など, あるいは高空間周波数の輝度変調正弦格子を視標としたときのみ, 高度視力が得られているからである. 高空間周波数に選択的感度をもつのは, 位相感度のない複雑細胞であり(サル; De Valois ら, 1982), 心理物理学的研究の多くも高空間周波数帯域における位相感度の欠如を示唆している. 視覚系は, 位相情報によらないで非常に正確に相対位置を検出することができる. 高度視力が何を意味しているかを理解するために鍵となる重要な三つの性質は, それが相対位置に関するものであること, 局所的, いい換えると比較的小さな空間範囲内の視対象間で起こること, そして補間過程, すなわち視対象の位置そのものというより, むしろある時空間範囲内で統合された平均の位置に関係していること, である.

高度視力のメカニズムを考えるうえで有効なのは, 色覚との比較である. 混色の現象が示すように色覚の精度は高いとはいえない. しかし, 並置された領域間の波長弁別では, 1~2 nm の違いを識別することができ高度視力に匹敵する. これは反対色過程(opponent process)による広帯域の色フィルタ(L・M・S 錐体)の出力比に基づいた符号化ゆえに可能となると考えられる. 空間視覚においても, 相互に重なり合った受容野をもつ二つの細胞の相対的な興奮の割合を符号化している機構と, そこでの S/N 比の結果, 高度視力が達成されると考えられる.

c. 視認性

視認性(visibility)とは, 「見えるか見えないか」, 「見やすいか見にくいか」ということを表している. そして, それは, ①見る人の視覚特性, ②見るときの周囲の環境条件, ③見られる対象の属性, の3者の相互作用の結果である. なお, "visibility"には, 気象用語で"視程"という訳語があてられている. "視程"については, §Ⅱ.2.3.a を参照されたい.

1) 形状の視認性評価 加齢や順応による視覚特性の変化および観察条件の変化に伴う CSF の変化, 視覚メカニズムの理解に基づいて, 視認性の評価という問題を考えてみよう. ある視覚パタンが正しく認識されるか否かは, その視覚パタンを特徴付けている空間周

2.2. 人間の光情報処理の基本

波数帯域において視覚パタンのコントラストが観察者のその帯域におけるコントラスト閾より高いか低いかによって決まる．多くの場合，CSF の変化には，高空間周波数側のカットオフ周波数の低下，視力の低下が伴う．ならば，視覚パタンを特徴付けている空間周波数帯域が低いほどその影響を受けにくい．すなわち視認性が高いと考えられる．高空間周波数帯域に含まれるエネルギーはそもそも相対的に小さく，S/N 比が低い場合が多く，高空間周波数に対して高い感度を有する網膜部位も中心約 $2°$ に限られる．

したがって，「視覚パタンを特徴付けている空間周波数帯域が低いほど，その視覚パタンの知覚は視覚機能の低下や観察条件の劣化の影響を受けにくく，その意味で，その視覚パタンの視認性は高い」と結論することができる．また，"形状を特徴付けている空間周波数帯域" は，もろもろの観察条件や個人差と独立した形状の属性として扱うことができる．

2） 視認性評価方法　"形状を特徴付けている空間周波数帯域" は，客観的物理的に特定することはできない．なぜなら，形状は心理学的なもの，人間という認識の主体があって存在するもの である．"形状を特徴付けている空間周波数帯域" は，心理物理学的に測定しなければならない．

ここで提案する測定方法は，視覚パタンから選択的に特定範囲の空間周波数成分を取除き，その視覚パタンが正しく認識されるか否かを実験的に調べるというものである．ただし，視認性という観点から，"形状を特徴付けている空間周波数帯域" そのもの を測定する必要は必ずしもない．その低周波側の臨界周波数，形状を正しく知覚するために必要な最も低い空間周波数がわかればよい．そのためには，ローパスフィルタリング(blurring)によって画像を定量的にぼかし，カットオフ周波数が低いローパス画像から順次呈示し，初めて正しく認識できるぼかしの大きさを測定すればよい．

　i）画像処理によるぼかし：　画像をぼかすことは，画像処理では一般に平滑化処理とよばれ，ガウシアンフィルタがその代表的フィルタである．ガウス分布は，空間領域でも周波数領域でもガウス分布であり，空間領域において分布の幅を大きくすると，周波数領域におけるスペクトルの幅は小さくなる．ガウシアンフィルタは，大きさをしだいに大きくするとフィルタを通過できる最も高い空間周波数が徐々に低くなるローパスフィルタである．そのカットオフ周波数は，一般的に，ピークに対し出力が $1/2$ もしくは $1/e$ になるところとする．図 2.26 は，ガウシアンフィルタを使った処理例である(Landy ら，1984；小田，1989)．

　ii）光学的なぼかし：　すりガラスやトレーシングペーパーは，光学的なローパスフィルタとして利用できる(Legge ら，1985)．一定距離からすりガラスを通して画像

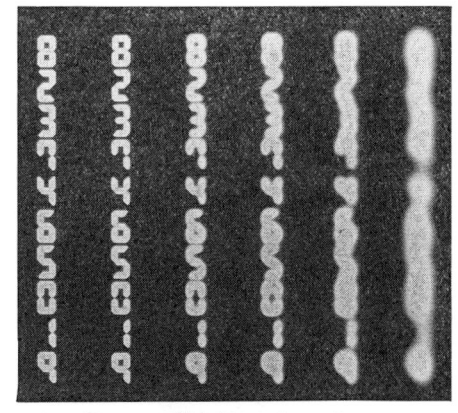

図 2.26　画像処理によるローパス画像作成例

を観察しているとき，すりガラスと画像との距離を大きくすると，すりガラスを通過できる最も高い空間周波数は組織的に低下する．何らかの視覚パタンを呈示し，正しく認識できない距離から，しだいにすりガラスを画像に近づけ，初めて正しく認識できた距離を測定することによって，そのパタンの認識にとって必要な最も低い空間周波数を特定することができる（小田，1990）．

すりガラスのような光学フィルタを利用するには，画像とフィルタ間の距離とフィルタのカットオフ周波数との関係を，事前に測定しておかなければならない．これは，一定のコントラストの正弦格子を呈示し，観察者の代わりに輝度計を置き，各空間周波数，各距離ごとにすりガラスを通過することによるコントラスト低下の割合を測定する，すなわち，フィルタの MTF を測定することによって可能である．

3） 視認性と色彩　視覚系への入力には，輝度変化と同時に色の変化という情報も含まれている．当然，視覚系は，色彩情報を利用し外界を認識している．色覚異常者や白黒写真の例をあげるまでもなく，色変調に対する CSF の測定結果をみても，色彩情報は形状の知覚にとって相対的に小さな役割しか担っていないかにみえる．現在，視覚系には輝度チャネルと色チャネルの2種類の視覚経路があると仮定され，多くの心理物理学研究によって支持されているが，輝度チャネルに比較して，色チャネルは空間的にも時間的にも分解能が低い．

しかし，視対象から眼に入ってくる光は，その輝度に比べ，分光組成，すなわち色に関して比較的安定している．昼と夜，日向と陰で視対象からの反射光の輝度は大きく変化するが，分光組成に関しては比較的小さな変化である．したがって，輪郭線や面の抽出，両眼立体視，視覚的分節化などの視覚の基礎過程において，色彩情報は潜在的に重要な役割を果たしていると考えられる（Mullen と Kingdom，1992）．

「見えるか見えないか」，「見やすいか見にくいか」に色彩情報がどのように寄与しているのかは，非常にむずかしい問題である．なぜなら，色コントラストには輝度コントラストのような計算方法が定まっていないからである．色コントラストという用語はあるが，定量化されていないし，その試み（Mullen，1985）も成功していない．色コントラストは，現在，輝度コントラストと比較できない．

色同士の比較に限れば，等輝度条件下で彩度の増分閾や色調の弁別閾を測定し，それを単位とし比較することができる．ただし，閾上における非線形性から限られた範囲でのみ有効と考えられる．色差，すなわち色度空間での距離を使って，どの色が見やすいかを評価することは可能である．しかし，等色差性を備えた色度図がないことから，その結果得られた小さな色差で弁別できる色が人間の視覚特性から見て"見やすい色"を意味するわけではない．

色彩デザインの観点から，色の CSF がローパス型で低解像度であること，加えて時間的分解能も低いことを考えてみよう．色変調に対し視覚系は，空間的に大きな色の変化，色が等しい大きな範囲を高い感度で検出できるが（輝度変調では必ずしもできない），細かな色変化は解像できない．色彩デザインの効果は，注意や情緒的反応を促したり，視野の分節化など多様であるが，形状の認識に輝度情報が利用できない場合に色彩情報が果たす役割は，この意味で限定されたものである．

〔舟川　政美〕

2.2.3. 動く物の見え方
a. 動く物の検出

1) 運動閾 動く速度を一定にして，動く物の位置の変化を知覚するのに必要な最小移動距離を運動距離閾(displacement threshold)という．古典的研究ではその値は視角にして 8~20″ である(Basler, 1906)．Graham (1968)によると，この値は速度や輝度とともに変化し，速度が増加すると閾値は減少し，その限界は対象速度が 2 deg/秒以上で 1′ である．また一般に，運動距離閾は空間弁別閾よりも小さいが，低照明下で両者は等しいといわれている．

他方，移動距離は一定のままで動く物の位置の変化を知覚するのに必要な最小移動速度を運動速度閾(velocity threshold)という．その値は不等質な視野内では 1~2 min/s，等質性を増すとその値は 10 倍から 20 倍になるといわれている(Aubert, 1886)．速度閾は，輝度の増加(Graham と Hunter, 1931)や，呈示時間の増加(Dismick と Kerl, 1930)に伴って減少する．また，中心視は周辺視よりも(Warden と Brown, 1944)，近隣に静止対象が存在している場合に，また垂直方向は水平方向よりも(Pollock, 1953)，閾値が低いといわれている．中心視が周辺視より閾値が低いのは中心視のほうが運動に対する感受性が高いことを意味するが，追視(中心視に対応する)は背景凝視(周辺視に対応する)より遅くみえる．しかし，運動に対する感受性が高ければ速くみえると考えられるので，これは矛盾した結果である〔アウベルトーフライシュル(Aubert-Fleischl)の逆説；Aubert, 1886〕．1秒以下の呈示時間では，速度閾(V)と呈示時間(T)の間に，$V \times T =$一定という補償関係が成立し(Johnson と Leibowitz, 1976)，輝度閾と呈示時間の関係を表す Bloch の法則と類似した法則がある．また，Harvey と Michon (1974)は，奥行運動の速度閾を測定し，運動検出率が輝度(0.01~0.1 ftL)や大きさ(15~60′)の増加とともに高くなることを示した．2点間の距離を変化させて奥行方向の加速や減速を呈示した場合には，両点間の距離や呈示時間の増加によって閾値が減少することが示された．これによると，1秒の呈示時間では，40 m 前方の視標の奥行運動を検出するのに前進で 8 km/時，後退で 5.5 km/時の速度が，500 m 前方では前進で 140 km/時，後退で 115 km/時の速度が必要となる．

2) D_{min} と D_{max} 単一の運動対象を用いた運動閾の測定では位置の変化が伴われるので，位置検出感度(position sensitivity)の要因が混入してくる．近年では，この要因を除くためにランダムドットパタンを適用し，運動が知覚されるのに必要な最小あるいは最大の移動距離閾である D_{min} や D_{max} が測定されている．Nakayama と Tyler (1981)は，ランダムドットパタンによるずれ運動(shearing motion)を作成し，運動が検出できるずれ運動の振幅の最小値を測定した．これを D_{min} という．これを低水準明所視条件下で測定したところ，時間周波数が 2 Hz で D_{min} は最小値を示した(図 2.27 a)．時間周波数を 2 Hz に固定した場合，D_{min} は低空間周波数条件下で視角にしてほぼ 5″ で一定であった(図 2.27 b 参照)．これは静止刺激の位置感度である副尺視力(virnear acuity)に匹敵する．しかし，副尺視力は空間周波数が 2~3 c/deg で最大であるが，運動検出は 0.6 c/deg 以下において最大感度を示すといわれている(Nakayama, 1985; p.634)．また，Golomb ら(1985)は，低空間周波数において D_{min} の上昇を報告した．その他，D_{min} に関しては，どの視野においても運動閾は

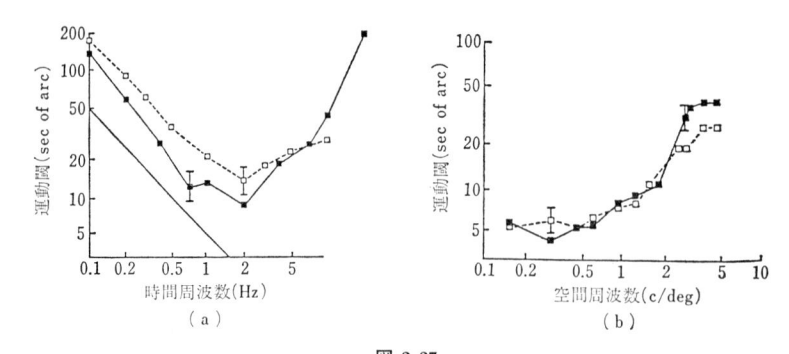

図 2.27
(a): 時間周波数に対するランダムドットパターンの運動閾(振幅閾). 0.1 Hz と 1 Hz の間では, 閾値は運動の感受性を示し, 時間周波数と相補的な関係をもつ. 白黒印は被験者の違いを, 斜線は傾き -1 を示す.
(b): 空間周波数に対するランダムドットパターンの運動閾(振幅閾). 時間周波数は 2 Hz で固定. 閾値は感受性が最も低い空間周波数でも低下しない(Nakayama と Tyler, 1981).

縞の解像閾よりも低く, 運動閾は離心度に伴って増加する(McKee と Nakayama, 1984), 視野周辺では刺激の大きさや輝度の増加によって運動閾は減少する(Johnson と Scobey, 1980)などが知られている.

Julesz(1971)は, ランダムドットパタンの特定領域に対応をつけて移動させると仮現運動が生じることを見い出し, これをランダムドットキネマトグラム(random dot kinematogram; RDK)と命名した. Braddick(1974)は, この RDK がみられる最大の移動距離閾である D_{max} を測定し, D_{max}=約 15′ という一定の値を得た. この仮現運動は両眼分離呈示ではみられず, 短い SOA や短い移動距離においてのみみられるもので, 短域過程(short range)の仮現運動とよばれている. 古典的な仮現運動は長域過程(long range)の仮現運動とよばれている. D_{max} は, 当初ほぼ 15′ で固定しているとされ, 受容野の大きさとも関連して注目されたが, その後, さまざまな変数によって変化することが明らかにされている[詳細は Nakayama(1985), 佐藤(1991), Sekuler ら(1990)などを参照されたい].

3) 動く物の検出とコントラスト感度 動く物を見るためには, その物体と背景を識別するためにある程度以上のコントラストが必要である. これに関して, 運動縞のコントラスト閾がさまざまな観点から調べられてきた. 速度や物体の大きさ(あるいは時間周波数や空間周波数)との関係に着目した Watanabe ら(1968)は, コントラスト感度(閾)が最大(最小)になる場合, 速度と空間周波数には逆数関係が成立し, 時間周波数は 5 Hz でほぼ一定であることを示した. Kelly(1979a, b)もまた, 静止網膜条件下でコントラスト閾を測定した. それによれば, 縞の速度が 2 deg/秒以上では空間周波数とは独立にほぼ 8 Hz の時間周波数でコントラスト感度は最大で, 速度が 2 deg/秒以下では時間周波数と独立にほぼ 3 c/deg の空間周波数で感度は最大であった. Burr と Ross(1982)は, 運動方向が識別できる運動縞のコントラスト閾を低空間周波数に関して詳細に測定し, 速度が大きくなるにつれて感度曲線

が低空間周波数のほうへずれ，ピークがほぼ 3～10 Hz の範囲内にあることを示した．

b．高速運動の知覚限界

　動く物を見る場合，その運動が認められる最高速度(運動刺激頂)はどの程度であろうか．その速度は，古くからさまざまな研究者によって調べられているが，明確に定まっていない．Brown (1931)の古典的実験では，白地に黒の矩形を並べたベルトを上端から下端へ移動させたところ，2～6 deg/秒の速度で運動がようやく認められ，3～9 deg/秒の速度で上端から下端への仮現運動がみられる段階から逆向きに動いてみえる段階へと移行し，7～15 deg/秒で矩形の個数が実際より多くみられ，さらに帯状の移動体となった．さらに 12～32 deg/秒では運動が認められなくなり，これが運動が認められる限界速度であった．また，刺激頂と輝度の関係を調べた Brown (1958)は，刺激頂は輝度の増加とともに増大するが，35 deg/秒に達するとそれ以上の増加は認められないとしている．また，De Silva (1926)，Pollock (1953)は，刺激頂は 50 deg/秒であり，この値を超えると光の帯はみえるが方向はわからなくなると報告している．その他，15 deg/秒以上では形がみえなくなる(Smith と Gulick, 1956)，8～10 deg/秒以上では筋を引くようになる(Kaufman ら, 1971)，30 deg/秒を越えると眼の追跡速度は対象の速度より遅れる(Westheimer, 1954)などの報告がある．眼の追跡速度に関して，Barmack (1970)の測定では 100 deg/秒まで追跡が可能だったが，Schalen (1980)の測定では 60 deg/秒，Meyer ら(1985)の測定では，90～100 deg/秒であった．

c．動く物の速度知覚

　1）速度の識別　　速度識別のウェーバー比は刺激呈示方法によって異なり，Brown (1961)によれば，分離呈示法で 0.138，隣接呈示法で 0.0769，同時呈示法で 0.00128 であった．速度識別閾の測定で問題になるのは，速度変化とともに移動距離や持続時間の変化が判断の手がかりとなることである．Mandriota ら(1962)は，この点を考慮して標準刺激と比較刺激を対呈示する際に，移動距離と持続時間をランダムに変化させた．彼らの測定では，0.33～8.55 deg/秒の速度に対し，ウェーバー比は 0.2 であった．Mackee (1981)は，熟練被験者を用いて，単一刺激法 (single stimulus method)によって CRT 上の線分刺激の速度識別閾を測定した．その結果，ウェーバー比は 1.5 deg/秒以上のテスト速度で 0.05 であった．同じく McKee と Nakayama (1984)は，線分刺激を用いて異なる離心度において速度識別閾を測定したが，網膜中心では 5 deg/秒以上，離心度 40°では 30 deg/秒以上のテスト速度でいずれもウェーバー比 0.06 という値を得ている．また，McKee ら(1986)の測定では，ウェーバー比はコントラストや空間周波数のランダムな変動にかかわりなく 0.06 であった．Orban ら(1984)の広い速度範囲(0.25～256 deg/秒)での測定では，速度識別閾が U 字型関数を形成し，ウェーバー比が速度の大きさに依存することが示されている．

　2）速度の絶対判断　　速度の絶対判断に関する研究は意外にも少ない．Diener ら(1976)は，マグニチュード評価法を用いて，知覚速度に及ぼす空間周波数や視野の大きさの影響を検討し，視野の大きさが視角 30°×40°，運動縞の空間周波数が 0.016～0.066 c/deg，速度が 5～200 deg/秒範囲で運動縞の知覚速度を測定した．それによると，知覚速度は，視野が小さく高空間周波数では増加したが，矩形波の縞の明暗の幅の比率には影響を受けな

った．また，視野中心を注視した条件と視野右端から 30°を注視した条件を比較した場合（右眼のみ），いずれの空間周波数においても前者のほうが知覚速度がわずかに大きかった．Smith と Edgar (1990)は，強制選択による速度マッチング法によって，空間周波数が 0.5～4 c/deg，速度が 0～25 deg/秒の範囲の運動縞の知覚速度を測定した．結果は，Diener らと異なり，高空間周波数の運動縞は低空間周波数の運動縞よりも遅く知覚された．調整法によってマッチング速度を測定した田山(1992)の実験では，Diener らと同じ，高空間周波数の運動縞は同速度の低空間周波数の縞よりも速く知覚され，その傾向はテスト速度の増加とともに顕著であった．最近，Stone と Thompson (1992)は，速度は同じでもコントラストが異なると知覚速度が異なることを示している．それによると，低コントラストの縞は遅く知覚され，2 deg/秒の速度においてコントラスト 10% の縞が，コントラスト 70% のコントラストの縞の 65% 程度の速度に知覚された．明るさではなく色味が知覚速度に影響を及ぼすことも調べられているが(Cavanagh ら，1984)，その影響は微々たるものである．

3) 一定速度の知覚 動く物が一定の速度で動いている場合でも，それは必ずしも一定の速度としては知覚されない．Michotte (1963, p.60)によると，一定速度で動く運動対象は静止対象に近づくにつれて速度が増加し，静止対象から離れるにつれて減少するように見える．Cohen (1964, p.126)は，みえないエッジの背景から光点が突然現れて一定速度で移動するのを観察すると，光点が視野に入ったときには速く見え，その後，速度が落ちて一定に見えると報告している．また，Johansson (1950)は，直線上を行ったりきたりして速度が正弦波的に変化する運動を見た場合，方向が転換する地点では減速は知覚されず，全体的に速度は一定に見えることを見い出した．Runeson (1974)は，軌道上を動く一つの光点の運動速度を 7 種類の関数に従って変化させ，それらがどのような速度変化に見えたかを被験者に図示させた．その最も典型的な結果は図 2.28 のとおりである．左側上から 2 番目の図は一定速度の運動の見えを実線で示している．この図が示すように，一定速度の運動は一定速度に見えず，運動の最初の部分は速く見えるが，その後は減少して見える．また，左側上から 3 番目と 4 番目の図から推測できるように，われわれが一定速度の運動として知覚するためには，最初はある程度の加速で始まり，その後は一定速度の状

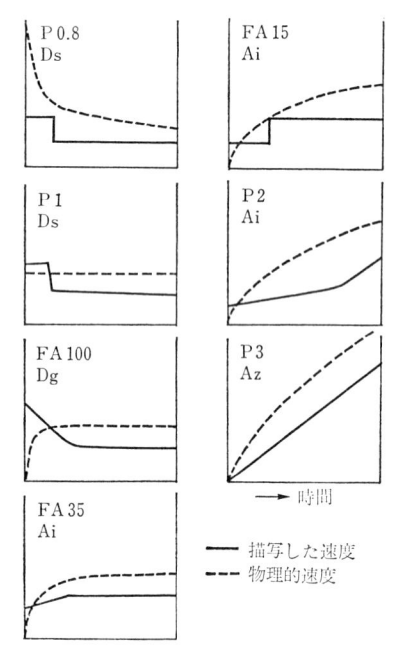

図 2.28 平均速度 20 deg/秒で 7 種類の速度変化関数に従って変化する運動に対して，それを観察した 1 人の被験者が描いた速度変化の軌跡の例(Runeson, 1974)
水平軸は空間上の位置，垂直軸は速度を表し，実線は知覚速度，破線は物理的速度を表す．

d. 運動残効と運動順応

1） 方向特異性順応　Sekuler と Ganz (1963)は，静止網膜条件で，垂直縞を水平方向に動かす順応縞を呈示し，その後同じ縞の輝度閾を測定した．順応縞とテスト縞が同じ方向に動くとき，閾値は反対方向の2倍であった．これは，閾値における方向の選択性を示すもので，彼らはこれを方向特異性順応(direction specific adaptation；DSA)と命名した．この方向選択性の機構の存在は，Levinson と Sekuler (1973)の反相縞の研究や，後述の運動順応の知覚速度に及ぼす影響に関する研究からも得られている．

2） 運動残効　滝をしばらく見続けたあとに，かたわらの岩に眼を転ずると，下から上へと白いものが動いて見える．この滝の錯視に関しては眼球振盪(optokinetic nystagmus；OKN)による説明などがあるが(Kaufman, 1974, p. 401)，いまだどの説明が妥当であるかは明らかではない．しかし，一般にこの錯視は運動残効(motion adaptation effect；MAE)を反映するとみなされており，MAE自体はさまざまな観点から調べられている．MAEを定量的に測定する方法としては，残効時間を測定する方法，逆方向の運動を呈示して打消し速度を測定する方法，残効によって知覚速度を測定する方法，コントラスト閾を測定する方法などがある．古くは，Taylor (1963)が二つのディスクを用いて反対方向に知覚される回転速度を測定した．また，Ross と Taylor (1964)は明るいテスト縞と薄暗いテスト縞でMAEの減衰時間を測定し，前者よりも後者のほうが減衰時間が長いことを見い出した．Keckら(1976)は，MAEが縞のコントラストに影響を受けることを示した．また，Pantle (1974)はMAEの速度と空間周波数の相補性を示した．Keck と Pentz (1977)は正弦波縞を用いて短いMAEについて検討し，MAEの時間的減衰は順応状態の自発的回復とテスト縞のコントラストに依存することを示した．また，Wright と Johnston (1985)は，MAEの打消し速度が，順応刺激の時間周波数に依存し，空間周波数($2\sim16\,\mathrm{c/deg}$)とは独立で，皮質拡大係数を乗じた速度とおおよそ一致することを示した．

3） 運動順応下の知覚速度　速度は異なる方向や速度に順応した後に異なる速度に知覚される．この運動順応に関する最近の研究として Thompson (1981)や Smith (1985)の実験的研究があるが，いずれの研究も同様の結果が得られているが，Smith (1985)の結果を要約すると以下のとおりである．

① 知覚速度は順応によって減少するか，もしくは変化しないかであり，増加することはない．

② 速度の減少は，順応刺激がテスト刺激と同じかそれより大きい速度の場合に生じ，その境界となる明確な順応速度はなく，それはテスト速度によって変化する．

③ 順応刺激に対するテスト刺激の知覚速度の関数は同方向と逆方向で異なり，同方向では速度減少はテスト速度より大きい順応速度でプラトーに達するが，逆方向ではプラトーは存在しない．

④ 逆方向は同方向の半分程度しか速度減少を導かず，これは部分的な方向の選択性を示す．

田山(1991)は，運動順応の知覚速度に及ぼす影響が離心度によって異なり，離心度が大

きくなると，高速で順応した後に同方向の低速のテスト縞が静止してみえ〔これは stopped motion ともよばれる（Campbell と Maffei, 1981）〕，それによって方向の選択性が顕著になることを見い出した．なお，上述の Smith の ① の結果は見直され，低速で順応した後に同方向に高速のテスト縞を呈示した場合に，知覚速度が増加して見えることが明らかにされている（田山，1993；Smith と Edgar, 1994）．

e．明るさ・色彩・コントラストと仮現運動

古典的な仮現運動が最適な運動として見える時間(t)，空間(s)，そして刺激の強度(i)の条件に関してコルテの法則〔最適運動関数 $f(s/(i\times t))=$一定〕が知られている．仮現運動に関しては，このほか実に数多くのことが調べられている．あまり目立たないが明るさや色との関連についても，以下のことが知られている．

① 適当な時間と空間の条件で第1刺激と第2刺激をその順に呈示する場合，第2刺激の輝度を第1刺激より強くすると第2刺激から第1刺激への運動〔δ 運動，または逆(reversed)運動〕が知覚される．

② 白地に黒の図形を第1刺激とし，黒地に白の図を第2刺激として，その順に刺激を呈示すると黒から白へと明度の変化を伴う運動(ε 運動)が知覚される．

③ ε 運動がみえる条件で2刺激間の位置を狭くすると逆(reversed)運動が知覚される（Anstis と Rogers, 1975）．

④ ε 運動が見える条件で第1刺激を赤の図形，第2刺激を黄色の図形とする場合，赤から黄色への連続変化を伴う運動は知覚されない（Kolers と von Grunau, 1976）．

最近，Livingston と Hubel (1987)は図 2.29 の左側に示すように，二つのフレームを交互に呈示して正方形型のドット配置で両義的な仮現運動を観察した結果を報告している．これは図の右側のように，二つのドットのペアがともに垂直方向か水平方向かのどちらかに運動

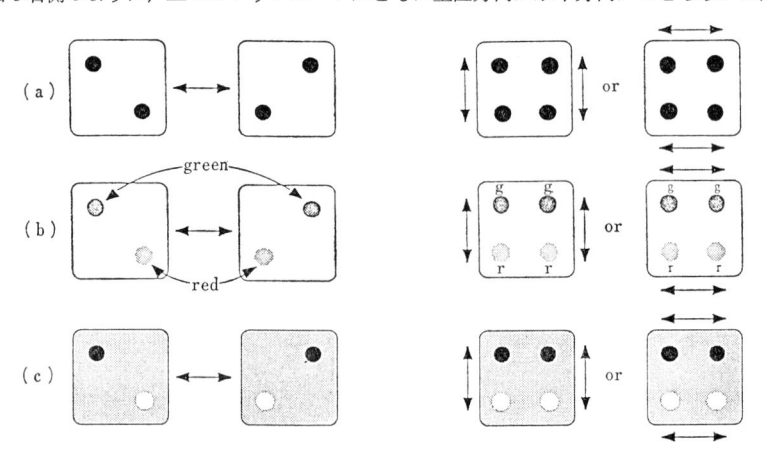

図 2.29 両義的(bistable)仮現運動の例（ Livingstone と Hubel, 1987）
正方形の対角線角のドットのペアで構成された二つのフレームを交替させる．運動は垂直方向か水平方向のどちらかに見える．ゆっくりと交替させると観察者の思う方向に見えてくる．

して知覚される．これは，b 図のように各フレームで呈示するドットの色を緑と赤に置換えても，また c 図のようにドットのペアを白と黒として背景を灰色にしても運動方向の見え方に違いはなかった．これはドットのペア間において，ドットと背景の(符号の同逆に関係なく)コントラストに差がなければ，知覚される運動方向には偏りが生じない，つまり仮現運動の見えの方向はコントラストに規定されるが，色にはほとんど影響されないことを示している．

f．動く物の見え方と時間知覚

時間と空間の知覚の相互作用に関して時空相待現象という現象が古くから伝えられている．たとえば，左から右へ水平軸上等間隔の位置にある三つの光点(順に a, b, c とする)が呈示時間を同じにして継時的に点滅する場合，ab 間の時間が bc 間の時間よりも長ければ，距離 ab は距離 bc よりも長く見える．これは τ(タウ)効果とよばれている．逆に，ab 間と bc 間の時間を等しくし，距離 ab を距離 bc よりも長くすると，ab 間の時間は bc 間の時間よりも長く感じられる．これは κ(カッパ)効果(または S 効果)とよばれている．この二つの効果を総称して時空相待現象とよぶが，時間知覚に関していえば，実際に水平軸上を動く光点を呈示する場合，さらに速度の効果が生じる．すなわち，呈示時間は同じであっても異なる速度で動く一つの光点を観察する場合に，速度の大きいものほど運動時間が長く見える(Mashour, 1964; Rachlin, 1966)．ただし，一つの対象が空間上を動く場合，時間知覚に及ぼす空間(距離)と速度の影響を明確に分離できない．田山と相場(1982)は，一定の大きさの枠組みのなかに複数のランダム光点を同時に水平方向に運動させることによって(知覚される運動距離を固定して)，時間知覚に及ぼす速度の効果を見い出した．ランダム光点の各点は枠組みから離れると，その直後に反対方向から再び垂直軸上の位置をランダムに変えて再び出現するようになっていた．結果は図 2.30 に示すように，運動速度が大きいほど時間が長く知覚された．光点数を固定した回転運動においても，これと全く同様の結果が得られている(Tayama ら, 1987)．田山らの研究では，時間は速度とともに増加して知覚されたが，静止刺激の呈示時間は必ずしも最短の時間としては知覚されなかった．最短時間として知覚されたのは，比較的低速(2 deg/秒前後)の運動刺激であった．静止刺激は呈示時間が長くなるにつれて，相対的に長く知覚された(田山, 1987)．

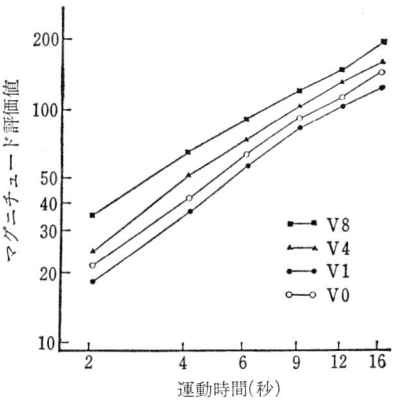

〔田山　忠行〕

図 2.30　ランダム光点パターンの運動時間に対するマグニチュード評価値(田山, 1982)

モデュラスは 100．パラメータはパターンの運動速度(V0, V1, V4, V8 はそれぞれ 0, 2, 8, 16 deg/秒)を示す．

2.2.4. 光と色
a. 色の見え方

可視スペクトルに対してわれわれが知覚する色相は多様である．色相は波長の変化に応じて連続して変わるが，そのなかに固有な色相(すなわち，そのなかに複数の色相が感じられない純粋な色相)を見い出すことができる．これは固有色(unique hue)とよばれる．四つの固有色のうち，ユニーク青，ユニーク緑，ユニーク黄の三つはスペクトル上にあるが，ユニーク赤はスペクトル中に存在しない．長波長光はやや黄色がかって見えるため，青色光と混色することでユニーク赤が得られる．この主要な4色相名を用いて，波長と色相の定量的な把握が可能である(色名法)．典型的結果を図2.31に示す(BoyntonとGordon, 1965)．被験者はスペクトル光に対して，一つの色相しか感じないときは4色相名のうち一つを，複数の色相を感じる場合には，より強く感じられる色から順に答えていき，後で順位に応じて得点化する．図から4色相の分布はある程度広く重なり合うことがわかるが，固有色相の位置が特定できる．

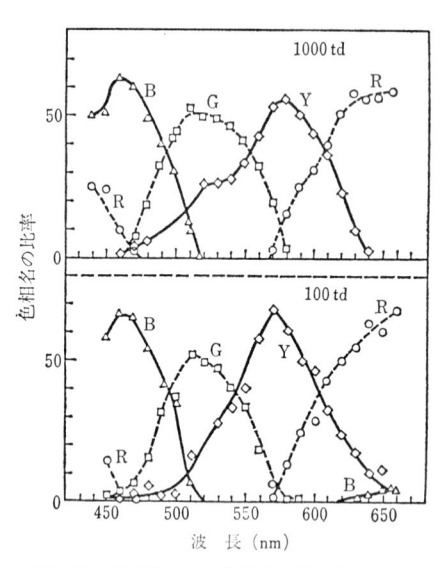

図2.31 色名法による波長-色相関係(BoyntonとGordon, 1965)

各波長光の見えは，刺激の強度にも依存する．光の強度による色相の変化は，Bezold-Brücke ヒューシフトとよばれる．図2.32はPurdy (1931)の結果である．1000 Tdと100 Tdの刺激を2分視野に提示し，同じ色に見えるよう後者の波長を調節する．図はその値(nm)を縦軸にとり，横軸は1000 Tdの光の波長

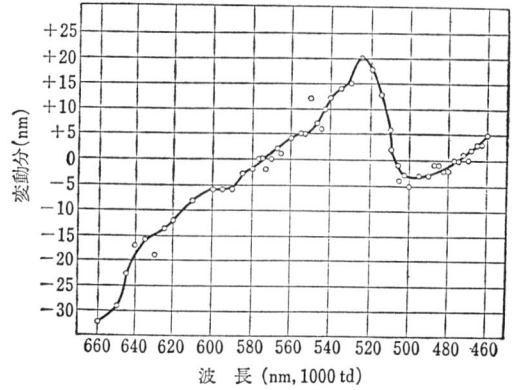

図2.32 Bezold-Brücke ヒューシフト(Purdy, 1931)

である．縦軸が0の波長は強度が変化しても色相が変化しない点(不変色相)で，スペクトル上に3個所ある．Bezold-Brücke ヒューシフトはほかの刺激属性にも依存する(Nagy, 1980; Nagy と Zacks, 1977; Savoie, 1973)．

明るさと異なり色は2次元の変化であり，色の弁別閾は波長弁別と飽和度弁別の二つが独立に測定される．単色光の場合，波長弁別閾は刺激の波長によって異なる．図 2.33 は Wright と Pitt (1934) の結果である．結果から 500 nm

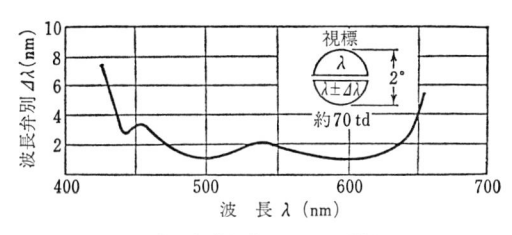

図 2.33 正常3色型色覚の波長弁別閾(Wright と Pitt, 1934)

と 600 nm 付近に二つのピークがあることがわかる．またスペクトルの両端で感度が悪い．一方，飽和度弁別関数においてはスペクトルの両端で感度が良く，570 nm 付近に感度の極小値がある(Wright と Pitt, 1934; Wright, 1946; Smith ら, 1984)．

b. 色覚型

照明光や物体の分光反射率が同じでも，人は必ずしも同じ色を見ているわけではない．たとえば生得的に色覚に障害をもつ人達がいる．過去の研究からこれらの人達は網膜レベルですでに健常者とは異なる視覚機構をもつとされる．一方，事故などによる脳の機能的障害によって，後天的な色覚障害を起こした人々もいる(もちろん網膜などより末梢な部位での障害もある)．この障害の特徴は，網膜のレベルでは健常者の視覚機構と変わらない機構を有するにもかかわらず，色の検出や識別能力が著しく損なわれている点である．これは色の知覚に大脳視覚皮質の処理が不可欠であることを示す証拠となる(Zeki, 1993)．

先天的な遺伝形質として色覚に障害をもつ人達の大多数は，その症状に程度の差があるものの，一般に赤と緑を識別する能力に障害をもっている．ほかのタイプとして第3色覚異常があるが，これは赤緑障害に比べ圧倒的に少数である．人間の色覚は，等色実験の際に原刺激をいくつ必要としたかによって，健常な3色型色覚のほかに，異常3色型，2色型および1色型色覚に分類される(表 2.10)．2色型のうち，第1色覚と第2色覚は，それぞれ L 錐体，M 錐体に何らかの異常をもつと考えられている．これら二つのタイプの視覚は，520 nm 以上の単色光の刺激の色相を区別することができない．この二つのタイプは

表 2.10 色覚型と先天的色覚異常の分類

3色型色覚	(trichromacy)
正常3色型	(normal trichromacy)
異常3色型	(anomalous trichromacy)
第1色覚	(protanomaly)
第2色覚	(deuteranomaly)
第3色覚	(tritanomaly)
2色型色覚	(dichromacy)
第1色覚	(proteranopia)
第2色覚	(deuteranopia)
第3色覚	(tritanopia)
1色型色覚	(monochromacy)
桿体1色型	(rod monochromacy)
錐体1色型	(cone monochromacy)
L 錐体1色型	(L-cone monochromacy)
M 錐体1色型	(M-cone monochromacy)
S 錐体1色型	(S-cone monochromacy)

表 2.11 赤緑色覚異常の国別出現率(Fletcher と Voke, 1985)

国　名	研　究　者	出現率(%) 男	出現率(%) 女
ノルウェー	Waaler (1927)	8.01	0.44
スイス	Von Planta (1928)	7.95	0.43
フランス	Kherumian と Pickford (1959)	8.95	0.50
ギリシャ	Koliopoulos ら (1971)	7.95	0.42
ベルギー	Francois ら (1957)	8.37	—
イギリス	Vernon と Straker (1943)	7.25	—
オランダ	Crone (1968)	7.95	0.45
ドイツ	Schmidt (1936)	7.75	0.36
スコットランド	Pickford (1947)	7.80	0.65
米　国	Thuline (1964)	6.18	0.45
オーストラリア*	Mann ら (1956)	7.35	0.61
日　本			
東　京	Sato (1937)	3.93	0.61
名古屋	Majima (1961, 1969)	5.85	0.50
佐　渡	Nagasima (1949)	4.41	0.39
中　国			
ペキン	Chang (1932)	6.87	1.68
コイヤン(貴陽)	Fang と Liu (1942)	5.58	1.50
台　湾	Chang (1968)	5.34	0.23
朝　鮮	Yung ら (1967)	4.24	0.21
フィリッピン	Nolasco ら (1949)	4.28	0.20
トルコ	Okte (1959)	5.22	1.10
インド			
南		3.7	—
東	Dutta (1966)	3.48	—
西		3.75	—
ネパール・ネワール人	Bhasin (1967)	4.23	0.19
イヌイット*	Skeller (1954)	3.89	0.51
純メキシコ人*	Garth (1933)	2.28	0.61
コロンビア	Mueller と Weis (1979)	2.53	0.13
アメリカインディアン*	Clements (1930)	1.9	—
アメリカインディアン　ナヴァホ族*	Garth (1933)	1.12	0.56
黒　人*	Clements (1930)	3.7	—
イラン	Plattner (1959)	4.5	—
イラク*	Adam ら	6.1	—
サウジアラビア	Voke と Voke (1980)	4.7	—

*: サンプル数は 100 以下.

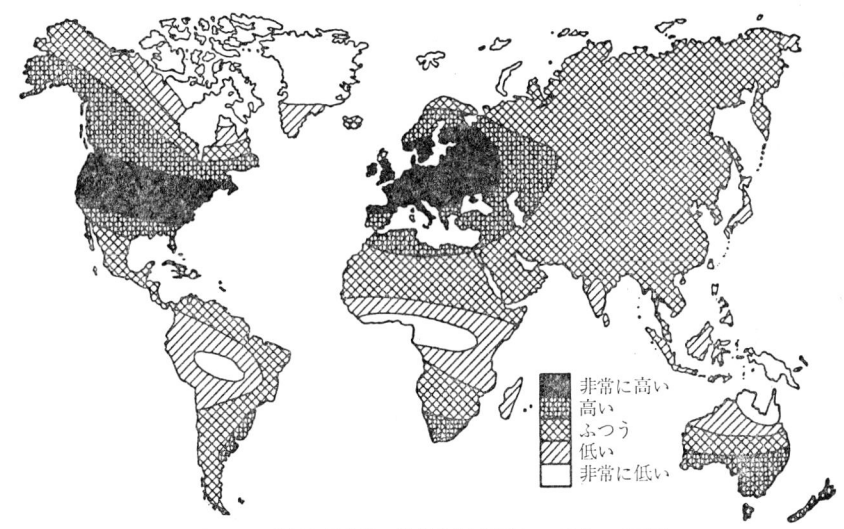

図 2.34 赤緑色覚異常の世界分布地図(Cruz-Coke, 1970)

長波長光に対する感度によって区別することができる．すなわち，前者は 600 nm 以上の単色光に対する感度が著しく悪い．

1) 各色覚型の出現率における性差，地域差および民族差　赤緑色覚異常は劣性の伴性遺伝をするために，男性の出現率は女性の約 10 倍である．また色覚障害の出現率は，地域や民族によっても異なる．女性の場合出現率が低いので，地域差，民族差についての十分なデータは得られていない．一方，男性では，赤緑異常の場合，白色人種の出現率が最も高い．人口全体に占める色覚障害の割合は，コーカサス系人種でおよそ 8%，アジア系人種でおよそ 5% である．その他の人種はこれよりも低く約 3% であるが，特にイヌイット，アメリカインディアン，砂漠地帯の遊牧民などの出現率は 2.5% 以下と低い．表 2.11 は Fletcher と Voke (1985) による赤緑色覚異常の国ごとの出現率を示す．また図 2.34 は Cruz-Coke (1970) による赤緑色覚異常の世界分布地図である．赤緑異常のうち第 1 異常と第 2 異常のタイプごとの出現率は，世界中でほぼ一定であり，前者と後者の比は 1 : 3 である．

2) 各色覚型の特徴
i) 等色関数：ある任意の色と等色する際に，2 色型は 2 種類の原刺激で十分である．2 色型色覚の等色関数は 2 本であり，3 本必要な健常者の等色関数とはその形状においても大きく異なる．2 色型第 1 と第 2 の等色関数はほぼ同じであり，等色関数によって二つの型を分類することはむずかしい (Pitt, 1935; Wright, 1946, 1964)．2 色型視覚の人は常に健常 3 色型のレイリー均等を受け入れるが，その逆は起こらない．Alpern と Pugh (1977) は 2 色型第 2 視覚の被験者に対して，白色光と二つの単色光の混合光のマッチングを行った．単色光の一方の波長は固定され他方は変化する．これらの結果は被験者間の差が顕著であり，彼らはこの差を光学系の吸収特性だけに起因させることはできないと結論している（図

2.35). 視覚で 20′ 以内の小さな刺激を用いて等色関数を測定すると，2 色型色覚は単色型へ移行する．これは中心窩のその領域内に S 錐体がないために起こる健常 3 色型の小視野 2 色型第 3 色覚から推測される結果である．逆に中心窩を超える大きなフィールドを用いると，今度は 3 色型視覚になるとする証拠が多くみられる(Scheibner と Boynton, 1968; Smith と Pokorny, 1977; Nagy と Boynton, 1979; Ruddock, 1971)．

異常 3 色型色覚は任意の色と等色するのに 3 色を必要とするが，等色に必要な三つの原刺激の割合は健常 3 色型と異なる．つまり，健常 3 色型の人によって等色された二つの色は彼らには異なって見え，逆に彼らによって等色された二つの色は健常 3 色型の被験者には違った色に見える．異常 3 色型と健常 3 色型は互いのレイリー均等を受け入れない(Nelson, 1938; McKeon と Wright, 1940; Trezona, 1953, 1954)．3 色型第 1 と 3 色型第 2 色覚はレイリー均等によって操作的に区別される．すなわち，健常者よりも赤色光を多く必要とするのが第 1 色覚，緑色光を多く必要とするのが第 2 色覚である．3 色型第 2 色覚に属する被験者間でも，互いのレイリー均等を受け入れないという報告もある(Ruddock, 1991)．異常 3 色型の症状はさまざまで，2 色型色覚に近いものから健常 3 色型に近いものまで多岐にわたっている(Nunn と Ruddock, 1978)．

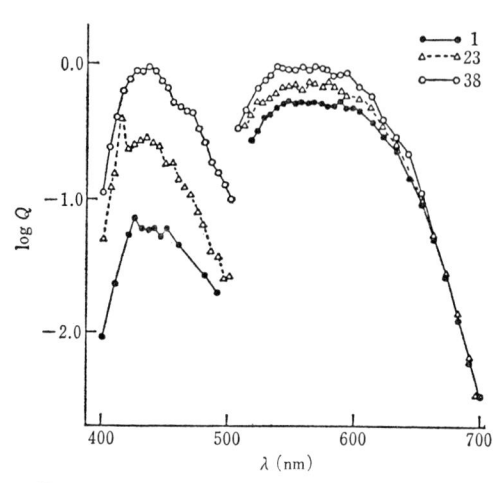

図 2.35 波長の混合光の白色との間の色マッチングの結果(Alpern と Pugh, 1977)
単色光の一方(長波長領域の測定の場合には 450nm，短波長のときには 650nm が用いられた)は固定され，他方は変化する．縦軸は後者の波長，横軸はマッチングに必要な光量である．図中異なる記号は異なる被験者のものである．

ii) 分光感度関数： 2 色型第 1 色覚の分光感度曲線は健常者の関数に比べてピークが短波長側にシフトしており，感度のピークは 535 nm 付近である．そのため長波長側で感度の際立った低下が見られる．これは交照法(Pitt, 1935; McKeon と Wright, 1940; Verriest, 1971)，増分閾法(Hsia と Graham, 1957)，MDB 法(Tansley と Glushko, 1978)による測定で確かめられている．一方，第 2 色覚は健常者に比べ若干長波長側にピークがシフトしているが，第 1 色覚の場合ほど顕著なものではない．

交照法による分光感度関数をみると，2 色型第 1 と 3 色型第 1 色覚の感度特性は非常によく一致する．Alpern と Torii (1968a)は，段階法による明るさマッチングによって分光感度関数を測定している．それによると，3 色型第 1 の関数は 2 色型第 1 の関数によく似ている．しかし個人データの比較では，分光感度関数は 2 色型第 1 に比べ短波長側にシフトしている．したがって，この条件では 3 色型第 1 の関数は健常 3 色型と 2 色型第 1 の中間移行型

となっている．絶対閾による分光感度関数は2色型第1および3色型第1で差がない(Alpern と Torii, 1968a)．3色型第2と2色型第2の分光感度関数については研究間でやや食い違いがみられる．すなわち同じ交照法でも，差はほとんど無視できるとする研究(Pitt, 1935; Nelson, 1938)と，かなり大きな差があるとする研究(Veriest, 1971)がある．絶対閾の関数(Hsia と Graham, 1957)に差はみられないが，マッチング法による結果では3色型第2の関数は2色型第2の関数よりも若干ではあるが長波長よりである(Alpern と Torii, 1968b)．

iii) 波長と飽和度の弁別： 2色型色覚には可視スペクトル中に白色に見える波長が存在することが知られており，これは中性点とよばれている．この型の色覚が知覚する色は青と黄のみと考えられているが，可視スペクトル中の波長の光をすべて同質の青および黄色と見るわけではなく，中性点は青から黄へ(または黄から青へ)色相が変化する転換点である．スペクトル光の場合，中性点に近づくにつれて飽和度が低下する．このような2色型色覚の特性は Hering の反対色説でうまく説明できる．すなわち，この型の色覚系では赤-緑システムが欠損しており，青-黄システムの特性のみが反映されるが，中性点は青-黄システムの色相等価点に位置し，結果的にそのとき色覚系の出力は0となる(Hurvich, 1981)．中性点を与える波長は測定法や被験者によって若干変化するが，2色型第1ではおよそ 492±0.7 nm, 第2では 498±1.2nm である(Walls と Heath, 1956)．中性点は刺激の輝度レベル(100 と 1000 Td)には影響を受けない(Massof と Bailey, 1976)．

健常者の波長弁別関数における弁別閾の最小値は 460 nm 付近と 590 nm 付近の2個所に存在するが，2色型色覚ではこの付近に閾値の最小値はない．2色型第1および第2の波長弁別関数は類似しており(Pitt, 1935)，中性点付近(490～500 nm)で弁別閾は健常者とほぼ同じ値をとり最小値となるが，そこから離れるにつれて弁別閾は上昇し，全体として逆U字型関数となる．彼らにとってスペクトル上の変異点は1個所だけであり，中性点以外での弁別はおもに飽和度(色純度)の変化に基づくと考えられる(Ruddock, 1991)．

健常者の飽和度弁別関数がほぼ 570 nm 付近で最小となるのに対し(Smith ら, 1984), 2色型第1および第2ではそれぞれの中性点で最小となる(Chapanis, 1944)．中性点から離れるにつれて弁別力は増加するが，それでも健常者よりは低い．特に 500 nm 以上の波長で弁別の低下が著しい．3色型第1および第2色覚ともその波長弁別および飽和度弁別には個人間で能力に大きな差異がある(Nelson, 1938; McKeon と Wright, 1940; Wright, 1946)．

iv) 色覚異常の機構： 2色型色覚は視覚系内の基本要素の一つが欠損しているために生ずるという考え方は，これまで多くの研究によって支持されている(たとえば，三星と長谷川, 1987 に詳しい)．Rushton (1963, 1965a)は眼底反射法を用いて視物質の欠損説を立証した．彼は第1および第2色覚の中心窩には長中波長領域に，それぞれほぼ 540 nm に感度のピークをもつ感光色素と 570 nm にピークをもつ感光色素だけが存在することを示した．第1および第2色覚はほかに短波長にピークをもつ感光色素をもつ．同じ測定法によると，3色型第2色覚の被験者はスペクトルの長中波長領域の光に反応する感光色素が2種類ある(Alpern と Wake, 1977)．もし2色型色覚における視物質の欠損説が正しいのならば，彼らの色覚は S 錐体を起点とするシステムと長波長錐体(第1色覚では健常者の M 錐体に,

第2色覚ではL錐体に対応する)を起点とする分光反応システムにより決まる．したがって2色型色覚の場合，520 nm以上の波長に対する分光感度曲線は長波長システムの分光特性を示すはずである．Stilesの二色閾法による分光感度関数が，第1色覚(Das, 1964)と第2色覚(de Vries, 1946)について報告されている．それによると第1色覚は π_5 を，第2色覚は π_4 を欠いている．

異常3色型色覚を媒介している反応システムの分光特性は，まだあまり明確にされていない．2色型と同様に感度関数がいくつか報告されているが，被験者間の変位が大きく確かな結果が得られているものは少ない(MacLeodとHayhoe, 1974; Pokornyら, 1975)．二色閾法によるde Vries (1946)のデータは，3色型第2色覚において中長波長領域に二つの基本分光反応メカニズムの存在を示唆している．Watkins (1969a, b)は2色型第1色覚では π_5 が正常に機能しておらず，また2色型第2色覚では π_4 が健常者のものより10 nmほど長波長側にシフトしていると報告している．PiantanidaとSperling (1973a, b)は，3人の2色型第1の被験者において正常な π_4 と異常な π_5 の分光反応を，また同じく3人の2色型第2の被験者において正常な π_5 と異常な π_4 の分光反応を報告している．

色覚健常者において長波長領域の2種類の波長による混合光の検出が必ずしも加算的に働かないことが知られている．これは抑制的な相互作用をする機構(赤-緑反対色システム)が混合光の検出に作用しているためと考えられている．しかし，2色型色覚では加算性が成立し(Guth, 1968)，このことから彼らの検出系には反対色システムが欠損していることが示唆される．JamesonとHurvichの反対色説に関する理論は，さまざまな色覚異常の現象を説明するのに感光色素の変化だけではなく反対色システムの変化も考慮に入れなければならないことを示した(Hurvich, 1981)．

2色型色覚の時間応答は変調感度と時間統合で測定されている．いくつかの研究は2色型第1と2色型第2が健常者において分離された π メカニズムのうち，それぞれ π_4 および π_5 の変調感度と同じであることを示した(CiceroneとGreen, 1978; Lennie, 1984)．青に感受性をもつ π_1/π_3 機構の検出閾における時間統合が，2人の2色型第1と1人の2色型第2の被験者で測定されているが，基本的に健常者のものと変わらない(Friedmanら, 1984)，これに対し，黄緑の強い背景上(556 nm, $3\log T_d$)で，赤のテスト光(674 nm)を用いて統合時間を測定したところ，健常者が80 msであったのに対して，2色型第1と第2色覚では40 msであった(DainとKing-Smith, 1981)．長い統合時間は反対色システムの特性であるため(King-SmithとCarden, 1976)，2色型色覚は赤-緑反対色システムに何らかの傷害を受けていると考えられる．白色背景上での実験は，2色型色覚の時間統合が輝度システムと青-黄反応色システムにのみ媒介されることを示した(Kawabata, 1990)．2色型色覚における青-黄反応色システムの介在の証拠は，テスト混合法を用いた閾値が抑制的な相互作用をすることからも確かめられている(Friedmanら, 1985)．

異常3色型色覚の青-黄および赤-緑反対色システムの分光反応特性は色相打ち消し法によって求められている(Hurvich, 1972, 1981; Romeskie, 1978)．また2色型色覚の青-黄反対色システムのそれも同様に測定されている(Hurvich, 1972, 1981; RomeskieとYager, 1978)．多くの異常3色型色覚の被験者で測定された赤-緑反対色反応は個人差による変動が

激しい．また健常3色型と比べると，赤-緑反応は減少しており，青-黄反応は変わらない．また，ほかの研究で赤-緑反対色システムの分光反応は，3色型第1（4人）では得られなかったが，3色型第2（8人）では健常者に近い反応が得られたとする報告もある(Hendricksと Ruddock, 1982)．この結果は3色型第1色覚が3色型第2色覚に比べ，受容器後の色システムのレベルでより重度の傷害を受けていることを示唆するのかもしれない．

c．演色性と恒常性

野外から室内に入ったときなど，服や持ち物などの色が変化して見えたという経験をすることがないだろうか．一般に照明光の分光分布に依存して変わる物体色の見え方を演色とよぶ．たとえ光源の色が条件等色している場合でも，分光分布の違いから物体の色知覚が異なることもある．演色性は人工光源の製作などメーカーにとって大切な問題であり，国際照明委員会では演色性の評価数を求める方法を与えている．

一方で，物体の色は，照明光よりも物体の反射率に多く依存することも昔から知られている．対象物から反射してくる光は照明の分光分布に大きな影響を受け，時空間的にたえず変化するが，われわれの見えはこの変動に比較的影響されない．この現象は色の恒常性とよばれている．したがって，演色性は視覚系が色の恒常性を越えたときに問題となるといえる．色の恒常性に対する Helson や Judd の研究(Helson, 1938; Judd, 1940)は，照明光と背景が変化したときに恒常性が成立しなくなる範囲を定量化する試みといえる．彼らがさまざまな実験を基礎に提案した方程式は，観察者が知覚する色を現象的にかなりうまく記述することができる．Land らはモンドリアンとよばれる平面世界での恒常性を説明するために，レティネクス理論とよばれる説を提案した(Land, 1959, 1986; Land と McCann, 1971)．最初は無彩色画面で明るさの恒常性を取扱い，色にも拡張された．R, G, B の各レティネクスがおのおの独立の演算処理を行って輝度勾配を保つことで，多少照明の強度や分光組成が変化してもほぼ表面反射率に依存するかたちで色が知覚される(すなわち，色の恒常性が保たれる)．この理論の予測値もまた観察者の知覚色とある程度一致することが示されている(McCann ら, 1976)．一方，二つの色照明光下で仮定される特殊な条件ではレティネクス説の予測からの逸脱も報告されている(Lucassen と Walraven, 1993)．

d．色彩感情

われわれが色を知覚するとき，それとともに多くの感情がひき起こされる．このとき色から受ける印象は，必ずしも視感覚とは結びつかない言葉を使って表現される．色彩感情の研究では Osgood の SD 法を基礎にして(Osgood ら, 1957)，因子分析を行って色彩感情の次元を明らかにしようとする試みがなされてきた．その結果，評価性(evaluation)，活動性(activity)，潜在性(potency)といった3次元の因子構造が明らかにされている(Oyama ら, 1962, 1965; 中川ら, 1984)．Oyama ら (1965)の典型的な結果が表2.12に示されている．また多色配列の場合にも，3ないし4因子の意味空間で説明できることが示されている(神作, 1963; 納谷ら, 1968; 菊池ら, 1978)．女性は2色配色の与える違和感の知覚において男性よりもやや敏感であるという(神作, 1963)．

e．色コントラストの知覚

リープマンは異なる色をもつ図と地の相対的輝度を等しくすると，図と地の境界線の印象

表 2.12 各尺度の因子負荷量(Oyamaら，1965)

尺度	因子 評価性	因子 活動性	因子 潤在性	共通性 (h^2)
1. 好きな――きらいな	0.9458	0.0505	−0.1145	0.9103
2. 美しい――きたない	0.9210	0.2942	−0.1188	0.9509
3. 自然な――不自然な	0.8169	−0.2312	−0.3335	0.8321
4. 動的な――静的な	0.2267	0.8917	0.2104	0.8908
5. 暖かい――つめたい	−0.0966	0.7870	−0.0293	0.6295
6. 派手な――地味な	0.5862	0.7855	0.0208	0.9611
7. 陽気な――陰気な	0.6070	0.7777	−0.1945	1.0111
8. 不安な――安定した	−0.1995	0.6702	−0.2893	0.5726
9. 明るい――暗い	0.6082	0.6111	−0.4757	0.9697
10. 強い――弱い	0.0764	0.1510	0.9039	0.8457
11. くどい――あっさり	−0.4328	0.1077	0.8758	0.9658
12. かたい――やわらかい	−0.2522	−0.4951	0.8372	1.0112
13. 重い――軽い	−0.4788	−0.4028	0.7780	0.9967
$\sum a^2$	4.0821	4.0432	3.4220	11.5474
% variance	31.40	31.10	26.32	88.82

が薄れ，図と地の色が入り混じって安定した見えがなくなると報告した(Gregory，1977)．ここから等輝度色刺激は不鮮明で不安定な視覚像をつくりだし，さらに色覚は魅惑的な色彩を視覚像に与える以外，知覚処理にほとんど貢献しないといった考え方を生んだ．つまり，輝度が視野内の輪郭の主要なマップを与え，色や肌理などの特性は輝度で定義された輪郭の間の空間を単に埋めるだけにすぎない(LivingstoneとHubel，1987)．一方で色のコントラスト感度(CSF)の知見は，色だけから定義されるパターンを視覚系が知覚できることを示している(DeValoisとDeValois，1988)．詳細な輝度情報が存在するときに，視覚システムが色を基にしたパターンの分析を行う利点もある．たとえば，輝度差の境界はしばしば照明光によるものがあり，これらは物体の輪郭や材質間の境界を検出するために不必要である．このとき色の不連続は物体の境界線を検出するために有効な指標である(Cavanagh，1991)．輝度情報と色情報での境界の並列的分析は，ノイズの多いイメージ内の境界の位置付けを決定するための二重の情報源となる(DeValoisとDeValois，1988)．Mullenらは，補食者，被補食者を問わず動物が，背景の平均輝度に対して自分達の平均輝度を合わせるようにカモフラージュをしていたために，色による形の分析が進化するのは適応的であると述べている(MullenとKingdom，1991)．

輝度処理と色処理の心理物理学的区分は，時空間解像度にある．輝度システムは高い時空間解像度をもつが，色システムは相対的に低い時空間解像度をもつ(DeValoisとDeValois，1988)．この差は輝度の二つの標準的測光法，最少フリッカー法とMDB法の基礎である．赤/緑正弦色格子に対する空間的CSFは，輝度のCSFと二つの点で異なっている(van der HorstとBouman，1969；GrangerとHeurtley，1973)．色のCSFは，高空間周波数側の減衰が輝度のCSFより低空間周波数で起こり，低空間周波数での感度の低下がみられない．

典型的結果は図2.19B参照(p.211)(Mullen, 1985). 時間変調の結果も空間変調の傾向と類似している(ReganとTyler, 1971; Kelly, 1974). 輝度の次元はわれわれに視覚世界の中および高空間時間周波数の表象を与え, 物体の細部や急速に変化するパターンを強調する. 色の次元は低および中空間時間周波数領域をカバーしている. この次元は大きな物体や広範囲にわたる領域についての情報, あるいは比較的安定しゆっくりした変化をするパターンを強調するといえる. 輝度と色の時空間周波数帯域がややずれているのは, 眼の光学的限界や視覚世界の性質を考えるといくつかの点で意味があるように思われる. 近年カラーモニターの進歩により, 色による形態, 位置, 運動, 奥行き情報の知覚について多くの研究が報告されている(たとえば, LivingstoneとHubel, 1987; Cavanagh, 1991; MullenとKingdom, 1991に詳しい). 色情報が視覚処理全体のどの部分にかかわっているのかは, 興味ある問題である. 〔川端　康弘〕

文　献

2.2.1.a.

Barlow, H. B.: Temporal and spatial summation in human vision at different background intensities. *J. Physiol. (London)*, **141**, 337-350, 1958.

Bloch, A. M.: Experiences sur la vision. *Société de Biologie (Paris)*, **37**, 493-495, 1885.

Graham, C. H. and Bartlett, N. R.: The relation of size of stimulus and intensity in human eye. Intensity thresholds for red and violet light. *J. Ex. Psychol.*, **24**, 574-587, 1939.

Karn, H. W.: Area and the intensity-time relation in the fovea. *J. General Physiology*, **14**, 360-369, 1936.

Ricco, A.: Relazione fra il minimo angolo visuale el intensita luminosa. *Annali di Ottalmologia*, **6**, 373-479, 1877.

Sperling, H. G. and Jolliffe, C. L.: Intensity-time relationship at threshold for spectral stimuli in human vision. *J. Opt. Soc. Am.*, **55**, 191-199, 1965.

2.2.1.b.

Banks, M. S., Sekuler, A. B. and Anderson, S. J.: Peripheral spatial vision: limits imposed by optics, photoreceptors, and receptor pooling. *J. Opt. Soc. Am.*, **A 8**, 1775-1787, 1991.

Hess, R. and Garner, L. F.: The effect of corneal edema on visual function. *Investigative Ophthalmology & Vision Science*, **16**, 5-13, 1977.

Hess, R. and Woo, G.: Vision through cataracts. *Investigative Ophthalmology & Vision Science*, **17**, 428-435, 1978.

Mullen, K. T.: The contrast sensitivity of human colour vision to red-green and blue-yellow chromatic gratings. *J. Physiol.*, **359**, 381-409, 1985.

Nameda, N., Kawara, T. and Ohzu, H.: Human visual spatio-temporal frequency performance as a function of age. *Optometry and Vision Science*, **66**, 760-765, 1989.

Nordmann, J. P., Freeman, R. D. and Casanova, C.: Contrast sensitivity in Amblyopia: masking effects of noise. *Investigative Ophthalmology & Visual Science*, **33**, 2975-2985, 1992.

Oda, K.: personal communication, 1992.

Robson, J. G.: Spatial and temporal contrast sensitivity functions of the visual system. *J. Opt. Soc. Am.*, **56**, 1141-1142, 1966.

Sekuler, R., Owsley, C. and Hutman, L.: Assessing spatial vision of older people. *Am. J. Optometry & Physiol. Optics*, **59**, 961-998, 1982.

von Meeteren, A. and Vos, J. J.: Resolution and contrast sensitivity at low luminance. *Vision Res.*, **12**, 825-833, 1972.

2.2.2.

Adelson, E. H. and Bergen, J. R.: Spatiotemporal energy models for the perception of motion. *J. Opt. Soc. Am.*, **A 2**, 284-299, 1985.

Badcock, D. R.: How do we discriminate relative spatial phase? *Vision Res.*, **24**, 1847-1857, 1984.

Bradley, A. and Freeman, R. D.: Is reduced vernier acuity in amblyopia due to position, contrast of fixation deficits? *Vision Res.*, **25**, 55-66, 1985.

Bradley, A. and Skottun, B. C.: Effects of contrast and spatial frequency on vernier acuity. *Vision Res.*, **27**, 1817-1824, 1987.

Burr, D. C.: Acuity for apparent vernier offset. *Vision Res.*, **19**, 835-837, 1979.

Burr, D. C.: Sensitivity to spatial phase. *Vision Res.*, **20**, 391-396, 1980.

Campbell, F. W. and Green, D. G.: Optical and retinal factors affecting visual resolution. *J. Physiol. Lond.*, **181**, 576-593, 1965.

Campbell, F. W. and Robson, J. G.: Application of Fourier analysis to the visibility of gratings. *J. Physiol. Lond.*, **197**, 551-566, 1968.

DeAngelis, G. C., Ohzawa, I. and Freeman, R. D.: Depth is encoded in the visual cortex by a specialized receptive field structure. *Nature*, **352**, 156-159, 1991.

De Valois, R. L. and De Valois, K. K.: Spatial Vision, Oxford University Press, 1988.

De Valois, R. L., Albrecht, D. G. and Thorell, L. G.: Spatial frequency selectivity of cells in macaque visual cortex. *Vision Res.*, **22**, 545-559, 1982.

Enroth-Cugell, C. and Robson, J. G.: The contrast sensitivity of retinal ganglion cell of the cat. *J. Physiol. Lond.*, **187**, 517-552, 1966.

Fahle, M. and Poggio, T.: Visual hyperacuity: spatiotemporal interpolation in human vision. *Proc. Royal Society of London*, **B 213**, 451-477, 1981.

Funakawa, M.: Spatio-temporally averaged positions of moving objects. *Spatial Vision*, **4**, 275-285, 1989.

Funakawa, M. and Oda, K.: Vernier and displacement thresholds in equiluminance. Proceedings of the IEEE RO-MAN '92, 1992.

Ginsburg, A. P.: Spatial filtering and visual form perception. In Handbook of Perception and Human Performance (K. R. Boff, L. Kaufman and J. P. Thomas Eds.), Vol. 2, Cognitive Processes and Performance, John Wiley and Sons, 1986.

Holt, J. J. and Ross, J.: Phase perception in the high spatial frequency range. *Vision Res.*, **20**, 933-935, 1980.

Hubel, D. H. and Wiesel, T. N.: Receptive fields of single neurones in the cat's striate cortex. *J. Physiol. Lond.*, **148**, 574-591, 1959.

Keesey, U. T.: Effects of involuntary eye movements on visual acuity. *J. Opt. Soc. Am.*, **50**, 769-774, 1960.

Kiorpes, L. and Movshon, J. A.: The effect of contrast on vernier acuity. *Investigative Ophthalmology & Visual Science*, **31**, 279, 1990.

Landy, M. S., Cohen, Y. and Sperling, G.: HIPS: image processing under UNIX. Software and Applications. *Behavior Research Methods, Instruments, & Computers*, **16**, 199-216, 1984.

Legge, G. E., Pelli, D. G., Rubin, G. S. and Schleske, M. M.: Psychophysics of reading, I. Normal vision. *Vision Res.*, **25**, 239-252, 1985.

Levi, D. M., Klein, S. A. and Aitsebaomo, A. P.: Vernier acuity, crowding and cortical magnification. *Vision Res.*, **25**, 963-977, 1985.

Morgan, M. J.: Pulfrich effect and the filling-in of apparent motion. *Perception*, **5**, 187-195, 1976.

Morgan, M. J.: Spatio-temporal filtering and the interpolation effect in apparent motion. *Perception*, **9**, 161-174, 1979.

Morgan, M. J.: Hyperacuity. In Vision and Visual Dysfunction (J. R. Cronly-Dillon Gen. Ed.), Vol. 10, Spatial Vision (D. Regan Ed.), The Macmillan Press, 1991.

Morgan, M. J. and Watt, R. J.: Mechanisms of interpolation in human spatial vision. *Nature*, **299**, 553-555, 1982.

Mullen, K. T.: The contrast sensitivity of human colour vision to red-green and blue-yellow chromatic gratings. *J. Physiol.*, **359**, 381-409, 1985.
Mullen, K. T. and Kingdom, F. A. A.: Color contrast in form perception. In Vision and Visual Dysfunction (J. R. Cronly-Dillon Gen. Ed.), No. 6, The Perception of Color (P. Gouras Ed.), The Macmillan Press, 1992.
小田浩一: 人間の視覚情報処理研究のためのマイクロコンピュータの画像処理ツール. 第53回日本心理学会発表論文集, p.563, 1989.
小田浩一: 弱視のシミュレーション (I)—視野のぼけによる文字認識の障害—. 第28回日本特殊教育学会大会発表論文集, pp.6-7, 1990.
Pollen, D. A. and Ronner, S. F.: Phase relationships between adjacent simple cells in the visual cortex. *Science*, **212**, 1409-1411, 1981.
Polyak, S.: The Vertebrate Visual System, University of Chicago Press, 1957.
Sagi, D. and Hochstein, S.: Discriminability of suprathreshold compound spatial frequency gratings. *Vision Res.*, **23**, 1595-1606, 1983.
Shortess, G. K. and Krauskopf, J.: Role of involuntary eye movements in stereoscopic acuity. *J. Opt. Soc. Am.*, **51**, 555-559, 1961.
van Santen, J. P. H. and Sperling, G.: Elaborated Reichardt detectors. *J. Opt. Soc. Am.*, **A 2**, 300-321, 1985.
Watson, A. B. and Ahumada, Jr., A. J.: Models of human visual-motion sensing. *J. Opt. Soc. Am.*, **A 2**, 322-342, 1985.
Webster, M. A. and De Valois, R. L.: Relationship between spatial-frequency and orientation tuning of striate cortex cells. *J. Opt. Soc. Am.*, **A 2**, 1124-1132, 1985.
Westheimer, G.: Visual acuity and hyperacuity. *Investigative Ophthalmology & Visual Science*, **14**, 570-571, 1975.
Westheimer, G. and McKee, S. P.: Visual acuity in the presence of retinal motion. *J. Opt. Soc. Am.*, **65**, 847-850, 1975.
Westheimer, G. and McKee, S. P.: Spatial configuration for visual hyperacuity. *Vision Res.*, **17**, 941-947, 1977.
Westheimer, G. and Pettet, M. W.: Contrast and exposure duration differentially affect vernier and stereoscopic acuity. *Proc. Royal Society of London*, **B 241**, 42-46, 1990.
Wulfing, E. A.: Über den kleinsten Gesichtswinkel. *Zeitschrift für Biologie*, **29**, 199-202, 1892.

2.2.3.

Anstis, S. M. and Rogers, B. J.: Illusory reversal of visual depth and movement during changes of contrast. *Vision Res.*, **15**, 957-961, 1975.
Aubert, H.: Die Bewegungsempfindung. *Archiv für die Gesamte Physiologie*, **39**, 347-370, 1886.
Barmack, N. H.: Dynamic visual acuity as an index of eye movement control. *Vision Res.*, **10**, 1377-1391, 1970.
Basler, A.: Uber das Sehen von Bewegungen. I. Die Wahrnehmung kleinster Bewegungen. *Archiv für die Gesamte Physiologie des Menschen und der Tiere*, **115**, 582-601, 1906.
Braddick, O. J.: A short-range process in apparent motion. *Vision Res.*, **14**, 519-527, 1974.
Brown, J. F.: The thresholds for visual movements. *Psychological Forschung*, **14**, 249-268, 1931.
Brown, R. H.: Influence of stimulus luminance upon the upper speed threshold for the visual discrimination of movement. *J. Opt. Soc. Am.*, **48**, 125-128, 1958.
Brown, R. H.: Visual sensitivity to differences in velocity. *Psychological Bulletin*, **58**, 89-103, 1961.
Burr, D. C. and Ross, J.: Contrast sensitivity at high velocities. *Vision Res.*, **22**, 479-484, 1982.
Campbell, F. W. and Maffei, L.: The influence of spatial frequency and contrast on the perception of moving patterns. *Vision Res.*, **21**, 713-721, 1981.
Cavanagh, P., Tyler, C. W. and Favreau, O. E.: Perceived velocity of moving chromatic gratings. *J. Opt. Soc. Am.*, **A 8**, 893-899, 1984.

Cohen, R. L.: Problems in Motion Perception Lundequistska, 1964.
De Silva, H. R.: An experimental investigation of the determinants of apparent visual movement. *Am. J. Psychol.*, **37**, 469-501, 1926.
Diener, H. C., Wist, E. R., Dichgans, J. and Brandt, Th.: The spatial frequency effect on perceived velocity. *Vision Res.*, **16**, 169-176, 1976.
Dismick, F. L. and Kerl, T. C.: The effect of exposure time upon the R. L. of visible motion. *J. Exp. Psychol.*, **13**, 365-369, 1930.
Golomb, B., Anderson, R. A., Nakayama, K., MacLeod, D. I. A. and Wong, A.: Visual thresholds for shearing motion in monkey and man. *Vision Res.*, **25**, 813-820, 1985.
Graham, C. H.: Depth and movement. *American Psychologist*, **23**, 18-26, 1968.
Graham, C. H. and Hunter, W. S.: Thresholds of illumination for the visual discrimination of direction of movement and for the discrimination of discreteness. *J. General Psychology*, **5**, 178-190, 1931.
Harvey, L. O. and Michon, J. A.: Detectability of relative motion as a function of exposure duration, angular separation and background. *J. Exp. Psychol.*, **103**, 317-325, 1974.
Johansson, G.: Configurations in the perception of velocity. *Acta Psychologica*, **7**, 25-79, 1950.
Johnson, C. A. and Leibowitz, H. W.: Velocity-time reciprocity in the perception of motion: foveal and peripheral determinations. *Vision Res.*, **16**, 177-180, 1976.
Johnson, C. A. and Scobey, R. P.: Foveal and peripheral displacement thresholds as a function of stimulus luminance, line length and duration of movement. *Vision Res.*, **20**, 709-715, 1980.
Julesz, B.: Foundations of Cyclopean Perception, University of Chicago Press, 1971.
Kaufman, L.: Sight and Mind, Oxford University Press, 1974.
Kaufman, L., Cyrulnick, I., Kaplowitz, L., Melnick, G. and Stof, D.: The complementarity of apparent and real motion. *Psychologische Forschung*, **34**, 343-348, 1971.
Keck, M. J., Palella, T. D. and Pantle, A.: Motion aftereffect as a function of the contrast of sinusoidal gratings. *Vision Res.*, **16**, 187-191, 1976.
Keck, M. J. and Pentz, B.: Recovery from adaptation to moving gratings. *Perception*, **6**, 719-725, 1977.
Kelly, D. H.: Motion and vision. I. Stabilized images of stationary gratings. *J. Opt. Soc. Am.*, **69**, 1266-1274, 1979 a.
Kelly, D. H.: Motion and vision. II. Stabilized spatio-temporal threshold surface. *J. Opt. Soc. Am.*, **69**, 1340-1349, 1979 b.
Kolers, P. A. and von Grunau, M.: Shape and color in apparent motion. *Vision Res.*, **16**, 329-331, 1976.
Levinson, E. and Sekuler, R.: Spatio-temporal contrast sensitivities for moving and flickering stimuli. *J. Opt. Soc. Am.*, **63**, pp.1296 (abstract), 1973.
Livingstone, M. S. and Hubel, D. H.: Psychophysical evidence for separate channels for the perception of form, color, movement, and depth. *J. Neurosci.*, **7**(11), 3416-3468, 1987.
Mandriota, F. J., Mintz, D. E. and Notterman, J. M.: Visual velocity discrimination: effects of spatial temporal cues. *Science*, **138**, 437-438, 1962.
Mashour, M.: Psychological Relations in the Perception of Velocity, Stockholm Studies in Psychology 3, Amguist & Wiksell, 1964.
McKee, S. P.: A local mechanism for differential velocity detection. *Vision Res.*, **21**, 491-500, 1981.
McKee, S. P. and Nakayama, K.: The detection of motion in the peripheral visual field. *Vision Res.*, **24**, 25-32, 1984.
McKee, S. P., Silverman, G. H. and Nakayama, K.: Precise velocity discrimination despite random variations in temporal frequency and contrast. *Vision Res.*, **26**, 609-619, 1986.
Meyer, C. H., Lasker, A. G. and Robinson, D. A.: The upper limit of human smooth pursuit velocity. *Vision Research*, **25**, 561-563, 1985.
Michotte, A.: The Perception of Causality, Methuen, 1963.
Nakayama, K.: Biological image motion processing: a review. *Vision Res.*, **25**, 625-660,

1985.

Nakayama, K. and Tyler, C. W.: Psychological isolation of movement sensitivity by removal of familiar position cues. *Vision Res.*, **21**, 427-433, 1981.

Orban, G. A., Dewolf, J. and Maes, H.: Factors influencing velocity coding in the human visual system. *Vision Res.*, **24**, 33-39, 1984.

Pantel, A.: Motion aftereffect magnitude as a measure of the spatio-temporal response properties of direction sensitive analyzers. *Vision Res.*, **14**, 1229-1236, 1974.

Pollock, W. T.: The visibility of target as a function of its speed of movement. *J. Exp. Psychol.*, **45**, 449-454, 1953.

Rachlin, H. G.: Scaling subjective velocity, distance, and duration. *Perception & Psychophysics*, **1**, 77-82, 1966.

Ross, P. L. and Taylor, M. M.: Tracking rotary motion after-effect with different illuminations of inspection and test fields. *Perceptual and Motor Skills*, **18**, 885-888, 1964.

Runeson, S.: Constant velocity-not perceived as such. *Psychological Research*, **37**, 3-23, 1974.

佐藤隆夫: 仮現運動と運動知覚のメカニズム. 心理学評論, **34**, 259-278, 1991.

Schalen, L.: Quantification of tracking eye movements in normal subjects. *Acta Oto-Laryngologica*, **90**, 404-413, 1980.

Sekuler, R. and Ganz, L.: A new aftereffect of seen motion with a stabilized retinal image. *Science*, **139**, 419-420, 1963.

Sekuler, R., Anstis, S., Braddick, O. J., Brandt, T., Movshon, J. A. and Orban, G.: The perception of motion. In Visual Perception: The Neurophysiological Foundations (L. Spillman and J. S. Werner Eds.), Chapter 9, pp. 205-230, 1990.

Smith, A. T.: Velocity coding: evidence from perceived velocity shifts. *Vision Res.*, **25**, 1969-1976, 1985.

Smith, A. T. and Edgar, G. K.: The influence of spatial frequency on perceived temporal frequency and perceived speed. *Vision Res.*, **30**, 1467-1474, 1990.

Smith, A. T. and Edgar, G. K.: Antagonistic comparison of temporal frequency filter outputs as a basis for speed perception. *Vision Res.*, **34**, 253-265, 1994.

Smith, W. M. and Gulik, W. L..: Visual contour and movement perception. *Science*, **124**, 316-317, 1956.

Stone, L. S. and Thompson, P.: Human speed perception is contrast dependent. *Vision Res.*, **32**, 1535-1549, 1992.

田山忠行: 時間知覚のモデルと時間評価のモデル. 心理学評論, **30**, 423-451, 1987.

田山忠行: 運動順応の知覚速度に及ぼす影響(II)—中心視と周辺視の比較—. 日本心理学会第55回大会発表論文集, p. 84, 1991.

田山忠行: マッチング法による知覚速度の測定—中心視と周辺視の比較—. 平成3年度科学研究費(一般A)研究成果報告書(相場 覚編), 88-98, 1992.

田山忠行: 運動順応の知覚速度に及ぼす影響(III)—知覚速度が増加する条件—. 日本心理学会第57回大会発表論文集, p. 726, 1993.

田山忠行・相場 覚: 時間評価に及ぼす空間的諸要因. Hokkaido University Behavioral Science Report Series P HBSR-P(S)-28, 1982.

Tayama, T., Aiba, T. S. and Nakamura, M.: Estimated duration for rotating-spot-pattern. *Jap. Psychol. Res.*, **29**, 173-183, 1987.

Taylor, M. M.: Visual discrimination and orientation. *J. Opt. Soc. Am.*, **53**, 763-765, 1963.

Thompson, P.: Velocity after-effects: the effects of adaptation to moving stimuli on the perception of subsequently seen moving stimuli. *Vision Res.*, **21**, 337-345, 1981.

Warden, C. J. and Brown, H. C.: A preliminary investigation of form and motion acuity at low levels of illumination. *J. Exp. Psychol.*, **34**, 437-449, 1944.

Watanabe, A., Mori, T., Nagata, S. and Hiwatashi, K.: Spatial sine-wave responses of the human visual system. *Vision Res.*, **8**, 1245-1263, 1968.

Westheimer, G.: Eye movement responses to a horizontally moving visual stimulus. *A. M. A. Archives of Ophthalmology*, **52**, 932-941, 1954.

Wright, M. J. and Johnston, A.: Invariant tuning of motion aftereffect. *Vision Res.*, **25**,

1947-1955, 1985.
2.2.4.
Alpern, M. and Pugh, E. N. Jr.: Variation in the action spectrum of erythrolabe. *J. Physiol.*, 266, 613-646, 1977.
Alpern, M. and Torii, S.: The luminosity curve of the protanomalous fovea. *J. Gen. Physiol.*, 52, 717-737, 1986 a.
Alpern, M. and Torii, S.: The luminosity curve of the deuteranomalous fovea. *J. Gen. Physiol.*, 52, 738-749, 1968 b.
Alpern, M. and Wake, T.: Cone pigments in human deutan colour vision defects. *J. Physiol.*, 266, 595-612, 1977.
Boynton, R. M.: Human Color Vision, Holt, Rinehart & Winston, 1979.
Boynton, R. M. and Gordon, J.: Bezold-brucke hue shift measured by color naming technique. *J. Ops. Soc. Am.*, 55, 76-86, 1965.
Cavanagh, P.: Vision in equiluminance. In Vision and Visual Dysfunction. Vol. 5, Limits of Vision (J. J. Kulikowski, V. Walsh and I. J. Murray Eds.), pp. 234-250, Macmillan Press, 1991.
Chapanis, A.: Spectral saturation and its relation to color vision defects. *J. Ep. Psychol.*, 34, 24-44, 1944.
Cicerone, C. M. and Green, D. G.: Relation modulation sensitivitis of the red green colour mechanisms. *Vision Res.*, 18, 1593-1598, 1978.
Cruz-Coke, R.: Colour Blindness-on Evolutionary Approach, Springfield, IL, 1970.
Dain, S. J. and King-Smith, P. E.: Visual threshold in dichromats and normals; the importance of post-receptoral processes. *Vision Res.*, 21, 573-580, 1981.
Das, S. R.: Foveal sensitivity for a protanope in relation to Stiles 'Blue' and 'green' mechanisms. *J. Opt. Soc. Am.*, 54, 839-841, 1964.
DeValois, R. L. and DeValois, K. K.: Spatial Vision, Oxford University Press, 1988.
DeVries, H. L.: On the basis sensation curves of the three-color theory. *J. Opt. Soc. Am.*, 36, 121-127, 1964.
Fletcher, R. and Voke, J.: Defective Colour Vision, Adam Hilger Ltd, 1985.
Friedman, L. J., Thornton, J. E. and Pugh, E. N. Jr.: Cone antagonism along visual pathways of red/green dichromats. *Visiol Res.*, 25, 1647-1654, 1985.
Friedman, L. J., Yim, M. H. and Pugh, E. N. Jr.: Temporal integration of the π_1/π_3 pathway in normal and dichromatic vision. *Vision Res.*, 24, 743-750, 1984.
Granger, E. M. and Heurtley, J. C.: Visual chromaticity-modulation transfer function. *J. Opt. Soc. Am.*, 63, 1173-1174, 1973.
Gregory, R. L.: Vision with isoluminant colour contrast: 1. A projection technique and observations. *Perception*, 6, 113-119, 1977.
Guth, S. L., Alexander, J. V., Chumbly, J. J., Gillman, C. B. and Patterson, M. M.: Factors affecting luminance additivity at threshold among normal and colour-blind subjects and elaborations of a trichromatic-opponent colors theory. *Vision Res.*, 8, 913-928, 1968.
Helson, H.: Fundamental principles in color vision. I. The principle governing changes in hue, saturation, and lightness of non-selective samples in chromatic illumination. *J. Exp. Physiol.*, 23, 439-471, 1900.
Hendricks, I. M. and Ruddock, K. H.: Post-receptoral color vision mechanisms in congenital red-green anomalous trichromacy. *Doc. Ophth. Proc. Series*, 33, 311-314, 1982.
Hsia, Y. and Graham, C. H.: Spectral luminosity curves for protanopic, deuteranopic and normal subjects. *Proc. Nat. Acad. Sci.*, 43, 1011-1019, 1957.
Hurvich, L. M.: Color vision deficiencies. In Handbook of Sensory Physiology. Vol. VII/4, Visual Psychophysics (D. Jameson and L. M. Hurvich Eds.), pp. 582-624, Springer-Verlag, 1972.
Hurvich, L. M.: Color Vision, Sinauer Associates Inc., 1981.
Hurvich, L. M. and Jameson, D.: Some quantitative aspects of an opponent-color theory-II. Brightness, saturation and hue in normal and dichromatic vision. *J. Opt. Soc. Am.*, 45, 602-616, 1955.

Judd, D. B.: Hue saturation and lightness of surface colors with chromatic illuminance. *J. Opt. Soc. Am.*, **30**, 2-32, 1900.
神作順子: 色彩感情の分析的研究—2色配色の場合—. 心理学研究, **34**, 1-12, 1963.
Kawabata, Y.: Temporal integration properties for bichromatically mixed lights in color-anomalous vision. *Color Res. Appl.*, **15**, 156-166, 1990.
Kelly, D. H.: Spatio-temporal frequency characteristics of color-vision mechanisms. *J. Opt. Soc. Am.*, **64**, 983-990, 1974.
菊池 正・和気典二・武市啓司郎・中田隆夫: 室内の三色配色について. 製品科学研究所研究報告, **83**, 9-24, 1978.
King-Smith, P. E. and Carden, D.: Luminance and opponent-color contributionto visual detection and adaptation and to temporal and spatial integration. *J. Opt. Soc. Am.*, **66**, 709-717, 1900.
Land, E. H.: Color vision and the natural image. *Proc. Natl. Acad. Sci.*, **45**, 115-129, 636-645, 1959.
Land, E. H.: Recent advances in retinex theory. *Vision Res.*, **26**, 7-21, 1986.
Land, E. H. and McCann, J. J.: Lightness and retinex theory. *J. Opt. Soc. Am.*, **61**, 1-11, 1986.
Lennie, P.: Temporal modulation sensitivities of red- and green- sensitive cone systems in dichromats. *Vision Res.*, **24**, 1995-1999, 1984.
Livingstone, M. S. and Hubel, D. H.: Psychophsical evidence for separate channels for the perceptions of form, color, movement and depth. *J. Neurosci.*, **7**, 3416-3468, 1987.
Lucassen, M. P. and Walraven, J.: Quantifying color constancy: evidence for nonlinear processing of cone-specific contrast. *Vision Res.*, **33**, 739-757, 1993.
McCann, J. J., McKee, S. P. and Taylor, T. H.: Quantative studies in retinex theory: a comparison between theoretical predictions and observer responses to the color Mondrian experiment. *Vision Res.*, **16**, 445-458, 1976.
MacLeod, D. I. A. and Hayhoe, M.: Three pigments in normal and anomalous color vision. *J. Otp. Soc. Am.*, **64**, 92-96, 1974.
Massof, R. W. and Bailey, J. E.: Achromatic points protanopes and deuteranopes. *Vision Res.*, **16**, 53-57, 1976.
McKeon, W. M. and Wright, W. D.: The characteristics of protanomalous vision. *Proc. Phys. Soc.*, **52**, 464-479, 1940.
三星宗雄・長谷川敬: 色覚. 色彩の事典(川上元郎ら編), pp.170-247, 朝倉書店, 1987.
Mullen, K. T.: The contrast sensitivity of human colour vision to red-green and blue-yellow chromatic gratings. *J. Physiol.*, **359**, 381-409, 1985.
Mullen, K. T. and Kingdom, F. A. A.: Colour contrast in form perception. In Vision and Visual Dysfunction, Vol. 6, The Percepion of Colour (P. Gouras Ed.), pp.198-217, Macmillan Press, 1991.
中川正宣・富家 直・柳瀬徹夫: 色彩感情空間の構成. 日本色彩学会誌, **8**(3), 147-158, 1984.
Nagy, A. L.: Short-flash Bezold-Bruce hue shifts. *Vision Res.*, **20**, 361-368, 1980.
Nagy, A. L. and Boynton, R. M.: Large-field color naming of dichromats with rods bleached. *J. Opt. Soc. Am.*, **69**, 1259-1265, 1979.
Nagy, A. L. and Zacks, J. L.: The effects of psychophysical procedure and stimulus duration in the measurement of Bezold-Brucke hue shifts. *Vision Res.*, **17**, 193-200, 1977.
納谷嘉信ら: 3色配色の Semantic Differential 法による感情分析(その3), 3色配色感情の因子評定と物理量との対応. 電気試験所彙報, **32**, 37-54, 1968.
Nelson, J. H.: Anomalous trichromatism and its relation to normal trichromatism. *Proc. Phys. Soc.*, **50**, 661-702, 1938.
Nunn, B. J. and Ruddock, K. H.: Effects of adaptation to bright lights on a nomalous trichromatic color matches. *Mod. Probl. Ophthalmol.*, **19**, 218-221, 1978.
Osgood, C. E., Suci, G. I. and Tannenbaum, P. H.: The Measurement of Meaning, Urbana Univ. III Press, 1957.
Oyama, T., Sooma, I., Tomiie, T. and Chijiiwa, H.: A factor analytical study on affective responses to colors. *Acta Chromatica*, **1**, 146-173, 1965.

Oyama, T., Tanaka, Y. and Chiba, Y.: Affective dimentions of colors. A cross-cultural study. *Jap. Psychol. Res.*, **4**, 78-91, 1962.
Piantanida, T. P. and Sperling, H. G.: Isolation of a third chromatic mechanism in the protanomalous observer. *Vision Res.*, **13**, 2033-2047, 1973a.
Piantanida, T. P. and Sperling, H. G.: Isolation of a third chromatic mechanism in the deuteranomalous observer. *Vision Res.*, **13**, 2049-2058, 1973b.
Pitt, F. H. G.: Characteristics of dichromatic vision, with an appendix on anomalous trichromatic vision. Great Britain Medical Research Council, Special Report Series, No. 200, 1935.
Porkorny, J., Moreland, J. D. and Smith, V. C.: Photopigments in anomalous trichromats. *J. Opt. Soc. Am.*, **65**, 1522-1524, 1975.
Purdy, D. M.: Spectral hue as a function of intensity. *Am. J. Psychol.*, **49**, 541, 1931.
Regan, D. and Tyler, C. W.: Some dynamic features of color vision. *Vision Res.*, **11**, 1307-1324, 1971.
Romeskie, M.: Chromatic opponent-response functions of anomalous trichromats. *Vision Res.*, **18**, 1521-1532, 1978.
Romeskie, M. and Yager, D.: Psychophysical measures and theoretical analysis of dichromatic opponent-response functions. *Mod. Prob. Ophth.*, **19**, 212-217, 1978.
Ruddock, K. H.: Parafoveal colour vision responses of four dichromats. *Vision Res.*, **11**, 143-156, 1971.
Ruddock, K. H.: Psychophysics of inherited colour vision deficiencies. In (D. H. Foster Ed.), pp. 4-37, Macmillan Press, 1991.
Rushton, W. A. H.: A cone pigment in the protanope. *J. Physiol.*, **168**, 345-359, 1963.
Rushton, W. A. H.: A foveal pigment in the deuteranope. *J. Physiol.*, **176**, 24-37, 1965.
Savoie, R. E.: Bezold-Brucke effecct and visual nonlinearity. *J. Opt. Soc. Am.*, **63**, 1253-1261, 1973.
Scheibner, H. M. O. and Boynton, R. M.: Residual red-green discrimination in dichromats. *J. Opt. Soc. Am.*, **58**, 1151-1158, 1968.
Smith, V. C., Bowen, R. W. and Pokorny, J.: Threshold temporal integration of chromatic stimuli. *Vision Res.*, **24**, 653-660, 1984.
Smith, V. C. and Pokorny, J.: Large-field trichromany in protanopes and deuteranopes. *J. Opt. Soc. Am.*, **67**, 213-220, 1977.
Tansley, B. W. and Glushko, R. J.: Spectral sensitivity of long-wavelength sensitive photoreceptors in dichromats determined by elimination of borderpercept. *Vision Res.*, **18**, 699-706, 1978.
Trezona, P. W.: Additivity of colour equations. *Proc. Physiol. Soc. Lond.*, **B 66**, 548-556, 1953.
Trezona, P. W.: Additivity of colour equations II. *Proc. Physiol. Soc. Lond.*, **B 67**, 513-522, 1954.
Verriest, G.: Les courbes spectrales photopiques d'efficacite lumineuse relative dans les deficiences congenitales de la vision des couleurs. *Vision Res.*, **11**, 1407-1434, 1971.
van der Horst, G. L. C. and Bouman, M. A.: Spatiotemporal chromaticity discrimination. *J. Opt. Soc. Am.*, **59**, 1482-1488, 1969.
Walls, G. L. and Heath, G. G.: Neutral points in 138 protanopes and deuteranopes. *J. Opt. Soc. Am.*, **46**, 640-649, 1956.
Watkins, R. D.: Foveal incremental threshold in normal and deutan observers. *Vision Res.*, **9**, 1185-1196, 1969a.
Watkins, R. D.: Foveal incremental threshold in protan observers. *Vision Res.*, **9**, 1197-1204, 1969b.
Wright, W. D.: Researches on Normal and Defective Color Vision, Kimpton, 1946.
Wright, W. D.: The Measurement of Color, 3rd Ed., Kimpton, 1964.
Wright, W. D. and Pitt, G.: Hue discrimination in normal color vision. *Proc. Phys. Soc. Lond.*, **46**, 459-473, 1934.
Zeki, S.: A Vision of the Brain, Blackwell Scienticfic Publications, 1993.

2.3. さまざまな環境下における物の見え方

a. 地上環境
1) 物体の見えを規定する環境要因

i) 視程(visibility): 視程とは，① 水平方向の空を背景とした黒ずんだ目標(大きさが視角 0.5° 以上，5° 以下のもの)を肉眼で識別(形および輪郭の識別を含む)できる最大距離(V; 単位 km)，あるいは ② 夜間，所定光度の光を識別できる最大距離，または透過率計を用いて対比の識別限界 0.05 に対して求めた値(V_5; 単位 km または m)(後者の場合は m)を指す(気象学)。② の意味における視程は視距離(visual range)ともよばれる(JIS Z 8113)。

ii) 気象光学的視距離(meteorological optical range): 平行ビームに集光された，色温度 2700 K のランプからの光束が大気中を通過し，その 95% を減衰する光路の長さを指し，以下の関係式が成立する。

$$V = d_0 \frac{\log 0.05}{\log T} \quad \text{または} \quad T = 0.05^{d_0/V} \tag{1}$$

ここで V: 気象光学的視距離，T: d_0 における大気透過率，d_0: 規定単位の長さ。

表 2.13 はさまざまな環境下における，0.05 の対比に対する光減衰距離である(大気通過の場合が視距離に相当する)(Dusenbery, 1992)。特別に澄んだ大洋海水における大きな，暗い物体が見える範囲はせいぜい約 30 m であり，濁った水中ではわずか数 cm の範囲である(Lythgoe, 1988)。

表 2.13 さまざまな環境下における光減衰距離(Dusenbery, 1992)

環境	波長(nm)					
	300	400	500	600	700	800
純粋な空気[*1]	7.0 km	22 km	55 km	120 km	220 km	370 km
"きれいな空気"[*1]	3.8 km	5.0 km	6.0 km	6.7 km	7.4 km	7.9 km
中濃度の霧[*2]	――――――――― 50 m ―――――――――					
純 水[*3]	?	23 m	28 m	5.4 m	2.0 m	0.49 m
海 水[*3]	?	1〜10 m	1〜15 m	1〜5 m	1〜2 m	?
組 織[*4]	?	?	0.5 mm	?	1.5 mm	?

光減衰距離は光減衰係数の逆数である。
[*1]: Levi, 1980. [*2]: Jeske, 1988. [*3]: Jerlov, 1976. [*4]: Grossweiner, 1989.

iii) 地平線: 光の進行を妨げるものがなければ，物体が見える限界の距離は地平線までの距離である。地平線までの距離 r_H は，

$$r_H (\text{km}) \fallingdotseq \sqrt{D \cdot h} \tag{2}$$

D: 地球の直径(km)，h: 眼の高さ(m)，で表せる(Levi, 1986)。通常の大気条件では，屈折によって約 7% 距離が伸びるとして，以下の式で近似できる(Dusenbery, 1992)。

$$r_H (\text{km}) \fallingdotseq 3.8 \sqrt{h} \tag{3}$$

したがって，眼の高さ 2m の人間にとって地平線は約 5km となり，眼高 1mm の昆虫にとっては 100m となる．

iv）コントラスト： 地平線以内の距離における物体の見えやすさは，その物体と背景とのコントラストに強く依存する．コントラストについては §Ⅱ.2.2.1 を参照のこと．

2）雪環境における物の見え方—雪盲（snow blindness）— 極地の雪氷面は日射の 80〜90％ を反射するので，薄曇りの空から雲を通して陽射しがあるような場合には，雪面と雲の下面との両方で乱反射が生じ，地物地形の陰影がなくなり弁別が困難となる．これを雪盲あるいはホワイトアウトとよぶ．こうした現象が生じるのは，雲型が濃い巻層雲または薄い高層雲のときで，南極大陸の内部ではおよそ 20 日に 1 回ぐらいの割合で生じるといわれる（守田，1968）．視力傷害以外に，痛み，羞明（光がまぶしい），結膜充血，分泌過多，腫脹などを生じる場合がある．

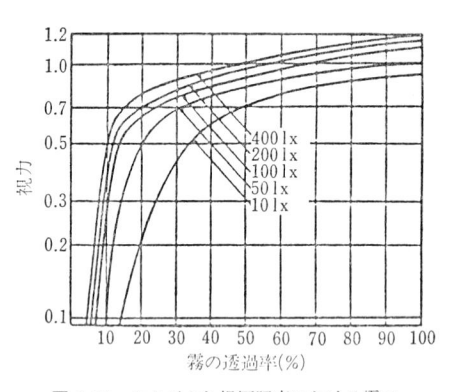

図 2.36 さまざまな視標照度における霧の透過率と視力(蒲山，1970)

3）煙霧環境における物の見え方

気象学では視程 1km 未満の混濁大気あるいは大気微粒子を霧，それ以上の場合を煙霧とよぶ．霧または煙霧によって光の吸収が生じ，その結果物体の明るさが低下する．また光の散乱によって光幕反射(veiling reflections)が生じ，対比を低下させる．図 2.36 は霧の透過率と視力との関係を示す(蒲山，1970)．一般に煙霧の透過率が 50％ 以下になると困難

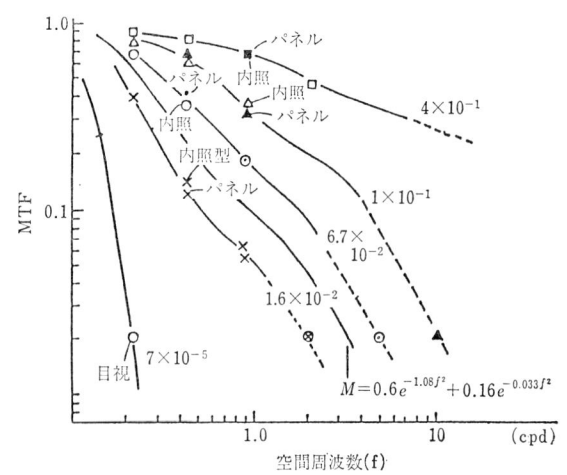

図 2.37 霧の MTF 特性(行田，1991)
図中の "M" は推定した視程 1500m の場合の霧の MTF 特性．
数字は霧の透過率．

$$M = 0.6e^{-1.08f^2} + 0.16e^{-0.033f^2}$$

をきたす．煙霧は色の見え方にも影響を与え，通常の霧のなかでは赤が最も失われにくく，青がこれに次ぐ．緑や黄色は最も失われやすい（蒲山，1970）．図 2.37 は人工霧の MTF 特性である（行田，1991）．霧の透過率を 0.05（「視程」の項参照）と仮定したときの評価実験では，縞刺激の視認限界は 2cpd であった．

4） 高度環境

ⅰ） 酸素欠乏： 高度が高くなると空気中の酸素分圧（pO_2）が減少し，酸素欠乏を生じる．視覚機能は酸素欠乏に対して敏感に反応する．図 2.38 は吸入した空気の酸素濃度と光覚閾との関係を示したものである（Hecht ら，1946）．O_2 濃度 10％（相当高度約 17500 ft）で閾値が約 1.5 倍上昇している．概して赤色光よりも紫色光に対する影響が強い．ちなみに O_2 濃度 16〜12％ で精神作業能力の低下，12〜9％ で精神不安定，動作不確定，10〜6％ で意識喪失，けいれん，6％ 以下で瞬間的に呼吸停止となる（万木，1987）．

ⅱ） 一酸化炭素（CO）濃度： CO は血液中の酸素を運ぶヘモグロビン（Hb）と可逆的結合をして CO-Hb を形成する．この結合の親和性は O_2 の 210〜230 倍といわれ，Hb が組織細胞に酸素を運ぶのを妨げる．また Hb が還元されるのも阻害するので，結果的に血液と組織中

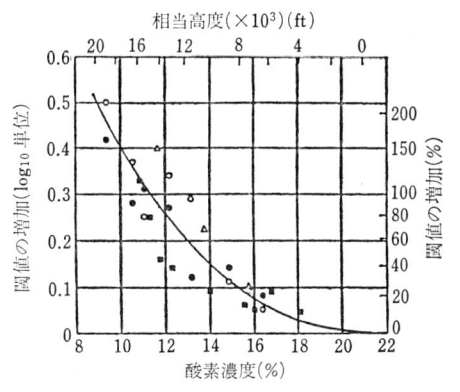

図 2.38 空気中における酸素濃度（％）および相当高度と閾値の変化（Hecht ら，1946）
○：紫，●：赤；本図は Morgan ら，1972 より引用．図には他の研究結果も示してある．
■：Wald ら，1942，△：McFarland と Evans，1939．

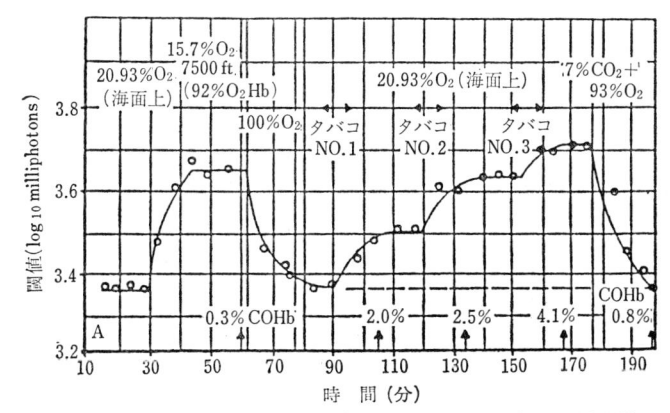

図 2.39 血液中における一酸化炭素濃度（CO-Hb）の閾値に及ぼす影響（McFarland ら，1944；本図は Roth ら，1972 より引用）
CO はタバコの煙による．

の酸素分圧(pO_2)を減少させる．これは高度上昇による影響と同じである．図2.39はタバコの煙による CO の視力閾値に及ぼす影響を示す(McFarland ら, 1944). ちなみに血液中の CO 濃度(CO-Hb)が 10～20% で頭痛, 30～40% でめまいおよび嘔吐, 50～60% で意識不明, 60～80% で昏睡, けいれん, 呼吸困難となる(Morgan ら, 1972).

5) **交通環境**　道路照明(成定, 1987). 道路照明と交通事故・犯罪(野口, 1987), トンネル照明(古村, 1987), 交通信号(河合, 1987), 道路標識(稲垣, 1987)などに文献がある.

b. 海上における物の見え方

航路標識の灯火が到達する最大距離を光達距離という．その距離を限界づける原因によって光学的光達距離と地理学的光達距離とに分けられる．

1) **光学的光達距離**　光の発散, 大気中での吸収や散乱による減衰によって見えなくなる距離を指す．その規定要因として以下のような要因があげられる(石坂, 1992). ① 標識の光度, ② 大気の混濁の程度, ③ 標識の背景の条件, ④ 観測者の条件(眼の順応状態, 心理生理的状態, 視認時間, 船の動きなど)．実用上の光学的光達距離は灯火の光度, 大気透過率および観測者の眼における特定された照度の閾値の三つの要素を用いて以下の式によって算出される．

$$E = I T^d / d^2 \quad (4)$$

ここで, E: 照度の閾値(海里カンデラ), I: 標識の光度, T: 大気透過率(海里当たり), d: 光学的光達距離(海里)である．または

$$I = 3.43 \cdot 10^6 \cdot E \cdot d^2 \cdot T^{-d} \quad (5)$$

ここで, E: 照度の閾値(lx)(その他は上に同じ)である．現在は後者が用いられることが多い．E の値として IALA (国際航路標識協会)は $2 \cdot 10^{-7}$ lx (夜間)および $1 \cdot 10^{-3}$ lx (昼間)を定義している．また, 大気透過率に関しては IALA は標準的な視程として 10 海里(大気透過率約 0.74 に相当)とするよう勧告している．

2) **地理学的光達距離**　進行する光が地球の球面にさえぎられて見えなくなる距離を指す(「地平線」の項参照)．その規定要因として以下の要因があげられる．① 灯火および観測者の水面上の高さ, ② 地球の曲率, ③ 大気の屈折．灯火および観測者の水面上の高さがそれぞれ H (m) および h (m) であるときの地理学的光達距離 a は以下の式で求められる．

$$a = 2.078 (\sqrt{H} + \sqrt{h}) \quad (海里) \quad (6)$$
$$a = 3.849 (\sqrt{H} + \sqrt{h}) \quad (km) \quad (7)$$

ただし, わが国の海上保安庁では, 海里の計算の場合以下の式を用いている.

$$a = 2.083 (\sqrt{H} + \sqrt{h}) \quad (海里) \quad (8)$$

c. 水中環境

1) **水深のエコロジー**　海洋はおもに光環境の違いによって, 以下のおもな三つの水深の異なる生態域(漂泳区分帯 pelagic zone)に分けられる．

① 好透光層(または直光層)(euphotic zone): 水深 140 m 以下で, 十分な光が射し込み, 光合成が行われる.

② 中深海水層(mesopelagic zone): 水深 1000 m 以下で, 視覚を機能させるに十分な光が射し込む. ここに棲む動物は一般に大きい, よく発達した眼をもち, 生物発光し, 透明ま

たは反射性あるいは逆陰影の体表をもつ．

③ 漸深海水層(bathypelagic zone)：水深 1000 m 以上で，上からは有効な光が射し込まない．動物は眼の発達は貧弱であり，生物発光もなく，青色光を吸収する非反射性の体表を有している．そのため白色光で照らすと黒，茶色あるいは赤色にみえる．また上下の日周回遊を行わない(Lythgoe, 1979).

2) 水中環境と視物質 大部分の海水魚にみられる桿体視物質はレチナール(retinal)とオプシン(opsin)とが結合したロドプシン(rhodopsin)(最大吸収率 500 nm 付近)であるが，淡水魚ではむしろ 3-デヒドロレチナール(3-dehydroretinal)とオプシンが結合したポルフィロプシン(porphyropsin)(最大吸収率 522 nm 付近)またはその両方をもつものが多い(表 2.14)．また回遊性あるいは河口性の魚類は淡水から海水へ移動する際，視物質がポルフィロプシンからロドプシンに変化することが知られている(Jacobs, 1981).

図 2.40 は深海，沿岸および淡水に棲む魚の桿体視物質の吸収のピーク波長の分布である

表 2.14 さまざまな脊椎動物にみられるロドプシンとポルフィロプシンの分布(Jacobs, 1981)

グループ	ロドプシン	ポルフィロプシン	混合
淡水魚	18	25	37
海水魚	59	2	6
回遊性および河口性魚	5	0	18
両生類(成体)	12	1	1
爬虫類	16	0	0
鳥類	8	0	0
哺乳類	22	0	0

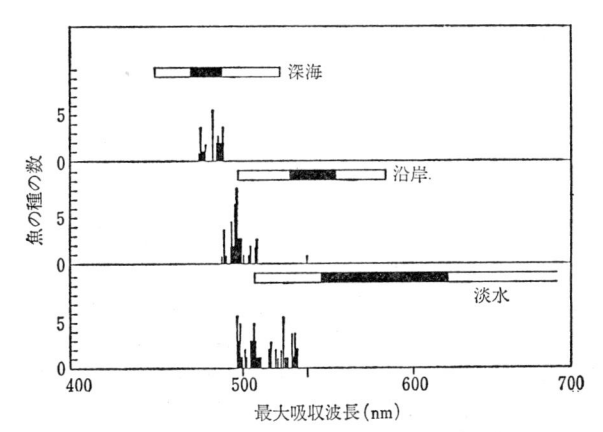

図 2.40 深海，沿岸および淡水における魚の桿体視物質の吸収ピークの分布(Lythgoe, 1988；本図は Dusenbery, 1992 より引用)
図中横矩形の黒色部は各環境における光の分光エネルギー分布のピーク波長の範囲を示す．

表 2.15 種々の乗物の加減速によって生じる加速度の大きさと持続時間
(von Gierke)(万木, 1987)

乗物	活動	加速度 持続時間(秒)	加速度 大きさ(G)
エレベータ	高速運転の平均加速度	1〜5	0.1〜0.2
	加速度の快適さの限界		0.3
	緊急時の減速度		2.5
列車	正常な加速度と減速度	5	0.1〜0.2
	緊急時ストップ(約110km/時からのブレーキ)	2.5	0.4
自動車	正常なストップ	5〜8	0.25
	すばやいストップ	3〜5	0.45
	緊急ストップ	3	0.7
	破損	<0.1	20〜100
航空機	正常な離陸	>10	0.5
	カタパルト離陸	1.5	2.5〜6
	不時着陸		20〜100
	シートの射出	0.25	10〜15
	40000ft(約12192m)でパラシュートを開く	0.2〜0.5	33
	60000ft(約18288m)でパラシュートを開く	0.5	8.5
	パラシュート着陸	0.1〜0.2	3〜4

(Lythgoe, 1988).深海では射し込む光の分光分布のピークと桿体視物質の吸収のピーク波長が一致している.光の分光分布が緑の方向にシフトしている沿岸部および黄色の方向にシフトしている淡水域では,そこに棲む魚の桿体視物質の吸収のピークも長波長方向にシフトしているが,必ずしも一致はしていない.

d. 加速度環境における物の見え方

地球の表面で生活するわれわれは,常に1G(1重力加速度=約980 cm/s² の力)を受けている.表2.15は日常生活におけるさまざまなG現象の大きさと持続時間である(万木,1987).上方向に2Gまでゆっくり増加させると,体重の増加がわかる.2.5Gで自分の体を持上げることができなくなり,4Gでは四肢をあげることが不可能になる.水平方向に関しては,3〜4Gに3秒間暴露されると,視野が暗くなったり,周辺視野の欠如が生ずる.トンネル様視野欠損は3.5〜4Gで,完全な視力欠如(暗黒視 black out)は5秒間の4.5〜5Gで出現する.また +G(頭→足方向)では暗黒視が生じ,一方 −G(足→頭方向)では赤色視(red out)が生じやすいといわれるが(大島,1967),後者に関してはあまり定かではない(Rothら,1972).視覚に及ぼす加速度の影響に関してはWhiteとJorve(1956), BrownとBurke(1957), White(1958), Morganら(1972)に詳しい.

〔三星 宗雄〕

文　献

Brown, J. L. and Burke, R. E.: The effect of positive acceleration on visual reaction time. NADC-MA-5712, Aviation Medical Acceleration Lab., U. S. Naval Air Development Center, Johnsville, 1957.
Dusenbery, D.: Sensory Ecology, W. H. Freeman and Company, 1992.
Hecht, S., Hendley, C. D., Frank, S. R. and Haig, C.: Anoxia and brightness discrimination. *J. gen. Physiol.*, **29**, 335-351, 1946.
稲垣襄二：道路標識．照明学会誌，**71**(7), 4-8, 1987.
石坂幸夫：光波標識の性質．照明学会誌，**76**(4), 32-40, 1992.
Jacobs, G. H.: Comparative Color Vision, Academic Press, 1981. (三星宗雄訳：動物は色が見えるかー色覚の進化論的比較動物学ー, 晃洋書房, 1994)
蒲山久夫：人間工学ハンドブック(人間工学ハンドブック編集委員会編), pp. 151-170, 金原出版, 1970.
河合　悟：道路交通信号．照明学会誌，**71**(3), 34-39, 1987.
Levi, L.: Applied Optics, Wiley, 1986.
Lythgoe, J. N.: The Ecology of Vision, Clarendon, 1979.
Lythgoe, J. N.: Light and vision in the aquatic environment. In Sensory Biology of Aquatic Animals (J. Atema, R. R. Fay, A. N. Popper and W. N. Tavolga Eds.), pp. 57-82, Springer-Verlag, 1988.
McFarland, R. A., et al.: The effects of carbon monoxide and altitude on visual thresholds. *J. Aviation Med.*, **15**, 381, 1944.
Morgan, C. T., Cook, Ⅲ, J. S., Chapanis, A. and Lund, M. W.: 1972. (近藤　武ら訳：人間工学データブックー機器設計の人間工学指針ー, コロナ社, 1972).
守田康雄：極地気象．生気象学(日本生気象学会編), 第3編, 生気象の基礎(神山恵三編), pp. 415-428, 紀伊國屋書店, 1968.
行田尚義：霧のMTF特性と標識．照明学会誌，**75**(2), 40-44, 1991.
成定康平：道路照明の変遷．照明学会誌，**71**(3), 13-18, 1987.
野口　透：道路照明と交通事故・犯罪．照明学会誌，**71**(3), 19-23, 1987.
大島正光：環境生理学，人間と技術社，1967.
Rodieck, W. H.: The Vertebrate Retina: Principles of Structure and Function, Freeman and Company, 1973.
Roth, E. M., Teichner, W. G. and Craig, R. L.: 1972. (斎藤一郎・矢倉成章訳：加速度．人間-環境系 人間機能データブック(人間-環境系編集委員会編), 上巻, pp. 285-530, 人間と技術社, 1973).
White, W. J.: Acceleration and Vision, WADC-TR-58-333, Wright Air Development Center, Wright-Patterson AFB, 1958.
White, W. J. and Jorve, W. R.: The Effects of Gravitational Stress upon Visual Acuity, WADC-TR-56-247, Wright Air Development Center, Wright-Patterson AFB, 1956.
万木良平：環境適応の生理衛生学，朝倉書店，1987.
吉村義典：トンネル入口照明の設計理論の現状．照明学会誌，**71**(3), 24-30, 1987.

3. 光環境の下での視覚生活とその変容

3.1. 人工的感覚遮断実験が示唆した光刺激の機能

a. 感覚遮断の定義と実験操作

生体の受容器に加えられる刺激を遮断し，剥奪する操作を感覚遮断(sensory deprivation)という．実際には，外界のすべての刺激を遮断することは不可能なので，外界の刺激入力を可能な限り削減するか，極度に単調化し，均質化し，無形態化させる方法がとられる．

① 入力削減を重視する場合は，水浸法(water-immersion)のように，呼吸用のヘルメットをつけるほかは，裸体のまま被験者を適温の水を満たした水槽につけ，視覚・聴覚・触覚・深部感覚などを減少させる操作がとられる．

② 刺激の変化がない状態では，ほとんど知覚が成立しないので，感覚遮断とほとんど同じ効果が得られる．McGill 大学(図 3.1)で行って以来，最も広く採用されている方法である．半透明のゴーグルを装着して，視覚的には弱い散乱光を，聴覚的には空調機の騒音などを与え，防音室内のベッドまたはリクライニングシートに仰臥し，手袋と肘までの円筒でカバーして手の触覚を削減する．感覚遮断と区別して知覚遮断(perceptual deprivation)とよぶこともある．

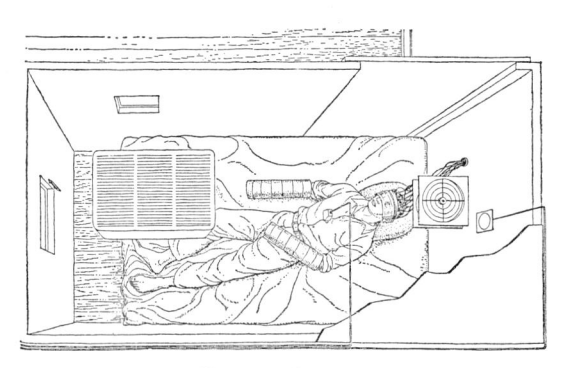

図 3.1 刺激削減実験(Heron, 1957)

③ タンク式の人工呼吸器とか，ごく狭い円筒実験室に仰臥位で隔離(isolation)されると，視野も天井の一部などに限られ，聴覚的にも単調な空調機の騒音でマスクされるなど，知覚的単調化(homogenous stimulation)が起こる．

これまでの感覚遮断研究では以上三つの方法が採用されてきた．ここに共通することは，刺激入力と刺激変化のいずれか一方，または両方を制限して，生活体の活動にどのような影

響が生じるかを探ろうとするところである．Suedfeld (1980)は，刺激制限の方法を記述するのに，洗脳や異常体験など有害な効果と結びつけて受けとられることの多かった感覚遮断という語を避けて，環境刺激制限技法(restricted environmental stimulation technique)の頭文字を綴ったRESTの名称をあてることを提唱している．ここでは環境刺激制限を総称とし，その操作的な名称として刺激削減(stimulus restriction)という用語を用いることにする．

感覚遮断に関する研究は，Solomonら(1961)，Schultz (1965)，Zubek (1969a)，Suedfeld (1980)，北村と大久保(1986)の著書や編著書に集大成されており，今後の問題を提起する重要な役割を果たしている．

b. 視知覚に及ぼす刺激削減の効果

従来の知見を概観すると，感覚・知覚機能は刺激削減後に鋭敏になり，認知機能は逆に阻害されて低下するものが多い．また，削減の効果は削減時間の長さによっても現れ方が異なり，効果の持続時間も機能ごとに異なることが指摘されている．これらの要因は相互に影響を及ぼしているので，単純に整理することはむずかしいが，刺激削減の視覚系に及ぼす促進的効果と阻害的効果，および，その時間的要因の順に述べることにする．

1） 刺激削減の視覚系に及ぼす促進的効果

i） 視認閾(視力)： Doaneら(1959)は，3日間の刺激削減後に視覚が鋭敏になることを報告している．被験者から10ft(約3m)の距離に横並びに14本の縦線を示し，それぞれの線分にある線が細くなって途切れたところを検出させた．統制群には差がなかったが，削減後には有意な成績の上昇があった．

Suzukiら(1966)は24時間の刺激削減の前後で，視力検査によく用いられるランドルト環の欠けた小部分を検出する視認閾を，タキストスコープの呈示時間を測度として調べ，削減後に閾値が有意に下がることを確かめている．これらの成績は視覚の鋭敏化があったことを示している．

ii） 運動残効： Doaneら(1959)は3日間の刺激削減後に渦巻き残効(spiral-after effect)の持続時間が増大するが，この効果は1, 2時間のうちに消失するので，測定は実験終了後すみやかに行う必要があると指摘している．Suzukiら(1965)は残効の測定時間を18時間の刺激削減の直後と1時間後の2群に分けて測定し，直後の群には有意な増大が認められるが，1時間後の群では効果は消失して統制群との差がなくなることを確かめている．

iii） 幻覚： McGill大学の研究(Heron, 1957, 1961)で刺激削減中に29例中25例に幻覚が発生し，注目を集めた．大部分の被験者が，知覚されたものが現実に存在しないこと，自分が幻覚を体験していることを自覚している点で，幻覚よりも心像(imagery)に近い性質をおびている．これが通常の心像と異なる点は，① きわめて生々として活発であること，② はっきりと被験者の前に位置して出現すること，③ 自分の意思では幻覚を発現させたり消失させたり，あるいは内容を変えたりすることができないことである．幻覚は幻視・幻聴・幻触などが単独あるいは複合して出現するが，幻視の出現頻度が最も高い．幻視は図3.2のように，単純なものから複雑なものへと移行する．① 最初に視野が明るくなり，② 点や線が現れる．次いで，③ 幾何学的図形や模様がみえ，③ 均質な背景に対象が出現し，④ 最後

に,「リュックを背負ったリスの一隊が雪野原を行進してゆく」といった,まとまった情景が現れる.最初の幻視が出現する時期は,削減の開始20分から70時間までさまざまである.

Heron (1961) は,幻視の発生に半透明のゴーグルを通過した拡散光が必要であるかどうかを確かめるために,幻視が発生している3人の被験者に,完全に不透明のゴーグルをかけさせて視野を暗黒にした.すると最初しばらくは幻覚が一層活発になったが,2時間以内に2人で消失し,残る1人も極端に減少した.半透明のゴーグルにかけなおすと,再び幻視が出現しはじめた.小数例の結果であるが,幻視の発生に光刺激が促進的効果をも

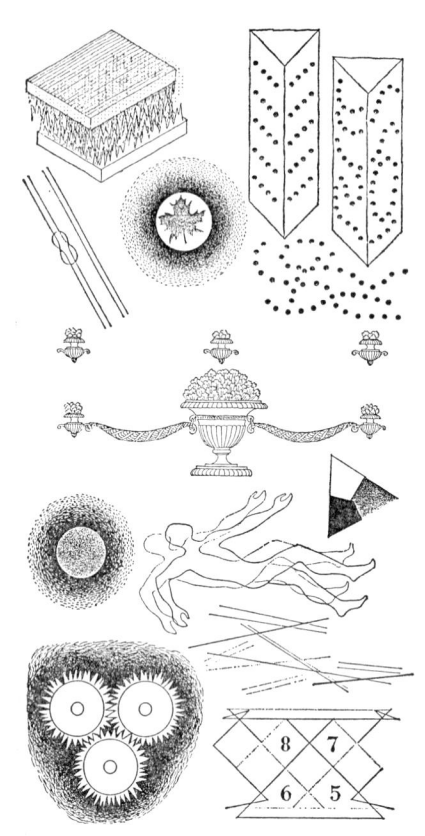

図 3.2 刺激削減がひき起こす幻覚 (Heron, 1957) 被験者の実験中の言語報告と実験後のスケッチをもとにして描いたもの.

表 3.1 刺激削減と幻視の発生頻度*

条件	幻視(+)	(幻視−)	計
I:遮光-遮音	19人 (79%)	5人 (21%)	24人 (100%)
II:遮光-音楽	17 (71%)	7 (29%)	24 (100%)
III:照明-遮音	8 (33%)	16 (67%)	24 (100%)
計	44 (61%)	28 (39%)	72 (100%)

$\chi^2 = 12.01$, $p < 0.01$.
*: Zuckerman ら (1964) および Biase と Zuckerman (1967) の結果を Zuckerman (1969 a) がまとめた表を一部改変した.

つことをうかがわせる.この点について,Zuckerman ら (1964) は,女子大学生36人を条件 I:光も音も遮断する(遮光-遮音),条件 II:光は遮断するが有線放送と同じようなやり方で音楽を流す(遮光-音楽),条件 III:刺激削減用の小部屋の照明をつけて光刺激は与えるが音は遮断する(照明-遮音)の3条件に,それぞれ12人ずつを割りつけて3時間の刺激削減を行い,幻覚の発生について比較している.幻視の報告は条件 I と II で頻度が高い.このことは,光刺激がないほうが幻視が発生しやすいことを示している.Biase と Zuckerman (1967) は,男子大学生36人でこの実験を追試し同様の結果を得た.表 3.1 は,幻視について二つの実験結果をまとめたものである.表 3.1 の幻視(+)は幻覚体験の報告があった被験者の人数を示している.光刺激が遮断されたほうが有意に幻視の発生頻度が高いことがわかる.ところが同じ研究グループの実験でも,光刺激の統制にゴーグルを使うと結果が逆転してしまう(Zuckerman ら,1966).8時間の刺激削減で不透明のゴーグルをかけて遮光すると,幻

3.1. 人工的感覚遮断実験が示唆した光刺激の機能

視の発生頻度は40%にすぎない.これを表3.1にあてはめると,発生頻度が最も低い条件Ⅲとほとんど変わらず,先のHeron(1961)の指摘を支持しているようにみえる.この矛盾についてZuckerman(1969a, p.113)は,半透明ゴーグルは心像を投影するのに役立っており,不透明ゴーグルではかえって投影の機能が抑制され,幻視の発生頻度が抑えられるのであろうと説明している.

拡散光については全視野法(Ganzfeld method)とゴーグル法(goggles method)の比較があり,幻視の発生頻度は8時間の刺激削減で全視野法が79%,ゴーグル法が60%で,前者のほうが発生しやすいことがわかっている(Pollardら,1963).しかし,遮光法の違いが,暗黒状態の幻視に及ぼす影響を直接調べた報告はないので,Zuckerman(1969a)の説明が妥当なものかどうかは今後の課題として残されている.

刺激削減中に発生する幻覚と通常の入眠時幻覚および睡眠中の夢との関係が,Heron (1961)のころから問題となっていた.ZuckermanとHopkins(1966)は22人の看護学生を対象として1時間の刺激削減(恒暗)を行い,幻視が出現したら直ちに言語報告するとともに,そのときの覚醒状態について自己評定させた.71%がはっきりと目覚めていたと答え,14%が最も覚醒していた,14%がうとうとしていたと答えている.同時に測定していた脳波記録からも削減中の幻覚は入眠期にも発生するが,大部分が覚醒中に発生していることが確かめられた.Hayashiら(1992)は5人の男子大学生で3日間の刺激削減(恒暗)を行い,幻覚が発生したのに気づいたらボタンを1回押し,このとき押し忘れたら終了時点で2回押すようにして,反応の時間分布と直前の脳波像の関係を調べている.279回の反応中,144回(52%)が覚醒中に押されており,入眠期(睡眠段階1)に48回(17%),レム睡眠に35回(13%),ノンレム睡眠に18回(16%),体動中に34回(12%)押されていた.長期の削減でも幻覚の大部分は覚醒中に出現しており,入眠時幻覚や夢とは異なるものであることがわかる.次に覚醒中の反応のうち,脳波記録にアーチファクトのない区間についてスペクトル分析し,ボタン押し回数とアルファ帯域活動の対応関係を調べている.表3.2はその結果を示したものである.ボタン押しが1回の場合のほうが2回よりも振幅が低い.幻覚の発生を自覚して反応するためには,比較的高い覚醒水準が必要なことを示している.このとき,両半球とも賦活されて左右差も小さい.一方,幻覚が発生してもボタン押しを忘れた2回押しの場合,後頭部に有意な左右差がみられるが,中心部にはこのような差は認められない.右後頭部の振幅は反応が1回の時と2回の時でほとんど変わらない.これらのことは削減中の幻覚が右半球視覚領の相対的賦活と関係していることを示唆している.

表3.2 覚醒中の幻覚反応と直前脳波(アルファ帯域振幅)の部位差(Hayashiら, 1992)

ボタン押し回数	後頭部			中心部		
	左半球	右半球	左右差	左半球	右半球	左右差
1 回	26.4 μV	24.4 μV	+2.0	18.9 μV	18.9 μV	0.0
2 回	35.3	24.5	+10.8*	21.8	22.5	−0.7

ボタン押し反応の直前30秒間の脳波のアルファ帯域(7.6~13.4Hz)の平均振幅($N=32$).
*: $p<0.001$.

iv) 促進的効果についての説明理論: Schultz (1965)は，ヒトには感覚的変化を最適水準に維持しようとする機構があり，これを感覚的平衡維持(sensoristasis)とよんでいる．皮質覚醒を最適水準に維持するための一種の動因として定義されており，刺激が多すぎれば入力を抑制し，少なすぎれば増幅すると考えた．この説に従えば，刺激の入力や変化が制限されているときには，感覚的定常状態の平衡を保つために感覚閾が低下して，刺激の感受性が鋭敏になる．視認閾の低下や運動残効の維持時間の増大は，いずれも視覚の鋭敏化を反映したものであり，この考えを支持している．極端な刺激欠乏の状態では，入力情報の増幅だけでは平衡が維持できなくなるので，幻覚や錯覚的現象を生み出し，他方では内発的な心的活動も活発になると考えられる．視覚情報の遮断で幻視が増加すること，幻覚体験中に視覚領の皮質覚醒が高まることなどは，感覚的平衡維持理論を支持するものといえる．このようにしてみると，この理論は感覚の鋭敏化と幻覚という，一見矛盾するように思える現象を合理的に説明しているように思えるが，次にみる阻害的な効果を説明するのには不都合な点が多い．このことについては改めて後に述べることにする．

2) 刺激削減の視覚系に及ぼす阻害的な効果

i) 色彩知覚: Doane ら(1959)はカラーマッチングテスト(yellow color matching test)を13人の被験者に行って3日間の刺激削減効果を調べ，有意な成績低下を認めた．さらに Vernon ら(1961)は Dvorine color test を削減期間1日，2日，3日の3群で比較すると，2日間と3日間で統制群より有意に成績が低下した(図3.3)．この低下も実験終了後1日経過してからの再テストでは，どの群も実験前の水準に復帰していた．したがって，色彩知覚にみられる阻害の効果は削減期間が2日以上になると現れるが，日常環境にもどれば約1日で消失するものといえる．また，誤りは特定の色に集中することはないが，飽和度の低い色調に起こりやすいことが指摘されている．

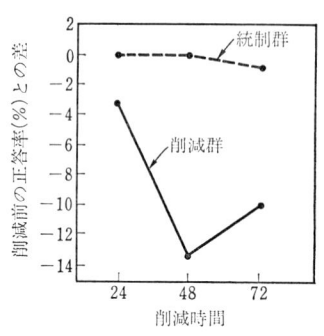

図 3.3 色彩知覚に及ぼす刺激削減の阻害的効果(Vernon ら, 1961)

ii) 錯視: Suzuki ら(1965)は Müller-Lyer の図形で，18時間の刺激削減直後と1時間後の2群で錯視量を測定している．直後群には有意な減少が認められたが，1時間後では統制群との間に差が認められなかった．体制化の機能回復は，比較的短時間に起こることがわかる．

iii) 仮現運動: Doane ら(1959)は刺激呈示の時間間隔を測度としてβ運動の可視閾を調べ，3日間の刺激削減で変化はないと報告している．一方，Nagatsuka と Maruyama (1963)は，刺激間隔を50msに固定して，被験者から3.5mの位置に水平に配置した二つの光点の距離を，最大10°の範囲で移動させて運動視が起こる閾値を調べている．2日間の刺激削減で，表3.3のように-28.2%の減少が認められた．二つの実験間の矛盾は，この効果が削減期間の2日目と3日目の間に臨界期をもっていたためか，あるいは，削減効果が仮現運動の空間要因にのみ影響を及ぼしていたためか，詳しいことはわかっていない．いずれにせよ，運動視の起こる範囲が減少することから，阻害的な効果のあることが指摘でき

3.1. 人工的感覚遮断実験が示唆した光刺激の機能

表 3.3 仮現運動に及ぼす刺激削減の阻害的効果(Nagatsuka と Maruyama, 1963)*

	削減前	削減後	変化率	
実験群 ($N=9$)	28.6mm	19.0mm	-28.2%	$p<0.001$
統制群 ($N=9$)	23.4	24.4	$+4.3$	

*：刺激の呈示間隔を 50ms としたときに，運動視が発生する刺激間距離．

る．

iv) Bender-Gestalt test: このテストは脳の機能的・器質的な障害の有無や，精神発達の程度，情緒異常の有無などを診断するのに用いられる代表的な心理テストである．9枚の原図形を模写させ，逸脱や歪み，過不足，釣合など形態や構造から得点化する．Hariu と Ueno (1964)は 11 人の被験者について Pascal 法で採点した模写得点が，2 日間の刺激削減で有意に低下することを確かめた．次に Ueno と Tada (1965)は，この低下は刺激そのものに対する認知機能の低下によるのか，刺激を意味あるまとまりとして体制化する機能の低下によるのかを確かめるために，図形の呈示時間を変えて検討している．18 時間の刺激削減後に 0.2 秒から 51.2 秒の範囲で変化させると，0.2 秒では実験群と統制群の間に差が認められなかったが，中程度の呈示時間(3.2〜12.8 秒)では実験群の模写得点が有意に低下した．これは呈示時間が極端に短いと，削減により感受性が鋭敏化しているため，体制化の機能低下がはっきりしなくなる．他方，感受性の差が関係なくなる程度に呈示時間を延ばすと，体制化の機能が模写得点に強く影響を及ぼすようになる．さらに呈示時間を延ばすと，機能が低下した状態でも統制群と同じ程度に模写することが可能になるので，群間の差が不鮮明になったと説明される．またこの実験では，削減効果の持続時間を直後と 1 時間後の 2 群に分けて調べ，1 時間後にこの効果は消失することを確かめている．

v) 視覚ビジランス作業: Zubek ら(1961)は 30 分間に 8 回の割合で針が一時的に止まる時計を用い，針が停止するたびにボタン押し反応する時計看視作業を連続4 期間(120 分)行わせ，7 日間の刺激削減効果を調べている(図 3.4)．削減前後のいずれの測定でも，作業成績は右下がりを示しているが，削減後はどの期間も実験群の成績が低い．統制群にみられる終わりの 2 期間(60 分間)の平坦化も，実験群にはみられない．刺激削減は視覚ビジランス(覚度)水準を低減させることがわかる．

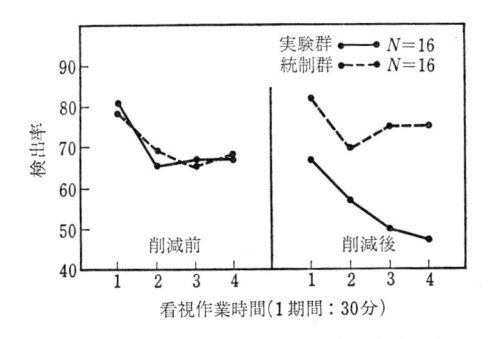

図 3.4 時計看視作業の成績に及ぼす刺激削減の効果

vi) 阻害的効果についての説明理論: Zuckerman (1969 b)は，「各個人は認知的活動や運動活動や，肯定的な感情の状態を維持し，実行するための刺激の最適水準と覚醒の最適水

準をもっている」という刺激の最適水準理論を提唱している．刺激削減環境では皮質機能は全体的に低下する．他方，普段は皮質抑制を受けていた自律神経系活動は，皮質機能の低下により抑制解除が起こり，活動性は高まる．皮質機能の低下には知覚・認知機能の低下と，否定的な感情状態の発生をまねく．一方，遮断された刺激に対応した皮質感覚野に鋭敏化が生じる．刺激削減がさらに持続すると対応感覚野以外の感覚野にも鋭敏化が広がってゆく．感覚の鋭敏化と幻覚の発生がこれによって起こる．どのくらい刺激削減が行われるとこのような影響が現れるかは個人によってそれぞれ異なるので，削減効果には相当大きな個人差が現れる．まとめれば，刺激削減の阻害的効果は，刺激不足のために，皮質活動が低下してしまい，適切な認知活動が行いえないことの反映ということになる．阻害的効果のみられた色彩知覚，錯覚，仮現運動，図形模写，看視作業などの機能は，いずれも刺激を意味あるまとまりとして体制化する機能の低下を現しており，このことからも最適水準理論の妥当性が支持される．

3） **効果が不明瞭な視知覚事象**　初期の McGill 大学の報告では，被験者はしばしば2次元的環境知覚や奥行き知覚の歪みを推測させる報告をしている．ところが，実際に深視力検査をすると有意な変化があるという報告と，ないという報告があり，一定しない．Zubek (1969)，北村と大久保(1986)のまとめによれば，① フリッカー臨界融合頻度(critical fusion frequency；CFF)，② 自動運動，③ 反転図形の反転頻度，④ 奥行き知覚，⑤ 大きさの恒常性などは，効果の有無と効果の内容(促進，阻害)に不一致が多く，一定していない．

4） **削減効果と時間的要因**　Zubek (1969 b)は，それまでの知見を整理し，削減効果が最も顕著に現れるのは削減期間が 48 時間(2日間)であり，これより短くても，あるいは長くても変化は小さくなることを指摘している．視覚系に限ってみても，仮現運動や図形模写では 48 時間後に効果が大きく認められている．

本川式電気閃光値は 24 時間後では変化がないのに，48 時間の削減で著しく増加する(Nagatsuka と Maruyama, 1963)．電気閃光値というのは，両眼角外に刺激用電極を装着し，20 Hz の矩形波で毎秒 80 mV の割合で電圧を変化させながら閃光が感じられる閾値 S_1 と閃光が消失する閾値 S_2 を調べ，S_1-S_2 の差分をとったものである．この値の増加は脳の機能低下を示すとともに，被験者が不快な状況におかれたときにみられる現象である．Zubek (1969 b)はこの報告を重視し，48 時間目ごろが被験者にとって一番つらいときであって，これを乗り切るために被験者は削減環境に再適応するための，何らかの調整をせまられる臨界的な時間であろうと推測している．しかし，24 時間の削減で大きい効果を生じる現象もあれば，8 時間とか 3 時間という短い期間でも効果のみられる現象もあるので，一概に 48 時間を強調することはできないという批判もある(北村と大久保，1986)．Suedfeld (1980)は心理機能の階層性に着目して整理し，知覚的機能と運動的機能は 48 時間の削減の後に最も顕著に変化し，認知的機能の変化は 24 時間の削減の終わりまでに頂点に達するとしている．

森川ら(1988)は 3 日間の刺激削減で，覚醒時脳波を連続的にスペクトル分析し，アルファ帯域のピークは階段状におよそ 0.5 Hz 刻みで変化し，全体で平均 1.85 Hz 低下すると報告している．さらに，スペクトルパタンの類似性に基づいて主成分分析し，この階段状の変化点を合成得点の推移から調べると，削減開始後 28.5 時間と 53.8 時間の二つの時間に顕著な

ピーク周波数の変化がみられた．この二つの変化点はSuedfeld (1980)の24時間と48時間の段階的機能変化の頂点時とよく近似しており，皮質機能水準の階段状の低下が削減効果の及ぶ心理機能の水準や効果の現れ方と，対応しながら進行している可能性が示唆される．

もう一つ時間的要因として注目すべき点は，効果の持続時間である．運動残効，錯視，図形模写は削減終了後1時間を超えると効果は消失した．これまでの研究では，効果の持続時間について実験的に確かめた報告はきわめて少ない．Zubek (1969b)が指摘しているように効果の有無を判定する場合，テストバッテリーの何番目に測定したものか，その測定時間は効果の持続時間内であったかを吟味する必要がある．3～4時間に及ぶテストバッテリーの最後のほうの測定は妥当性の面で，はなはだ疑わしいといわざるをえない．改めて精査と現象の確認の必要性が指摘されている．

c. 生物リズムに及ぼす刺激削減の効果

ヒト以外の動物では，生物時計は環境の明暗周期に同調する．ヒトではもう少し複雑で明暗周期のほかに食事など周期的な生活サイクルや他人との周期的な接触，ラジオ・テレビなどマスメディアとの接触など社会的な環境サイクル（社会的同調因子）にも同調する．同調因子(Zeitgeber)を除いた環境では，その個体に固有の生物リズム周期が持続する．これがリズムの自由継続(free-run)である．生物リズムの研究では，時間手掛かりとなる刺激変化の削減が主眼となる．したがって，刺激削減の操作が及ぶ範囲は比較的限られており，多くは社会的隔離の状態で行われている．すでに述べた刺激削減実験は恒常環境で実施されているので，当然，同調因子は除去され，生物リズムは自由継続周期(free-running period)を示すことになる．

1) 生物リズムの自由継続周期　Wever (1979)は147の隔離実験結果から，ヒトの自由継続周期を統計的に検討している．それによると直腸温リズム（体温リズム）の平均周期は25.0時間で，恒常明(24.9時間)に対し恒常暗(24.5時間)の状態のほうが有意に短い．周期の長さには性差がみられ，女性(24.8時間)のほうが男性(25.2時間)より短い．他方，年齢(17～72歳)や運動負荷あるいは運動拘束の程度には影響を受けない．体温リズムと並んで重要な生物リズムである睡眠-覚醒リズムは，体温リズムと同じ25時間周期のリズムが主要なものであるが，これに加えて18時間と34時間の周期のリズムも現れる．

2) 内的脱同調　体温リズムと睡眠-覚醒リズムが25時間周期で自由継続している場合は，内的同調が保たれ周期は一致した状態で維持されている．ところが，睡眠-覚醒リズムが25時間以外の周期を示すようになると，普段の低体温期に眠り，高体温期に起きて活動するという関係が崩れ，高体温期に睡眠をとる日も出てくる．これが内部脱同調である．Wever (1979)によると，体温リズムと睡眠-覚醒リズムに脱同調が起こり，位相が180°ずれると精神身体機能に変化が生じる．この時期に計算速度や集中力が低下し，疲労感が強まるという．時差症や夜勤病の心理・行動障害は一時的な内部脱同調に起因していると考えられる．これまでの刺激削減研究では，生物リズム研究の視点がほとんど欠如した状態でなされてきた．Zubek (1969b)の48時間目の臨界期やSuedfeld (1980)の機能低下の頂点時などが，削減期間の長さに依存したものか，あるいは削減環境下に発生した内部脱同調を背景にもつものかは全くふれられていない．今後は生物リズムの観点から，刺激削減環境下での

心理・行動特性の分析がなされ，新しい展望が開かれることが期待されている．

〔堀　忠雄〕

文　献

Biase, D. V. and Zuckerman, M.: Sex difference in stress responses to total and partial sensory deprivation. *Psychosom. Med.*, **29**, 380-390, 1967.

Doane, B. K., Mahatoo, W., Heron, W. and Scott, T. H.: Changes in perceptual functions after isolation. *Canad. J. Psychol.*, **13**, 210-219, 1959.

Hariu, T. and Ueno, H.: Studies of sensory deprivation: II. Part 4. With reference to the genetic process of perception. *Tohoku Phychol. Folia*, **22**, 72-78, 1964.

Hayashi, M., Morikawa, T. and Hori, T.: EEG alpha activity and hallucinatory experience during sensory deprivation. *Percept. Mot. Skill*, **75**, 403-412, 1992.

Heron, W.: The pathology of boredom. *Sci. Amer.*, **196**, 52-56, 1957.

Heron, W.: Cognitive and physiological effects of perceptual isolation. In Sensory Deprivation (P. Solomon, P. E. Kubzansky, P. H. Leiderman, J. H. Mendelson, R. Trumbull and D. Wexler Eds.), pp. 6-33, Harvard University Press, 1961.

北村晴朗・大久保幸郎編：刺激のない世界，新曜社，1986．

森川俊雄・林　光緒・堀　忠雄：恒常環境下における覚醒水準の低下が徐波睡眠に及ぼす影響．生理心理学と精神生理学，**6**，71-79，1988．

Nagatsuka, Y. and Maruyama, K.: Studies on sensory deprivation: I. Preliminary studies, Part 2, Effects of sensory deprivation upon perceptual and motor functions. *Tohoku Psychol. Folia*, **22**, 5-13, 1963.

Pollard, J. C., Uhr, L. and Jackson, C. W. Jr.: Studies in sensory deprivation. *Arch. Gen. Psychiat.*, **8**, 435-454, 1963.

Schultz, D. P.: Sensory Restriction: Effects on Behavior, Academic Press, 1965.

Solomon, P., Kubzansky, P. E., Leiderman, P. H., Mendelson, J. H., Trumbull, R. and Wexler, D. Eds.: Sensory Deprivation, Harvard University Psess, 1961.

Suedfeld, P.: Restricted Enviromental Stimulation: Research and Clinical Applications, Wiley, 1980.

Suzuki, Y., Fujii, K. and Onizawa, T.: Studies on sensory deprivation: IV. Part 6, Effects of sensory deprivation upon perceptual function. *Tohoku Psychol. Folia*, **24**, 24-29. 1965.

Suzuki, Y., Ueno, H. and Tada, H.: Studies on sensory deprivation: V. Part 6. Effects of sensory deprivation upon perceptual function. *Tohoku Psychol. Folia*, **25**, 24-30, 1966.

Ueno, H. and Tada, H.: Studies on sensory deprivation: IV. Part 7. The effects of sensory deprivation upon genetic process of perception. *Tohoku Psychol. Folia*, **24**, 30-34, 1965.

Vernon, J., McGill, T. E., Gulick, W. L. and Candland, D. R.: The effect of human isolation upon some perceptual and motor skills. In Sensory Deprivation (P. Solomon, P. E. Kubzansky, P. H. Leiderman, J. H. Mendelson, R. Trumbull and D. Wexler Eds.), pp. 41-57, Harvard University Press, 1961.

Wever, R. A.: The Circadian System of Man, Springer-Verlag, 1979.

Zubek, J. P.: Sensory Deprivation: Fifteen Years of Research, Appleton Century-Crofts, 1969 a.

Zubek, J. P.: Sensory and perceptual motor effects. In Sensory Deprivation: Fifteen Years of Reseach (J. P. Zubek Ed.), pp. 207-253, Appleton-Century-Crofts, 1969 b.

Zubek, J. P., Pushkar, D., Sansom, W. and Gowing, J.: Perceptual changes after prolonged sensory isolation (darkness and silence). *Canad. J. Psychol.*, **15**, 83-100, 1961.

Zuckerman, M.: Hallucinations, reported sensations and images. In Sensory Deprivation: Fifteen Years of Research (J. P. Zubek Ed.), pp. 85-125, Appleton-Century-Crofts, 1969 a.

Zuckerman, M.: Theoretical formulations: I. In Sensory Deprivation: Fifteen Years of Research (J. P. Zubek Ed.), pp. 407-432, Appleton-Century-Crofts, 1969 b.

Zuckerman, M. and Hopkins, T. R.: Hallucinations or dreams? A study of arousal levels and reported visual sensations during sensory deprivation. *Percept. Mot. Skills*, **22**, 447-459,

1966.
Zuckerman, M., Levine, S. and Biase, D. V.: Stress response in total and partial perceptual isolation. *Psychosom. Med.*, **26**, 250-260, 1964.
Zuckerman, M., Persky, H., Hopkins, T. R., Murtaugh, T., Basu, G. K. and Schilling, M.: Comparison of stress effects of perceptual and social isolation. *Arch. Gen. Psychiat.*, **14**, 356-365, 1966.

3.2. 光刺激の視覚機能への影響

3.2.1. 光刺激の視覚的体制化機能

われわれの生活環境のなかで一つの感覚が単独に働くことはまれで，知覚を成立させているおもな感覚モダリティに付随して，ほかの多くの感覚モダリティが関与している．このような異種の感性情報を統合することにより，われわれはより適応的な外界認識をするのである．本項では，視覚モダリティによるほかのモダリティの感度への直接的影響と，視覚情報と異種感性の調和のあり方について逆転眼鏡による運動系への影響について取り上げた．また，異種感性の調和という問題に関連して，視覚障害者の視覚的代行情報，開眼手術による視覚的体制化の変容，皮質性損傷者の視覚障害症状のデータも示してみた．

a. 光刺激の他モダリティへの影響

光刺激が聴覚閾に及ぼす影響について，GreggとBrogden (1952)の研究を取り上げた．この実験は，3段階の異なる輝度の光刺激と同時呈示した音刺激の音圧に関する聴覚閾を測定している．音刺激は，Wien Bridge Oscilatorからの発振音をHewlet-Packard Attenuator Model 350 A を通して出力した1000 Hz, 55 dBの標準刺激音(予備的実験で絶対閾と認められた刺激値)を中心に2 dB ステップで変化させた刺激を呈示し，極限法により聴覚閾を測定した．

光刺激は，被験者の前方に置かれた直径1/4 in の乳白色の円形光源で，大きさは視角にして43′であった．この光源は，4 Wの蛍光ランプ(GEの昼色光)を DC 変圧器により照明強度を制御して，前面にオパールガラスを装着した箱の内部から中性フィルター(No.10 A 6 in)を通して照射した．Macbeth 輝度計による測定で光源の最低輝度を 2.05 mLに調節した．実験手続きは，被験者が防響室に入室後，顔面固定され，前方にある 11×17 in の光源箱の中央にある円を凝視するように教示し，予告音が 300 ms 鳴った1000 ms 後に音刺激を 2000 ms 間呈示し，呈示音が聞こえたか否かを言語反応するよう被験者に求め，閾値を求めた．被験者は男女各18人の大学生で，そのうちの各半数はGI群に，残りの半数はGII群の条件に振り分けられた．GI群の被験者は正面を凝視するように教示され，さらに予告音が与えられた後，前方の円光源と音刺激が同時に呈示されるので，毎試行音が聞こえたか否かを報告した後に，光がみえたか否かも報告するよう求められた．GII群においても，GI群の場合と同様に円光源と音刺激が同時に呈示されるが，被験者にはその点について教示せず，音が聞こえたか否かを報告するよう求めた．

各群とも三つの照明条件，すなわち，2.05 mL，2.065 mL，2.105 mL 照明条件の下で聴覚閾を測定した(この実験は輝度単位を mL で示す)．これらの試行順序はランダムで，各条

件当たり三つの聴覚閾を測定し，その中央値を代表値とした．また各照明条件の輝度の決定は，予備実験で54人の被験者を対象として得た 2.05 mL の刺激値に対する 676 の相対弁別閾（$\log \Delta I/I$）の累積頻度分布に基づいて，2.065 mL 照明条件は 2.05 mL より 0.015 mL 増大した輝度で，相対弁別閾の値は-2.14で，判断総数の 38％ が輝度変化を感じる値であり，2.105 mL 照明条件は，2.05 mL より 0.055 mL 増大した輝度で，相対弁別閾は-1.5で，100％ 輝度変化を感じる値であった．

光刺激と音刺激を同時呈示したときの光刺激の輝度変化を関数とした聴覚閾の増減を平均誤差として各群別にその平均値をプロットしたのが図 3.5 である．すなわち，2.05 mL 条件の聴覚閾を 0 とし，それより 0.015 mL，0.055 mL それぞれ輝度が増大したときの聴覚閾の増減を dB 値で示した．光刺激が聴覚閾に促進的効果を示したのは，光と音の存否を報告させた GI 群で，逆に，音の存否を報告させた GII 群では抑制効果が現れていた．この結果は，光刺激のほかの感覚モダリティへの影響が微妙であることを示しただけでなく，二つの感覚が同時呈示されるときの一方のモダリティへの注意の効果が反映されており，中枢レベルを介した間接的相互作用と解釈される．

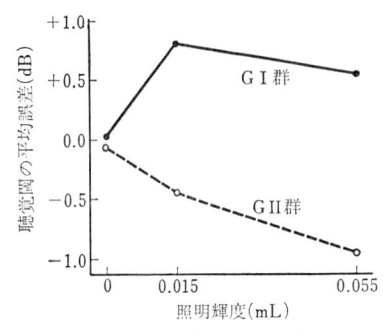

図 3.5 各照明輝度条件での判断条件群別の聴覚閾の平均誤差（Gregg と Brogden, 1952）

b. 運動系の調和と統合に寄与する視覚の影響

視覚情報とほかの感覚情報とのずれが生じる事態に人間を置くことで，実験的に知覚的体制化を破壊する研究としては，ストラットン（Stratton, 1896）の視野逆転の実験が知られている．視野を逆転する眼鏡を装着すると，直後には視覚とその他の感覚との間に不調和が生じ，視覚優位の統合が破壊されるが，数日間連続して逆転眼鏡を装着しているとしだいに感覚間の調和が成立し，眼にみえる対象と手に触れる対象とが一致するようになる．これについて，現在のところ視覚以外の感覚が視覚と一致するように変容し，視覚優位の知覚の再統合が行われるとする説明が支持されている．ここで，道田と利島（1991）の資料をあげたのは，運動のある側面が事前のプログラムによるものであれば，視野変換の影響は受けず，視覚情報が関与しているのであれば，反転眼

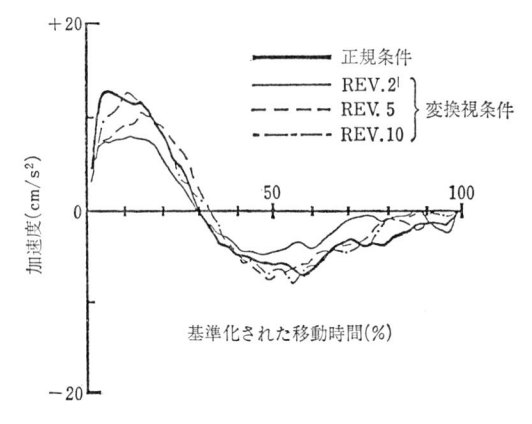

図 3.6 正視条件および変換視条件試行の対象把握運動の加速度曲線（道田と利島，1991）

鏡の装着により運動状態が変化することを予想して検討しており，運動感覚を通しての視覚情報の知覚的体制化効果をみた研究としての意義があると考えたからである．

実験は，直角プリズムによる上下反転眼鏡(視野は両眼視で水平66°，垂直32°；竹井機器製)を固定した枠台から下をのぞく装置を用い，眼鏡から50cm下，台の端から20cmの位置に置かれた直径4.5cm，長さ12cmの円柱を，被験者が適当と思うスピードで手を伸ばしてつかむ課題を10試行行った．その際，手の動きをVTRで真横から撮影し，手首部の運動の始点から終点までの運動時間と運動軌跡を計測した．

図3.6は，手伸ばし運動の始点から終点までの移動時間を100%とした基準化した移動時間内での加速度(cm/s^2)を測度とし，眼鏡のない正視条件と眼鏡装着の変換視条件での第2，第5，第10試行(REV.2, REV.5, REV.10)における手の移動加速度曲線を示した．この結果では，逆転視条件は正視条件より加速度のピークに差があり，運動の滑らかさも不安定であり，一度壊れた知覚的体制化が再体制化されたときには，視覚情報の影響にも限界があることを示唆している．

c. 視覚障害者の知覚体制化

視覚機能を失うことが知覚的体制化にどのような影響を及ぼしているのか，また，晴眼者と同等の視覚情報の処理を可能にする視覚代行技術が，視覚障害をいかに補償できるかという観点から，視覚刺激の効果を考えてみたい．視覚障害といっても，個人の能力，生活環境に左右されるばかりでなく，障害の生じている視覚機能の多様性から単純に定義することはむずかしい．視覚の重要な機能といわれる視力，視野，色覚，光覚，両眼視機能，調節能力などのうち，主として視力と視野の障害は視覚障害の代表的なものである．特に，活字が読めない程度に視力が障害されると，点字による解読が勧められる．

盲学校の生徒の視力と使用文字の種類(点字または普通文字の別)の関係を調べた資料(大川原ら，1981)によると，調査対象者となった盲学校の児童・生徒の38.6%が点字のみを，54.6%が普通文字を，残りの6.7%が両方を使用していた．この事実は，視力の低下が即点字の依存に直接つながるわけではないことを意味している．すなわち，図3.7で，視力0.02のところで普通文字使用者と点字使用者の曲線が交差していることから，視力が0.01以下になれば点字解読が主体となり，矯正視力で0.3の弱視者はいうに及ばず，視力0.1程度から0.04以上の範囲では，視力による学習が可能であることを示唆している．

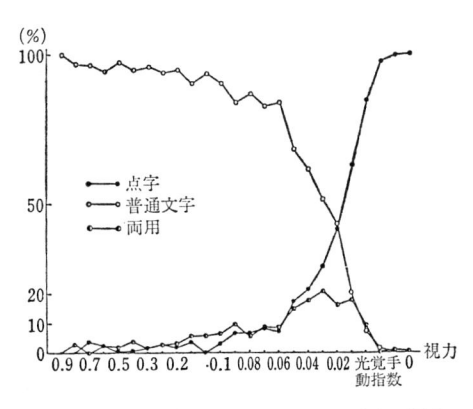

図3.7 盲学校児童生徒の視力と使用文字の関係(大川原ら，1981)

盲人に点字でなく晴眼者と同じように文字を読む手段を与えてやりたいとの動機で，電子

工学者 Linvill と Bliss (1966) は，英文字を触読できる器械オプタコンを開発したのは有名な話である．また，光景を電気信号に変換し，その信号で触覚刺激素子を駆動させる原理をもったシステム(TVSS; tactile vision substitution system)は，1964年ごろから開発研究が進められてきた．このように，視覚情報を他覚的情報を介して伝達し，視覚障害に晴眼者と同様の知覚的体制化を促進させるというアイデアが成功するためには，モダリティの共通質に基づく感覚統合ないしは感性相互作用によらねばならない．

先天盲，後天盲，晴眼者を対象に，もし神経系の体制化が知覚的体制化に反映するなら，盲人と晴眼者間に触覚判断の差はなく，視覚的経験が反映するなら，両者に差が認められることを仮定して，TVSSを用いた空間的体制化知覚の検討した研究(Wakeら, 1982)によると，神経系を基礎とした触覚と視覚の空間的共通質を反映した知覚的体制化が認められることを明らかにした．この実験は，被験者の背中に2本の線分の方向を変えて呈示し，線分間の間隔を変化させたときに，2本線と感じる最小距離を求めた．その結果，晴眼者と盲人の間で，解像力の差はほとんどなく，3群を通して垂直，水平方向の解像力が，斜め方向のそれより良いことを示している(表3.4)．

表 3.4 晴眼者と盲人の2本の平行線分の方向角度を変数としたときの解像力
(Wakeら, 1982: 単位 mm)

		方 向			
		0°	45°	90°	135°
晴眼者	TC	48± 0.00	104± 8.02	40± 8.02	88± 8.02
	MI	60± 4.00	92±13.67	40± 4.62	84±15.15
	OT	32±16.05	64± 0.00	24± 8.02	104± 8.02
後天盲	HA	56± 8.02	72±24.07	40± 8.02	64±16.05
	SA	56± 4.62	96±16.00	52± 4.00	73.6±12.14
	TA	40± 8.02	48±16.05	40± 8.02	40± 8.02
	SI	40±24.07	64±16.05	56±24.07	64±16.05
先天盲	SZ	56± 4.62	68±10.07	56± 4.62	84± 7.66
	TD	28± 4.00	80± 6.53	32± 6.53	48± 6.53
平 均		46.22	76.44	46.22	72.17

d. 開眼者の視覚形成過程

視覚障害者の種々の機能障害による知覚的体制化への影響を論じるうえで貴重な情報をもたらすのは，先天性の視覚喪失者の開眼手術後の視知覚についての報告である．しかし，開眼者の視覚機能の変化といっても，失明原因，期間，保有視覚機能などで異なっており，一般化をすることは危険である．ただ，彼らの外界認識の方略に基づく，視覚障害者の開眼手術後の視覚情報の与え方についての示唆が得られる点で，開眼後の知覚的反応の時間的変化の資料は貴重である．ここでは，鳥居と望月(1992)の長期間にわたる研究の一部から，開眼後の被験者の光源点滅による明暗弁別で一定距離に置かれた対象の大きさの知覚，色領域の定位と色識別，触図形の識別のデータについて示す(図3.8)．

3.2. 光刺激の視覚機能への影響

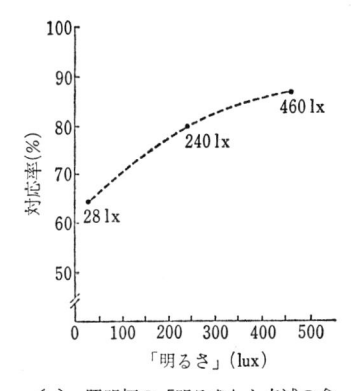

(a) 照明灯の「明るさ」と点滅の弁別実験における対応率(SN)

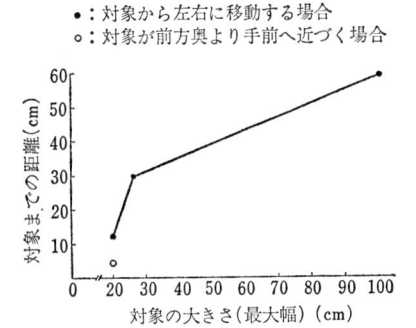

(b) 対象の大きさとその動きを初めて認めたときの観察距離(SN)

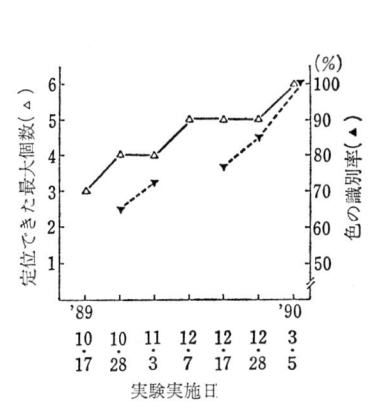

(c) 白台紙上の色領域の定位と色の識別(MO)

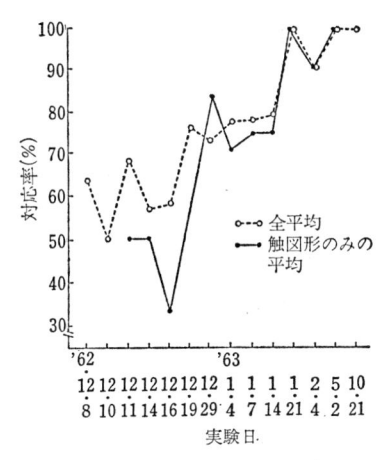

(d) 触覚による2次元の形の識別実験における対応率の推移(MM)

図3.8 開眼盲における種々の視覚能力の検査結果(鳥居と望月, 1992)
図中の括弧内の英文字は被験者のイニシャル.

　この研究では, 視覚刺激の視知覚体制化への有効性を示唆し, 開眼者の視知覚形成過程にあたって, どのような視覚的経験が重要であるか, そのような経験から, どのような視覚的体制化が形成されていくかを明らかにしようとしているのである. たとえば, 対象認知の初期段階では色弁別が有力な手段となっており, 平面図形の弁別ができるためには, 白の台紙に貼った有彩色の型紙を繰返して呈示することで図領域が探しだせるようになり, 次いで図の大小の弁別が可能となる. さらに, 短冊型図形の方向弁別訓練は, 水平方向走査の探索操作を可能にし, 地の探索や斜方向の弁別が可能となっていくが, これらは, 開眼者の視覚訓練の方法に示唆を与えるばかりでなく, 晴眼者の視覚的体制化過程のモデル化にも重要な手

掛かりとなる．

e. 皮質損傷に伴う視覚機能障害

眼という感覚器官の障害による視覚情報の入力障害のほかに，視覚情報が処理される皮質野の損傷による視覚機能障害がある．このような障害は，視覚情報処理の不全であるから深刻な視覚的認知能力の障害をひき起こし，視覚刺激の局所的輪郭，色，奥行き，運動など多くの視覚的基本要素の知覚は保たれているが，それらの知覚的体制化の結果としての対象認知に不全が生じる視覚失認(visual agnosia)や，文字または語の認知ができない失読症(alexia)といった皮質性の視覚障害が現れるのである．これら視覚失認患者や失読症患者(Ruddock, 1991)に，呈示された数個の刺激の中から1個のターゲット刺激を検出する視覚的探索課題を実施した研究から，皮質性視覚障害の特徴を示したのが図3.9である．これらの研究では，上向きの正三角形(ディストラクター)のなかに向きの異なる正三角形(ター

(a) 視覚失認患者と健常者の比較　　(b) 失読症患者と健常者の比較

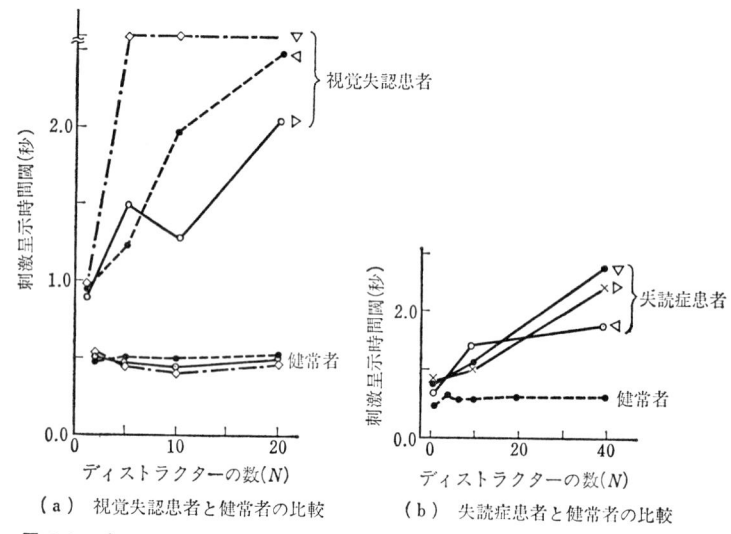

図 3.9　ディストラクターの数を関数としたときの向きの異なる三角形のターゲット刺激検出に要した呈示時間閾(Ruddock, 1991)

ゲット)が一つある刺激布置に対して，ターゲットが50％の確率で検出できる刺激呈示時間閾(秒)を測定している．図3.9は，向きの異なる3種類の三角形をそれぞれターゲットとした条件で，ディストラクターの個数を変数(横軸)として刺激呈示時間閾(縦軸)をプロットしたもので，(a)は視覚失認と健常者の比較，(b)は失読症と健常者の比較をした結果である．いずれも，健常者では，ディストラクターの数の増減に関係なく時間閾は一定であり，刺激の向きといった視覚的基本要素が並列的に処理されている．これに対し，視覚失認患者では時間閾は長いが並列的に処理できる刺激の向きと，ディストラクターの数に比例して時間閾が長くなる系列の処理をする刺激の向きがあった．また，失読症ではいずれの刺激の向きについても系列的処理がなされていることが，ディストラクターの数に比例して時間閾が

長くなることから示唆された．これらの結果は，視覚処理障害が皮質の損傷部位により異なること，特に文字処理と具体物の認知の中枢が異なることを示唆している．

〔利島　保〕

3.2.2. 視覚発達に及ぼす光刺激の影響

われわれの脳の多くの領域が，何らかの形で視覚情報処理にかかわっている．たとえば，ヒトと非常に類似した視覚系を有するマカクザルでは，新皮質の細胞の30％以上が視覚に関係しているといわれている．ヒトの脳が，生後約2年の間におよそ3倍の重さへと飛躍的に発達することを考えれば，われわれの視覚系も，その間に日常の光環境へ適応するために大きく変化することであろう．そこで本節では，最近の乳幼児心理学の手法やデータを紹介し，視覚発達と脳の成長，およびそれらに及ぼす光刺激の影響についてみることにする．

a. 乳児の視覚機能を測定する（乳児精神物理学, infant psychophysics）

古くは，生後間もない乳児は視覚機能が未分化であるために，その視覚世界は混沌とした無秩序なものであろうと考えられてきたが，1960年代以降，感覚・知覚機能の発達的研究が多く行われるに至って，生後間もない乳児にも限られた範囲ではあるが成人と同様の視覚機能が備わっていることが明らかになってきた．乳児を対象として視覚機能の測定を行う場合には，彼らに言語的な教示を理解したり，教示に対して反応することを期待するわけにはいかないことから，乳児研究の発展はその測定手法の開発によるところが大きい．

1) 選好注視(preferential looking)　Fantzら(Fantz, 1958, 1963; FantzとOrdy, 1959)は，乳児に種々の刺激パタンを単独あるいは対にして呈示する試みを行い，乳児が無地一色の領域よりも何らかのパタンのある領域を，また灰色無地の領域よりも縞模様の領域を長く注視すること，図式化された顔や同心円に対して特に好んで注視することなどを統計的に有意な割合で見い出した．このように，乳児が生まれつき何らかの変化のあるパタンを

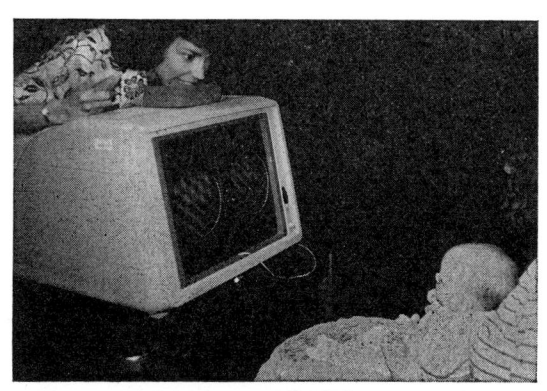

図 3.10　選好注視法による実験風景(MITのHeld, R.研究室にて撮影, 1990)

観察者(Gwiazda, J.)は乳児の注視反応をもとに，目標刺激が呈示されている側を判断する(この実験では，方向選択性の発達を検討するために，乳児における方向マスキング効果を調べている)．

好んで注視する傾向を利用した Fantz の方法は，その後 Teller らや Held らの研究グループによって改良され，現在では選好注視法(PL 法)として，乳児の各種視力を測定する最も有力な手法の一つとなっている(下條と Held, 1983)．研究者によって多少の違いはあるが，PL 法では，二つの視覚パタンを呈示したときに，乳児がどちらの刺激を好んで注視するかを観察者が強制的に判断する．いい換えれば，観察者は，実際に呈示されている刺激については何も知らされていない状況で，乳児の好むパタンがどちら側に呈示されているかを乳児の行動を通して当てなければならない(図 3.10)．縞視力(詳しくは後述)を測定する場合を例にあげれば，二つのパタンは平均輝度が等しい灰色と格子縞パタンからなる(図 3.11)．もし，格子縞が細かすぎて乳児が灰色と区別できないのであれば，乳児は二つのパタンのどちらかを選好することはないので，観察者が推測した格子縞の呈示された側への反応の正当率はチャンスレベルである 50% 前後となる．それに対して，格子縞が乳児にとって解像可能な粗さをもっているものであれば，乳児は前述したように灰色よりも格子縞を好んで注視する傾向があるので，正当率は高くなる．こうして，一定の割合(通常 75%)で選好反応が得られる格子縞の幅をもって乳児の視力を推定するというものである．

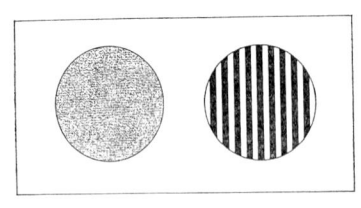

図 3.11 乳児の縞視力を測定する際に用いられる刺激対の例

2) 馴化-脱馴化(habituation-dishabituation)　乳児の視覚能力を測定するもう一つの有効な方法は，乳児が見馴れたものよりも新奇なものを選好する傾向を利用するものである．乳児に特定の性質をもつ刺激を何回も反復して呈示すると，乳児の反復刺激に対する選好(たとえば注視時間)は低下する(Fantz, 1964)．一般には，全く異なる新たな刺激を呈示すると乳児の注視は再び回復することから，反復刺激に対する注視の低下は単なる疲労や覚醒水準の低下というよりも，反復刺激のもつ何らかの特性についての馴れ(馴化)によるものと考えられている．そこで，乳児にある刺激(A)を複数試行反復して呈示し，それによって乳児の注視時間が一定の水準まで減少したときに，異なる特性をもつ刺激(B)を呈示する．このとき，もし乳児が刺激 A と B の違いを弁別できれば，乳児の B に対する注視時間は再び回復する(脱馴化)．それに対して，乳児が違いを弁別できないのであれば，注視時間の回復はみられない．こうして，種々の刺激間で脱馴化が生じるかどうかによって，乳児の弁別能力をみることができる．

乳児において，二つの視覚パタンの弁別能力を測定しようとするとき，先の選好注視法で前提となるように，必ずしも二つのパタンの一方が他方よりも一貫して乳児に好まれるという予測が成り立つとは限らない．このように選好の度合が比較的等価な 2 刺激間の弁別力を測定する場合，および刺激を同時に呈示しにくい聴覚弁別力の測定などにも，この馴化-脱馴化法は有力な手法として用いられる．

上記の手法以外にも，乳児の視覚機能の評価のために用いられる方法はさまざまである．たとえば，生後およそ 4 か月齢以降になると，乳児は視覚対象に対して手延ばし行動(reaching)を示すようになるが，二つ以上の対象がある場合には，それが近くにある対象に対し

て頻繁に生じることを利用して，乳児の奥行知覚の発達を調べることができる(Granrud ら，1984)．また，眼球運動を記録することによって，図形に対する乳児の視覚走査パタン(図形のどの部分を見ているか)の発達変化を調べる(Salapatek, 1975)など，測定する視覚機能によって，種々の方法が試みられる．

b. 測定された乳児の視覚能力

視覚情報の源はレンズを通して網膜に結像された光であるので，乳児の視力が劣る場合には，いわゆる近視や乱視をもった成人のように，光学系の屈折異常が原因として考えられるかもしれない．実際，乳児は成人と比較すると乱視の発生率が高く，視距離の変化に伴うレンズの調節の幅も少ないといわれる(Held, 1987)．しかしながら，彼らの視力は，刺激からの距離が異なっても変化しないこと(Fantz ら，1962; Salapatek ら，1976)などから，光学系の異常に帰することはできず，むしろ，乳児の光学系は彼らの視覚能力を考えると十分な精度をもっているといわれている(Van Sluyters ら，1990)．つまり，彼らの視覚能力を限定している要因は，一般には網膜上の受容器以降の視覚神経系に求められる．

1) 縞視力(grating acuity) 一般に "視力(visual acuity)" とよぶ場合，それは視覚系の最少分解能を指し，解像可能な最小の2要素間の距離で表される(通常は分単位の視角距離の逆数を用いる)．先に述べたように，行動的に乳児の空間解像力を測定する場合には，十分に高いコントラストをもつ縞パタンと，それと明るさの等しい灰色の領域を対呈示して，乳児が弁別可能な縞パタンの空間周波数をもって視力を表す．正常な視力をもつ成人は 30 cpd 以上(1′以下)の視力をもつが，PL 法を用いて実際に測定された乳児の縞視力は，新生児では 1 cpd 程度にすぎず，生後半年の間に 4～5 cpd 程度まで発達する(図 3.12)．この結果は，縞刺激を一方向に運動させることによってひき起こされる視運動性眼震(optokinetic nystagmus; OKN)によって測定された視力ともほぼ一致する．これに対して，視覚誘発電位(visual evoked potential; VEP)によって測定された縞視力は，行動的に測定されたものよりも 1～1.5 オクターブ高い視力を示している．この違いは，VEP 法と行動学的手法との間に，閾値に対する基準の相違，閾下の反応に対する加算の

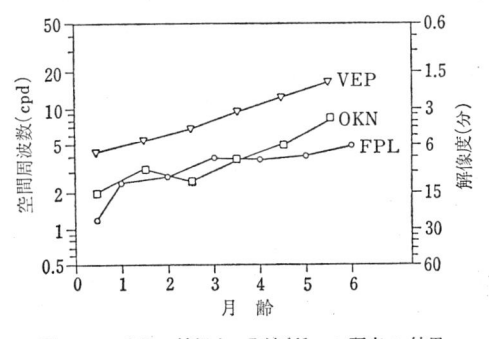

図 3.12 乳児の縞視力の発達(種々の研究の結果をまとめたもの; Aslin, 1987)

有無，あるいは検出しているレベルの違いなどがあるためだと考えられているが(詳細はDobson と Teller, 1978を参照)，どちらにしろ，乳児の視力が生後大きく改善されていく傾向をみることができる．この縞視力は，生後1年を過ぎても徐々に発達し，3～5年かけてほぼ成人のレベルに達するといわれている(Mayer と Dobson, 1982)．

2) コントラスト感度(contrast sensitivity) 上述の縞視力では，通常，十分に高いコントラストをもつ刺激が用いられる．したがって縞視力は，最適な条件下での視覚系の最小

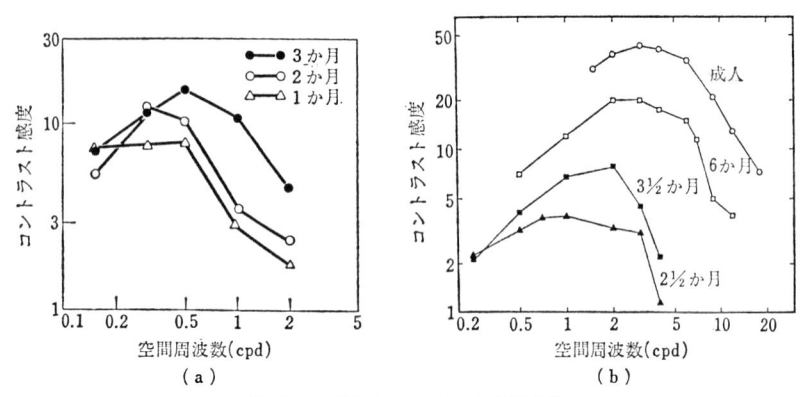

図 3.13 乳児のコントラスト感度曲線
(a): PL 法によって得られたもの(Banks と Salapatek, 1978).
(b): VEP 法によって得られたもの(Pirchio ら, 1978).

分解能についての情報はもたらすが，低コントラスト条件下や，低い空間周波数の視覚情報がどのように知覚されるかについては不明である．そこで，乳児に対しても種々の空間周波数の縞刺激(ここでは正弦波)を用いてコントラスト感度曲線(contrast sensitivity function; CSF)を測定する試みがなされている(Atkinson ら, 1977; Banks と Salapatek, 1978; Pirchio ら, 1978)．図 3.13 は，PL 法(a)，VEP 法(b)を用いて測定された乳児のコントラスト感度曲線を示す．これらの結果から明らかなように，生後間もない乳児は成人と比較すると全体的にかなり低いコントラスト感度しかもたず，その感受性も低い空間周波数帯域に限られていることがわかる．つまり，この時期の乳児は，成人が高い感受性を示す 2～5 cpd を超える高空間周波数成分はほとんど知覚できない．また，生後 1 か月までは，成人においてみられるような低空間周波数帯域における感受性の落ち込みがみられない(Atkinson ら, 1977)ことも示されており，生後間もない乳児では，視覚系内部での側抑制過程が未発達である可能性が示唆されている(詳細は佐藤, 1982 を参照).

図 3.14 は，解像度とコントラストが光景の見えに及ぼす影響をシミュレートしたものである．これより，視覚対象が明瞭に知覚されるためには，縞視力に代表されるような視覚分解能だけでなく，十分な明暗のコントラストもまた不可欠であることがわかる．乳児の縞視力およびコントラスト感度曲線の発達研究の結果は，生後間もない乳児の視覚能力は，空間解像度，コントラスト感度の両者において成人よりもかなり低いが(1 m の距離に人物が立った場合，新生児では左下隅の画像に示されるようなぼんやりした知覚しかできないであろう)，その後(特に最初の 1 年を通して)劇的に成熟・発達していくことを示唆している．また，最終的に成人と等しいコントラスト感度曲線が得られるのは，5～8 歳ころになるという(Bradley と Freeman, 1982).

3) 立体視力(stereo acuity)　二つの要素が違った奥行きにあるとき，左右眼の網膜上では，これら 2 要素間の位置関係は異なって投影される(両眼非対応, binocular disparity).

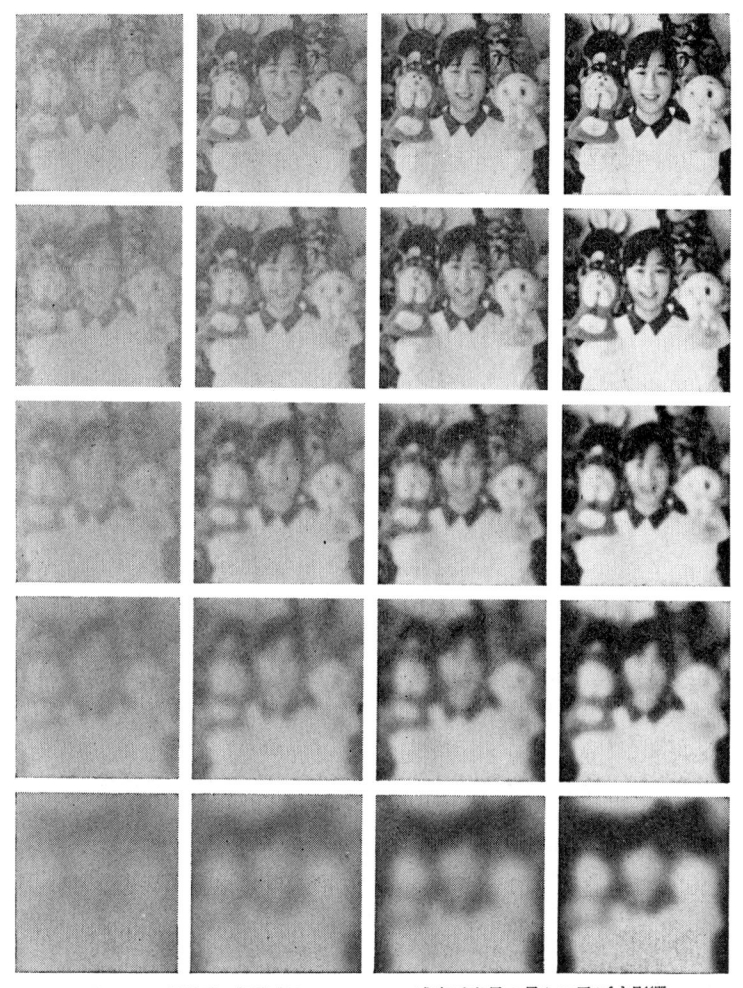

図 3.14 視覚系の解像度とコントラスト感度が光景の見えに及ぼす影響
明瞭な視知覚の成立のためには，視覚系の十分な解像力(図では上方向)とコントラスト感度(図では右方向)が必要である．生まれてすぐの乳児においては，この二つの機能は未成熟であるが，生後1年の間に大きく発達する．

逆にいえば，左右の眼に水平方向にずれた像を呈示すると，われわれは奥行きを知覚することができる．乳児が奥行きのある対象を好んで注視する傾向があることを利用して，どの程度の網膜非対応があれば奥行きの違いを知覚できるかという立体視力についても測定することができる．Held ら(Held ら，1980; Birch ら，1982)は，2基のスライドプロジェクタと，乳児がかけるゴーグルの左右に，軸が90°異なる2組の偏光フィルタを組合せて，乳児の立体視力を測定した．彼らの刺激は二つの縞パタンからなり，一つは奥行きをもたない平

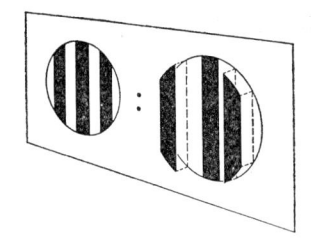

図 3.15 立体視力を測定するための刺激対(Held ら，1980)

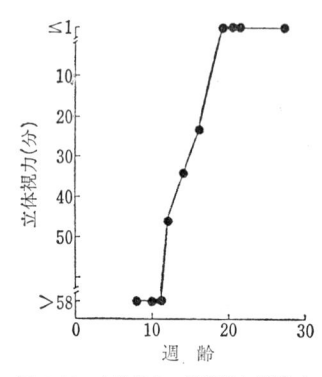

図 3.16 立体視力の典型的な発達パタン(Birch ら，1982)

面であるのに対し，もう一つは非対応を与えることによって奥行きを違えて見えるものであった(図3.15)．彼らの実験の結果，生後2か月ころまでの乳児は，奥行きをもつパタンへの選好をほとんど示さないのに対し，3～6か月ころには，成人とほぼ等しいレベル(視角で$1'$以下)まで急速に立体視力が発達することが認められた(図3.16)．この発達の傾向は，ほかの行動学的手法や VEP 法によって得られた結果ともほぼ一致するが，縞視力・コントラスト感度が成人のレベルに達するのに数年を必要とするのに比べると，非常に特徴的である．これは，縞視力やコントラスト感度が網膜上の受容器の成熟にも大きく依存するのに対し，立体視力は両眼からの入力が中枢で比較されることによって生じるため，皮質過程の急激な発達を反映させているのではないかと考えられている(下條と Held，1983)．この考えは，立体視と同様に皮質過程がかかわっていると考えられる副尺視力(vernier acuity)の縞視力に対する優位性の発達が，立体視力のそれと非常に高い相関をもって発達すること(Shimojo ら，1984)，立体視と同様のメカニズムに基づくとされる視野闘争(binocular rivalry)が，生後約3か月半(立体視力の発現とほぼ同時期)に突然乳児に認められるようになること(Shimojo ら，1986)などによって支持されている．

c．視覚発達の敏感期(sensitive period)と可塑性(plasticity)

視覚野は，細胞構築学的に17野，18野，19野の三つに分けられるが，このうち17野は，第1次視覚野(V1)あるいは線状野(striate cortex)ともよばれ，視覚情報が最初に処理される脳の場所である．この視覚野の第4層には右眼と左眼からの情報が交互に入力されており，この影響を受けてその周辺層の細胞の約80％はどちらの眼からの入力にもある程度は反応するといわれる(Mitchell，1988)．

Hubel と Wiesel (1963)は，ネコの一方の眼を遮蔽して飼育することによって長期的に片眼への視覚入力を剝奪し，その後，遮蔽した眼と反対側の視覚野細胞に電極を刺して，その細胞が両眼それぞれの視覚入力にどのくらい反応するかを調べる実験を行った．その結果，生後8日から2か月半まで，あるいは生後9週から4か月まで片眼を遮蔽されたネコでは，細胞のほとんどが遮蔽されなかった眼からの入力にのみ反応するようになることが認められた．さらに，成体のネコに対して3か月間の視覚剝奪を行っても眼優位性が非遮蔽眼へと移行することはなかったことから，視覚野の発達には感覚入力が不可欠であること，およびその発達は生後ある一定の期間に行われ，その時期の視覚剝奪は後の脳の発達に大きな変化をもたらすことが示唆された．

ヒトの乳児においても、生後しばらくの劇的な視覚機能の変化は、網膜から皮質に至る視覚神経系で大きな変化が起こっていることを容易に想像させる。実際、臨床的には、先天的な白内障などが原因で、光の明暗は受容できても明瞭なパタン視が成立しない場合には、成人になってから手術による治療を受けて光学的に異常が取り除かれても、視力はほとんど回復しないことが知られている。このような、眼球は正常で光学的にも異常がないのに著しい視力の障害がある状態を弱視(amblyopia)とよぶ。弱視は、両眼ないしは単眼の視覚剥奪によってだけでなく、斜視(strabismus; 特に乳児は眼球が小さく、一般に遠視であるので、近くを見ようとするために内斜視 esotropia の発生率が高い)によってもひき起こされる。内斜視をもつ乳児では、生後しばらくは正常な眼も内転した眼も視力に大きな違いはないが、4～5か月以降になると、正常な眼の視力が内転した眼の視力を上回るようになってくる(立体視・視野闘争が発現する時期とほぼ一致していることに注意)。この状態で、正常な眼を眼帯で遮蔽してやると、内転した眼での視力が向上し、正常な眼での視力が低下する。また、眼帯をはずすとその逆の現象が起こる。このような、両眼間の抑制的相互作用にみられる可塑性や敏感期がどのくらい続くのかは、まだ議論は多いが、生後少なくとも1年は存在することは明らかといわれている(下條と Held, 1983)。

以上のように、新たな研究手法の開発とともに発展してきた乳児の視覚研究は、彼らの視覚世界についての多くの情報をわれわれに与えてきただけでなく、視覚障害の危険因子をもつ乳児を見つけ出したり、治療の効果の測定、予後の推定などにも役立っている。しかしながら、乳児研究の歴史はまだ浅く、乳児の視覚機能が行動的に測定可能だとしても、彼らが成人と同様に「見て」いるのかは明らかではない。また、生理学・解剖学・医学といった領域の知見とのさらなる関連づけや、われわれを取巻く視環境そのものの評価などという点でも、今後さらに発展していくことが期待される。〔吉田　弘司〕

3.2.3. 視感覚に及ぼす光刺激の妨害効果

フロンは大気中に放出された後、徐々に成層圏に達し、紫外線を浴びて分解され、含まれていた塩素がオゾン分子を壊す。何も対策をとらなければ21世紀後半にはオゾン全量は半分以下に減り、有害な紫外線が大量に地表に注ぐことになる。オゾン1%減少で地球上に達する中紫外線(UVB)は2%増加する。オゾン10%減少すると白内障は全世界で年間160～175万人増加する(滝澤, 1992)。本稿では紫外線のみならず、可視光線、赤外線も含めて眼に及ぼす光の妨害効果について述べる。

a. 光の波長と眼組織の透過・吸収

眼球透光体(角膜、前眼房水、水晶体、硝子体から構成される。図1.1参照, p.2)は、可視光から近赤外線の波長の光をよく透過し、集光して眼底に達する。紫外線や遠赤外線は透過率が小さく、ほとんどが角膜内で吸収される。眼底に達した光の一部は網膜中の視細胞に吸収されて光覚を生じ、残りの大部分の光は網膜色素上皮で吸収される(Geerats, 1968)。

295 nm 以下の紫外線は100%角膜で吸収される。295 nm 以上の波長で角膜を透過した紫外線は房水ではほとんど吸収されず水晶体に向かう。水晶体は紫外線のなかでも長波長を吸

収する(佐々木, 1982).

400 nm の光は 95% 以上が角膜を通過するが, その 80% が水晶体で吸収され, 一部は拡散し, 10% はさらに水晶体を透過して後方に進む. 350 nm では角膜を透過した光の 80% が水晶体に達し, その 2% が後方に向かう. 320 nm では 75% が水晶体に達するが, ほとんどがここで吸収される(佐々木, 1982).

水晶体は加齢により黄色調が増加する. 10 歳以下では 300～400 nm の紫外線の 75% 以上が水晶体を透過するが, 25 歳以上になると 20% 程度となる(Lerman, 1976).

硝子体内には微量であるが, 295 nm 以上の波長を吸収する物質が存在するが, 正常眼では角膜と水晶体で紫外線はカットされるので問題はない. 無水晶体眼の場合は, 角膜を透過した紫外線がそのまま硝子体に達する. 320 nm までの紫外線を硝子体に照射すると, ゲルの収縮または変性が起こる(Balazs, 1959).

2400 nm より長波長のものは角膜を全く通過しないので結膜炎の原因となる. 750～2400 nm のものは角膜を通過する. 網膜・脈絡膜に影響を及ぼすのは 750～1200 nm の波長であり, 細胞内に熱が貯留することになる(畑, 1982).

b. 光線による眼障害

1) 角膜への影響

i) 急性光線角膜炎(acute photokeratitis): 電気性眼炎(electric photophthalmia), 雪眼炎(snow-blindness)とよばれている. 290 nm 付近の紫外線に長時間角膜がさらされたときに生じる. 角膜上皮基底細胞の細胞分裂の抑制で, 核破壊, 蛋白変性, 細胞接着性の消失などがみられ, その結果, 角膜上皮びらんが現れる. 紫外線暴露 8～24 時間後に眼痛, 異物感, 流涙, 羞明を訴える. 軽度の結膜充血と図 3.17 のようなびまん性表層角膜炎を認める. 角膜病変は 24～48 時間後に消失するので, 治療は主として痛みの軽減に向けられる. 痛みの強いときには点眼麻酔剤を使用するが, 乱用は避ける. 感染予防の目的で抗生剤の点眼を行う. 発症予防が大切で, 保護眼鏡を使用する.

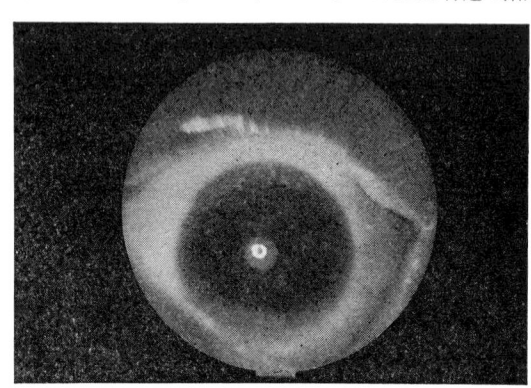

図 3.17 急性光線角膜炎(松尾原図, 未発表)
2% フルオレセイン点眼後に青色フィルターを使用し撮影したもので, びまん性表層角膜炎がみられる.

ii) 慢性光線角膜炎(chronic photokeratitis): イヌイットなど紫外線量の多い地域の住民にみられ, 両眼性に瞼裂部に相当する角膜に白色または黄褐色の結節性混濁を生じる. 結節は上皮層と Bowman 膜との間に存在し, 進行すると石灰化することもある.

2) 水晶体への影響 紫外線, 赤外線ともに白内障発症に関与し, 初期には図 3.18 のように水晶体後嚢直下に皿状混濁を生じる.

i) 紫外線と白内障： 褐色白内障は紫外線暴露と関係があり(Zigman, 1981)，老人性白内障の発症率は低緯度，高度上昇とともに増加し，その増加は日射量，紫外線量および日照時間に相関する(Hiller, 1983; Brilliant, 1983).

上述のように 300 nm 以下の紫外線は角膜で吸収され，300〜400 nm の近紫外線が水晶体に吸収される．したがって，水晶体は近紫外線フィルターとして働いている（坂東，1990）．無水晶体眼の類嚢胞黄斑浮腫(cystoid macular edema; CME)の発症には近紫外線が重要な役割を演じているが，紫外線非吸収眼内レンズを挿入された場合の CME 発症率は18.8％

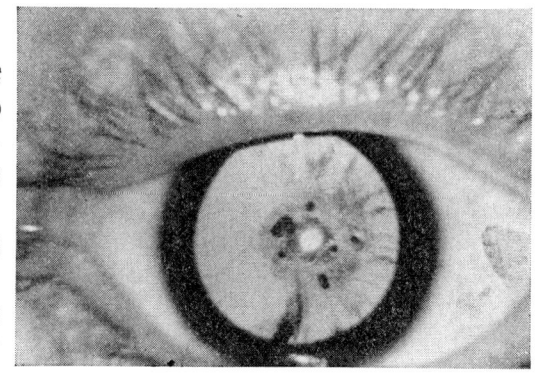

図 3.18　水晶体後嚢直下の皿状混濁と老人性初発白内障（放射状水晶体皮質混濁）とがみられる(松尾原図，未発表)

で，紫外線吸収眼内レンズを挿入された場合は9.5％であり(Kraff, 1985)，水晶体が近紫外線フィルターとしての機能を有していることを示している(坂東，1990).

近紫外線のうち，300 nm 付近の光は水晶体蛋白質中および遊離のトリプトファンによっても吸収される．しかし，大部分の近紫外線は水晶体に含まれている 3-OH-キヌレニン-O-β-グルコシド(低分子量黄色色素)と水晶体蛋白質に結合した蛍光性黄色物質(結合性色素)などによって吸収される．そして，近紫外線を吸収する全物質の総量は年齢とともに増加し，水晶体は黄色味を増す．キヌレニン誘導体は近紫外線を吸収して光化学反応を示し，活性化されたキヌレニン誘導体のフリーラジカルやパーオキサイドが蛋白質と結合することによっても着色する(坂東，1990)．そして，光酸化などの光化学反応は水晶体蛋白質を変性・凝集させ，核酸を破壊し，さらに膜機能に損傷を与える．正常水晶体は白内障の原因となる光酸化に対して防御機構を有しているであろう．したがって，紫外線の影響は長年月を要するか，または防御機構の低下したときにみられると推定される(坂東，1990)．水晶体を光酸化から防いでいるのは水晶体中のグルタチオン，アスコルビン酸，ビタミン E，その他の核酸化・抗フリーラジカル機構によるものと考えられる(坂東，1990).

ii) 赤外線と白内障： 硝子工白内障(glassworker's cataract)とよばれている．硝子工場の溶解炉で働き，溶けた硝子を長年みていると若年性の水晶体混濁を起こす．後嚢直下に皿状混濁を生じ，時には前嚢下にも放射状混濁を生じる．瞳孔領の水晶体嚢表面が薄く剝がれて，その末端が巻上がり前房水中にただようことがある．熱線に相当する近赤外線の作用であると考えられている．

3) **網膜への影響**　光の網膜への作用には，光化学作用，熱作用および機械的作用がある(根木，1986)．光の網膜障害効果は，325〜350 nm の近紫外線の効果は 441 nm の青色光の 6 倍以上，青色光の効果は赤色光の 10 倍に相当する(Ham, 1976; Wolbarsht, 1980; Lawwill, 1980; Ham, 1982; 小澤, 1982)．以下，光による網膜障害について，おもな 5

項目について述べる．

ⅰ) 日光網膜症(solar retinopathy)(日蝕網膜症，elipse retinopathy)： 太陽を直視したり，日蝕を遮光眼鏡なしで見た場合に発症する．初期には黄斑浮腫を生じ，やがて黄斑変性になる．熱線による熱作用でなく，光化学反応による．すなわち，赤外線作用は小さく，太陽光中の短波長が主要原因である．予防が大切で，太陽の直視を避け，日蝕の観察には十分に濃い煤色硝子を通して短時間観察する．

ⅱ) 白内障術後の網膜光障害： 最近の白内障手術は囊外手術を行った後に眼内レンズを挿入するのが主流になっている．その術中の手術顕微鏡からの光により，網膜光障害が起こることがある．その理由は次のように考えられる(根木，1986)．

① 散瞳状態で，眼球は球後麻酔や制御系により固定され，網膜の一定領域が持続照射される．

② 皮質吸引，red reflex による後囊確認，眼内レンズ挿入などの操作は照射光軸と術眼軸が近いほどやりやすい．

③ 核摘出後，水晶体により吸収されていた 330～400 nm の近紫外線および 400～450 nm の青色光が入射する．

④ 眼内レンズ挿入による後極部への集光．

術後 2～3 日目に後極部網膜に境界鮮明な淡灰白病巣として認められる．中心窩より下方に多い．蛍光眼底造影では過蛍光を示す．術中の遮光による予防が大切である．温度上昇は光化学反応を促進するので，手術顕微鏡の赤外線フィルターも有用である．

ⅲ) 眼科診療器具による実験的網膜光障害： 臨床的に使用する双眼倒像検眼鏡からの光線をサル眼に 1 時間照射した場合，光黄斑症(photic maculopathy)の発症することが，光顕的，電顕的に報告されている(Tso, 1973)．すなわち，視細胞外節と内節が変性破壊され，網膜下に多数の大食細胞が出現し，網膜色素上皮細胞の変性と再生が起こる．

眼科診療器具による網膜に対する安全照射時間は，双眼倒像鏡で 42 秒，細隙灯顕微鏡で 13 秒，手術顕微鏡で 4.6～29 秒，硝子体手術器眼内照明で 4～7 秒であり(根木，1986)，予想以上に短時間であるので術中の細かい注意が必要である．

ⅳ) 老人性円板状黄斑変性症(senile disciform macular degeneration)と光障害： 加齢黄斑症(age-related maculopathy)ともよばれる．本症は黄斑の脈絡膜から網膜色素上皮下や網膜神経上皮下への新生血管の侵入であり，やがて図 3.19 のように出血や滲出そして瘢痕を形成する．経過を滲出期，出血性剥離期，円板状病巣期，瘢痕期に分ける．本症の危険

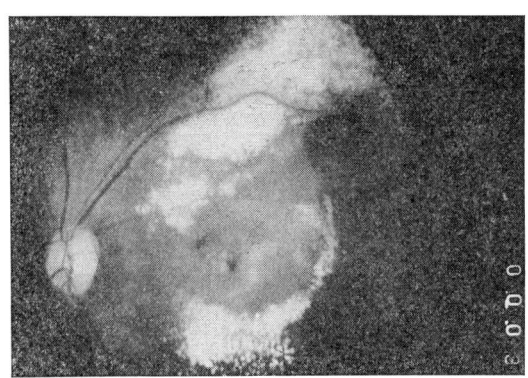

図 3.19 老人性円板状黄斑変性(松尾原図，未発表)
黄斑を中心として出血，浮腫，黄色滲出斑がみられる．

因子には年齢，性，人種，握力，遠視，虹彩の色，光の暴露，喫煙，血糖，拡張期血圧，高血圧症，循環器疾患，血清脂質などが考えられているが（白神，1989），白内障手術に伴う過剰な光の暴露が一因と考えられた老人性円板状黄斑変性症を筆者らは経験している．この場合，白内障手術時間が長時間を要した例とか，紫外線非吸収性眼内レンズを挿入した例などに，術後3か月から2年で発症していた．また眼内レンズを挿入しないで，術後に眼鏡を使用していた症例では術後8年から17年で発症していた．したがって，眼内レンズは紫外線吸収性のものを使用すべきであり，さらに外出時には遮光眼鏡を使用するなどの注意が必要である．

v）光と網膜温度上昇：家兎の眼前 30 cm の位置に波長 1200 nm にピークを有し，500〜2500 nm にわたる波長の光を放出する 1 kW の赤外線暖房器具を設置して網膜を照射すると，図 3.20 のように網膜温度は上昇するが，照射 30 分後からは平衡状態に達し，それ以上の温度上昇は認められなかった（図 3.20 の渦静脈非結紮群）．しかし，渦静脈 4 本結紮して脈絡膜循環障害を起こさせると，網膜温度は平衡状態に達することなく上昇を続けた．形態学的には赤外線照射は視細胞には変化をきたさなかったが，網膜色素上皮細胞と脈絡膜とに変化をきたした（松尾，1980；畑，1982）．

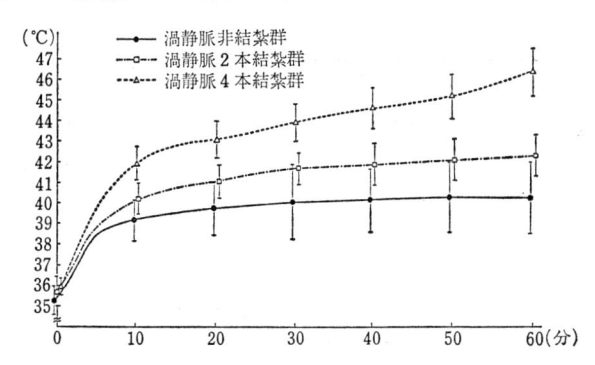

図 3.20 赤外線照射による家兎網膜温度変化（松尾，1980）

脈絡膜循環の機能は，網膜外層の栄養と酸素の供給のほか，網膜面上に集光することによって生じる熱の放散（冷却作用）であるので（松尾，1980），脈絡膜循環障害のある場合，赤外線は網膜温度を上昇し，網膜を障害する可能性がある．

c．光線に対する保護眼鏡

上述のように，光線は眼に対していろいろな障害を及ぼすので，眼を保護するために遮光眼鏡が有用である．

調光レンズ（CPF，コーニング），HOYA Retinex®，ニコンライト70ハード®，紫外線カットレンズ（エポレ®），赤外線減光レンズ（ソフラックス-S3CC，日本光学）などが効果的である．

調光レンズ（CPF）は紫外線をほぼ100％カットし，さらに可視光線のなかで，散乱率が高く，エネルギーが大きい 500 nm 前後の波長以下を遮光することで，光過敏症，極度の羞明

感，コントラスト機能の低下，像のぼやけなどの症状を緩和する．さらに太陽光の量によってレンズの色が変化し，光線透過率が自動的に変化する機能をもっているし，図 3.21, 3.22 のように遮熱作用もある(田中, 1987). 調光レンズ(CPF)には遮光基準が 550, 527, 511 nm の 3 種類がある．

Retinex® は光線透過率の自動的変化機能を有していないが，遮光基準は 470～500 nm で

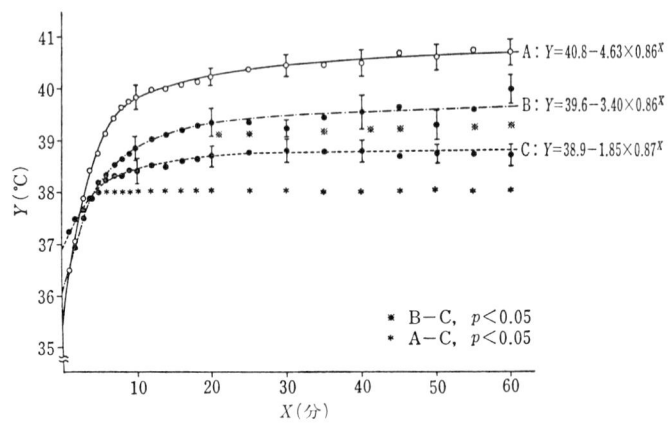

図 3.21 赤外線照射による家兎網膜温度変化の回帰曲線(田中, 1988)
A：レンズ非装用下(without the lenses), B：調光レンズ装用下(with the photochromic filter lens), C：赤外線減光レンズ装用下(with the infrared filter lens).

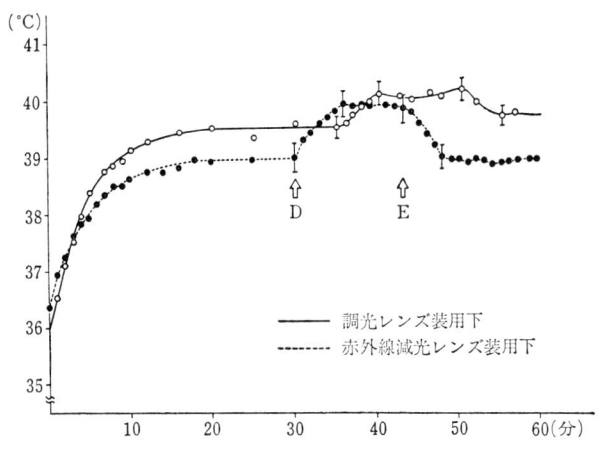

グラフ内の式:
A: $Y = 40.8 - 4.63 \times 0.86^X$
B: $Y = 39.6 - 3.40 \times 0.86^X$
C: $Y = 38.9 - 1.85 \times 0.87^X$

※ B−C, $p < 0.05$
＊ A−C, $p < 0.05$

図 3.22 調光レンズ(photochromic filter lens)および赤外線減光レンズ(infrared filter lens)装用下の赤外線照射による家兎網膜温度変化の回帰曲線(田中, 1988)
装用レンズを除くと(D)，網膜温度は上昇するが，レンズを再び装用すると(E)，網膜温度は下降する．

5種類があり,調光レンズ(CPF)と同様に使用できる.

ニコンライト70ハードもイエロー,ブラウン,オレンジの3種類があり,遮光基準は425~500nmである.

紫外線カットレンズ(Epole®)は紫外線を99.9%カットする.

赤外線減光レンズ(ソフラックス-S3CC,日本光学)は,赤外線減光作用以外に紫外線の一部と可視光線に対する減弱作用もあり,図3.21,3.22のように網膜に対する遮熱作用は調光レンズより著明である(田中,1988).

白内障手術後の眼内レンズは紫外線吸収性眼内レンズを使用しなければならない.最近の眼内レンズは,ヒト水晶体に近い自然な形で紫外線をカットする安定した紫外線吸収性レンズがつくられている. 〔松尾 信彦〕

文 献

3.2.1.
Gregg, L. W. and Brigden, W. J.: The effect of simultaneous visual stimulation on absolute auditory sensitivity. *J. Ex. Psychol.*, **43**, 179-186, 1952.

Linvill, J. G. and Bliss, J. C.: Adirect translation reading aid for the blind. *Pro ceedings for IEEE*, **54**, 40-51, 1966.

道田泰司・利島 保:手伸ばし運動におよぼす視野変換の効果.基礎心理学研究, **9**, 115-119, 1991.

大川原潔・藤田千代・川崎良子・木藤政博・伊藤真三郎・上村恭夫・大山信郎・香川邦生・湖崎 克・谷村 裕・中島 章・原田政美・本間伊三郎・丸尾敏夫:全国盲学校及び小中学校弱視学級児童生徒の視覚障害原因等調査結果について(1981年).筑波大学学校教育部紀要, **3**, 45-79, 1981.

Ruddock, K. H.: Visual search in dyslexia. In Vision and Visual Dyslexia, Vision and Visual Dysfunction (J. F. Stein Ed.), Vol. 13, 58-83, 1991.

鳥居修晃・望月登志子:視知覚の形成1―開眼手術後の定位と弁別―, 培風館, 1992.

Wake, T., Yamashita, Y., Shimizu, Y. and Wake, H.: Effect of orientation on tactaile sensitivity of blind person. *Bulletin of the Faculty of General Education, Utsunomiya University*, **15**, 61-76, 1982.

3.2.2.
Aslin, R. N.: Visual and auditory development in infancy. In Handbook of Infant Development (J. D. Osofsky Ed.), 2nd Ed., pp. 5-97, Wiley, 1987.

Atkinson, J., Braddick, O. and Moar, K.: Development of contrast sensitivity over the first 3 months of life in the human infant. *Vision Res.*, **17**, 1037-1044, 1977.

Banks, M. S. and Salapatek, P.: Acuity and contrast sensitivity in 1-, 2-, and 3-month-old human infants. *Investigative Ophthalmology & Visual Science*, **17**, 361-365, 1978.

Birch, E. E., Gwiazda, J. and Held, R.: Stereoacuity development for crossed and uncrossed disparities in human infants. *Vision Res.*, **22**, 507-513, 1982.

Bradley, A. and Freeman, R. D.: Contrast sensitivity in children. *Vision Res.*, **22**, 953-959, 1982.

Dobson, V. and Teller, D. Y.: Visual acuity in human infants: a review and comparison of behavioral and electrophysiological studies. *Vision Res.*, **18**, 1469-1483, 1978.

Fantz, R. L.: Pattern vision in young infants. *Psychological Record*, **8**, 43-47, 1958.

Fantz, R. L.: Pattern vision in newborn infants. *Science*, **140**, 296-297, 1963.

Fantz, R. L.: Visual experience in infants: decreased attention to familiar patterns relative to novel ones. *Science*, **146**, 668-670, 1964.

Fantz, R. L. and Ordy, J. M.: A visual acuity test for infants under six months of age. *Psychological Record*, **19**, 159-164, 1959.

Fantz, R. L., Ordy, J. M. and Udelf, M. S.: Maturation of pattern vision in infants during the first six months. *J. Comparative Physiological Psychology*, **55**, 907-917, 1962.

Granrud, C. E., Yonas, A. and Pettersen, L.: A comparison of monocular and binocular depth

perception in 5- and 7-month-old infants. *J. Ex. Child Psychol.*, **38**, 19-32, 1984.
Held, R.: Visual Development, infant. In Readings from the Encyclopedia of Neuroscience: Sensory Systems I (G. Adelman Ed.), Vision and Visual Systems (selected by R. Held), Birkhäuser, pp. 82-84, 1987.
Held, R., Birch, E. E. and Gwiazda, J.: Stereoacuity of human infants. *Proc. Natl. Acad. Sci. USA*, **77**, 5572-5574, 1980.
Mayer, D. L. and Dobson, V.: Visual acuity development in infants and young children, as assessed by operant preferential looking. *Vision Res.*, **22**, 1141-1151, 1982.
Hubel, D. H. and Wiesel, T. N.: Receptive fields of cells in striate cortex of very young, visually inexperienced kittens. *J. Neurophysiol.*, **26**, 994-1002, 1963.
Mitchell, D. E.: The recovery from early monocular visual deprivation in kittens. In Perceptual Development in Infancy (A. Yonas Ed.), (The Minnesota Symposia on Child Psychology, Vol. 20), pp. 1-34, Lawrence Erlbaum, 1988.
Pirchio, M., Spinelli, D., Fiorentini, A. and Maffei, L.: Infant contrast sensitivity evaluated by evoked potentials. *Brain Research*, **141**, 179-184, 1978.
Salapatek, P.: Pattern perception in early infancy. In Infant Perception: From Sensation to Cognition (L. B. Cohen and P. Salapatek Eds.), Vol.1, pp. 133-248, Academic Press, 1975.
Salapatek, P., Bechtold, A. G. and Bushnell, E. W.: Infant visual acuity as a function of viewing distance. *Child Development*, **47**, 860-863, 1976.
佐藤隆夫: 視覚系のパタン処理機能の発達とその生理学的基礎―X・Y細胞によるモデルの可能性―. 基礎心理学研究, **1**, 101-113, 1982.
Shimojo, S., Bauer, J., O'Connell, K. M. and Held, R.: Pre-stereoptic binocular vision in infants. *Vision Res.*, **26**, 501-510, 1986.
Shimojo, S., Birch, E. E., Gwiazda, J. and Held, R.: Development of vernier acuity in infants. *Vision Res.*, **24**, 721-728, 1984.
下條信輔・Held, R.: 乳児の視力発達. 基礎心理学研究, **2**, 55-67, 1983.
Van Sluyters, R. C., Atkinson, J., Banks, M. S., Held, R., Hoffmann, K. and Shatz, C. J.: The development of vision and visual perception. In Visual Perception: The Neurophysiological Foundations (L. Spillmann and J. S. Werner Eds.), pp. 349-379, Academic Press, 1990.

3.2.3.

Balazs, E. A., Laurent, T. C., Howe, A. F. and Varga, L.: Irradiation of mucopoly-saccharides with ultraviolet light and electrons. *Radiat. Res.*, **11**, 149-164, 1959.
坂東正康: 紫外線と白内障. 眼科 MOOK, No.45, 白内障診療ガイド(佐々木一之編集), pp. 43-51, 金原出版, 1990.
Brilliant, L. B., Grasset, N. C., Pokhrel, R. P., Kolstad, A., Lepkowski, J. M., Brilliant, G. E., Hawks W. N. and Pararajasegaram, R.: Associations among cataract prevalence, sunlight hours and altitude in the Himalayas. *Am. J. Epidemiol.*, **118**, 250-264, 1983.
Geerats, W. J. and Berry, E. R.: Ocular spectral characteristics as related to hazards from lasers and other light sources. *Am. J. Ophthalmol.*, **66**, 15-20, 1968.
Ham, W. T. Jr. and Mueller, H. A.: Retinal sensitivity to damage from short wavelength light. *Nature*, **260**, 153-156, 1976.
Ham, W. T. Jr., Mueller, H. A., Ruffolo, J. J. Jr., Guerry III, D. and Guerry, R. K.: Action spectrum for retinal injury from near-ultraviolet radiation in the aphakic monkey. *Am. J. Ophthalmol.*, **93**, 299-306, 1982.
畑 文忠: 赤外線の眼に及ぼす影響. 眼科, **24**, 731-737, 1982.
Hiller, R., Sperduto, R. D. and Ederer, F.: Epidemiologic associations with cataract in the 1971-1972 National Health and Nutrition Examination Survey. *Am. J. Epidemiol.*, **118**, 239-249, 1983.
Kraff, M. C., Sanders, D. R., Jampol, L. M. and Lieberman, H. L.: Effect of an ultraviolet filtering intraocular lens on cytoid macular edema. *Ophthalmology*, **92**, 366-369, 1985.
Lawwill, T., Crockett, R. S., Currier, G. and Rossenberg, R. B.: Review of the macaque model of light damage with implications for the use of ophthalmic instrumentation. *Vision Res.*, **20**, 1113-1115, 1980.

Lerman, S. and Borkman, R. F.: Spectroscopic evaluation and classification of the normal, aging and cataractous lens. *Ophthalmic Res.*, 8, 335-353, 1976.
松尾信彦: 脈絡膜循環の特異性. 日本眼科学会雑誌, **84**, 2147-2206, 1980.
根木 昭: 光による網膜障害. 臨床眼科, **40**, 569-573, 1986.
小澤哲磨: 一般光源の眼に及ぼす影響. 眼科, **24**, 723-729, 1982.
佐々木一之: 紫外線の眼に及ぼす影響. 眼科, **24**, 739-745, 1982.
白神史雄: 老人性円板状黄斑変性症の危険因子. 眼科, **31**, 1007-1012, 1989.
滝澤行雄: オゾン層の枯渇量と健康リスク評価. 第14回日本光医学・光生物学会抄録集, p.35, 1992.
田中利幸: 網膜温度上昇とその抑制とに関する実験的研究. 第1報, 調光レンズの遮熱効果. 日本眼科学会雑誌, **91**, 988-992, 1987.
田中利幸: 網膜温度上昇とその抑制とに関する実験的研究. 第2報, 赤外線減光レンズの遮熱効果, 日本眼科学会雑誌, **92**, 864-869, 1988.
Tso, M. O. M.: Photic maculopathy in rhesus monkey. A light and electron microscopic study. *Invest. Ophthalmol. Visual Sci.*, 12, 17-34, 1973.
Wolbarsht, M. L., Allen, R., Beatrice, E., Delori, F., Ham, W. T. Jr., Hochheimer, B., Landry, R., Lawwill, T., Machemer, R., Proenza, L., Sliney, D., Sperling, H. G., Stuck, B. and Wortman, B.: Letter to the editor. *Invest. Ophthalmol. Visual Sci.*, 19, 1124, 1980.
Zigman, S.: Mechanism of Cataract Formation in Human Lens (G. Duncan Ed.), pp.136-149, Academic Press, 1981.

3.3. 光環境と精神的健康

3.3.1. 光とヒトの概日リズム

概日リズムに対する光の一般的作用については,すでに第I部で動物を用いた広範な研究を基に詳細に述べられているので,ここではふれない.本章では,光がヒトの概日リズムに対しても同じように作用するか否かについて論じる.本論に入る前に,特にヒトの概日リズムに特徴的な二つの現象について簡単に述べる.

a. ヒトの概日リズム

1) 内的脱同調　ヒトの概日リズムは大きく2系統に分けられ,一つは深部体温リズムや血中メラトニンリズムを代表とする自律神経機能の概日リズムで,他の一つは睡眠-覚醒リズムに代表される一群の概日リズムである.2系統の概日リズムは同調条件下では一定の時間的関係を維持しているが,フリーラン条件下ではしばしば解離し内的脱同調を示す.内的脱同調状態では睡眠-覚醒リズムの周期は24時間から大きくずれるが,体温リズムなどの周期は24時間に近いフリーラン周期を維持する.内的脱同調の存在から,ヒトの体内時計は少なくとも二つの異なる周期をもつ振動体から構成されているとする二振動体仮説,あるいは二つの異なる振動形式をもつ二プロセス仮説が提唱されている(本間ら,1979).

2) 部分同調　部分同調とは,睡眠-覚醒リズムと体温リズムなどの自律神経機能リズムのどちらか一方が同調因子に同調し,他方は同調因子とは異なる周期でフリーランする現象をいう.部分同調ではリズムの内的脱同調が起きているので,強制的内的脱同調ともいう.Aschoffら(1969)は,絶対的明暗サイクル(後述)の周期を28時間以上に延長すると,睡眠-覚醒リズムはその周期の明暗サイクルに同調できるが,体温リズムは同調できず,独自の周期でフリーランすることを観察し,部分同調の例を示した.体温リズムは26時間周期には同調できるので,これは二つの概日リズムの同調範囲が異なるためと考えられた.ま

た，24時間周期の相対的明暗サイクル（後述）下で，睡眠-覚醒リズムはフリーランするが体温リズムは明暗サイクルに同調している例も示され，2系統の概日リズムは同調因子が異なることも示唆されている．

ところで，睡眠や覚醒のタイミングはある程度意識的に変えることができるので，リズム同調が振動機構の同調なのか，単なる表現リズムのマスキングなのかの区別は重要である．一部の視覚障害者にもリズムの部分同調が報告されている（Nakagawaら，1992）．その例では，睡眠-覚醒リズムは24時間の昼夜変化（おそらく社会的スケジュール）に同調しているが，血中メラトニンリズムはフリーランしている．そのとき，被験者の睡眠傾向（sleep propensity）を測定すると同じようなフリーランリズムを示した．つまり，この被験者が示す24時間周期の睡眠-覚醒リズムはマスキングである可能性が高い．

b. 同調因子としての光

1） 視覚障害者の概日リズム　光がヒト概日リズムの同調に重要であるか否かを知る一つの方法として，従来より視力が完全に失われた視覚障害者の概日リズムが測定されている．これまでの成績は必ずしも一致していないが，一部の例外を除き，視覚に障害があっても睡眠-覚醒リズムは24時間周期を示し，社会的スケジュールに一致していることが多い．しかし，体温や血中コルチゾールレベルには周期性は認められるものの，リズムの振幅や位相に異常のみられることがある．Sackら（1992）は，29歳から57歳までの20人の視覚障害者を対象として長期間にわたり血中メラトニンリズムの測定を行い，メラトニンリズムがフリーランしていた者が11人，リズム位相が不安定であったものが3人，24時間周期に同調しているもののリズム位相が正常でなかった者が3人あったと報告している．被験者の多くは職に就いていたが，職の有無とリズム異常には関連性はない．対照とした視覚正常者には1人もリズム異常はみられなかった．この結果は，自然光がヒト概日リズムの同調に重要であること，社会的な同調因子が従来考えられていたほど強力ではないこと，視覚障害者の多くにリズムの部分同調による強制的内的脱同調が生じていること，を示している．一方，完全な視覚障害者でも概日リズムが正常に同調している例に関しては，光以外の同調因子が働いている可能性と，視覚路は障害されていてもリズム同調に必要な網膜視床下部路は正常である可能性がある．

2） 光同調実験　ある環境因子が概日リズムの同調因子であるか否かを決めるには，一度概日リズムをフリーランさせ，フリーラン条件下でその環境因子を周期的に与えリズムが同調するか否かをみる．Aschoffら（Weverら，1979）はこの方法を用いて光の同調作用を調べた．その結果，概日リズムは約300 lxの明期16時間と低照度のベッドランプが使用できる暗期8時間の相対的明暗サイクルには同調しなかったが，暗期にベッドランプの使用を禁止する絶対的明暗サイクルには同調した．相対的明暗サイクル下では，ベッドランプの光がリズム同調を阻害した可能性がある．一方，絶対的明暗サイクル下では，被験者は暗期に不動化を余儀なくされるので，この不動化が概日リズムを同調させた可能性も否定できない．この実験からは，300 lx 16時間の光に同調効果があるのかどうかの結論は出なかった．これに対し，本間ら（1987）は約5000 lxの高照度光を8時間，24時間周期で照射して，睡眠-覚醒リズムと体温リズムの周期が24時間になることを示した．この実験では，被験者

は暗期に通常の室内灯(約300 lx)の使用を許可されていた．この結果から，5000 lx 8時間の高照度光にはリズム同調効果があると考えられる．しかし，高照度光の照射時間を3時間に短縮すると，リズム同調が起こらない例も認められた．

3) 位相反応曲線 概日リズムの光同調は多くの場合，光に対する概日リズムの位相反応に基づくノンパラメトリック同調である．位相反応とは概日リズムが光に反応してリズム位相を変化させることをいう．位相変化の大きさと方向(前進か後退)は光が当たったリズム位相や光の強さに依存する．本間ら(1987)は，フリーランしている被験者に3～6時間の 5000 lx 高照度光パルスを与えてヒトの概日リズムも光に対し位相反応を示すことを実証し，位相反応曲線を作成した．この位相反応曲線によると，概日リズムは起床前後の光パルスで2～4時間の位相前進，就寝前後の光パルスで1時間程度の位相後退を示し，主観的正午の光パルスでは位相反応を示さない(図3.23)．その後，同じ方法を用いて Minors ら(1991)が同様の位相反応曲線を報告している．一方，Czeisler ら(1989)は約1万 lx の高照度光を5時間，24時間周期で連続3日間照射して体温リズムの位相変位を測定し，10時間を超える大きな位相反応を得ている．これらの結果から，ヒト概日リズムの光同調もノンパラメトリック同調である可能性が強い．

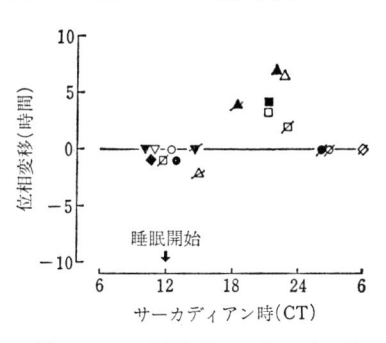

図 3.23 ヒト睡眠-覚醒リズムの光に対する位相反応曲線(Honma と Honma, 1988)
睡眠開始位相を CT 12 としている．同一記号は同一被験者から得られたもので，白抜きは3時間光パルス，黒抜きは6時間光パルスの成績を示す．

ヒト概日リズムに関しては光のパラメトリック効果はまだ報告されていない．動物では概日リズムのフリーラン周期は照度に依存して変化する(アショフの法則)が，ヒトでは 1000 lx まではフリーラン周期に有意差はない．しかし，視覚障害者のフリーラン周期や視覚が正常な被験者でも完全暗黒下でのフリーラン周期は平均フリーラン周期よりも有意に短く(Wever, 1979)，光のパラメトリック効果を否定できない．

4) 光と内的同調 隔離実験室では約20%の被験者に概日リズムの内的脱同調がみられる．一方，洞窟実験では報告された成績をみる限り，ほとんどすべての被験者に内的脱同調が生じている．この差を説明するものとして，長期間にわたる洞窟実験では内的脱同調が発生する機会が多くなる，より過酷と思われる洞窟実験ではストレスにより内的脱同調が発生する，洞窟の低照度が内的脱同調の発生を促進している，などが考えられる．隔離実験室の照度を 200 lx 以下に下げると内的脱同調の発生頻度が高まる．さらに，本間ら(Honma と Honma, 1978)は，内的脱同調を起こしている被験者に 5000 lx の高照度光が照射すると，内的脱同調状態が解消されて睡眠-覚醒リズムと体温リズムの同調を回復することを示した．高照度光に睡眠-覚醒リズムと体温リズムなどの相互作用を高め，内的同調を維持する作用のあることが推測される．

c. 光のマスキング効果

マスキング(masking)とは，概日振動体を介さないで表現形リズムの特性(周期，位相，振幅や形)を変えることをいい，リズム同調と対比して用いられる言葉である．たとえば，ジョギングをすると体温が上昇し，体温リズムは変形する．この変形はジョギングのマスキング効果という．問題となるのは長期的なマスキングで，弱いマスキングではリズム振幅や形が変わるにすぎないが，強いマスキングでは本来の内因性リズムが表現されず(負のマスキング)，周期や位相の異なる外因性リズムが出現する(正のマスキング)．光は概日振動体に作用してリズム特性を変えるが，同時に振動体を介さないでリズムに作用している可能性がある．

1) **血中メラトニン** 血中メラトニンレベルは夜間に上昇する著明な概日リズムを示す．メラトニン上昇時に 2500 lx の高照度光を照射すると，血中メラトニンレベルは急速に低下する(Lewy ら，1980)．メラトニン抑制の程度は光の照度と関係する．一時，家庭で用いられる夜間照明(約 300〜500 lx)にはメラトニン抑制作用はないと考えられていたが，光に対する感受性は個人差が大きく，人によっては通常の室内照明でもメラトニン抑制が生じる可能性がある．

光によるメラトニン抑制作用は動物では網膜視床下部路を介し，その刺激は概日振動体が存在する視交叉上核を経由して松果体に至り，メラトニン合成を抑制することが知られている．光のリズム位相反応とメラトニン抑制反応は同じ神経経路を介しているが，リズム位相反応に比べメラトニン抑制反応を起こす光の閾値が10倍以上高いことや，リズム位相によって位相反応と抑制反応は解離することから，光のメラトニン抑制作用は概日振動体を介さない作用，つまりマスキング作用であると思われる．

2) **直腸温** 2500 lx 以上の高照度光は深部体温を上昇させる作用のあることが複数の研究室から報告されている．Dijk ら(1991)は，就寝直前に高照度光を3時間照射すると睡眠中の直腸温の低下が妨げられることを報告している．光の体温低下抑制機序は不明であるが，睡眠中の体温低下は主として末梢からの放熱が促進した結果と考えられており，光が何らかの機序で血管に分布する自律神経系に作用して放熱を抑えていることが考えられる．動物では高照度光が網膜視床下部路を介して自律神経機能に影響することが確かめられており，その作用は光照射終了後も数時間持続する(Niijima ら，1992)．

3) **覚醒レベル** 夜間の高照度光は覚醒レベルを上昇させることが報告されている．Campbell ら(Campbel と Dawson，1990)は，夜間に 1000 lx の照明で徹夜をさせた場合と 100 lx 以下の照明で徹夜させた場合では，覚醒維持能力が前者で良く，作業能率も高いことを報告している．同じような報告はほかにもあるが，光の作用機序に関しては不明である．
〔本間 研一〕

3.3.2. 光と季節性感情障害—うつ病—

われわれは日々，喜び，怒り，悲しみ，共感などさまざまな感情(情動)を自覚する．また逆に，このような多様な感情形成および表出がヒトの大きな特徴であるともいえる．しかし，これら"感情"を司るシステムにも，身体機能の一つである宿命として，"疾病"とし

ての機能失調が存在する．その代表としてあげられるのが"うつ病"である．うつ病は，別名"感情障害"ともよばれ，精神分裂病とならび最も一般的によくみられる精神疾患の一つである．うつ病は，生活環境や対人関係などの大きな変化，脳腫瘍や頭部外傷などの中枢神経系の器質障害，ホルモン分泌異常，薬物の副作用などさまざまな原因で起こりうるが，このような明らかな誘因がないにもかかわらず，正常範囲内の気分変動として了解できる程度を明らかに逸脱した抑うつ・悲哀気分，不安・焦燥感，思考制止，意欲減退，罪業感などの精神症状が出現する場合があり，後者を"内因性"うつ病とよぶ．一般に内因性うつ病患者では，身体的諸検査で明らかな器質異常がみられず，未治療患者でも数か月間の病相期を過ぎた後に自然寛解する例が多いことから，その発症機序に何らかの可逆的な機能性障害の存在が推定されている．現代の生物学的精神医学の急速な発展のなかで，うつ病の成因および治療法の解明はますます大きな関心を集め，多方面から研究がなされている．

ところで，感情障害の臨床特徴として，朝と夕方とでうつ症状の重症度が変化するいわゆる症状の日内変動がみられることが多いこと，毎年もしくは毎月の同一時期にうつ症状が再燃するタイプがあることなど，症状に周期性が存在することはすでにヒポクラテスの時代から気づかれていた．現代のうつ病研究においても，その周期性に着目し，時間生物学的観点から病因および治療へのアプローチがなされ，うつ病患者における睡眠-覚醒，自律神経系，内分泌系機能を含む種々の生体リズム障害が指摘されている．しかし，これらの生体リズムの障害が，うつ病の成因に直結するものか，またうつ病に起因する二次的な障害であるか問題点も多く，方法論を含めた新たな展開が求められていた．

a. 季節性うつ病(冬期うつ病，季節性感情障害)

このような背景のもと，Rosenthalら(1984)により"季節性感情障害"(seasonal affective disorder; SAD)の疾患概念が提唱され，大きな注目を浴びるようになった．RosenthalらはSADの判定基準として以下の4条件をあげている．

① Research Diagnostic Criteria (RDC)の診断基準を満たす大うつ病エピソードがあること．

② 秋から冬にかけての季節に発症する大うつ病が，少なくとも2年にわたって連続してみられること．また，その間の春夏の季節には大うつ病が完全に自然寛解すること．

③ 他の精神障害を伴わないこと．

④ 発症の社会的・心理的原因がみられないこと．

ここでいうRDCを満たす大うつ病とは，抑うつ，悲哀，意欲低下，社会的引きこもり，興味の消失，思考渋滞，希死念慮などを主症状とするうつ病を指している．

また，うつ病患者では上記のような精神症状に加えて，消化器系や循環器系などの種々の自律神経系機能障害を呈することが多く，そのなかでも，不眠(早朝覚醒，入眠困難など)，食欲不振，体重減少などの頻度が高いが，SADでは逆に，過眠，過食，糖分飢餓などの非定型的な症状を合併することが多いのが特徴的である(Garvey, 1988; Rosenthal, 1984; Thompson, 1988)．SADは，現在世界中で広く使用されているアメリカ精神医学会の診断基準 DSM-III-R 以降にも採用されており，感情障害の一型であるとするコンセンサスが得られつつある．

図3.24にSADの患者（66歳男性）の日記をもとにして作成した典型的な臨床経過を示した．この患者は，18歳で発症して以来ほぼ毎年秋になると，易疲労感，立ちくらみなどを前駆症状として，徐々に抑うつ気分，焦燥感，注意集中困難，意欲減退，傾眠傾向を特徴とするうつ状態に陥り，このような症状は，翌年の1～3月過ぎごろには自然に軽快し，夏期にはむしろ軽度の気分高揚が認められることもある．この症例は，長年にわたりほとんど毎年の秋冬期にうつ病エピソードを繰返す典型的なSADの臨床経過を示している．本症例のように，SAD患者のなかには春夏期に逆に軽躁状態に陥るものが少なくない．

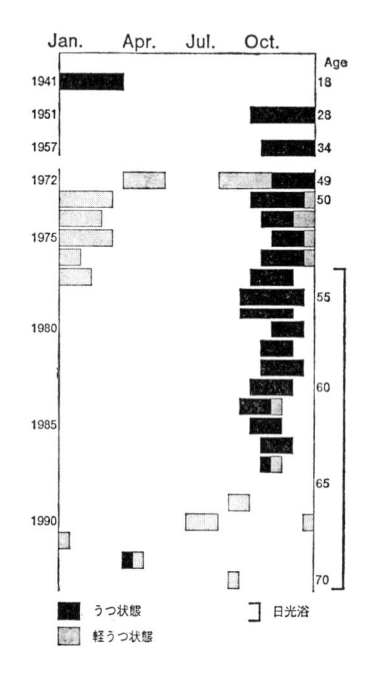

図 3.24　季節性うつ病患者の臨床経過（66歳男性）（三島原図，1993）

この症例では，15歳での発症以来，ほぼ毎年秋になると易疲労感，立ちくらみなどを前駆症状として，徐々に抑うつ気分，焦燥感，注意集中困難，意欲減退，傾眠傾向を特徴とするうつ状態に陥るが，このような症状は，翌年の1～3月過ぎころには自然に軽快した．夏期にはむしろ軽度の気分高揚が認められることもある．この症例では，患者自身が経験的にうつ症状の出現と日照の減少との関連に気づき，冬期に戸外へ出て日光浴をすることでうつ症状の軽減を図っていた．また，加齢に伴い，うつ病相の出現時期に季節性が失われる傾向が認められる．

　ところで，SADが時間生物学の面から興味がもたれているのには，症状の季節性（周期性）以外に，もう一つ大きな理由がある．それは，SADに対して高照度光療法とよばれる特殊療法が優れた治療効果を発揮することである．

b. 高照度光療法

　高照度光療法（phototherapy, bright light therapy）とは，一日のうちのある時間帯に1～2時間程度，患者を3000～5000lx以上の高照度光に暴露させる方法で，薬物療法を中心とした従来のうつ病の治療とは全く異なる治療法である．SADの患者自身が，経験的に気分変動と（季節による）日照時間の減少との関連に気づき，日照時間の長い温暖な地域に転居もしくは旅行することにより，うつ症状が改善することを体験している場合もある．

　光療法のために現在広く使われている器具は，全波長帯域をもつ蛍光灯を8本ほど組合せ，照射面より約1mの距離において3000～5000lx以上の照度が得られるように制作さ

れたものである．患者を光照射器の正面に座らせ，眼球位置で3000 lx以上の照度が得られることを照度計で確認する必要がある．患者には持続的に光源を注視させる必要はなく，1分間に数度ずつ光源を直視させる程度でよいとされている（図3.25写真）．ただし，照射面に対する角度，光源からの距離が少し変化しただけで，眼球に入射する照度は大きく減少するため，器具使用の初期には患者に対する十分な指導が必要である．なぜなら，1000 lx以下の低照度光はSADに対しては十分な時間生物学的効果をもたらさない可能性が指摘されているためである．光療法は，一般的には早朝の1～2時間だけ施行する．最大効果が期待できる光療法の施行時刻と照射時間は，その作用機序についてのさまざまな仮説と密接に関連しており論議も多いが，いまだ一定した見解が得られていないのが現状である．なお，作用機序に関する仮説については後述する．

c．高照度光療法の治療効果

筆者らの施設では，SAD患者18人に対して早朝2時間（午前6時から8時）の光療法を施行したところ，SADの標準的評価尺度であるSADHAM（SAD用29項目ハミルトンうつ

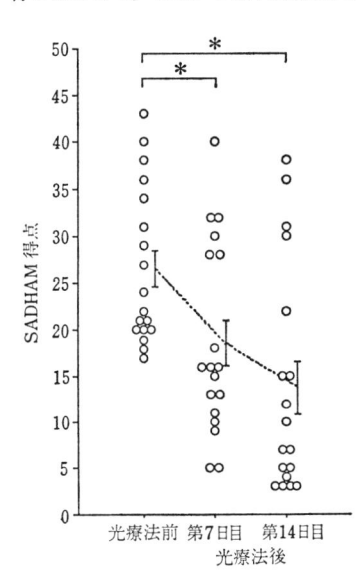

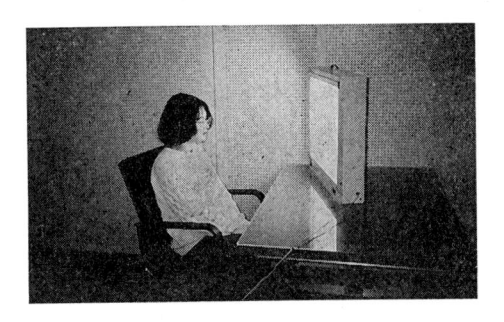

図 3.25 季節性うつ病に対する高照度光療法の治療効果（三島原図，1995）

季節性うつ病患者18人に対し，早朝6～8時までの2時間の高照度光療法を14日間にわたり施行したところ，施行開始後の第7日目にはすでに季節性うつ病用ハミルトンうつ病評価尺度（SADHAM）得点の有意な改善が認められた．SADHAMは89点満点で得点が高いほど重症であることを示している．

病評価尺度）（Williams，1988）得点の有意な改善が認められた（図3.25）．光療法の有効率については，研究施設により40%から70%台までとまちまちであるが，当施設での光療法有効率は50%（9/18）であった．ここでいう"有効"とは，Termanらの基準に基づき，ハミルトンうつ病評価尺度得点の50%以上改善および総計で8点未満までの改善が認められたものをいう（Terman，1989）．従来の抗うつ剤による治療の場合には，服薬開始から効果発現までに約2週間を要することが多いのに比較し，光療法では効果の発現が速いのが特徴的で，光療法開始から7日以内にうつ症状が消失する例も珍しくない．しかし，秋冬期間中に光療法を中断するとうつ症状の再燃がみられる場合もある．この光療法に用いる器具はわが国で

市販されており，SAD 患者が治療器を購入して自宅で治療を続けることも可能である．

d. 季節性うつ病の病因論と光療法の作用機序

すでに本書の他項で詳しく述べられているように，他の動物種と同様に，ヒトにおいても体温，内分泌，自律神経機能などの各種の生体現象に 24 時間周期のリズムがみられる．それらの周期を外界の 24 時間周期に同調させる役割を果たしているのが，明暗(光)，社会活動因子，温度，音などの同調因子(time cue, Zeitgeber)であり，これらの同調因子が何らかの理由で減弱したり，もしくは同調因子に対する個体側の感受性が低下したような場合には，種々の生体リズムの周期は 24 時間から若干ずれ，相互の位相関係が乱れることがあり，この現象は生体リズムの内的脱同調とよばれている．これまで，人間の生体リズムの同調因子としては社会的要因が最も重要と考えられ，光の作用は弱いと考えられていた．ところ

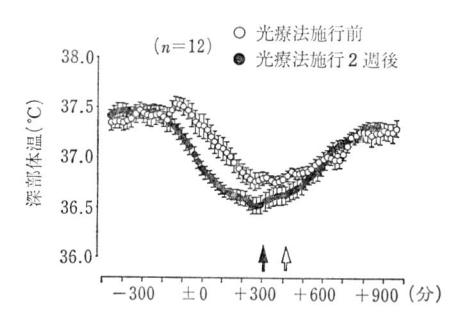

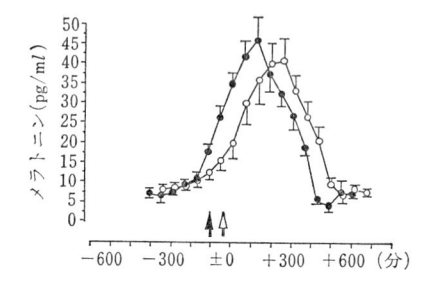

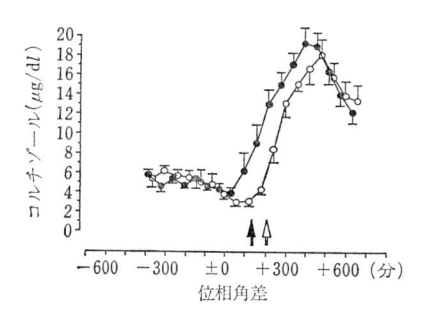

図 3.26 季節性うつ病患者における高照度光療法施行前後での生体リズム位相の変化
(三島原図，未発表)

季節性うつ病患者 12 人に対し，早朝 2 時間の高照度光療法を 14 日間にわたり施行し，施行前後での深部体温，血中メラトニンおよびコルチゾール分泌リズムを測定した．各測定ポイントにおける 12 人での平均および標準誤差を図示した．横軸の 0 時刻は平均入眠時刻(睡眠-覚醒リズム位相)を示しており，⇧および⬆はそれぞれ，各生体リズムの光療法施行前および施行 14 日後の睡眠-覚醒リズムに対する相対位相(位相角差)を示している．深部体温リズムの位相は，24 時間に適合させた最適コサインカーブを最小自乗法により近似記算し，その最下点を指標とした．血中メラトニンおよびコルチゾール分泌リズムに関しては，それぞれ夜間および朝方の分泌立上がり前の血中濃度の下位 3 ポイントの平均値を求め，その 200% 濃度到達時刻を算出し，各リズム位相の指標とした．その結果，各生体リズムの位相は 14 日間の高照度光暴露により有意に前進した．

が，近年になり，人間においても高照度光が強力な同調因子として働いていることが明らかにされ(Lewy, 1980)，SAD に対する光療法の作用機序として，高照度光による生体リズムの同調作用が注目されるようになった．この点に着目したのが，次に述べる SAD に対する高照度光の作用機序についての"位相変位仮説"である．

1) 位相変位仮説　SAD では，体温，メラトニン，コルチゾール分泌などにみられるリズムの位相が睡眠-覚醒リズムの位相よりも後退しているとの研究成績があり，このような生体リズム相互間の内的脱同調が SAD の病因に関連しているとする仮説である(Lewy, 1987; Terman, 1988)．図 3.26 に，われわれの施設で調べた SAD 患者 12 人における，光療法前後での，深部体温，血中メラトニンおよびコルチゾール分泌リズムの変化を示した．睡眠-覚醒リズムの位相(入眠時刻)を基準とした場合，2 週間の朝方の光療法により各リズムの位相が，光療法施行前に比較して相対的に前進しているのがわかる．このように朝方の光療法により，種々の生体リズムの位相に前進がもたらされるとの観察から，光療法が，SAD 患者における生体リズムの遅れた位相を再同調させ，内的脱同調を改善することによって治療効果を発揮するものと推論されている．しかし，生体リズムの位相をさらに後退させる作用をもっている夕方の光療法でも治療効果がみられたとする報告もあり(James, 1985)，見解が一致していない．われわれの施設で行った SAD 患者の生体リズム障害に関する検討の結果では，健常対照者と比較して生体リズムの大きな位相後退は認められず，また光療法による生体リズムの位相の前進と治療効果との間に明らかな関連はみられなかった．しかしながら，光療法有効群および無効群での比較検討を行ったところ，無効群ではうつ病期での位相後退が認められなかったのに対し，有効群では有意に位相が後退しているのが認められた．また，有効群および無効群との間には，非定型症状の有無，初発年齢，冬期うつ病相出現の連続性などに関して相違点が多く，先の Rosenthal らの基準で SAD と診断された患者群には，生物学的発症基盤を異にする二つ以上の亜型を含んでいる可能性が否定できない．これらの問題の解明には，今後，症候学的検討を含めた総合的な研究が必要であると考えられる．

2) フォトン仮説　位相変位仮説への反証として，朝方と夕方の光療法の治療効果に差がないとする成績(James, 1985)や，朝方と夕方の光療法の併用(Helekson, 1986)によっても効果がみられたとする報告などがある．これらの結果から，光療法の治療効果はその持続時間，すなわち網膜に作用するフォトン量に依存するとの仮説が提唱されている．

このほか，3) 網膜-視床下部-松果体系を介した，高照度光によるメラトニンの分泌抑制がうつ症状の軽減に働いているとする「メラトニン抑制説」(Rosenthal, 1985)，4) SAD 患者には脳内セロトニン神経系に関連する症状である過眠，過食，炭水化物飢餓などがよくみられること，セロトニン作動薬であるフェンフラミンを SAD 患者に投与して有効であったなどの知見をもとにした「セロトニン神経系機能障害説」(O'Rourke, 1987)など，SAD の病因や光療法の効果発現機序については種々の仮説が提唱されており，現在も精力的に研究されている．

おわりに

SADの研究および光療法の臨床応用は，わが国では始まったばかりである．うつ病が秋冬期に繰返して起こることに悩まされている患者にとっては，従来の抗うつ薬や抗不安薬にみられるような副作用や依存性がなく，効果発現の速い光療法は大きな福音となりうる．現在，内因性うつ病とよばれ，単一疾患として扱われている感情の機能障害は，抑うつ気分を主症状とする症候学的に近似したいくつかの疾患単位の集合であり，"うつ症候群"とでもよぶべきものであるとの発想がある．光療法という特殊療法が，うつ病の一型であるSADにのみ奏効し，その他のうつ病に対しては明らかな有効性は認められないこともその一つの傍証となるかもしれない．今後のうつ病研究の方向として，より科学的な妥当性をもった診断の細分化と，各亜型に特徴的な病因および治療法の開発が望まれる．

〔三島　和夫〕

3.3.3. 睡眠-覚醒障害とその光療法

最近の約100年間に，ヒトの社会では，驚異的な速さで機械文明が発達し，生活の様式が大きく変化してきた．たとえば鉄道や航空機の関係あるいは病院などの医療労働関係，報道関係の職場など，これらの職業に従事する人々のなかには，心身の不調と睡眠障害に悩まされる場合が多い．

また，一般の社会に生活を行っている人々のなかにも，宵っぱりの朝寝坊の"夜型人間"が多く，極端な場合にはこのためにまともな職業に従事できない一部の人々が増加しているということがわかってきた．そして，近年，このような睡眠障害には睡眠-覚醒を含めた生体リズムの調節機構の障害が関係していることが明らかにされ，その治療についても，睡眠剤投与という対症療法ではなく，時間生物学を背景としたさまざまな治療法が考案，開発されるようになってきた．そのなかでも高照度光療法（光療法）は治療効果が高いものとして注目されている．ここでは，さまざまな睡眠-覚醒リズムの障害の概要と光療法の応用について述べる．

a. 睡眠-覚醒リズム障害の分類

生体時計の機能が一過性あるいは持続性に障害された結果として，いくつかの生体リズムに異常が生じることを特徴とする現象がある．そのなかでも睡眠-覚醒リズムの異常は不眠や睡眠過剰，あるいは睡眠時間帯が普通とは異なるなどさまざまな症状として現れ，その場合に日常生活に支障をきたしたり，気分変調，身体の不調などの自覚症状がよく訴えられる．睡眠-覚醒リズムの障害については，現在のところ障害のメカニズムに基づく一定した分類方法はない．これはヒトの睡眠-覚醒リズムの神経機構が明らかにされていないことにも関連がある．このために，現在のところでは，睡眠-覚醒リズムの障害については，その原因や機序による分類はまだ確立されておらず，そのリズム障害の表現形の特徴によって分類するのが一般的である．表3.5には1990

表3.5　概日リズム睡眠障害の分類
（睡眠障害国際分類による）

(1) 時差症候群
(2) 交代勤務による睡眠障害
(3) 不規則睡眠-覚醒パターン
(4) 睡眠相後退症候群
(5) 睡眠相前進症候群
(6) 非24時間睡眠覚醒症候群
(7) 特定不能の概日リズム睡眠障害

3.3. 光環境と精神的健康

年に発表された睡眠障害国際分類(American Sleep Disorders Association, 1990)を示した.

b. 光治療の適用

1) 時差症候群　大型ジェット機の急速な普及は現代社会では概日リズム障害をひき起こす原因の一つである. われわれが4〜5時間以上の時差帯をジェット機で移動したとき, 出発地での生体リズムがすぐには変化せず, 到着地の生活リズムに直ちに同調しえないために心身の機構が一時的に不調和な状態となる. このような東西飛行による睡眠-覚醒障害は時差症状のなかで最も頻度が高い. そして, この睡眠-覚醒障害に伴ってみられる精神作業能力の低下, 疲労感, 食欲の低下, その他のさまざまな症状は, 仕事や観光などの目的で海外旅行に出かけた人々が到着した直後の数日間には十分な活動ができないという事態をひき起こす.

高照度光による時差症候群の治療は時間生物学の理論から導き出されたものである. 治療は到着地での朝の時間帯, たとえば午前7〜12時に高照度光治療器を利用して, 光に暴露させる方法である. 図3.27では, この治療法により睡眠障害がほとんど消失していることが

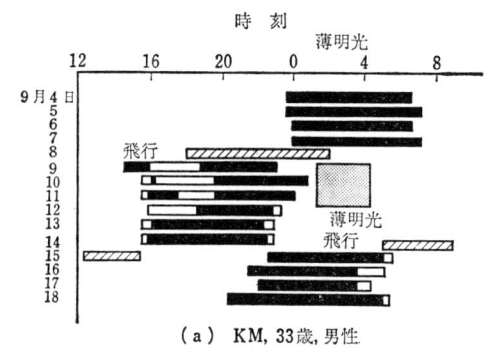

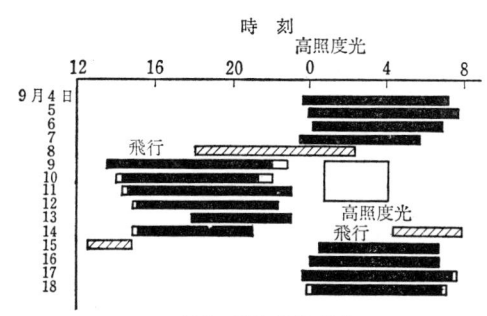

図 3.27　時差症候群の睡眠障害に対する高照度光療法の効果 (Sasakiら, 1989)

同じ条件で飛行した2人の被験者で高照度光療法を受けなかった者(上段・薄明光)と受けたもの(下段・高照度光)の睡眠-覚醒リズムの比較.
横軸は時刻, 縦軸は月・日を表す. 水平の黒棒は睡眠を表す. 9月8日に東京からサンフランシスコに飛行した翌日から3日間, 11時から14時までの3時間, 治療を行った. 上段の被験者(33歳男性)では入眠困難, 中途覚醒, 睡眠時間の短縮がみられるが, 下段の被験者(29歳男性)では到着直後から安定した睡眠が得られ, 高照度光の効果がみられた.

わかる. また, これまでは体温リズムが到着地の生活時間に同調するまでに約1週間を要していたが, 光療法により, 体温リズムも跳躍して同調することが示された. これは隔離実験室内での光による同調実験によってすでに実証されていたことを時差症候群に応用し成功したものである.

2) 交代勤務による睡眠障害

最近の社会生活では，普通ヒトが眠っている夜の時間帯に働かなければならない特殊な職業についている人が増加している．たとえば医療関係者，報道関係者，夜間の警備保障関係者，交通運輸関係者などは定期的に，あるいは不定期的に夜間に働いている．したがって，休息をとるのは普通の人が起きて働いている昼間の時間帯になることが多い．しかし，昼間には十分な睡眠をとることができない場合が多い．また，一日中ほとんど高照度の光に暴露される機会がなく，生体リズムの調整には不利な環境である．このように変則的な時間帯に働いている人達によくみられる症状は，勤務中に眠気を催したり，作業能率が低下したり，食欲不振，胃炎などの消化器症状，慢性の疲労感，頭痛，頭重，免疫機能の低下，女性では月経周期の不整などさまざまである．このような障害は睡眠-覚醒を含めた生体リズムが，夜間に覚醒し，昼間に睡眠をとるという生活リズムに急速に同調することが困難であることに起因する．急に昼夜を逆転した場合，体温リズムが新しい生活のリズムに適応するようになるには1週間から10日を要するとされる．

このような交代勤務によるさまざまな症状に対し，高照度光が変則的な勤務時間帯に生体リズムを適応させるために応用されている（Czeislerら，1990）．深夜勤務の時間帯の0時か

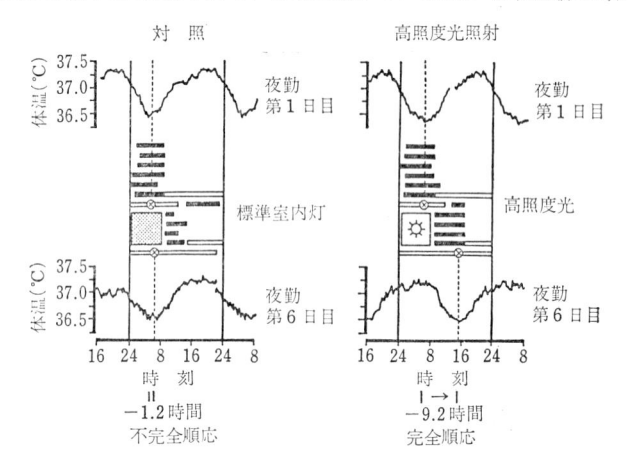

図 3.28 交代勤務の睡眠と体温リズム―高照度光の影響―
（Czeislerら，1990）

健康な25歳，男性の7週間の日勤と続く深夜勤5日間の体温と睡眠の記録．
■は睡眠．□はコンスタントルーチンスケジュール．
図左は深夜勤中（0時から7時までデスクワークや軽い身体的運動）普通の室内灯を用いた．標準室内灯のもとで夜勤をした場合には昼間の睡眠の持続が短い．また，体温リズムについては夜勤第1日目に比べ第6日目は最低体温の出現時刻⊗がやや遅くなっているが，睡眠の位相とは一致していない．
図右は深夜勤中7000～12000 lxの高照度光に暴露した．夜勤後の昼間の睡眠は安定して8時間持続している．また，体温リズムについては最低体温が夜勤第1日目には5時ごろであったものが夜勤第6日目には15時ごろとなっている．このことは睡眠と体温リズムが完全に夜勤の生活に順応していることを示す．

ら8時まで職場を7000〜12000lxの明るさに保つと，普通の室内照明のもとで勤務したときに比べて日中の睡眠が規則的にとれるようになり，また体温リズムも昼間の睡眠に同調して変位する．このため昼間に十分な睡眠をとり，夜勤中にも心身の不調が少なく，夜勤生活への適応が容易になることが証明されている（図3.28）．このように環境設備を備えることにより，夜勤時の疲労を少なくし，昼間には騒音をなくし部屋を暗くして睡眠が十分にとれるよう工夫することが大切である．

3） 睡眠相後退症候群(delayed sleep phase syndrome; DSPS)　これは睡眠時間帯が異常に遅れたままに固定し，矯正困難な状態が長期間にわたって持続しているために起こる入眠障害である（Weitzmanら，1981）．すなわち，休暇時などに時間の制約のない自由な生活をさせると，深夜から明け方にかけて入眠し，午後になって覚醒することがある．このような患者では，正常な社会生活に適応しようとすると問題が起こってくる．普通の就寝時刻に規則正しく床についてもなかなか入眠できず，十分な睡眠がとれないまま起床しなければならない．無理に起床しても，午前中は眠気のために仕事がはかどらないなど，さまざまな

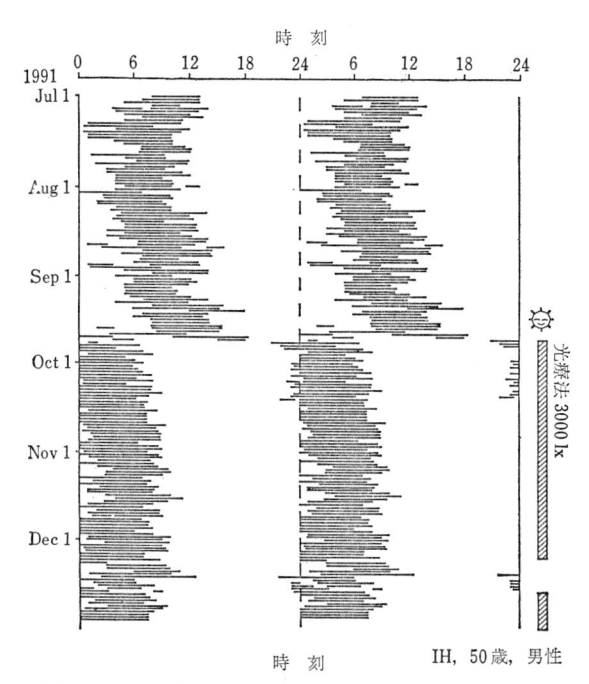

図3.29 睡眠相後退症候群の症例（50歳男性）の睡眠-覚醒リズムと治療経過（ダブルプロット法）（内山ら，1995）

患者はさまざまな治療にもかかわらず，9月中旬に光療法を開始するまで，入眠時刻は2〜5時，覚醒時刻は正午ごろと遅れていた．9月下旬には患者が自発的に時間療法を行ったが無効であった．9月下旬から高照度光療法を開始したところ，入眠は23〜1時ごろ，覚醒は7〜9時ごろとなり，安定した睡眠がみられるようになった．

障害が出現してくる．これらの患者は，多くの場合，何とか社会生活に適応しているが，症状が高度になると医学的治療を必要とする．

DSPSは，睡眠-覚醒リズムの発現機構のうちで，同調機構の障害と考えられている．すなわち，普通の人では睡眠-覚醒リズムの本来の周期は約25時間であるが，これらを23～27時間の周期に容易に同調させることができる．しかし，DSPSの患者は24時間より短い周期に同調すること，すなわち，いつもより早く入眠，覚醒することはきわめて困難であり，睡眠時間帯が遅れる傾向にある．このようなDSPS患者に対する高照度光療法は早朝の一定時刻に光を照射することにより，睡眠-覚醒リズムと体温リズムを前進させ規則的に固定することを目的としたものである．方法は2500 lx以上の高照度光を用い，朝6時ごろから1～2時間にわたって暴露させる．図3.29に筆者らの経験した症例を示した．

4) 睡眠相前進症候群(advanced sleep phase syndrome; ASPS)　この概念は前述のDSPSとは対照的なものであり，睡眠時間帯が普通の社会生活を送っている人達の場合よりも早い時間帯にあるもので睡眠障害の一つに分類されている．しかしASPSの場合，夜間の早い時間帯に十分な睡眠をとれば，日中の活動には支障がないので，あまり問題にならない場合が多い．高齢者にはときどきこのような型の睡眠がみられる．治療法としてはDSPSとは対照的に睡眠時間帯を後退させる方法が考えられ，高照度光療法を夕刻に行う方法が試みられている．

5) 非24時間睡眠覚醒症候群　生体リズムの周期はもともと24時間ではなく，約25時間を周期とする内因性リズムを外界の24時間のリズムに同調させた結果であることは前項に述べられている．しかし，このような24時間のリズムに同調させることができず，普通の社会生活の環境の下で，固有のフリーランニングリズムを示しながら生活している症例が報告されている．このような睡眠障害は非24時間睡眠覚醒症候群(non-24-hour sleep-wake syndrome)とよばれている．

この型の睡眠障害は，健常人にもみられるが，特に全盲などの視力障害をもつ人(Okawaら，1987; Milesら，1977)，性格障害のために社会的対人関係をうまく保てない人，自閉症児，不登校児などにみられる場合がある(瀬川，1985; Ichikawaら，1990)．

この症候群については現在までビタミンB_{12}投与が奏効するとの報告が多いが(Kamgar-Parsiら，1983; Sugitaら，1988; Okawaら，1990; Ohtaら，1991)，光療法あるいはビタミンB_{12}との併用療法により改善したとの報告もみられる(安藤ら，1990; Okawaら，1993)．

6) 痴呆老年者の睡眠-覚醒リズム障害　老年期には入眠障害，中途覚醒，早期覚醒などの睡眠障害が増加する．特に痴呆老年者では，夜間睡眠が分断され，昼寝が多くなるなど不規則な睡眠-覚醒リズムとなる．また，これらの睡眠障害に伴って夜間の徘徊やせん妄などの異常行動がみられる場合が多い．このような痴呆老人にみられる睡眠-覚醒リズム障害の要因としては，第一にさまざまな同調因子の減弱によること，第二に老化による生体時計の機能的あるいは器質性障害が考えられる．第一の同調因子のなかで痴呆老年者は外出や他人との交際の機会が少なくなるなどの社会的同調因子の低下とともに，高照度光に暴露される機会が少なくなることから(Gillinら，1989)，光同調因子の低下が考えられる．そこで光同調因子を強化する目的で痴呆老年者の睡眠-覚醒リズム障害に対して光療法を施行したと

ころ，効果がみられる場合があった(図3.30)(大川ら，1990, 1992; Satlin ら，1992). 現在のところ，光療法実施時刻は午前中，夕方などさまざまである(穂積ら，1990; Satlin ら，1992).

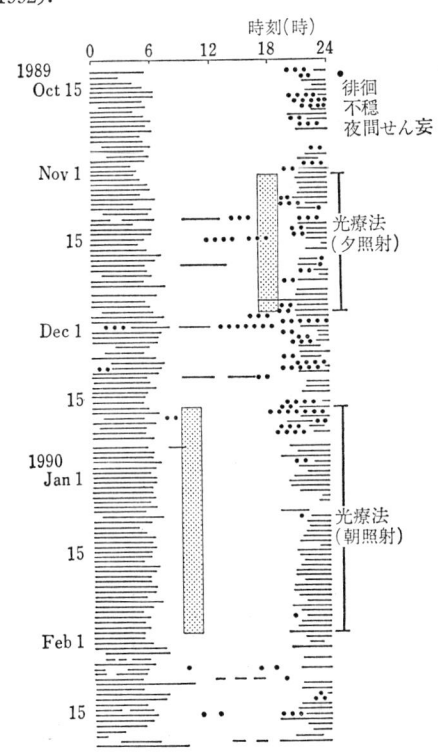

図 3.30 アルツハイマー型重度痴呆患者(81歳女性)にみられた睡眠-覚醒リズムと治療経過(穂積ら，1990)

横軸は一日の時刻，縦軸は日の経過を示す．黒い横棒は睡眠，黒丸印は徘徊，不穏，せん妄などの異常行動を示す．陰影は光療法施行時を示す．10月中には，ほとんど毎日夜になると徘徊やせん妄状態がみられ，入眠時刻と覚醒時刻が不規則であった．11月初めから夕方に光療法を開始したが，異常行動はいっこうに抑制されず，昼間にもみられるようになり，睡眠-覚醒リズムは不規則なままであった．12月初めから光療法を中止したが，異常行動と不規則な睡眠-覚醒リズムには変化がみられなかった．12月中旬から朝に光療法を開始したところ，異常行動が著明に減少し，睡眠-覚醒リズムが規則的になった．

c. 光療法の発現機序

光がヒトの概日リズムに及ぼす影響については前項3.3.1.に述べられている．光療法の効果発現のメカニズムについては，これらを根拠にして説明することが可能である．すなわち，睡眠位相を前進させるためには，光についての位相反応曲線で前進する時間帯，すなわち早朝の数時間に光に暴露されることが必要である．逆に後退させるためには夕刻から夜の数時間の高照度光が必要である．睡眠相後退または前進症候群に対する光療法はこの理論から説明される．また，時差症候群や交代勤務に対する光療法では，高照度光により体温と睡眠-覚醒リズムが早期に同調することにより新しい環境に適応することが可能となる．この場合にも高照度光が生体リズムの位相を変位させる作用による．痴呆老年者の不規則睡眠-覚醒リズムについては，睡眠-覚醒，体温などの生体リズムの振幅が低下している状態と考えられる．この場合には午前中の高照度光により覚醒水準を上昇させたり，あるいは感情や気分を賦活させたりする作用が考えられる．これらは季節性うつ病に対する高照度光の作用と類似しており，光のメラトニン抑制効果を介することも考えられる．

おわりに

睡眠-覚醒リズム障害の治療としての光療法はまだ確立されたものでなく，そのメカニズムについても不明な点が多い．

さて，光療法がさまざまな睡眠-覚醒リズム障害に有効であることがわかってきた．これまで光療法は特殊な治療用照明器を用いて行われてきた．今後，家庭や病院，あるいは学校や職場などで屋内の照明を一定時間には高照度にするなど照明装置を工夫することにより生体リズムが整えられ，より快適な生活が得られることが考えられる．

しかし，初めにも述べたように，ヒトは近代社会において生産性を重視するあまりに意のままに生活時間を変化させようとしている．その結果として，生体リズム障害という心身に不都合な状態が発症している．それならば，高照度光により人為的に生活を変えるのではなく，ヒトは再び自然界の昼夜のリズムに合わせた生活を考えるべき時期ではないだろうか．

〔大川 匡子〕

3.3.4. 光・日照と自殺

"木の芽どき"という言葉があるが，春先はほかの季節よりも精神変調が起こりやすい．事実，精神科に入院する人の数はこの時期に増える．さて，自殺(suicide)はうつ病(depression)と深くかかわっている(Achte, 1986)．この自殺も春先から初夏にかけて起こりやすいことが知られている(Kevan, 1980; 江頭と阿部, 1990)．その原因として，心理社会学的要因を重視する立場もあるが，このような自殺の季節変動性(seasonality)が洋の東西，南北両

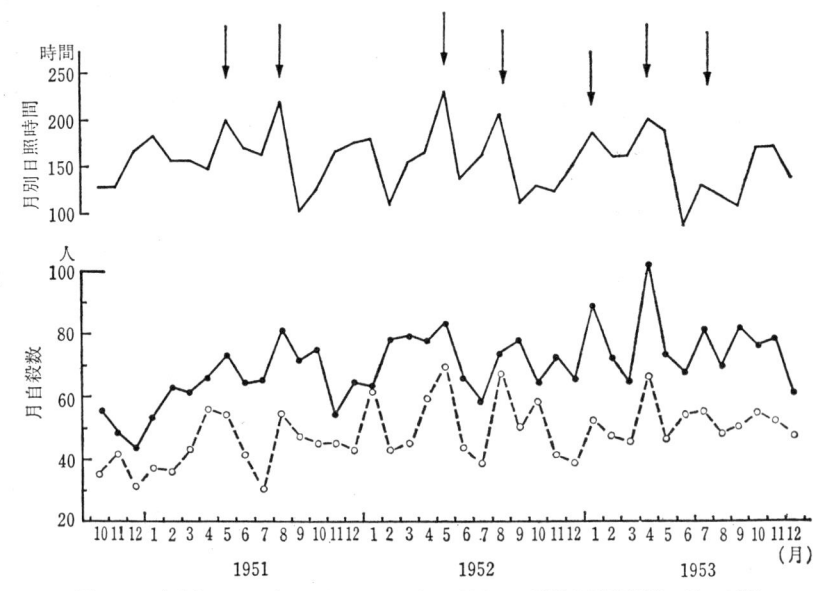

図 3.31 東京都の 1950 年 10 月から 1953 年 12 月までの月別日照時間(その月の合計)と男(●)および女(○)の月自殺数の推移(江頭と阿部, 1990)

3.3. 光環境と精神的健康

半球にわたり広く認められることから，生気象学的要因の関与があるだろうとの考えもある．筆者らの調査の結果(江頭ら，1987)では，光環境の一つである日照時間(sunshine duration)が自殺の増減と関連することが示唆されたので，それについて述べてみたい．

a. 月間日照時間と月自殺率

自殺の季節変動の原因として昔から考えられているものの一つに日照がある．図 3.31 は，東京都における月別日照時間(その月の合計)と男女別の自殺数とを示している．日照時間と自殺数のピークが一致する個所がいくつかみられ，前者が後者に影響を与えている可能性が示唆される．

日本列島は南北に長く，中央には山脈が走り，モンスーン地帯に位置するため，いくつかの異なる気候がみられる．そこで，筆者らは，その地区内では気候上の共通点が多いと思われる 8 地区を選び(表 3.6 参照)，1950 年から 1957 年までの 8 年間について，各月の日照時間および月自殺率(いずれも 30 日の値に換算)の平均値と分散を，厚生省の死亡統計に基づいて調べた(江頭ら，1987)．図 3.32 には，そのなかの 4 地区(北海道，東京，北陸，中・南部九州)の結果が示されている．図中には，寒冷期である 11 月から 2 月までの月間日照時間とおのおのの翌月の月自殺率の散布図も示している．

表 3.6　月間日照時間と月自殺率との間の相関係数 (江頭ら，1987)

	同　月	1月遅れ	2月遅れ
北　海　道	0.34*3	0.40*2	0.37*3
東　北　東　部	0.25	0.49*1	0.42*2
東　　　京	−0.004	0.40*2	0.35*3
中　　　京	0.33*3	0.42*2	0.23
大　　　阪	0.13	0.49*1	0.21
北　　　陸	0.50*1	0.22	−0.29*3
北　部　九　州	0.15	0.18	0.01
中・南部九州	0.16	0.25	0.11

同月：日照(12, 1, 2, 3月)，自殺(12, 1, 2, 3月)．
1月遅れ：日照(11, 12, 1, 2月)，自殺(12, 1, 2, 3月)．
2月遅れ：日照(11, 12, 1, 2月)，自殺(1, 2, 3, 4月)．
*1: $p<0.01$, *2: $p<0.02$, *3: $p\leq 0.05$.

この図から，月間日照時間の季節変動パタンが地区ごとに異なること，つまり気候の違いが確認できる．月自殺率の季節変動パタンと月間日照時間のそれとを比べると，いずれの地区でも両者がよく似ていることに気づかされる．両者の類似は，寒冷期において特に顕著である．たとえば，日本列島の最北に位置する北海道では，月間日照時間は 12 月，1 月に最短，5 月に最長であるが，月自殺率は 1 月に最小，5 月に最大であった．東京は冬期の日照時間が長いことで世界的に知られ，夏期と比べて冬期の日照時間が短いとはいえない．そして，月自殺率もまた，東京では冬期に少なくない結果となっている．統計学的有意性についてはいえないが，より子細にながめれば，寒冷期の月間日照時間のピークは 1 月に，月自殺率のピークはその 1 か月後の 2 月にみられる．日本海に面する北陸(新潟，富山，石川)は，12 月，1 月に日照時間が著しく短くなり，月自殺率は 1 月に最低となっている．日本列島の南部に位置する中・南部九州(大分，熊本，宮崎，鹿児島)では，寒冷期の月間日照時間は 8 月を除いて温暖期と大差がない．月自殺率も寒冷期にやや低めであるが，年間を通して比較的に平坦である．

このように，各地区の月間日照時間と月自殺率の季節変動パタンは，寒冷期を中心に酷似

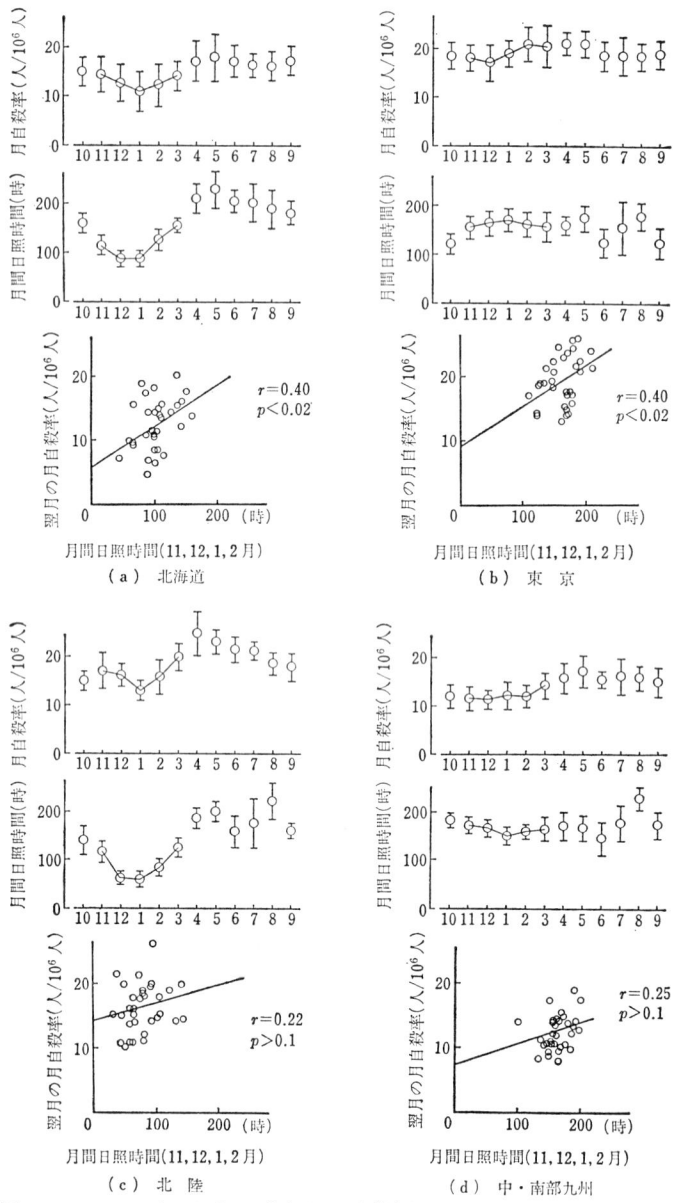

図 3.32 1950〜57年における日本各地の月自殺率(人口100万人当たり)，月間日照時間，および寒冷月(11, 12, 1, 2)の月間日照時間とその翌月(12, 1, 2, 3)の月自殺率との相関をみるための散布図(江頭ら，1987)

している.そして,より細かくみれば,後者の位相が前者より半月ないし1か月遅れる傾向がうかがえる.そこで,寒冷期(11月～2月)の月間日照時間とそのおのおのに対応する1か月後の月自殺率との相関係数を求めると,図中にも示されているように,北海道,東京ではともに 0.40($p<0.02$)という有意の相関が得られる.北陸と中・南部九州の相関係数は有意ではない.図3.32に含まれていないほかの地区については,東北東部(岩手,宮城,福島),中京(愛知,三重,岐阜),大阪において有意の相関係数が得られ,北部九州(福岡,佐賀,長崎)では有意な相関係数は得られなかった.これらの結果をまとめて表 3.6 に示した.この表には,同月および 2 か月遅れの月自殺率との相関係数も示されている.九州の 2 地区では有意の相関が得られなかったが,その他の地区では何らかの有意の相関が得られている.概して,月間日照時間は 1 か月遅れの月自殺率と最もよく相関するが,北陸では同月間の相関係数が最大($r=0.50$, $p<0.01$)であった.なお,温暖期(5～8月)に関しては,月間日照時間と月自殺率との有意の相関は認められなかった.以上のように,寒冷期においては,月間日照時間の長短によって月自殺率が変わりうることが示唆された.

b. 地域を限定しての調査結果

個々の自殺の背景にはさまざまな要因が関与している.このため,自殺統計データから何らかの有用な情報を得ようと試みる際には,その母集団を大きくとることも重要となる.そこで,対象とする地域を広げ,あるいは対象年月を長くとって平均を求めるなどの操作が用いられる.しかし,このような操作の欠点として,たとえば,自殺への日照時間の直接的な影響に関する情報が不鮮明になる恐れがある.対象地域を拡大すれば,気象条件は一定でなくなってしまうなどの理由からである.ここでは,地域をさらに限定し,連続3年間の毎日の日照時間と自殺数を調査した結果わかったことについて述べる.

対象地域は,北九州市とその周辺市郡(人口約 140 万)である.1986 年から 1988 年までの 3 年間の毎日の自殺数(検死日に自殺と判定された件数)および推定自殺日に関するデータは

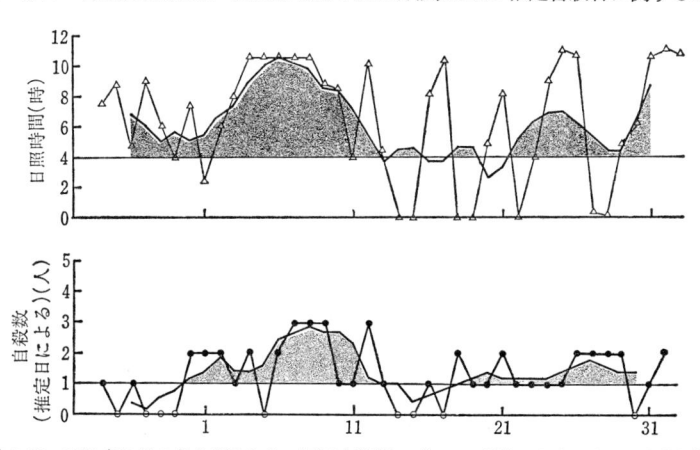

図 3.33 1986年3月の北九州市とその周辺市郡(人口約140万人)における毎日の日照時間(△)と自殺数(●)および5日間の移動平均(陰影の部分)(江頭原図,未発表)
ここでは,自殺の実行日を検死の際に推定された日としている.

福岡県警察本部より提供を受けた．また，北九州市の毎日の日照時間については，福岡管区気象台の月報によった．

興味深い結果は，11月から3月までの寒冷期に関して得られた．すなわち，この期間の各月の上，中，下旬の総自殺数と総日照時間(下旬については10日間の値に換算)の間に有意の正の相関($r=0.44$, $p<0.01$)が得られた．他方，5月から9月までの温暖期については有意な相関は得られなかった．

1986年の3月，この地域では快晴の日が連続してみられたが，1987年，1988年の3月と比べてこの年の3月は明らかに自殺が多く発生した．図3.33は，1986年3月の毎日の日照時間と自殺数(推定日に基づく)である．図中，陰影の部分は5日間の移動平均を表している．この図より，日照時間のピークに遅れること数日にして自殺のピークが現れていることが読み取れる．

以上のように，1年を寒冷期と温暖期に分けると，寒冷期における日照時間の増加は直接的に自殺の誘引となる可能性が示唆される．

c. 日照時間は自殺とどう関係するか

自殺の準備状態として，うつ状態があることはよく知られている．また，うつ病がしばしば希死念慮を伴い，自殺をひき起こしやすいことも周知のとおりである．近年，季節性感情障害(seasonal affective disorder; SAD)とよばれるうつ病の一型の存在が明らかにされた(Levy, 1982; Rosenthal, 1984)．SADでは，一年の決まった季節にうつ状態が繰返される．典型的には，秋から冬にうつ状態を呈し，春から夏に寛解ないしは軽い躁状態となるので，冬期うつ病(winter depression)ともいう．SADの発症には，秋から冬にかけての日長(photoperiod)の短縮が関与している可能性が想定され，その治療には，早朝の高照度光照射が有効とされている．このような事実は，自殺とのかかわりが深い抑うつ気分が，日長あるいは日照時間に影響されうることを示している．

"木の芽どき"の春先，抑うつ気分は改善する可能性があるのに，自殺に関しては増加するというのはなぜだろうか．一つの機序として，次のようなことが考えられよう．この時期の日長や日照時間の伸びは，自殺の準備状態すなわち抑うつ状態にある人の気分を一時的に改善するが，その程度は十分とは限らない．また，晴天の連続もやがて中断し，抑うつ気分を再燃させる．このようにして，日照時間の増加は，精神的にはむしろ不安定な状態を生ぜしめ，自殺を誘発するという仮説である．うつ病の回復期に自殺の危険性が高まることはよく知られている．

生化学的側面に関しては，自殺は脳内の神経伝達物質の一種であるセロトニンの活動性低下との関連が注目されている(Traskman-Bendzら，1989)．今後は，光とセロトニンとの関係などを含めて，現象と理論の両面からより詳細で厳密な研究の進展が望まれる．

〔江頭和道・阿部和彦〕

文　献

3.3.1.

Aschoff, J., Gerecke, U. and Wever, R.: Desynchronization of human circadian rhythms.

Jpn. J. Physiol., **17**, 450-457, 1967.
Aschoff, J., Poppel, E. and Wever, R.: Circadiane periodik des Menschen under dem Einfluss von Licht-Dunckel-Wechseln unterschiedlicher Periode. *Pflugers Arch.*, **306**, 58-70, 1969.
Campbell, S. S. and Dawson, D.: Enhancement of nighttime alertness and performance with bright light. *Physiol. Behav.*, **48**, 317-320, 1990.
Czeisler, C. A., Kronauer, R. E., Allan, J. S., Duffy, J. F., Jewett, M. E., Brown, N. and Ronda, J. M.: Bright light induction of strong (type 0) resetting of the human circadian pacemaker. *Science*, **244**, 1328-1333, 1989.
Dijk, D. J., Cajochen, C. and Borbély, A. A.: Effect of a single 3-hour exposure to bright light on core body temperature and sleep in humans. *Neurosci. Lett.*, **121**, 59-62, 1991.
Honma, K., Honma, S. and Wada, T.: Entrainment of human circadian rhythms by artificial bright light cyles. *Exprientia*, **43**, 572-574, 1987.
Honma, K., Honma, S. and Wada, T.: Phase-dependent responses of human circadian rhythms in response to a single bright light pulse. *Experientia*, **43**, 1205-1207, 1987.
Honma, K. and Honma, S.: Circabidian rhythm: its appearance and disappearance in association with a bright pulse. *Experientia*, **44**, 981-983, 1988.
Honma, K. and Honma, S.: A human phase response curve for bright light pulsus. *Jap. J. Psychiat. Neurol.*, **42**, 167-168, 1988.
本間研一・本間さと・広重 力: 生体リズムの研究, 北海道大学図書刊行会, 1989.
Lewy, A. L., Wehr, T. A., Goodwin, F. K., Newsome, D. A. and Markey, S. P.: Light suppresses melatonin secreteion in humans. *Science*, **210**, 1267-1269, 1980.
Minors, D. S., Waterhouse, J. M. and Wirz-Justice, A.: A human phase-response curve to light. *Neurosci. Lett.*, **133**, 36-40, 1991.
Nakagawa, H., Sack, R. L. and Lewy, A. J.: Sleep propensity free-runs with the temperature, melatonin and cortisol rhythms in a totally blind person. *Sleep*, **15**, 330-336, 1992.
Niijima, A., Nagai, K., Nagai, N. and Nakagawa, H.: Light enhances sympathetic and suppresses vagal outflows and lesions including SCN eliminate these changes in rats. *J. Autonom. Nerv. Syst.*, **40**, 155-160, 1992.
Sack, R. L., Lewy, A. J., Blood, M. B., Keith, L. D. and Nakagawa, H.: Circadian rhythm abnormalities in totally blind people: incidence and clinical significance. *J. Clin. Endocrinol. Metab.*, **75**, 127-134, 1992.
Wever, R. A.: The Circadian System of Man, Springer-Verlag, 1979.
3.3.2.
Garvey, M. J., Wesner, R. and Godes, M.: Comparison of seasonal and nonseasonal affective disorders. *Am. J. Psychiatry*, **145**, 100-102, 1988.
Helekson, C. J., Kline, J. A. and Rosenthal, N. E.: Phototherapy for seasonal affective disorder in Alaska. *Am. J. Psychiatry*, **143**, 1035-1037, 1986.
James, S. P., Wehr, T. A., Sack, D. A., et al.: Treatment of seasonal affective disorder with light in the evening. *Br. J. Psychiatry*, **147**, 424-428, 1985.
Lewy, A. J., Sack, R. L., Miller, L. S., et al.: Antidepressant and circadian phase-shifting effects of light. *Science*, **235**, 352-354, 1987.
Lewy, A. J., Wehr, T. A., Goodwin, F. K., et al.: Light suppresses melatonin secretion in humans. *Science*, **210**, 1267-1269, 1980.
三島和夫・大川匡子・菱川泰夫: 季節性うつ病. Up Date 注目の疾患, pp. 36-40, 現代医療社, 1993.
三島和夫: 季節性感情障害の発生機序および高照度光療法の作用機序に関する症候学的および時間生物学的研究. 神経研究の進歩, **39**, 342-356, 1995.
O'Rourke, D. A., Wurtman, J. J., Brzezinski, A., et al.: Serotonin implicated in etiology of seasonal affective disorder. *Psychopharmacol. Bull.*, **23**, 358-359, 1987.
Rosenthal, N. E., Sack, D. A., Gilin, J. C., et al.: Seasonal affective disorder. A description of the syndrome and preliminary findings with light therapy. *Arch. Gen. Psychiatry*, **41**, 72-80, 1984.
Rosenthal, N. E., Sack, D. A., James, S. P., et al.: Seasonal affective disorder and photothe-

rapy. *Ann. NY. Acad. Sci.*, **453**, 260-269, 1985.
Terman, M., Terman, J. S., Quitkin, F. M., et al.: Response of the melatonin cycle to phototherapy for seasonal affective disorder. *J. Neural. Transm.*, **72**, 147-165, 1988.
Terman, M., Terman, J. S., Quitkin, F. M., et al.: Light therapy for seasonal affective disorder; a review of efficacy. *Neuropsychopharmacol.*, **2**, 1-22, 1989.
Thompson, C. and Isaacs, G.: Seasonal affective disorder: a British sample; symptomatology in relation to mode of referral and diagnostic subtype. *J. Affect. Disord.*, **14**, 1-11, 1988.
Williams, J. B. W.: A structured interview guide for the Hamilton depression rating scale, *Arch. Gen. Psychiatry*, **45**, 742-747, 1988.

3.3.3.

American Sleep Disorders Association.: The International Classification of Sleep Disorders, Allen Press Inc., 1990.
安藤勝久・太田龍朗・岸田宗久ら: ビタミン B_{12} 療法に光療法を併用した非24時間睡眠・覚醒症候群の一例. 精神科治療学, **5**, 673-681, 1990.
Czeisler, C. A., Johnson, M. P., Duffy, J. F., et al.: Exposure to bright light and darkness to treat physiologic maladaptation to night work. *New Eng. J. Med.*, **322**, 1253-1259, 1990.
Gillin, J. C., Kripke, D. F. and Campbell, S. S.: Ambulatory measures of activity, light and temperature in elderly normal controls and patients with Alzheimer disease. *Bull. Clin. Neurosci.*, **54**, 144-148, 1989.
穂積 慧・堀 浩・大川匡子・菱川泰夫: 老年期痴呆の生体リズムと光療法. *Dementia*, **4**, 333-342, 1990.
Ichikawa, J., Sato, T. and Takahashi, K.: Sleep-waking rhythm disorders observed in five school refusors. *Jap. J. Psychiat. Neurol.*, **44**, 188, 1990.
Kamgar-Parsi, B., Wehr, T. A. and Gillin, C.: Successful treatment of human non-24-hour sleep-wake syndrome. *Sleep*, **6**, 257-264, 1983.
Miles, L. E., Raynal, D. M. and Wilson, M. A.: Blindman living in normal society has circadian rhythms of 24.9 hours. *Science*, **198**, 421-423, 1977.
Ohta, T., Ando, K., Iwata, T., et al.: Treatment of persistent sleep-wake schedule disorders in adolescents with methylcobalamin (vitamin B_{12}). *Sleep*, **14**, 414-418, 1991.
Okawa, M., Nanami, T., Wada, S., et al.: Four congenitally blind children with circadian sleep-wake rhythm disorder. *Sleep*, **10**, 101-110, 1987.
Okawa, M., Mishima, K., Nanami, T., et al.: Vitamin B_{12} treatment for sleep-wake rhythm disorders. *Sleep*, **13**, 15-23, 1990.
大川匡子・三島和夫・菱川泰夫ら: 痴呆老年者における睡眠・覚醒リズム障害に対する高照度光療法. 精神科治療学, **5**, 345-355, 1990.
Okawa, M., Mishima, K. Hishikawa, Y., et al.: Circadian rhythm disorders in sleep-waking and body temperature in elederly patients with dementia and their treatment. *Sleep*, **14**, 478-485, 1991.
大川匡子: 加齢と生体リズム―痴呆老年者の睡眠リズム異常とその新しい治療―. 神経進歩, **36**, 1010-1019, 1992.
Okawa, M., Uchiyama, M., Shirakawa, S. Takahashi, K., Mishima, K. and Hishikawa, Y.: Favourable effects of combined treatment with vitamin B_{12} and bright light for sleep-wake rhythm disorders. In Sleep-Wakefulness (V. M. Kumar, H. N. Mallick and U. Nayar, Eds.), pp. 71-77, Wiley Eastern, 1993.
Sasaki, M., Kurosaki, Y., Onda, M., et al.: Effects of bright light on cercadian rhythmicity and sleep after transmeridian flight. *Sleep Res.*, **18**, 442, 1989.
Satlin, A., Volicer, L., Ross, V., Herz, L. and Campbell, S.: Bright light treatment of behavior and sleep disturbances in patients with Alzheimer's disease. *Am. J. Psychiat.*, **149**, 1028-1032, 1992.
瀬川昌也: 自閉症とサーカディアンリズム. 神経進歩, **29**, 140-153, 1985.
Sugita, Y., Mikami, A., Terashima, Y., et al.: Successfultreetment with vitamin B_{12} and taking sunlight for a case of hypernychthemeral syndrome. *Jap. J. Psychiat. Neurol.*, **42**, 177-179, 1988.

内山　真・大川匡子・尾崎　茂ら：睡眠・覚醒リズム障害. 神経進歩, **39**, 92-103, 1995.
Weitzman, E. D., Czeisler, C. A., Coleman, R. M., et al.: Delayed sleep phase syndrome: a chronobiologic disorder with sleep onset insomnia. *Arch. Gen. Psychiat.*, **38**, 737-746, 1981.

3.3.4.

Achte, K.: Depression and suicide. *Psychopathology*, **19**(S2), 210-214, 1986.
江頭和道：自殺と季節. 生気象学の事典(日本生気象学会編), pp. 46-47, 朝倉書店, 1992.
江頭和道・鈴木尊志・阿部和彦：日本各地の月自殺率と月間日照時間. 精神医学, **29**, 735-740, 1987.
江頭和道・阿部和彦：季節および日照時間と自殺. 臨床時間生物学(高橋三郎・高橋清久・本間研一編), pp. 191-203, 朝倉書店, 1990.
Kevan, S. M.: Perspectives on seasons of suicides: a review. *Soc. Sci. & Med.*, **14D**, 369-378, 1980.
Levy, A. J., Kern, H. E., Rosenthal, N. E. and Wehr, T. A.: Bright artificial light treatment of manic depressive patient with a seasonal mood cycle. *Am. J. Psychiat.*, **139**, 1496-1498, 1982.
Rosenthal, N. E., Sack, D. A., Gillin, J. C., Lewy, A. J., Goodwin, F. K., Davenport, Y., Mueller, P. S., Newsome, D. A. and Wehr, T. A.: Seasonal affective disorder: a description of the syndrome and preliminary findings with light therapy. *Arch. Gen. Psychiat.*, **41**, 72-80, 1984.
Traskman-Bendz, L., Asberg, M., Nordstrom, P. and Stanley, M.: Biochemical aspects of suicidal behavior. *Prog. Neuro-Psychopharmacol. & Biol. Psychiat.*, **13**, S35-S44, 1989.

3.4.　視覚と注意

　われわれは，単純なものから複雑なものまでさまざまな種類の視覚刺激に囲まれて生活しているが，それらのすべてを処理し，すべてに反応しているわけではない．膨大な情報のなかから，われわれが必要とし重要な意味をもつもののみを抽出し，選択的に反応することによって，複雑な視覚的環境に上手に適応しているのである．
　このような活動を可能にするのが，"注意"の働きである．注意という言葉は，日常生活において，また James (1890)以来の心理学的研究において，頻繁にかつさまざまな文脈で用いられてきた．したがって，注意に関する定義や分類もまた多様であるが，少なくとも情報処理過程における何らかの選択性を表す概念であることについては一致している(注意のさまざまな側面に関しては，Allport, 1989; Johnston と Dark, 1986; Parasuraman と Davies, 1984; Shiffrin, 1988; Van der Heijden, 1992 などを参照). 本節では，比較的単純な視覚刺激が人間の知覚や行動に及ぼす影響について，注意という視点からみていこう．

a.　注意の喚起

　大きな音が聞こえたり，視野の片隅を何かが横切ったりすると，われわれはその方向に反射的に体を向けたり，視線を移動したりしてしまうが，このような行動を定位反応(orienting response) (Sokolov, 1963 を参照)という．強い刺激，繰返し，運動，突然性，新奇性といった性質をもつ刺激は強制的に注意を喚起し(Titchener, 1922), 定位反応を生じさせやすい．ある対象に視線を向けるということは，その対象に関する情報が網膜の最も感度の高い部分へ入力され，ほかの刺激に比べてより詳細な分析を受けやすいということである．また，自動的な定位反応によってある対象に注意が向けられた後には，意図的な探索行動(exploratory behavior)が続きやすい．

1) 注意を喚起しやすい刺激の性質

視覚的環境内の適切な新奇性や複雑性をもった刺激は，単純な刺激に比べて注意を喚起しやすい(Berlyne, 1960を参照)．たとえば単純な視覚刺激と複雑な刺激を並べて呈示すると，人間の幼児はより複雑なほうを最初に見つめる傾向がある(Berlyne, 1958)．このような刺激の性質は，刺激に対する自発的な凝視時間や好みの程度といった意図的な選択行動から推測されることが多いが，脳波(electroencephalogram)のような生理学的測度によってとらえることもできる．BerlyneとMcDonnell (1965)は，男子大学生に図 3.34 に示す 32 種類の刺激スライドを1枚ずつ見せながら，その脳波を記録した．その結果，配置の不規則な図形，要素の多い図形，不調和な図形，非対称な図形は，そうでない図形に比べて刺激呈示中(3秒間)に α 減衰(alpha attenuation)が生じる時間が長かった．

どの程度の新奇性や複雑性をもった刺激が最も選択されやすいかは，その人の現在の順応水準(adaptation level)によって変わってくる．SmithとDorfman(1975)は，視覚刺激に対する好みの程度が，刺激の複雑性と反復呈示によってどのように変化するかを調べた．その結果，呈示回数が少ない間は比較的単純な刺激が好まれたのに対し，呈示が繰返されるにつれて単純な刺激に対する好意は激減し，かわって複雑な刺激が好まれるようになった．すなわち，刺激の反復呈示によって被験者の順応水準がだんだんと高まり，最も好まれる刺激の複雑さもそれにつれて変化したと考えられる．一般的にいって，人は，現在の順応水準からややずれた水準の刺激を好んで選択するようである．

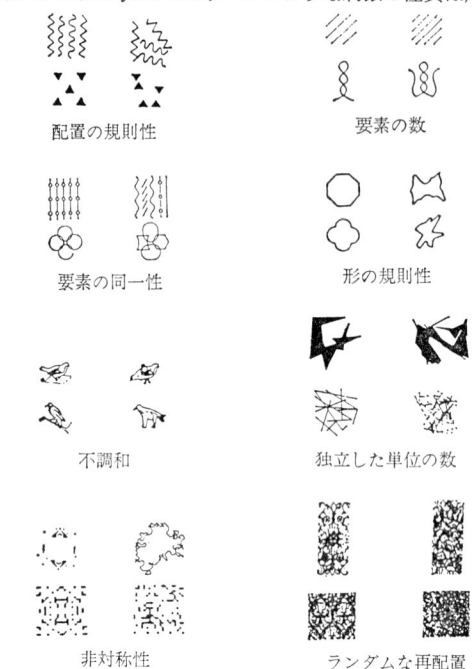

図 3.34 BerlyneとMcDonnell (1964)が使用した図形
いくつかの観点から，複雑性の異なる図形が左右に並べてある．いずれも，右側がより"複雑"な図形である．

2) 図と地の分離と注意

ところで，特定の対象に注意を向けるためには，その対象がその他の領域と区別され，一つの意味のあるまとまりとして知覚される，すなわち図と地が分離されていなければならない．二つの隣接する領域が色や明るさなど単純な特性に関して異なっていれば，二つの領域の境界線は即座に知覚される．図 3.35 に示す二つの円図形は，いずれも短い垂直線と水平線で構成されており，円の 1/4 とその他の領域は，それぞれ性質の異なる要素で埋められている．(a) 図形をみると，垂直線で構成された部分をすぐに指摘できるが，これは二つの領域を線の向きという単純な特性によって区別しうるからであ

る．ところが，(b) 図形では，"L"で埋められた領域を同定するのに少し時間がかかる．

(b) 図形の二つの領域を区別するのに時間がかかるのは，それぞれが垂直線と水平線という同じ構成要素をもち，境界線を知覚するためには，一つ一つの構成要素に順々に注目して，水平線が垂直線の左にあるか右にあるかを判断しなければならないからである．(a) 図形の場合のように単純な特性による図と地の分離

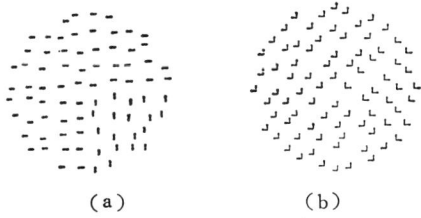

図 3.35 線の傾きと図の知覚 (Olson と Attneave, 1979)

性質の異なる四半円の位置を答えるのに，(a) の場合，大学生8人の平均で約 860 ms, (b) の場合，約 4090 ms 必要であった．

は，このような注意の働きを必要としないという意味で，前注意的 (pre-attentive) 過程である．われわれの視覚情報処理過程のごく初期の段階で前注意的に抽出される単純な刺激特性のことを特徴 (feature) とよび，前述した色，明るさ，線の向きのほかに，両眼視差や線分の端点・交差，図形の閉合性，刺激の運動などをあげることができる (Enns, 1990 b を参照)．

視覚系において，これらの特徴が，かなり特殊化した部位で別々に処理されていることを示す生理学的データも数多く提出されている (たとえば，Livingstone と Hubel, 1988; Van Essen と Maunsell, 1983; Zeki, 1978).

3) 特徴の統合と注意　特徴の抽出は前注意的に行われるが，複数の特徴を統合して一つの対象として知覚するには，注意の働きを必要とする．その証拠となるのが，錯覚的結合 (illusory conjunction) (Treisman と Schmidt, 1982) とよばれる現象である．色のついた文字を3個 (たとえば，青い X，緑の T，赤い O) を横一列に並べて 200 ms 以下という短い時間呈示し，被験者に何が見えたかを報告させる．ただこれだけであれば，被験者はそれほど困難なく正しい報告をする．ところが，文字と同時にその左右に数字を呈示し，まずそれを報告させることによって空間的注意を奪ってしまうと，約 1/3 の試行では，赤い X や緑の O を見たといった誤報告がなされる．これは，色と形が誤って結合された例である．

特徴統合における注意の働きは，視覚探索 (visual search) 課題を用いて調べられることも多い．Treisman と Gelade (1980) は，茶色の T と緑

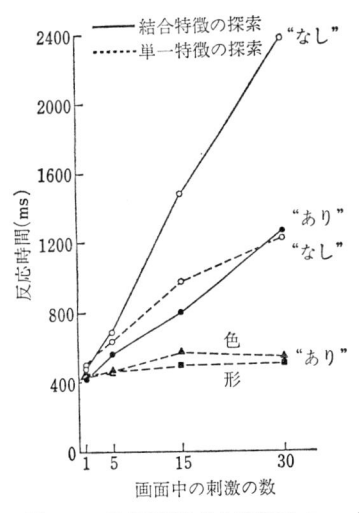

図 3.36 特徴探索と結合探索 (Treisman と Gelade, 1980)

茶色の T と緑の X が混在する画面のなかから，青い文字，S，または緑の T を探す．色または形のどちらか一方に基づいて標的を検出 (特徴探索) する時間は，画面中の刺激の数の影響を受けない．色と形を組合せて緑の T を探す場合 (結合探索) には刺激数とともに反応時間も直線的に増加し，"なし"試行における増加の割合は，"あり"試行の約2倍である．

のX(これらを妨害刺激 distractor とよぶ)が混在する画面のなかに,あらかじめ決められた標的があるかないかをなるべく速く判断して,キーを押して答えるよう被験者に求めた.標的の決め方に関して2条件あり,一つは青色の文字または"S"が標的,別の条件では緑のTが標的となった.それぞれの課題で判断に要した時間と,画面中の刺激数の関係を示したのが図3.36である.色または形という単一の特徴によって標的を検出できる場合(特徴探索,feature search)には,反応時間は画面中の刺激の数にそれほど影響されていない.それに対し,色と形の両方を同時に考慮しなければ標的が存在するかどうかを判断できない場合(結合探索,conjunctive search)には,刺激の数が増えるに従って反応時間は長くなった.反応時間の増え方は,標的がある場合とない場合で異なり,"あり"試行では妨害刺激が一つ増えるごとに約29 ms,"なし"試行では同じく約67 ms長くなっている.

このような結果から,特徴抽出から対象の知覚に至る視覚過程について,次のような理論が提唱されている(特徴統合理論,feature integration theory)(Treisman, 1988; Treisman と Gelade, 1980; Treisman と Gormican, 1988).視覚的環境に含まれるさまざまな特徴は,視野全体にわたって並列的かつ前注意的(自動的,automatic)に抽出される.その段階で抽出される特徴だけで標的がほかの刺激と区別できる場合には,標的は背景からとび出して(ポップアウト,pop-out)見え,その検出に要する時間は妨害刺激の数にかかわらず一定である.ところが,標的を定義するのが特徴の組合せであると,標的を見つけるためには,視野内の対象一つ一つに順々に注意を向けていかなければならない.標的が存在しない場合には視野中の全刺激を探索しないと"ない"という判断ができないが,標色がある場合には,平均すると全刺激の半数を探索した時点で標的に出会うことになるので,刺激数に伴う探索時間の増加の割合は,"あり"判断では"なし"判断の半分になる.なお,図3.36で,特徴探索時の"なし"反応時間が妨害刺激数とともに長くなっているのは,並列的探索が終了した後に,本当に標的がなかったかどうかを,被験者がもう一度確認したためであろう(Treismanと Gelade, 1980).

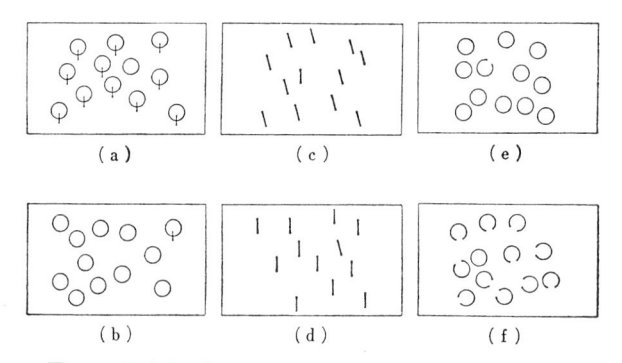

図 3.37 探索非対称性を生じる刺激の例(Treisman と Gormican, 1988; Treisman と Souther, 1985)
(a), (c), (e) のほうが, (b), (d), (f) よりも標的の検出に時間がかかる.

もちろん，以上のような記述は，あまりに単純化されすぎている．たとえば，同じ垂直線に基づく判断でも，図3.37（b）のように，多数の円のなかから縦線入りの円を探す場合には特徴探索が行われ，妨害刺激としての円の数が増えても探索時間はそれほど増えない．それに対し，縦線入りの円のなかから単純な円を探す場合（a）には，刺激数とともに探索時間が増加し，結合探索の性質を示す．このような現象を探索の非対称性（search asymmetry）（TreismanとSouther, 1985; TreismanとGormican, 1988）という．同じように，傾いた線のなかから垂直線を見つける（c）ほうが，垂直線のなかから傾いた線を見つけ出す（d）よりも長い時間がかかるし，完全な円のなかから一部がかけた円を探す（e）のは，一部がかけた円のなかから完全な円を探す（f）よりも困難である．さらに，結合特徴の探索において，被験者は視野内の対象を一つ一つ探索しているのではないことを示す結果（Egethら, 1984; Pashler, 1987）が報告されているし，運動（McLeodら, 1988; McLeodら, 1991）や両眼視差（NakayamaとSilverman, 1986）といった特徴は，色や形など他の特徴と組合された場合でも必ずしも結合探索の性質を示さない．特徴抽出のメカニズムやその統合過程における注意の性質などについては，まだ未解決な問題が多く，現在盛んに研究が行われている（BravoとNakayama, 1992; CaveとWolfe, 1990; TreismanとSato, 1990）．

b. 空間的注意

われわれは，視覚的環境のさまざまな次元に注意を向けることができる．注意を向けられるのは空間内の特定の位置だったり，特定の色や形だったり，あるいは特定のカテゴリーであったりする．どのような場合でも，注意を向けられた情報は，速く，正確に検出され，より深い処理を受ける．視覚モダリティの場合，さまざまな次元のなかでも，刺激の出現する位置に関する手がかりが特に有効である（JohnstonとDark, 1986）．たとえば，2種類の刺激のどちらでも，視野内のどこかに出現したらキーを押して反応するという単純反応課題において，刺激がどこに出現するかをあらかじめ知っていると反応時間は短くなるが，何が呈示されるかを知っていても反応は促進されない（Posnerら, 1980）．

1）注意の範囲　視覚における空間的注意の機能がいくら強力でも，注意の範囲があまりに広すぎると注意の効果がなくなることは経験的に理解できる．逆に，注意の範囲は，どの程度まで小さくすることができるだろうか．EriksenとHoffman（1972）は，五つの文字を凝視点から等距離の円周上に呈示し，その音読に要する時間を求めた．このとき，刺激のそばにノイズ刺激を置くと，そうでない場合に比べて反応時間が遅延するが，このような干渉効果は，ノイズが視角で1°以上離れると消滅した．EriksenとEriksen（1974）も同様に，ノイズの干渉効果に基づいて，注意の範囲の最小幅を0.5〜1°と推定している．しかし，この最小幅は，刺激や課題の性質，注意を向ける位置などによって異なる．色名語が色インクで書かれている場合，インクの色と語の内容が異なる（たとえば，"赤"という文字が青インクで書かれている）と，インクの色の読上げは著しく妨害される．このようなストループ効果（Stroop, 1935）を用いたGattiとEgeth（1978）では，注意の範囲は5°まで広がった．また，注意が中心窩からずれたところに移動すると，注意の範囲の最小幅は大きくなる（Humphreys, 1981）．

注意の範囲の大きさは，意図的に変えることができる．LaBerge（1983）は，画面上に5

文字を横一列に呈示し，被験者にその文字列に対するカテゴリー判断を求めた．課題の途中で，文字列のかわりに，"＋＋＋＋＋"のどれか一つを数字または文字(プローブ刺激)に置きかえた刺激を時々呈示し，それがあらかじめ指定された数字である場合にのみ，キーを押して反応させた．5文字が互いに無関連な文字で，中央の数字があらかじめ覚えておきたいくつかの文字の一つかどうかを判断させたときには，プローブ刺激に対する反応時間は，プローブが刺激の中央に呈示された場合に一番短く，呈示位置に関してV型の関数を示した．それに対して，5文字が意味のある単語で，その単語がよく知った人名であるかどうかの判断を求めたときには，プローブ刺激に対する反応時間は，その呈示位置にかかわらず一定であった．

注意の範囲は，その形もある程度意図的に変えることができるという報告がある．Eglyと Homa (1984)は，30〜60 msの呈示時間で2文字を同時に呈示した．1文字は凝視点に呈示され，もう1文字は凝視点を中心とする半径1°，2°または3°の同心円の円周上に呈示される．被験者は，凝視点に呈示された文字を読むと同時に，第2の文字の位置(円周上の8個所のどこか)を報告するよう求められた．あらかじめ文字がどの同心円上に出るのかについて正しい手がかりが与えられたときには位置の判断が正確になり，誤った手がかりが呈示されると判断が不正確になった．特に，文字が中くらいの同心円上に呈示されるという手がかりが与えられながら，実際には外側または内側の円周上に呈示されると，内側でも外側でも同程度に成績が悪化した．この結果は，注意の範囲が，凝視の中心部と同心円の円周部に分離したことを示唆する．

2） 眼球運動と注意 われわれは，夜空の星を見るときに，視野の中心に凝視を維持しつつ周辺視野の一部に注意を集中することによって，弱い光をとらえることができる．また，上述のPosnerら(1980)の実験に参加した被験者は，視線は凝視点に固定したまま注意だけを移動するように求められたが，そのような事態においても位置の手がかりの効果が得られた．このような事実は，われわれは，眼球運動とは独立に注意をコントロールすることができることを示すように思える．一方，何か興味を引く対象があれば，そちらに視線を向けてよく調べようとするのが自然であるし，両耳分離聴課題を行っている被験者の視線は，被験者の意図とは無関係に，注意している耳の側に向きやすい(Gopher, 1973)．さらに，注意の移動が眼球運動に必ず先行し(Remington, 1980)，目を動かさないで注意を移動することは可能であるが，眼球運動が生じると注意はそれに伴って移動する(Shepherdら，1986)といった，注意と眼球運動が密接に関連していることを示唆するデータも多い．

眼球運動と注意との関係は，それ自体重要な研究テーマであり，研究も盛んに行われている[この問題について，岩崎(1990)やUmiltá (1988)が詳しく検討している]．その一方で，Enns (1990a)が指摘するように，眼球運動を伴う注意の移動(これをovertな定位ということがある)は，おそらく感覚器や運動系のメカニズムの関与が大きいために，注意の他の側面，たとえばプライミングやフィルタリング，あるいは眼球運動を伴わない注意の移動(covertな定位)などとはかなり異なる性質を示す．したがって，視覚過程における認知的(cognitive)あるいは内的(internal)な注意の働きを調べようとすると，眼球運動を統制した実験が必要な場合がある．以下では，眼球運動を伴わないcovertな定位に関する現象を取

3.4. 視覚と注意

上げる.

3) 注意の移動 空間選択的注意の効果を調べるためには，今までにいくつか紹介したように，何らかの処理をすべきテスト刺激が出現する位置に関する手がかり刺激を，あらかじめ被験者に呈示する．手がかりが常に正しく，テスト刺激は必ず予告された位置に出現する場合もあるし，cost-benefit 分析(Posner, 1978)のように，テスト刺激が時々手がかりとは異なる位置に呈示され，手がかりが正しかったときと間違っていたときの反応時間や判断の正確さの違いをもって，注意効果とみなす場合もある．さらに，テスト刺激の位置に関する情報を与えない中性的手がかり条件を設定し，正しい手がかり条件と中性的手がかり条件の差を注意の促進効果，中性的手がかり条件と誤った手がかり条件との差を注意の妨害ないし抑制効果と考える場合もある．いずれにせよ，位置手がかりを呈示してから，どのくらいの時間が経過した時点でテスト刺激を呈示すれば最大の注意効果が得られるかを調べることによって，空間内の注意の移動の性質を明らかにすることができる．

Tsal (1983)は，凝視点から左右に 4°，8° または 12° 離れた位置に文字を呈示し，被験者にそれを音読させた．文字が現れる 50〜183 ms 前に，文字が出現する位置のやや外側に小光点を呈示し，文字にどれくらい先行してその手がかりを呈示すれば，反応時間が最も短縮されるのかを調べた．その結果，文字が凝視点から離れるほど，最大の注意効果が得られる刺激間隔(SOA; stimulus onset asynchrony)が長くなった．彼はこの結果から，注意は空間内を一定の速度で連続的に移動していくのであり，1° 移動するのに 8 ms 必要であると推測した．

一方，Remington と Pierce (1984)の実験結果は，Tsal (1983)とは異なるものであった．彼らは，凝視点の上に矢印を呈示し，これが検出すべき小光点の出現位置を 80% の確率で予告するようにした．さらに，位置を予告しない中性的手がかり(十字)を呈示する試行も加え，手がかり後 50〜550 ms の刺激間隔(SOA)で凝視点の左右 2° または 10° の位置に出現する小光点を検出させた．この課題で得られた単純反応時間を図 3.38 に示す．正しい手がかりが与えられたときには，中性的手がかりに比べて反応時間が短くなり，その促進効果は手がかり呈示後約 400 ms で最大に達した．誤った手がかりが与えられたときには，逆に中性的手がかりに比べて反応時間は遅延したが，その抑制効果

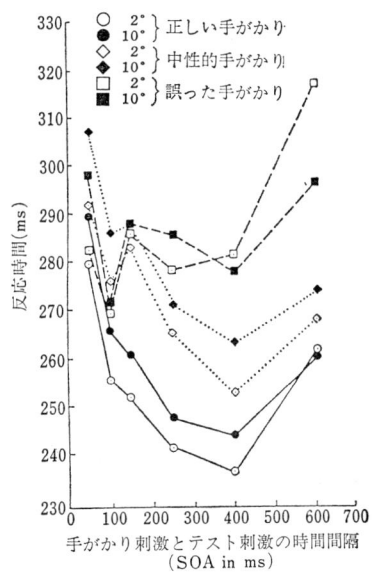

図 3.38 空間的注意効果の時間経過(Remington と Pierce, 1984)

中性的手がかり(◇，◆)が呈示されたときに比べ，正しい手がかり(○，●)によって反応時間は短くなり，誤った手がかり(□，■)によって長くなる．促進効果，妨害効果ともに手がかり刺激呈示後約 400 ms で最大に達する．刺激と凝視点の距離が短い場合(○，◇，□)と長い場合(●，◆，■)では，注意効果の大きさに違いはない．

は促進効果に比べ，効果が最大に達する SOA が長い．しかし，どちらの効果にせよ空間手がかりの効果は，どの SOA 条件でも凝視点と小光点の距離にかかわらず同程度現れており，この結果は，注意は一定速度で移動するのでなく，むしろ移動距離にかかわらず移動時間が一定であることを示すように思われる．

二つの考え方をそれぞれ支持する証拠が報告されているが，岩崎(1990)によれば，最近では，注意の移動はある地点から途中の地点を経ずに別の地点へ飛ぶ非連続的な移動であり，その速度は一定でなく，距離にかかわらず一定の時間で移動するとする見解のほうが優勢である．また，空間手がかりによる注意の移動は，奥行き方向に関しても生じることが報告されている(Downing と Pinker, 1985; Gawryszewski ら, 1987)．

4) 注意の自動的な移動と意図的な移動　テスト刺激の出現位置を予告する手がかりとしてさまざまなものが用いられてきた．位置を示す番号や矢印や単純な光刺激が，視野の中央や周辺視野に，さまざまなタイミングで呈示されてきた．ところで，これらの手がかりによって導かれる注意の移動は，必ずしもすべて同じ性質を示すわけではない．

視野内の2点間を結ぶ線分が呈示されるとき，その端点のどちらか一方にあらかじめ注意を向けておくと，あたかも注意を向けた点からもう一方に向かって線が引かれるような運動印象を生じる．Hikosaka ら(1993)は，線分を呈示する 0～2176 ms 前に一方の端点に光点を点灯した場合，どのような運動印象が生じるかを調べた．被験者に，光がついた位置に注意を向けさせると，光点の点灯後 50 ms 以降に線分を呈示すれば，ほとんどの場合，注意した位置から反対方向への運動が知覚された．ところが，光がつかなかったほうの位置へ意図的に注意を向けさせた場合，線分が光点後 400 ms 以降に呈示されれば，注意を向けた(光がつかなかった)位置から注意を向けなかった位置への運動が知覚されたが，光点後 50～300 ms の間に線分を呈示すると，注意を向けなかった(光のついた)位置から注意を向けようとした位置への運動印象が生じた．この現象は，位置手がかりを利用しようとする意図的な注意過程とは別に，意識しなくとも生じる，あるいは抑制したくてもできない自動的な注意過程が刺激によって誘発されることを示す．

Jonides (1981)は，視野の中央に呈示される手がかりによる注意の移動と，周辺部に呈示される手がかりに基づく注意の移動では性質が異なると考え，両者の違いについて検討した．その結果，① 周辺手がかり(周辺部での矢印)に基づく視覚探索課題は，中央手がかり(凝視点上の矢印)に基づくものよりも，他課題の干渉を受けにくく，② 被験者は，中央手がかりよりも周辺手がかりを無視するのが困難であり，③ 中央手がかりは，それが出現すると期待されたときにしか効果をもたないが，周辺手がかりの効果はその出現確率に影響されにくかった．以上のことから，Jonides (1981)は，中央手がかりは意図的注意の移動を，周辺手がかりは自動的な注意の移動をもたらすと結論した．

周辺手がかりによる注意効果は，中央手がかりに比べて強力(Jonides, 1981)かつ迅速(Cheal と Lyon, 1989)である．また，Posner ら(1984)は，周辺手がかりは呈示直後にはその位置に呈示される刺激の処理を促進するが，呈示後 300～500 ms の区間では，逆にその処理を妨害すると報告した．中央手がかりについては，これまでにそのような抑制効果は認められていない．

c. 注意と視空間の分割

刺激-反応整合性効果(stimulus-response compatibility)(Procter と Reeve, 1990 を参照)という現象がある．これは，複数の刺激に対してそれぞれ別の反応が求められるという選択反応事態において，組合された刺激と反応の両者の性質が一致している場合は，そうでない場合に比べて反応が速いという現象である．たとえば，赤と緑の光刺激を弁別して赤色と緑色のキーを押して答える場合，赤い光に対して赤いスイッチ，緑の光に対して緑のスイッチを押して答えるほうが，逆の組合せで答えるよりも反応時間は短くなる(LeMay と Simon, 1969; Simon と Sudalaimuthu, 1979).

刺激や反応の空間的特性によっても，このような整合性効果が生じうる．たとえば，"右"という言葉に対して右手のキー，"左"という言葉に対して左手のキーを押して答える場合，"右"を右耳(または右視野)に，"左"を左耳(左視野)に呈示したほうが，その逆よりも反応は速い(Craft と Simon, 1970; Simon と Rudell, 1967). さらに，刺激の位置が反応とは無関連な場合に生じる空間整合性効果 のことを，サイモン効果(Simon effect)とよび(Hedge と Marsh, 1975; Simon ら, 1981), たとえば，単純な光点検出課題の場合，右手で反応する場合には光点が右視野に呈示された場合のほうが，逆に左手で反応する場合には左視野に呈示される場合のほうが，逆側視野に呈示される場合よりも反応時間は短い．サイモン効果は，刺激と反応がともに体の片側にあっても(Umiltá と Nicoletti, 1985), 左右の手を交差して反応しても起こる(Wallace, 1971)ことから，単に大脳半球の対側性支配といった構造的原因によって生じるのではなく，その人が視空間をどのように左右に分割して知覚しているかを反映する現象であるように思われる．

われわれが左右の空間を区別する場合，その基準として体や頭の中心線や目を向けている位置を用いることは経験的に理解できるが，Nicoletti と Umiltá (1989)は，目や体を動か

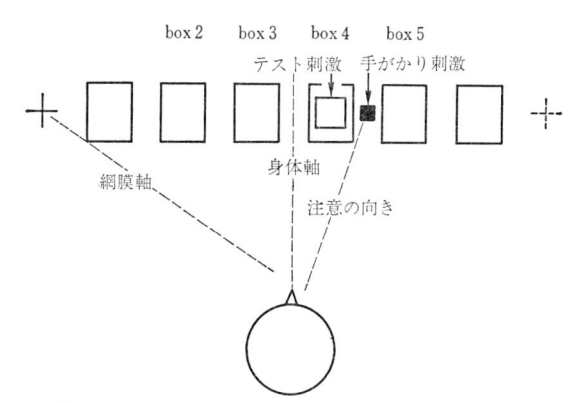

図 3.39 Nicoletti と Umiltá (1989)が用いた刺激ディスプレイの例

被験者は頭と顔を正面に向けたまま，目だけを動かして刺激の左外側(または右外側)の凝視点を見る．さらに，枠と枠の間に黒い小さな正方形が表示され，それが位置手がかりとなる．テスト刺激は，位置手がかりが出現したすぐ左または右の枠内に呈示される．

さない場合でも，内的な注意の移動によって視空間の左右の知覚が影響されることを示した．彼らは，図3.39に示すような刺激配列を用いて，被験者に光点の検出課題を求めた．画面には六つの枠と，その枠全体の左または右側に凝視点として小さな十字が常に呈示されている．被験者は体の中心が左から3番目の枠と4番目の枠の中間に向くように座り，頭や顔を動かさずに視線だけ動かして十字を凝視する．短い合図音の後，六つの枠のどれかに小さな正方形(視角 $1.0°×1.0°$) または長方形($1.6°×0.5°$) が呈示され，被験者はどちらが呈示されたかを右または左手でキーを押して答えた．その結果，左側の三つの枠内に刺激が呈示された場合には，左手による反応が右手による反応よりも速く(461 vs. 484 ms)，右側の枠に呈示された場合，右手反応が左手反応よりも速かった(446 vs. 485 ms)．すなわち，凝視する位置と身体の中心軸がずれた事態では，被験者は身体の中心軸を基準にして，視空間を左右に分割していたことになる．

Nicoletti と Umiltá (1989)は，さらに，刺激を呈示する 500 ms 前に，どこかの枠の間に小さな($0.5°×0.5°$)黒い正方形を呈示し，被験者に視線は移動せずに注意をその位置に向けるように求めた．刺激はその手がかりのすぐ左右どちらかの枠に等確率に呈示された．表3.7は，そのときの反応時間の結果である．どの枠についてみても，注意手がかりの左側に刺激が出現した場合には，左手で反応するほうが右手よりも速く，手がかりの右側に刺激が呈示された場合には，右手反応が左手反応よりも速い．すなわち，整合性効果は先行手がかりの位置，すなわち視線や体の向きとは異なる意図的な注意の位置に関して現れており，先行手がかりを呈示しない場合に認められた身体軸にかかわる空間的整合性効果は失われた．

表 3.7 Nicoletti と Umiltá (1989)の実験で得られた平均反応時間 (単位：ms)
位置手がかりからみた刺激の呈示位置と反応手によって，空間整合性効果が生じている．実験の手続きについては，本文と図 3.39 を参照．

反応手	位置手がかりからみた刺激の呈示位置							
	box 2		box 3		box 4		box 5	
	左	右	左	右	左	右	左	右
左	563	635	572	592	548	631	555	594
右	599	582	581	522	584	511	588	568

彼らの実験結果は，注意が，視野内の局所的な刺激の処理を促進したり，特徴を統合して対象を知覚可能にするだけでなく，視空間の左右分割という大きな体制化にも影響を及ぼしていることを示している．

心理学における注意の研究史をみると，1920年代以降の行動主義隆盛の時代には，主体的要因としての"注意"は，研究の対象とされなくなった．それが1950年代になり，注意に関する関心が再び高まった理由の一つは，第二次大戦における軍事的要請，すなわち，雑音が多い通信をいかに聞きやすくするか，飛行中の航空機に追従しながらいかにうまく打ち落とすか，いかにすれば見落とすことなくレーダーを監視することができるかといった，非常に具体的な問題を解決するための研究が必要とされたことであった(Moray, 1987;

大谷，1972）．事情は現代でも同じであろう．作業ミスの生じにくい環境，人間側の処理負荷の少ないマン-マシン・インターフェイス，確実でかつ効率的な対応が迅速に行える警報システムなど，人間の情報処理特性と相性のよい視覚的環境設計を考えるとき，注意の視点を欠くことはできない．　　　　　　　　　　　　　　　　　　　　　　〔宮谷　真人〕

文　　献

Allport, A.: Visual attention. In Foundations of Cognitive Science (M. I. Posner Ed.), pp. 631-682, MIT Press, 1989.
Berlyne, D. E.: The influence of the albedo and complexity of stimuli on visual fixation in the human infant. *British J. Psychol.*, **49**, 315-318, 1958.
Berlyne, D. E.: Conflict, Arousal, and Curiosity, McGraw-Hill, 1960.
Berlyne, D. E. and McDonnell, P.: Effects of stimulus complexity and incongruity on duration of EEG desynchronization. *Electroencephalography and clinical neurophysiology*, **18**, 156-161, 1965.
Bravo, M. J. and Nakayama, K.: The role of attention in different visual-search tasks. *Perception & Psychophysics*, **51**, 465-472, 1992.
Cave, K. R. and Wolfe, J. M.: Modeling the role of parallel processing in visual search. *Cognitive Psychology*, **22**, 225-271, 1990.
Cheal, M. and Lyon, D.: Attention effects on from discrimination at different eccentricities. *Quarterly J. Ex. Psychol.*, **41A**, 719-746, 1989.
Downing, C. J. and Pinker, S.: The spatial structure of visual attention. In Attention and Performance XI (M. I. Posner and O. S. M. Marin Eds.), pp. 171-187, Lawrence Erlbaum, 1985.
Egeth, H., Virzi, R. and Garbart, H.: Searching for conjunctively defined targets. *J. Ex. Psychol.: Human Perception and Performance*, **10**, 201-204, 1984.
Egly, R. and Homa, D.: Sensitization of the visual field. *J. Ex. Psychol.: Human Perception and Performance*, **10**, 778-793, 1984.
Enns, J. T.: Relations between components of visual attention. In The Development of Attention: Research and Theory (J. T. Enns Ed.), pp. 139-158, North-Holland, 1990 a.
Enns, J. T.: Three-dimentional features that pop out in visual search. In Visual Search (D. Brogan Ed.), pp. 37-45, Taylor & Francis, 1990 b.
Eriksen, B. A. and Eriksen, C. W.: Effects of noise letters upon the identification of a target letter in a nonsearch task. *Perception & Psychophysics*, **16**, 143-149, 1974.
Eriksen, C. W. and Hoffman, J. E.: Temporal and spatial characteristics of selective encoding from visual displays. *Perception & Psychophysics*, **12**, 201-204, 1972.
Gatti, S. V. and Egeth, H. E.: Failure of spatial selectivity in vision. *Bulletin of the Psychonomic Society*, **11**, 181-184, 1978.
Gawryszewski, L. G., Riggio, L., Rizzolatti, G. and Umiltá, C.: Movements of attention in the three spatial dimentions and the meaning of "neutral" cues. *Neuropsychologia*, **25**, 19-29, 1987.
Gopher, D.: Eye-movement patterns in selective listening tasks of focused attention. *Perception & Psychophysics*, **14**, 259-264, 1973.
岩崎祥一：視覚における空間への選択的注意．心理学評論，**33**, 409-433, 1990.
Hikosaka, O., Miyauchi, S. and Shimojo, S.: Voluntary and stimulus-induced attention detected as motion sensation. *Perception*, **22**, 517-526, 1993.
Humphreys, G. W.: On varying the span of visual attention: evidence for two modes of spatial attention. *Quarterly J. Ex. Psychol.*, **33A**, 17-31, 1981.
James, W.: The Principles of Psychology, 1980. The Works of William James, 8 (Reprinted in F. H. Burkhardt Ed.), Harvard University Press, 1981.
Johnston, W. A. and Dark, V. J.: Selective attention. *Annual Review of Psychology*, **37**, 43-75, 1986.

Jonides, J.: Voluntary versus automatic control over the mind's eye's movement. In Attention and Performance IX (J. Long and A. Baddeley Eds.), pp. 187-203, Lowrence Erlbaum, 1981.
LaBerge, D.: Spatial extent of attention to letters and words. *J. Ex. Psychol.: Human Perception and Performance*, **9**, 371-379, 1983.
LeMay, R. P. and Simon, J. R.: Temporal and symbolic S-R compatibility in a sequential information-processing task. *J. Ex. Psychol.*, **80**, 558-560, 1969.
Livingston, M. and Hubel, D.: Segregation of forms, color, movement and depth: anatomy, physiology and perception. *Science*, **240**, 740-749, 1988.
McLeod, P., Driver, J. and Crisp, J.: Visual search for a conjunction of movement and form is parallel. *Nature*, **332**, 154-155, 1988.
McLeod, P., Driver, J., Dienes, Z. and Crisp, J.: Filtering by movement in visual search. *J. Ex. Psychol. Human Perception and Performance*, **17**, 55-64, 1991.
Moray, N.: Attention. In The Oxford Companion to the Mind (R. L. Gregory Ed.), pp. 59-61, Oxford University Press, 1987.
Nakayama, K. and Silverman, G.: Serial and parallel processing of visual conjunctions. *Nature*, **320**, 264-265, 1986.
Nicoletti, R. and Umiltá, C.: Splitting visual space with attention. *J. Ex. Psychol.: Human Perception and Performance*, **15**, 164-169, 1989.
大谷 璋: 注意とそのモデルと人間における生理心理学的事実. 心理学評論, **15**, 159-175, 1972.
Olson, R. K. and Attneave, F.: What variables produce similarity grouping? *Am. J. Psychol.*, **83**, 1-21, 1970.
Parasuraman, R. and Davies, D. R.: Varieties of Attention, Academic Press, 1984.
Pashler, H.: Detecting conjunctions of color and form: reassessing the serial search hypothesis. *Perception & Psychophysics*, **41**, 191-201, 1987.
Posner, M. I.: Chronometric Explorations of Mind, Oxford University Press, 1978.
Posner, M. I., Cohen, Y., Choate, L. S., Hockey, R. and Maylor, E.: Sustained concentration: passive filtering or active orienting? In Preparatory States and Processes (S. Kornblum and J. Requin Eds.), pp. 49-65, Lawrence Erlbaum, 1984.
Posner, M. I., Snyder, R. R. and Davidson, B. J.: Attention and the detection of signals. *J. Ex. Psychol. General*, **109**, 160-174, 1980.
Procter, R. W. and Reeve, T. G. Eds.: Stimulus-response Compatibility: An Integrated Perspective, North Holland, 1990.
Remington, R. W.: Attention and saccadic eye movements. *J. Ex. Psychol.:Human Perception and Performance*, **6**, 726-744, 1980.
Remington, R. and Pierce, L.: Moving attention: evidence for time-invariant shifts of visual selective attention. *Perception & Psychophysics*, **35**, 393-399, 1984.
Shepherd, M., Findlay, J. M. and Hockey, R. J.: The relationship between eye movements and spatial attention. *Quarterly J. Ex. Psychol.*, **38A**, 475-491, 1986.
Shiffrin, R. M.: Attention. In Steven's Handbook of Experimental Psychology (R. C. Atkinson, R. J. Herrnstein, G. Lindsey, and R. D. Luce Eds.), 2nd ed., pp. 739-781, Wiley, 1988.
Simon, J. R. and Ruddel, A. P.: Auditory S-R compatibility: the effect of an irrelevant cue on information processing. *J. Applied Psychology*, **51**, 300-304, 1967.
Simon, J. R., Sly, P. E. and Vilapakkam, S.: Effect of compatibility of S-R mapping on reactions toward the stimulus source. *Acta Psychologica*, **47**, 63-81, 1981.
Simon, J. R. and Sudalaimuthu, P.: Effects of S-R mapping and response modality on performance on a Stroop task. *J. Ex. Psychol.: Human Perception and Performance*, **5**, 176-187, 1979.
Smith, G. F. and Dorfman, D. D.: The effect of stimulus uncertainty on the relationship between frequency of exposure and liking. *J. Personality and Social Psychology*, **31**, 150-155, 1975.
Sokolov, E. N.: Perception and the Conditioned Reflex, Pergamon Press, 1963.
Stroop, J. R.: Studies of interference in serial verbal reactions. *J. Ex. Psychol.*, **18**, 643-662, 1935.

Titchener, E. B.: The Biginner's Psychology, The MacMillan Company, 1922.
Treisman, A.: Features and objects: the fourteenth Bartlett memorial lecture. *Quarterly J. Ex. Psychol.*, **40 A**, 201-237, 1988.
Treisman, A. and Gelade, G.: A feature-integration theory of perception. *Cognitive Psychology*, **12**, 97-136, 1980.
Treisman, A. and Gormican, S.: Feature analysis in early vision: evidence from search asymmetries. *Psychological Review*, **95**, 15-48, 1988.
Treisman, A. and Sato, S.: Conjunctive search revisited. *J. Ex. Psychol.: Human Perception and Performance*, **16**, 459-478, 1990.
Treisman, A. and Schmidt, H.: Illusory conjunctions in the perception of objects. *Cognitive Psychology*, **14**, 107-141, 1982.
Treisman, A. and Souther, J.: Search asymmetry: a diagnostic for preattentive processing of separable features. *J. Ex. Psychol.: General*, **114**, 285-310, 1985.
Tsal, Y.: Movements of attention across the visual field. *J. Ex. Psychol.: Human Perception and Performance*, **9**, 523-530, 1983.
Umiltá, C.: Orienting of attention. In Handbook of Neuropsychology (F. Boller and J. Grafman Eds.), Vol. 1, pp. 175-193, Elsevier, 1988.
Umiltá, C. and Nicoletti, R.: Attention and coding effects in S-R compatibility due to irrelevant spatial cues. In Attention and Performance XI (M. I. Posner and O. S. Marin Eds.), pp. 457-471, Lawrence Erlbaum, 1985.
Van der Heijden, A. H. C.: Selective Attention in Vision, Routledge, 1992.
Van Essen, D. C. and Mausell, J. H. R.: Hierarchical organization and functional streams in the visual cortex. *Trends in Neuroscience*, **6**, 370-375, 1983.
Wallace, R. J.: S-R compatibility and the idea of a response code. *J. Ex. Psychol.*, **88**, 354-360, 1971.
Zeki, S. M.: Functional specialization in the visual cortex of the rhesus monkey. *Nature*, **274**, 423-428, 1978.

4. 視覚機能の個人差

4.1. 個人差の取扱い

　個人差は，個人間変動と個人内変動とに分けられる．一般に個人差というと個人間変動のことを指す．これは人間の種としての共通特性を求める視点からの見方である．時間的にもほぼ同時にデータ収集が可能なので，横断的研究としてはよく行われている．その際個人差を消すような形の要約法が主流となっている．一方，個人内変動は繰返し試行内の変動あるいは経年経時変動を指す．これは，個人の安定性，成長性という視点が中心となる．しかし，時間的に追跡していく必要があり，労力のわりには生産効率が悪いものとしてそれほど行われていない．この縦断的な研究は，現代の大量生産と急速な生活テンポの傾向とは相入れないところがあり，敬遠されがちである．個人間変動は次節にまわし，まず本節では個人内変動を中心に述べる．

a. 単色光評価の個人内変動

　単色光の評価にも個人間変動がみられ，また時間経過によっても同一個人内で変動する．したがって実際にデータの基準化，標準化をする場合には注意を要する．つまり，収集したデータの精度や安定度，変動幅などの信頼性の再検討が必要となる．

　Osaka ら(1978)は，ユニーク色(uniquehue)の単色光軌跡(spectral loci)の個人内長期変動について報告している．色順応後に色相反応が回復する過程を研究するなかで，ユニーク色の単色光軌跡を中性順応条件下で測定した．被験者は29〜47歳の4人の色覚正常者である．テスト視野は3°で約 300 td に調整されている．被験者はテスト光の波長を調整し，「黄色でも青でもない色」(ユニーク緑色)，または「赤でも緑でもない色」(ユニーク黄色とユニーク青色)に見えるようにした．結果には大きな個人内変動がみられ，1か月の間にユニーク

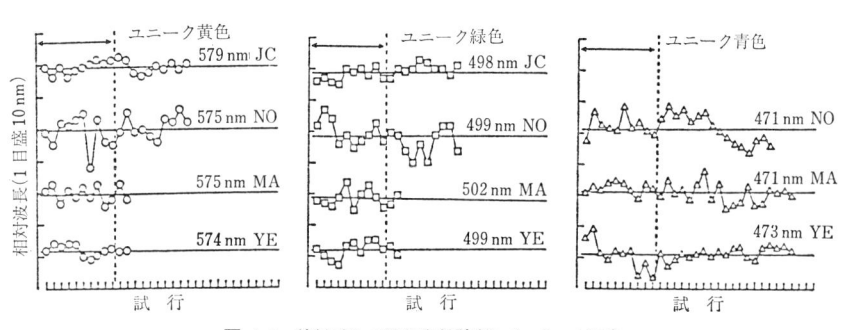

図 4.1　試行ごとの単色光軌跡(Osaka ら，1978)

4.1. 個人差の取扱い

色の評価にゆらぎがみられた(図4.1)．統計検定は初めの10セッションについて行った(図の縦の点線まで)(表4.1)．各試行内での変動は小さかった．分散分析で，観察者の要因は黄色，緑色で有意差があり，青色で有意差がなかった．セッションの要因には3色ともに有意差があり，交互作用にも3色とも有意差があった．

表4.1 ユニーク色の単色光軌跡(緑，黄，青色)(Osakaら，1978)

ユニーク色	観察者	平均値±SD	平均値	他研究の値	t 検定(両側)
緑	JC NO MA YE	498±3 499±5 502±3 499±3	499.5±4	503±6*1	$t=1.15$, n.s.
黄	JC NO MA YE	579±2 575±4 575±3 574±2	575.8±3	577±2*2	$t=0.58$, n.s.
青	JC NO MA YE	— 471±4 471±3 473±3	471.7±4	468±3*2	$t=1.47$, n.s.

*1: Hurvich, Jameson and Cohen (1968); *2: Rubin (1961).

Laxarら(1988)は，ユニーク色の青色，黄色の単色光軌跡を16か月の期間にわたって測定した．中性刺激に順応した2人の被験者は，ユニーク色のテスト光を，緑色・赤色の強制選択法による恒常法で評価した．結果は被験者間で一定の差(約5 nm)がみられた(図4.2，図4.3)．図の点線は各被験者の直線回帰を示す．また個人内変動(SD=3 nm)も大きく，単色光軌跡で有意な長期変動(5 nm以上)がみられた(表4.2)．この結果は，色の対比や順応の研究でユニーク色の軌跡を基準として用いる場合には，頻繁に確認する必要があることを示している．なお変動要因は観察者の反応基準の変動と考えられ，装置の問題ではないことが確かめられている．

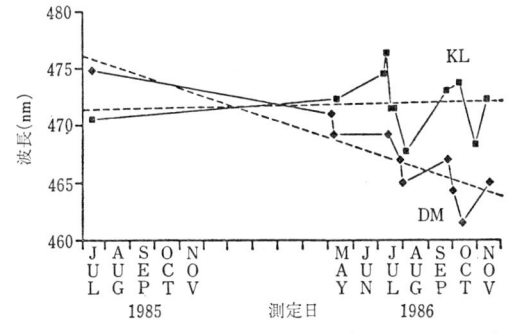

図4.2 2人の被験者のユニーク青色軌跡(Laxarら，1988)

以上二つの研究を通して，基準とすべき個人のデータが個人内でゆらぐ可能性のあることをみてきた．したがって，個人内さらに個人間のデータの安定性をどのように保証していくのかを考えなければならない．

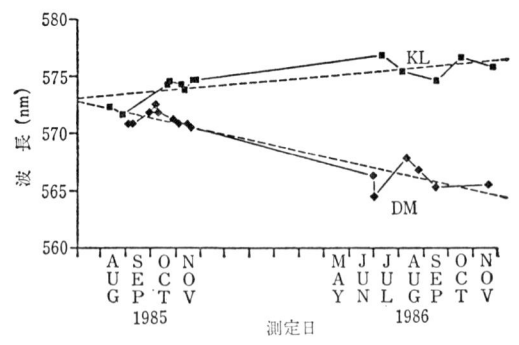

図 4.3　2人の被験者のユニーク黄色軌跡(Laxar ら, 1988)

表 4.2　ユニーク色の単色光軌跡(青, 黄色)
　　　　(Laxar ら, 1988)

ユニーク色	観察者	波長±SD	全体平均値±SD
青	DM	467.4±3.8	469.8±3.2
	KL	472.0±2.5	
黄	DM	569.2±2.8	571.7±2.3
	KL	574.5±1.5	

b. 個人内時間変動と個人差の理想的個人との比較―中国古典医学の方法―

　測定値の個人内時間変動と個人間変動を同じ尺度にのせているのが，中国古典医学での人体生理機能の平常時と発病時それぞれの状態の判定法である．現在，東洋医学の名称でよばれているのが，中国古典医学の流れをくむ医学である．ここでは，生理機能の平常時および発病時の個人内時間変動(日変動，季節変動，経年変動を含む)と個人間変動を同じ尺度にのせて取扱っている．ただし，ここで"尺度"というのは現代のわれわれがみての用語で，中国古典医学書のなかには尺度に相当する用語は使われていない．脈の触診，腹部触診，その他の臨床的観察で生理的活性水準(physiological activation level)を判定する．ここで physiological activation とは，中国古典医学でいう"陰陽"を現代の生理心理学の観点からみた解釈である(Satow ら, 1993)．触診で知覚した脈を浮沈・遅促・緩疾その他の基準に基づいて分類($C_1 \cdots C_n$)し，図4.4の尺度にのせる．尺度の中点に置かれているのが脈の触診から判定した"理想的個人"の生理的活性水準である．各人の生理的活性水準をこの尺度上に位置付け，理想的個人のそれと比較し，かつ個人内の長期的・短期的変動ならびに個人差(個人的変動)を検討する．ここで理想的個人の脈のサンプルとして経験的に利用されてきたのが，健康な乳幼児の脈である．古代人の長年の経験から，加齢現象もまだ現れず既往症もない乳幼児の脈が理想的個人の脈のサンプルとして適切だと考えたのであろう．

　この理想的個人の仮定は測音測光での標準観測者の仮定に似ているが，後者では積極的に「加齢現象も現れず既往症もない理想的健康人」を仮定したのではない．統計的に定められた基準である．

4.1. 個人差の取扱い

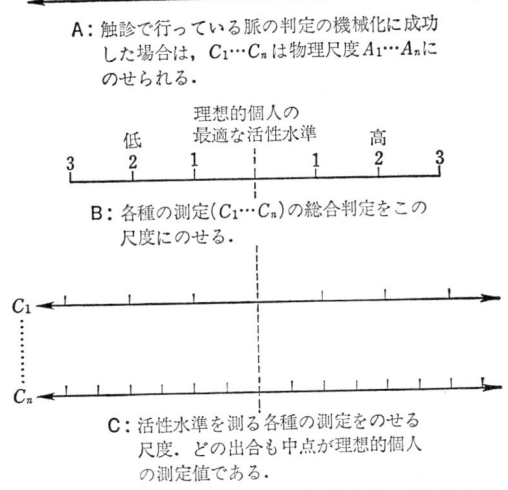

A: 触診で行っている脈の判定の機械化に成功した場合は，$C_1 \cdots C_n$ は物理尺度 $A_1 \cdots A_n$ にのせられる．

低　　理想的個人の最適な活性水準　　高
3　2　　1　　　　1　　2　3

B: 各種の測定 ($C_1 \cdots C_n$) の総合判定をこの尺度にのせる．

C_1

$\vdots$

C_n

C: 活性水準を測る各種の測定をのせる尺度．どの出合も中点が理想的個人の測定値である．

図 4.4　中国古典医学の方法で生理的活性水準の個人差と個人内時間変動を位置づける尺度 (Satow ら，1993)

physiological activation level は生理心理学の概念の一つで，脈拍，血流，呼吸，皮膚電気反応，事象関連電位など各種の生理心理測定法を利用した physiological activation の研究は非常に多数ある．

c．統計処理上の問題

経験上，知覚の個人差は大きいものであると感じているにもかかわらず，研究，応用の面ではそれほど主張されていないのが実情である．ここに大きな問題が生じる．研究面ではデータの集約・要約への指向性が強く，集団データの平均化に向かいやすい．平均化による普遍性の保証が科学であるといわんばかりの様子も目につくことがある．応用面では，最少実現の法あるいは手抜き法とでもいおうか，経済効率を旗印にして進められている．個人を尊重する豊かな文化意識をもちたいものである．

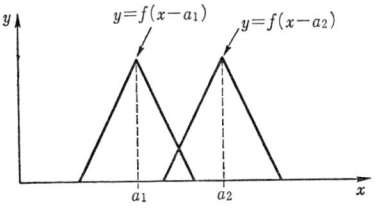

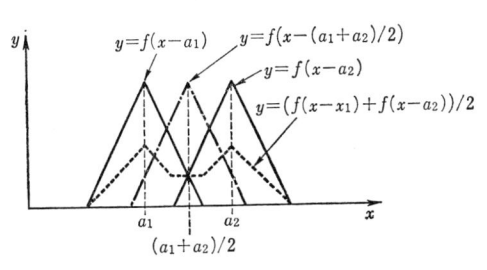

図 4.5　平均化の二つの方法

ここでは，データの集約法として特に平均化の問題を取上げる．次の二つの式を考えてみる (図 4.5)．

$$y=f(x-a_1) \tag{1}$$
$$y=f(x-a_2) \tag{2}$$

　式（1）（2）は，三角形を表す $y=f(x)$ を x 軸に沿ってそれぞれ a_1, a_2 だけ平行移動したものである．上段の図の実線が二つのデータを示す．さて，このような形の二つのデータがあったとき，どのように集約するだろうか．

　従来行われている方法は次式で表される（図4.5下段の図の点線……）．

$$y=\frac{f(x-a_1)+f(x-a_2)}{2} \tag{3}$$

　この式（3）は，x 各点における y の値の平均化である．基本となる $y=f(x)$ のパタンは崩れて鈍った形になっている．また，この方法には，x 軸の各点は互いに独立しているという仮定がある．つまり，x の系列順序は計算上は無視されており，表示するときに x の順に並べ直しているにすぎない．時系列の多変量解析においても同様に x 軸の順序性を無視して行っている場合が多い．一般に多人数のグランドアベレージといわれる平均法では，個人パタンが異なる場合には適用すべきではない．

　では，次の式はどうであろうか（図4.5下段の図の一点鎖線-・-・-）．

$$y=f\left(x-\frac{(a_1+a_2)}{2}\right) \tag{4}$$

　これは平行移動分のパラメータの a_1 と a_2 が平均化されており，$y=f(x)$ という典型パタンが保持されている．ここで，x を時間軸あるいは光の波長軸としてみると，この方法は全体的な時間シフト，波長シフトに対応したものとなっている．

　どちらの方法を採用するかは，考え方，とらえ方の問題である．式（3）ではパタンの x 軸のシフトには有効な手立てがとれない．少なくとも式（4）の個人のパタンを中心に考えることが必要である．つまり，個人内の反応の安定性，変動性を吟味してパタン化を行うべきである．こうして構造をモデル化したうえで，どのパラメータが効いてくるのかを判断し集約化しなければならない．そして分類，類型化の方向も大切にすべきである．集団データの安易な平均化は架空の人物を扱うことになり，その結果を個人へ返すことが不可能になるおそれがある．

　集団と個人との取扱いは従来より問題になっているが，現代のマスアクション指向のみでは対応しかねる．個人差は誤差の範囲であるとの論法さえある．個人差を，取るに足りない誤差とみなして切り捨ててしまうという姿勢である．しかし，個人への回帰なしには，集団の存在すらあやしくなる．今や個人の豊かさを求め，それに対応できる時期にきているし，よい意味での個人主義の時代にきているのではなかろうか．

　最後に統計検定上の問題に少しふれる．そこには，偶然誤差をどのように考えるかという基本問題がある．均質な対象であれば，誤差分布を正規分布とみなすことに抵抗感は少ないだろう．しかし，個人内変動，個人間変動などのいわば系統的な誤差（誤差ではなく個人変動要因とすべきもの）を含んだ場合には，すぐさま単純な統計的手法を当てはめるわけにはいかない．少なくとも類型化などの前処理が必要である．また，平均値の差の検定がよく用いられるが，あくまで"平均値"を問題にしているのであって，平均値自身の意味を吟味す

る必要があるということはいうまでもない．さらに「聖なる5%」という言葉がある．検定の際，これを押しいただいて盲信的，脅迫的になってはいないだろうか．有意水準5%あるいは1%は，はたして共通理解を得ているのだろうか．その根拠は希薄であり，無批判な利用はかえって危険である．生産性向上あるいは品質管理のための論法を，真実性の判断場面に安直に転用すべきではない．

4.2. 知覚レベルでの個人差

刺激の感受性はそれぞれ個人ごとに異なっている．それらは嗜好性の問題として退けられ，ばらつきが大きいものとして敬遠されてきた．そして，個人差を平均化という一点推定法で積極的に排除してきた．以下の一連の研究をみれば，個人差問題は避けて通れないものであることが理解できるだろう．

本節ではおもに個人間変動としての個人差をみていく．はじめに被験者の感受性について，また一般法則として知られている Broca-Sulzer 効果の個人差について，そして分光視感効率関数についても個人差の問題が注目され始めたこと，最後に性差，嗜好性について述べる．

a. 刺激感受性の個人差

佐藤(1969)は点滅光刺激に対する明るさ知覚の過大視と反応の変動性について検討し，知覚体験には2種のタイプがみられることを報告している．つまり，低頻度側で過大視する群

表 4.3 点滅光検出閾値と明るさ照合での反応の変動
(佐藤，1969)

	点滅光検出	点滅・持続光照合	合　計
低頻度で変動増加	12	11	23 (74%)
高頻度で変動増加	3	5	8 (26%)
計	15	16	31

と，高頻度側で過大視する群である．前者が多数(15人中12人)で，後者は少数(15人中3人)であった(表 4.3)．また過大視が生ずる場合，その反応の変動が大きくなる傾向がみられた．したがって，その人の感覚処理の最適な頻度では安定して反応するが，それ以外の領域では反応の効率が高進あるいは低下するという，反応の最適度原理が示唆された．さらに，点滅光の明るさ判断においても，同様に2群に別れるかどうかを検討した．主観的等価点(PSE; point of subjective equality)の変動は，16人の被験者中11人が低頻度で大きくなり，5人が高頻度で大きくなった．この場合，明るさの過大視は全員が低頻度で生じた．また同一被験者においては，異なる課題でも同様のタイプの反応を示すことが報告されている．図 4.6 は明るさ判断課題において，定常光に対しては2群とも等しいが，点滅光ではほぼ一定の群差がみられることを示している．横軸が点滅光の頻度で右端が定常光を表す．縦軸は標準刺激輝度とPSEの差(単位はmL)である．実線が低頻度でPSEの標準偏差(SD)

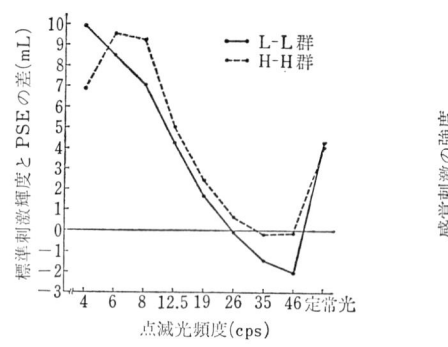

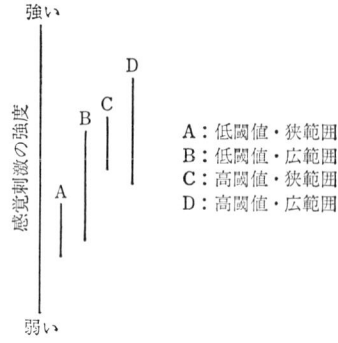

図 4.6 標準刺激輝度と PSE の差
(佐藤, 1969)

図 4.7 知覚の個人差を説明するモデル
(Satow, 1987)

が大きい被験者(11人)を示し，点線が高頻度で SD が大きい被験者(5人)を示す．

　Satow(1986)は，知覚の個人差を決定する機構を生態学的に検討した．この機構の四つの仮説的特性を吟味するために，316人から得た60項目のデータを主成分分析した．そして4特性(強度感受性，時間感受性，感覚運動反応，刺激総量の感受範囲)を確認するとともに，もう一つの特性(強い持続刺激への嗜好性)を抽出した．知覚における刺激総量は，その知覚に対する刺激の強度と時間の積で与えられる．質問項目は環境感覚刺激(視覚，聴覚，嗅覚，触覚)への主観的感受性と嗜好性についてのものである．これらの知覚特性は被験者内で一貫しており，この4タイプの特性を基礎にして個人差を説明できる．

　さらに Satow(1987)は，被験者数を増やして再検討した．ここでは214人の女性と，530人の男女のデータによって4タイプの特性を検証した．特性は前と同じく，強度感受性，時間感受性，刺激総量の感受範囲，および知覚運動反応である．この四つの特性は，文化依存型と文化非依存型の行動様式に関する項目を2群に分けることによって抽出された．したがって個人差を決定する機構は，この文化的2タイプの知覚行動を規定するものであるとみなされる．なお，この特性には性差はみられなかった．また弱い刺激への嗜好特性は，刺激総量の感受範囲の下限値と関連が強かった．図4.7は強度感受性と刺激総量の感受範囲の関係から，4タイプの個人差が構成されることを示したものである．この4タイプは時間感受性と感受範囲を用いて構成することもできる．左の縦軸は弱から強までの刺激強度を示す．四つのタイプは高-低閾値と，刺激総量の感受範囲の広さ(狭-広)で分けられる．Aは低閾値・狭範囲，Bは低閾値・広範囲，Cは高閾値・狭範囲，Dは高閾値・広範囲を表す．なお閾値が高いということは感受性が低いということである．

　以上の関係をふまえると，測光関係では個人差を分類し，個人ごとの尺度構成をしていく必要性があるといえる．これに関連して Kaiser (1988)は，CIE(国際照明委員会)の制定した輝度と区別するために，個人のスペクトル感度を表す輝度を新たに感覚輝度(SL; sensation luminance)とすることを提唱した．

$$SL = K_m \int L_{e,\lambda} v(\lambda) d\lambda \tag{5}$$

ここに、SL は感覚輝度(単位は ives/m²)、$L_{e,\lambda}$ は分光放射、K_m は最大視感度、$v(\lambda)$ は観察者個人の分光視感効率である。また、SL に対する網膜照度の単位としては、感覚トローランド(s-td; sansation trolands)の語を用いることを提唱している。

b. Broca-Sulzer 効果の個人差

光を持続時間 50〜100 ms 以下で提示すると明るさが増大する効果がみられる。これは、一般にブローカースルツァー効果(Broca-Sulzer effect)とよばれており、だれでもが共通に体験するものと考えられてきた。しかし、すべての観察者にみられる現象ではなく、大きく3タイプに分けられることが示された。以下、Bowen らによる一連の研究について概観する。

Bowen と Markell (1980)は、多数の観察者による時間的明るさ増大(TBE; temporal brightness enhancement)について実験し、その明るさ知覚において個人差がみられることを報告している。80人の観察者について、標準刺激がテスト刺激よりも明るく見えたかどうかを測定した。ハプロスコープを用いた刺激装置で、凝視点は直径 13'、左右の刺激光は直径 34' で、刺激光間の距離は視角で 2°50' である。凝視点の輝度は 20 cd/m²、刺激光の輝度は 100 cd/m² である。標準刺激は 500 ms の長パルス光で、テスト刺激は標準刺激と同一輝度の短パルス光(10〜500 ms)である。これらのパルス光は、オンセット同期型とオフセット同期型という2種類の同期条件のもとで提示する。オンセット同期型とは、標準刺激とテスト刺激の提示開始時間が等しい条件である。一方、オフセット同期型とは、標準刺激とテスト刺激の提示終了時間が等しい条件である。また、明るさ判定に関する教示の違いを設け、

表 4.4 実験条件ごとの観察者の分類(Bowen と Markell, 1980)

型	刺 激 系 列				合計
	一般教示群		特殊教示群		
	定順序	乱順序	定順序	乱順序	
A	12	12	11	11	46 (57.5%)
B	6	6	8	6	26 (33.5%)
C	2	2	1	3	8 (10.0%)
計	20	20	20	20	80

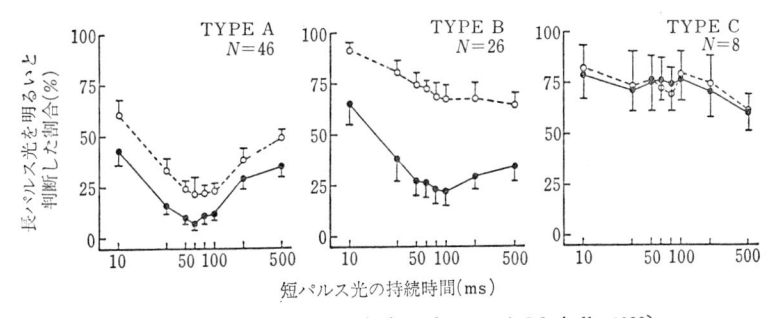

図 4.8 観察者 A, B, C 型の平均データ(Bowen と Markell, 1980)

324 4. 視覚機能の個人差

単に左右のどちらの刺激光が明るく見えたかを求める一般教示群と，それに加えて標準刺激とテスト刺激の長さの違いを無視するよう教示する特殊教示群とに分けた．さらに，2種類の同期条件の提示順序が ABBA または BAAB タイプの定順序条件群と，ランダムな乱順序条件群に分け，最終的に20人ずつの4群を設定した．

結果は観察者に3種類の型が見い出され，それを A, B, C 型と命名した(表4.4, 図4.8)．図の横軸はテスト刺激の持続時間(10, 32, 50, 63, 80, 100, 200, 500 ms)を示し，縦軸は標準刺激がテスト刺激より明るく感じた比率(%)を示す．したがって，50％のとき明るさは同

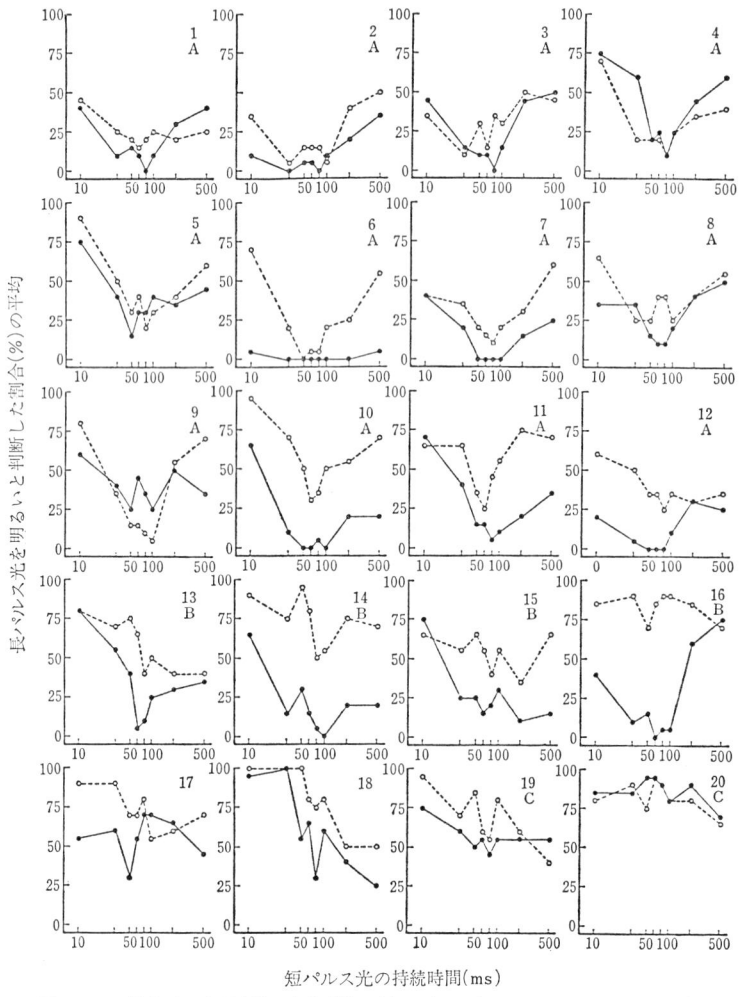

図 4.9 一般教示・定順序提示条件群(20人)のデータ(Bowen と Markell, 1980)

4.2. 知覚レベルでの個人差

等とみられ，それ以下のとき増大効果があるとみなされる．統計的には，二項分布より30%以下のときに増大効果があると判定した．○がオンセット同期型，●がオフセット同期型である．誤差表示は，95%水準の信頼区間である．A型は被験者全体の57%（46人）で，オンセット，オフセット同期型とも時間的な明るさ増加(Broca-Sulzer効果)を示した．B型は33%（26人）で，オフセット同期型のみに明るさ増加がみられた．C型は10%（8人）で，双方の同期条件で効果がみられなかった．これら3型の分布は明るさ判定に関する教示条件や刺激提示順序条件によって左右されず，いずれの条件でも3型に分類できた（図4.9）．図の横軸はテスト刺激の持続時間である．各パネルの右上の数字は被験者番号で，アルファベットはA, B, Cの型を示す．この条件では，A型が12人，B型が6人，C型が2人であった．○がオンセット同期型，●がオフセット同期型である．被験者番号5のデータが，典型的な明るさ増大効果(A型)を示している．

Bowenら(1981)は，パルス光の明るさ知覚の個人差について補足的な報告をしている．ここでは，11人の被験者について前と同じ基準で分類(A型4人，B型4人，C型3人)し，補足的な測定を行った．それは，①パルス光の提示時間を変化させたときの明るさのマグニチュード推定，②正弦波変調のフリッカー感受性，③正弦波移動格子のコントラスト感受性である．マグニチュード推定のデータはABCの3型に分類できた（図4.10）．三つの型の被験者によるパルス光持続時間に対するマグニチュード推定値を表す．両軸とも対数表

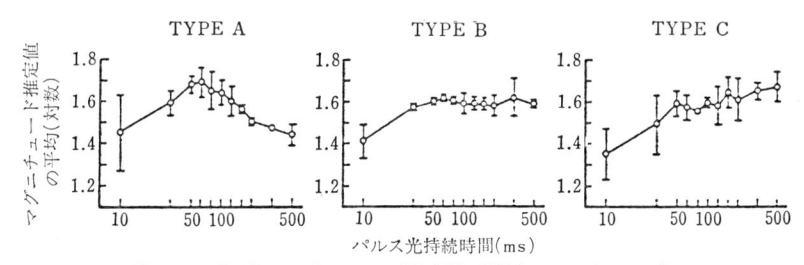

図 4.10 明るさのマグニチュード推定値の平均(Bowenら, 1981)

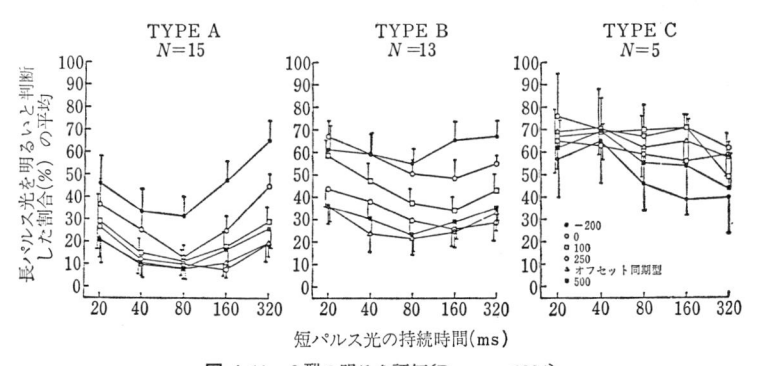

図 4.11 3型の明るさ評価(Bowen, 1984)

示である．しかし，フリッカー感受性と移動格子感受性のデータは3型に分かれずにほぼ同じパタンを示した．したがって，3型の違いは明るさを判定するのに用いた知覚基準の違いによるものと推測された．

Bowen(1984)は，標準光とテスト光の開始のずれ(SOA; stimulus onset asynchrony)の影響を検討した．A型とC型ではオンセット同期からオフセット同期に移行しても，明るさ-持続時間の関係は変わらなかった．B型ではずれが大きくなるに従い，その関係は徐々に明るさ増大効果の方へ移行した．練習による変化の実験ではA型とB型はほとんど変わらず，C型は5回の実験試行でA型かB型に移行することを見い出した(図4.11)．横軸はテスト刺激の持続時間(20, 40, 80, 160, 320 ms)を示し，縦軸は標準刺激がテスト刺激より明るく感じた比率(%)を示す．右図内の記号はそれぞれSOAなど刺激条件を示し，Nは被験者数を表す．したがって個人差は，彩色(持続型)と無彩色(過渡型)の視覚チャンネルの重み付けの相違によると考えられる．すなわち，A型は無彩色(過渡型)チャンネルに，C型は彩色(持続型)チャンネルの働きに大きく依存すること，さらにB型は刺激条件によってチャンネルの使い分けがなされていることが示唆された．このチャンネルの重み付け仮説によれば，C型の被験者の若干名が練習効果によってA型あるいはB型へ移行する傾向があったことも説明できる．

さらにBowen(1986)は，明るさ知覚の個人差に一貫性がみられることを報告している．標準刺激として短パルス光(80 ms)と長パルス光(640 ms)を用い，結果はこれまでの長パルス(500 ms)で得た三つの型が，短パルス光についても完全に保持されていた(図4.12)．左側が長パルス光(640 ms)，右側が短パルス光(80 ms)に対する明るさ評価のデータである．30%レベルが明るさ

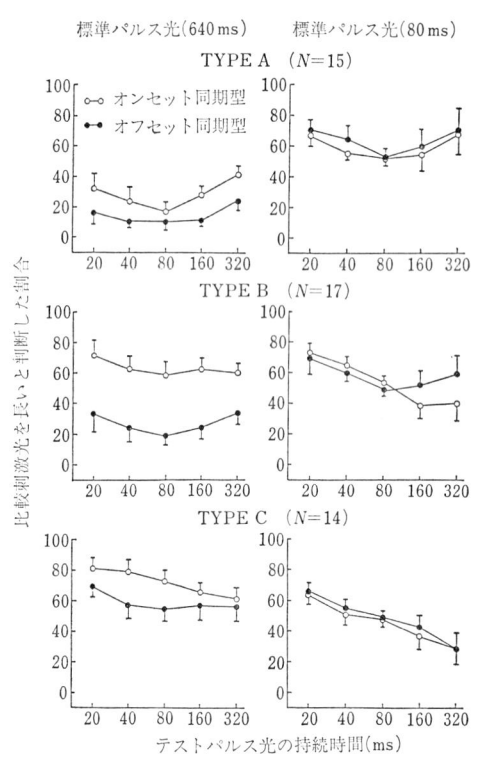

図4.12 長短パルス光による3型の明るさ評価 (Bowen, 1986)

増大の基準であるが，短パルス光では全般に高くなっている．しかし，グラフのパタンは類似している．このことは，パルス光の明るさ知覚に関する個人差が安定したものであることを確認するものである．そして，これは弁別課題の刺激条件に依存するものではないことを

示している.

以上一連の研究によると，これら視覚の三つの型はその出現比率が異なるものの，一貫した個人差が存在することが明らかとなった．したがって，この安定した個人差を十分に考慮にいれたうえで研究，応用を進めていくべきであろう．

c. 等色，視感効率の個人差

等色関数や分光視感効率関数は CIE で標準化がなされているので，個人差はない，あるいはほとんど問題にならないとみられている節がある．しかし前述したように，等色や分光視感効率にも個人差がかかわっている．色覚正常とされる人でも全く同じ特性をもっているわけではなく変動がみられ，さらに類型化も可能なのである．このことは百年以上も前から指摘されていることであるが，現在に至ってようやく関心が高まってきた．

Richards(1967)は色覚健常者をⅠ型とⅡ型に分類し，その要因について報告している．彼は被験者を次の検査によって2群に分けた．つまり，①ユニーク緑色の単色光軌跡，②単色光軌跡の加法性，③感度の回復率，④白色光に対する色度座標である．その結果，単色光軌跡については二峰性の分布となり，520 nm の点が分岐点となった(図4.13)．それぞれの図で横軸は波長(nm)，縦軸はその波長を緑単色光として選択した被験者の数である．上図は Rubin (1961)から引用したもので，278人のデータである．下の図はこの実験結果で，背景光(3cd/m²)上の4°テスト視野(75cd/m²)のものである．白の部分がⅠ型，斑点部分がⅡ型であり，90人分のデータである．テスト光は波長2 nm ステップで動かして照合した．また，このテストのどれについても個人特性が分類できて，かつその一貫性が示された．なお，性差はみられなかった．

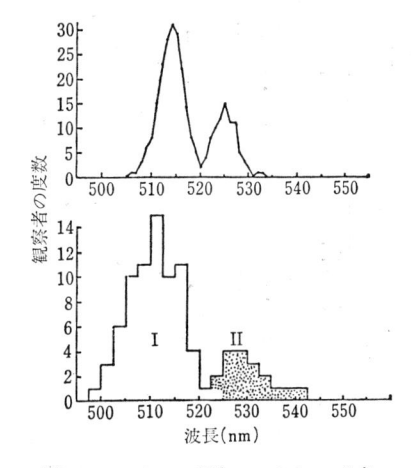

図 4.13 ユニーク緑色のスペクトル分布 (Richards, 1967)

Viénot (1980)は等色関数の個人内変動，個人間変動の関係について実験結果を報告している．等色関数の変動性，個人内・個人間変動の相関を10人の被験者について求めた．青色領域に見い出された変動は，Stiles と Burch (1955)のデータよりも大きかった(図4.14)．実曲線は CIE (1964)の測色標準観測者のデータで，点表示は被験者ごとのデータである．横軸は波数であり，三刺激値曲線

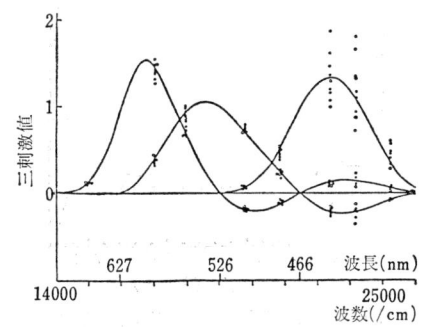

図 4.14 466, 526, 627 nm を刺激とした等色関数 (Viénot, 1980)

は左から R, G, B に対応する．70歳の被験者のデータが含まれているが，それほどずれてはいない．また，被験者内分散が被験者間分散よりも必ずしも小さいわけではなかった（図4.15）．曲線は Stiles と Burch(1955) のデータで，●は被験者内変動係数，×は被験者間変動係数である．上から青色，緑色，赤色のデータを示す．縦軸は変動係数の対数値である〔たとえば上段の B では $\log_{10}(100 SD_b/\bar{b})$〕．ほかの研究でも等色関数の変動性が検討されているが，いろいろな演算が介入すると誤解を招きやすくなるので，変動性は等色関数から直接検討すべきであると述べている．被験者内，被験者間の変動は当然なもので，個人内変動についても過小評価してはならないと警告している．

Ikeda と Nakano (1986 a) は，色の異なる点光源，2°，10°光源の明るさを直接比較法によって得た分光視感効率関数を求めている．この研究は特に個人差を主題としたものではないが，図4.16, 4.17にみるべきものがある．つまり図にあるように，2°，10°光源に対する分光視感効率の変動が大きいことである．感度幅

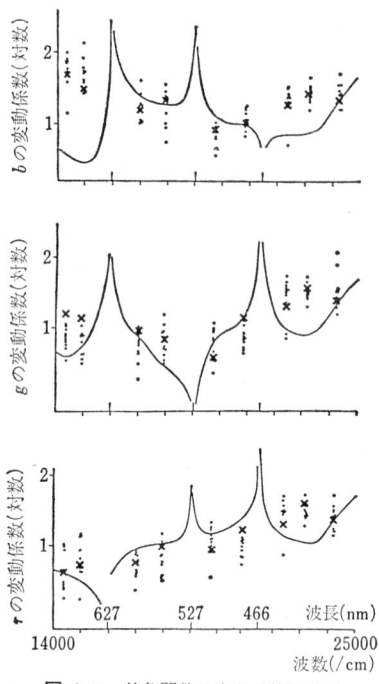

図 4.15 等色関数の変動係数(対数)
（Viénot, 1980）

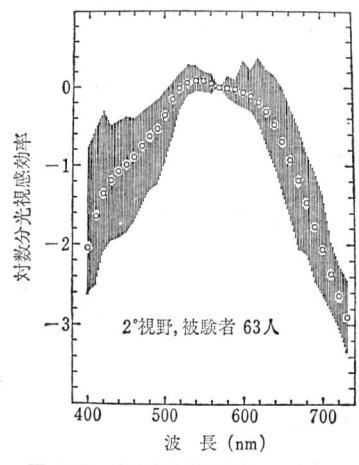

図 4.16 2°の分光視感効率の平均と被験者の変動範囲(Ikeda と Nakano, 1986 a)

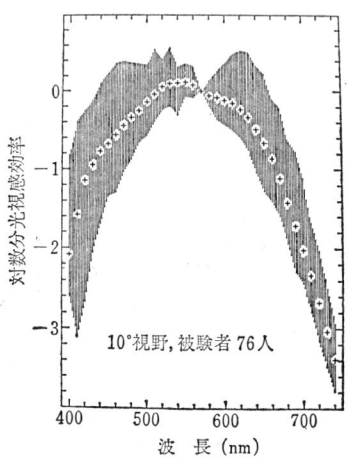

図 4.17 10°の分光視感効率の平均と被験者の変動範囲(Ikeda と Nakano, 1986 a)

が約2対数ユニット(これは100倍もの相違である)となり，関数全体の上限下限値幅の半分以上となっている．また，この図は570 nmの点を対数視感効率ゼロとして基準化してあるが，被験者のピーク値を基準にしたら様相が変わるであろう．

IkedaとNakano(1986b)は，Stilesのサメーションインデックスを異色光の明るさ照合へ応用している．これは明るさの分光視感効率関数にみられる個人差を説明するためである．つまり，個人差はサメーションインデックスを用いれば，反対色チャンネルの寄与率の相違として説明できるとしている(図4.18)．曲線は，12人の同じ被験者から2°と10°の

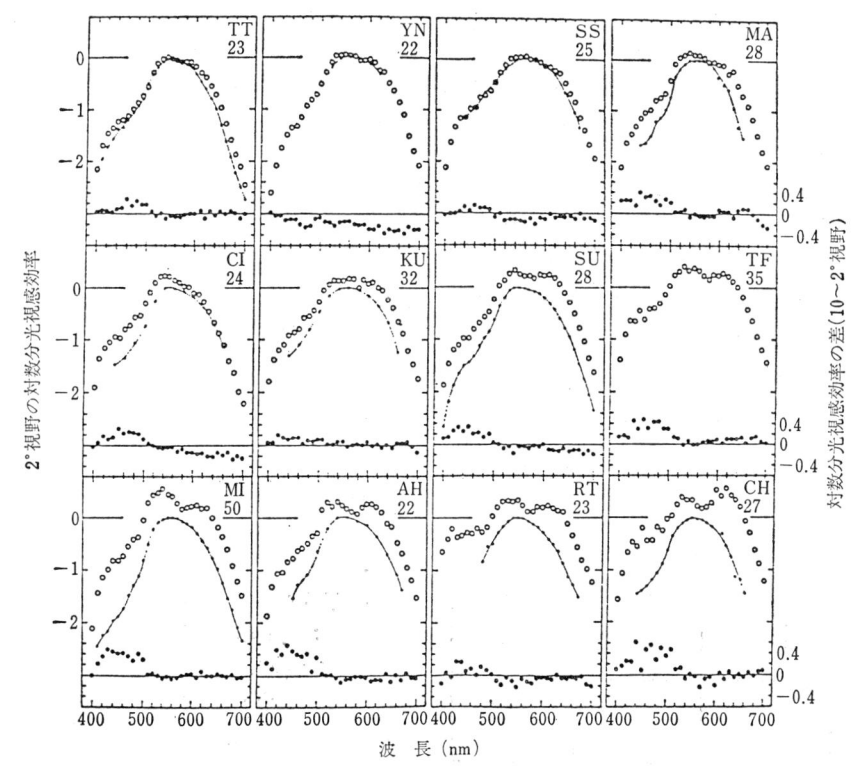

図 4.18 12人の被験者の分光視感効率(IkedaとNakano, 1986b)

表 4.5 分光視感効率(2°)の分類(IkedaとNakano, 1986b)

分光視感効率の形	人 数	図4.18の被験者
一峰性	6 (50%)	TTからKUまで
二峰性	6 (50%)	SUからCHまで
計	12	

観測視野で求めたものである．○は2°の明るさ分光視感効率，●は10°と2°の差を示す．線で結んだ点列はフリッカー法で得た分光視感効率，右上には被験者のイニシャルと年齢を示してある．上段の4人の2°のデータは一峰性でフリッカー法の曲線と類似している．この図から（筆者が判断して），被験者を一峰性，二峰性に分類したのが表4.5である．被験者数が少ないがそれぞれ50%ずつに分類できたことは，個人差の分類の観点から無視できない．したがって，図4.16，4.17での変動性を見直してみると，二峰性のデータを含んでいる可能性がある．

d. Stiles-Burch 分光視感効率データの個人差

CIEが採用したStiles-Burchの分光視感効率データにも，実際にかなりの個人差がみられる．10°については1959年に個人ごとのデータが発表されている．2°については1955年に平均データが発表されているが，1987年に個人データが報告された．それに先立つ研究所報告をもとに個人差を検討した結果も出されている．このように，標準とされているデータでもその個人差についての関心が高まってきている．

Trezona (1987)は，Stiles-Burch (1955)の2°視野の個人データを整理して発表した．Stiles-Burchの2°の結果は平均データの形で1955年に出されたが，これまで個人ごとのデータは利用できなかった．最近，強い要望があって整理し直し，10人の観察者ごとに，素データ，等色関数の平均，分光視感効率関数などが示された．

Estévez (1986)は色覚正常者の受容器変動を検討するため，Stiles-Burchの2°のデータを分析した．10人の被験者間の変動性には興味あるパターンがみられ，変動性の一部は受容器感受性つまり単色光軌跡の違いによるとしている．ここでは図4.19，4.20で，個人差の様子に注目していただきたい．これはTrezona (1984)のデータをもとにしたものである［のちTrezona (1987)が発表した］．ピークは左から等色関数の青色，緑色，赤色に対応する．色度図の赤色と青色の部分は拡大して下に表示してある（それぞれ尺度が異なるので注

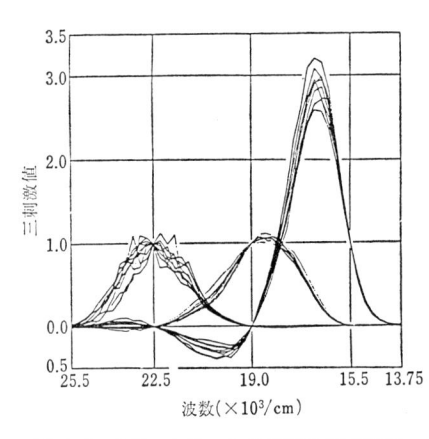

図 4.19 StilesとBurch (1955)の2°の等色関数（Trezona, 1984の表より作図．Estévez, 1986）

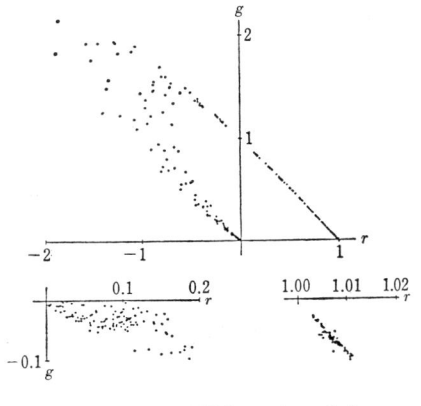

図 4.20 2°の等色関数に対応した色度図（Estévez, 1986）

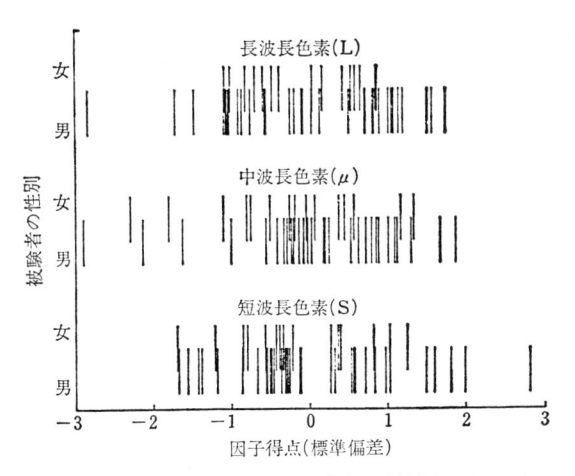

図 4.21 色素細胞の λ_{max} 変動を表す因子得点(Webster と MacLeod, 1988)

意).

Webster と MacLeod (1988)は，色覚正常者の等色における個人差を検討するために，Stiles-Burch (1959)の 10°の等色データを因子分析した．その結果，等色の個人差は，黄斑色素濃度の個人間変動(SD=0.12, 460 nm)，レンズ色素濃度(SD=0.18, 400 nm)に基づくとした．また単色光軌跡については長波長感度(SD=50.3/cm)，中波長感度(SD=31.9/cm)，短波長感度(SD=45.3/cm)の光受容器，およびそれらの共変動濃度(SD=31.9/cm)によるとした(単位は波数．たとえば波長 500 nm は波数 20000/cm である)．図 4.21 で，長波長色素(L)，中波長色素(M)，短波長色素(S)の相対的な変動性を示す．各得点は，個々の λ_{max} が群平均から標準偏差でどれだけ隔たっているかを示している．正の隔たりは長波長ピークの方向を表している．各因子について女子得点は上段に，男子得点は下段に示してある．女性よりも男性が

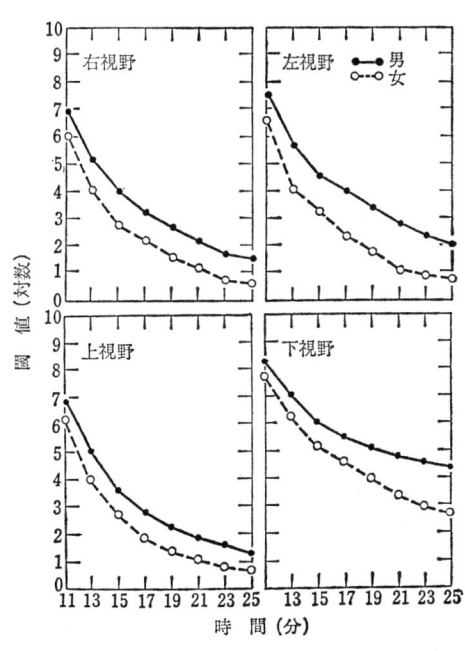

図 4.22 暗所視暗順応曲線(McGuinness, 1976)

変動していることに注目のこと．

e. 性差と嗜好性

McGuinness (1976)は，視知覚の個人差，特に性差について検討している．男性25人，女性25人に視力検査，視野4領域(上下左右)の閾値，視覚持続性，快適な明るさ評価の4種類の視覚テストを行った．5種類の性格検査も行ったが，視覚の個人差にはあまり関与せず，むしろ多くは性差に関連していることがわかった．図4.22は視野ごとの暗所視暗順応曲線であり，すべての視野領域で男性の閾値が高くなっている．男性13人，女性10人の被験者のデータで，●が男性，○が女性を示す．図4.23によると，視覚の持続時間は，明条件では男女ほぼ同じであるが，暗条件では女性のほうが顕著に長くなっている．さらに図4.24では，男女込みにしたデータで暗順応の4種類の型，つまり指数関数型，平坦指数関数型，直線型，高原型に分けることができた．

McManusら (1981)は，色についての美学的な考察を行っている．54人の被験者を対象にして，明度，彩度，色相の好みをマンセル色票を用いて一対比較法

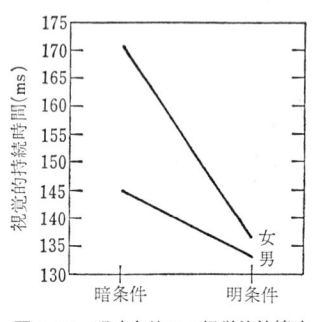

図 4.23 明暗条件での視覚的持続時間(McGuinness, 1976)

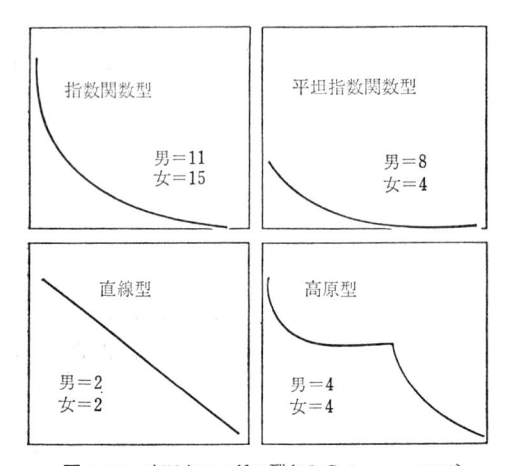

図 4.24 暗順応の4種の型(McGuinness, 1976)

で検討した．好みにはそれぞれ個人差がみられ，また性差もみられた．被験者の多くは青色を好み，黄色を嫌う傾向があった(図4.25)．なお，明度，彩度は一定にしてある．被験者40人の嗜好性のデータをパタンによってI, II, III, IVの4種類の型に分類した．横軸のRYGBPはそれぞれ赤黄緑青紫を示し，縦軸は好きから嫌い(1〜−1)までの評定値である．

日本人の色の好みについては，日本色彩研究所で調査されている．4年間のデータをみると，男性では青色，白色，女性では白色，赤色を好む傾向がうかがえる(表4.6)．

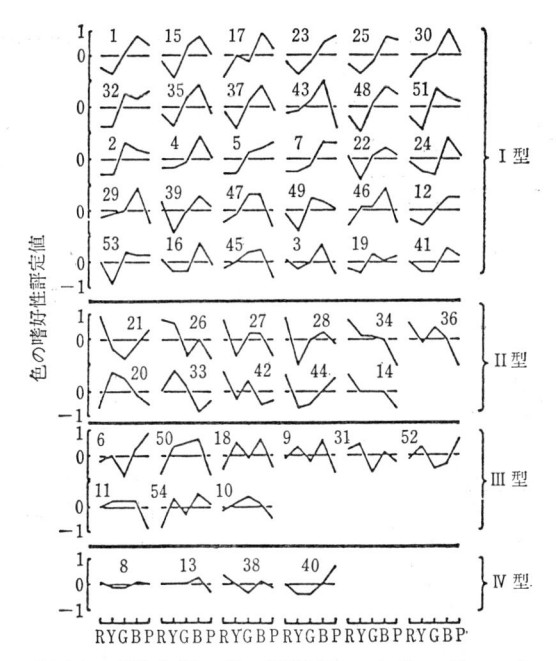

図 4.25 被験者ごとの色の嗜好性(Jones と Cottrell, 1981)

表 4.6 嗜好色の性差(近江ら, 1978, 1980, 1981; 柳瀬ら, 1983)

調査年	男性嗜好順位	女性嗜好順位
1978年	白 青 空色 黄色 クリーム色	白 赤 青 空色 黄色
1979年	青 緑 白 空色 紺	白 赤 黒 濃い赤 青
1980年	青 空色 白 緑 赤	白 赤 明るい黄 青 明るい青緑
1981年	青 白 緑 黒 明るい青緑	赤 白 深い赤 空色 青

4.3. 生理・動物レベルでの個体差

　最後に生理学レベルでの個人差,特に網膜錐体色素の波長特性および網膜分布にふれ,さらに動物の個体差について概観して人間の個人差と比較する.
　ここで,以下しばしば出てくるレイリー等色(Rayleigh match)について説明しておく.これは,錐体の赤(R)・緑(G)色素の弁別特性を $R/(R+G)$ のエネルギー比率で表すものである.つまり,黄色と赤・緑混色を等色して,その混同範囲を示す.正常者はほぼ0.5に収束するが,障害者はその幅が広がる.赤緑色覚異常を診断する優れた方法である.

a. 網膜錐体色素の個人差

　Nagy (1982)は,先天性赤緑色欠失者からレイリー等色の従来の方法で得た値を分析し

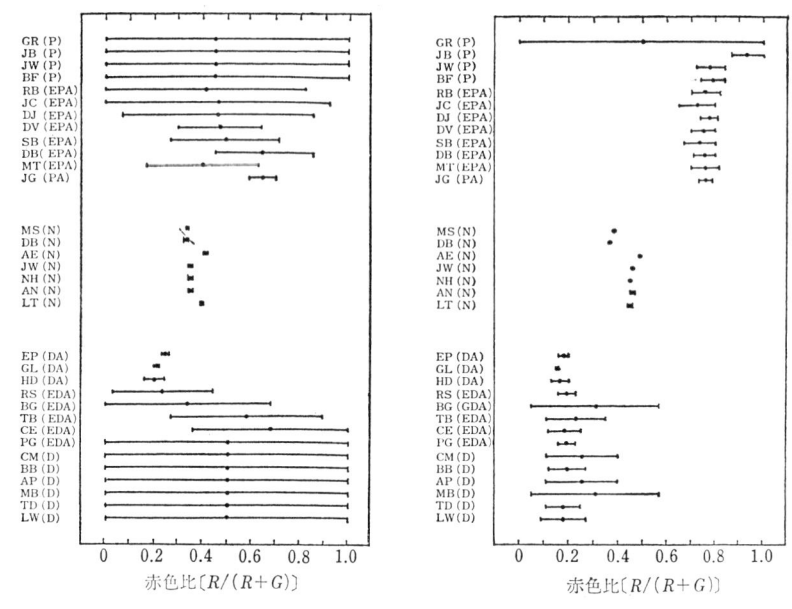

図 4.26 従来の法で得たレイリー等色 (Nagy, 1982)

図 4.27 桿体を感度抑制した場合の広視野法でのレイリー等色 (Nagy, 1982)

た.その結果,診断カテゴリーで分類できる個人差がみられた(図 4.26).図の各横線は黄色光(ここでは 500 nm)と完全に一致すると判断された混同範囲を示す.黒丸は混同範囲の中点である.被験者イニシャルの脇の括弧内の文字は,この図のデータをもとにした色覚異常の分類である.Pは二色型第一異常,PAは三色型第一異常,EPAは極度三色型第一異常,Nは三色型正常,DAは三色型第二異常,EDAは極度三色型第二異常,Dは二色型第二異常を表す.次に視野の大きさを広げ,青色背景で桿体の感度を抑制する新しい測定法を用いた.すると同じ被験者から得たレイリー等色による混同幅が小さくなった(図 4.27).したがって,色覚の単純異常者,極度異常者,二色性異常者に関して従来の方法でみられた差異は,錐体色素の要因のみによるとはいえない.つまり,網膜に分布している異常錐体の割合がその原因であると述べている.

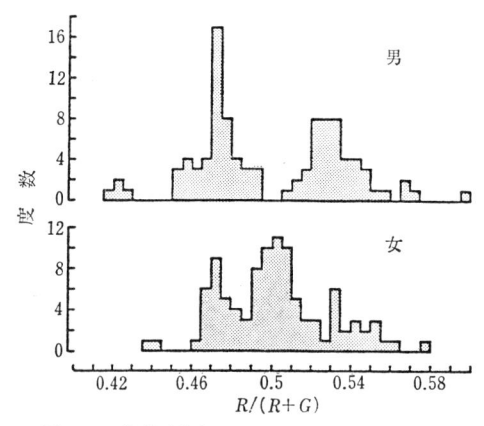

図 4.28 色覚正常者のレイリー等色の中央点の度数分布(Neitz と Jacobs, 1986)

Neitz と Jacobs (1986, 1990)は,色

覚正常者の遺伝子多形性とその機構について検討した．まず色覚正常男性でもレイリー等色によっていくつかの群に分けられることを報告し，それが錐体色素の単色光軌跡が X 染色体にリンクした多形性の結果であることを指摘している（図4.28）．指標 $R/(R+G)$ を計算するのに用いた原刺激は R（546 nm），G（690 nm）で，標準刺激は 600 nm である．上が 100 人の男性，下が 100 人の女性のデータである（Neitz と Jacobs, 1986）．次の実験（Neitz と Jacobs, 1990）では，2種類の等色法で 60 人の男性からデータを得た．このデータを比較した結果，個人差要因と考えられる等色の変動性がみられた（図4.29）．それぞれ A, B, C, D の四つの型に分類できる．また，中波長・長波長錐体色素の単色光軌跡において，ほかの要因では説明できない色覚変動が観察された．分子生物学の知見と各被験者の錐体色素分光測定から総合すると，この結果は色覚正常者間で，①中波長・長波長錐体色素の双方において単色光軌跡に大きな変動があり，②ほとんどの人は3種類以上の錐体色素の型をもっている，ということを示している．

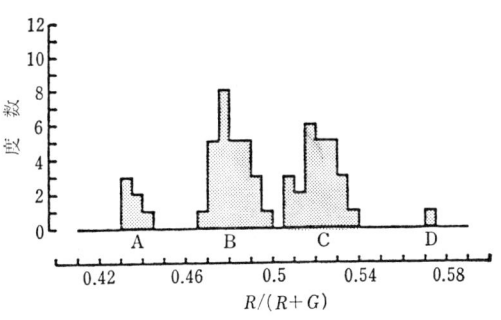

図 4.29 60人の色覚正常男性のレイリー等色（Neitz と Jacobs, 1990）

Viénot (1983)は，網膜の位置によって等色の値が異なる現象を，黄斑色素濃度の変動性によって説明できるかどうかを検討した．等色の研究において個人間および個人内の変動性が報告されているが，この要因として網膜の色素濃度の相違があげられる．4人の被験者で，視覚刺激の形，大きさを変えて等色実験を行った．その結果，図4.30にみられるような相違がみられた．テスト光の波長は 505 nm である．横軸の1から7までは刺激形を示し

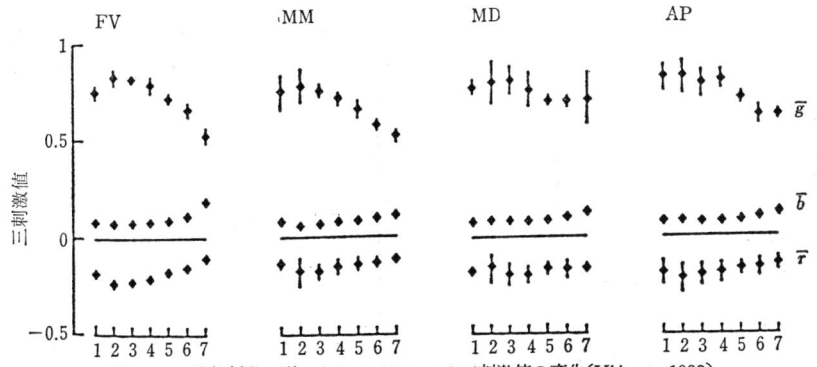

図 4.30 等色刺激の形によるスペクトルの三刺激値の変化（Viénot, 1983）

波長：$\lambda = 506$ nm．横軸番号と刺激形の対応は以下の通り．
1: 全領域 30°；2: 環状（内径: 7°，外径: 30°）；3: 環状（内径: 3°，外径: 30°）；4: 環状（内径 1.2°，外径 30°）；5: 中心 7°；6: 中心 3°；7: 中心 1.2°．

336   4. 視覚機能の個人差

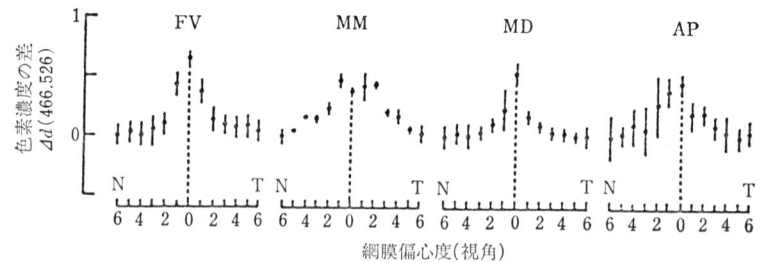

図 4.31 網膜の中央水平線上の黄斑色素濃度の差異(Viénot, 1983)

ている．左から年齢が 34, 22, 20, 20 歳である．特に中心部の 3°, 1.2°（横軸番号 6, 7）に違いがみられる．また同じ被験者の黄斑色素濃度の網膜位置による差を調べると，ここにも個人差が認められた（図 4.31）．図はテスト光 466 nm と 526 nm での黄斑色素濃度の差を表示したものである．N は鼻側，T は側頭側を表す．6° 鼻側の差異を縦軸のゼロとして比較表示している．測定回数は左から，10, 3, 8, 6 回である．このことから，網膜が単純に同心円状の等価的な構造をしているとみなすのは危険であると指摘している．

b. 動物の個体差

Jacobs と Tootell (1980) は，カリフォルニアの地リス（ground squirrel）の単一視神経線維のスペクトル反応パタンを，ウレタン麻酔，無麻酔条件で検討した．双方の条件の被験体から，スペクトル的に反対の反応を示す神経線維が同じ比率で発見された．この結果から，

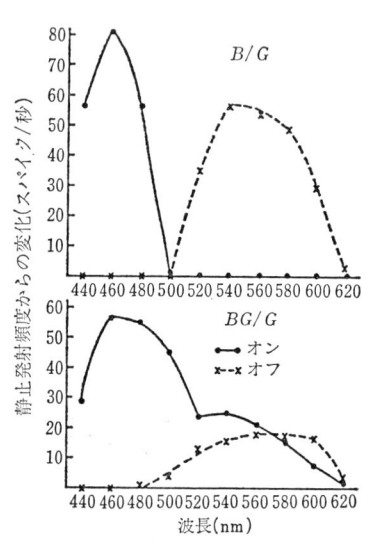

図 4.32 地リスのスペクトル反応パタン（Jacobs と Tootell, 1980）

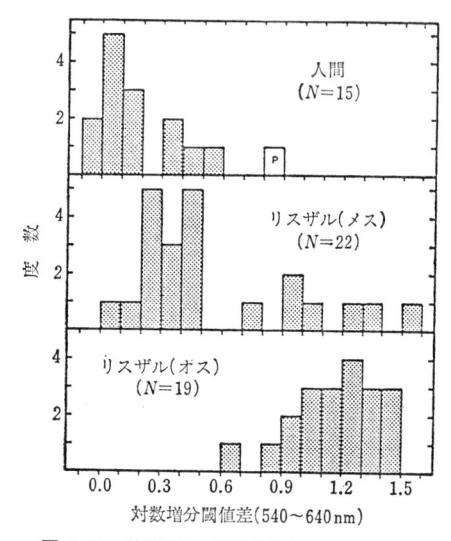

図 4.33 増分閾値の度数分布（Jacobs, 1983）

以前の結論とは反対に，地リスの視神経ユニットに反対色的な反応パタンがみられるのは生理学的に異常な状態で記録したことによるものではないといえる．ほかの研究によると，地リスの種が異なるが，24％の視神経が反対色的反応をすることがいわれている．図4.32はウレタン麻酔した地リスのデータを示す．上がB/G，下がBG/Gの代表的な視神経の反応である．縦軸は等エネルギー($20\,\mu\text{W}/\text{cm}^2$)のテスト光を1秒間与えたときのスパイク放電数．刺激光の大きさ(4°)は視神経の受容野中心部よりも大きくとっている．B/Gユニット(反対色)は27％，BG/Gユニット(非反対色)は9％であった．オン刺激には，B/Gユニットは500 nm以下，BG/Gユニットは500 nm付近を境に二峰性に反応している．オフ刺激に対しては双方とも500 nm以上で反応する．

ここで，Broca-Sulzer効果(§II.4.2.b)の三つのタイプを思い出してほしい．そこではオフセットで効果がみられるかどうかが，タイプ分けの基準であった．また，分光視感効率関数(§II.4.2.c)についても，半数の被験者が二峰型であった．人間とリスの種はかけ離れているが，個人差，個体差に何らかの系統発生的な共通性が考えられないだろうか．

Jacobs (1983)は，リスザル(squirrel monkey)の視覚能力の種内変動性つまり感受性の差異を検討した．以前の研究から，リスザルの視覚感受性には有意な種内変動があるといわれている．この報告ではペルー産の41頭のリスザルを用いて，増分閾値のスペクトル感受性を強制選択弁別課題で測定した．540 nmテスト光に対する感受性の個体間変動はそれほど大きくはなかった．しかし，640 nmに対する感受性の個体差は大きかった(図4.33)．上段の図は色覚正常者(人間)，中段がリスザルのメス，下段がリスザルのオスのデータで，540 nmと640 nmの弁別閾値分布である．上段のPは，第一異常者(赤色盲)のデータである．横軸の左側が高感受性を示す．被験体全体をみると，540 nmと640 nmに対する感受性の差異は二つのタイプに分けられる．つまり，感受性変動には性差があり，メスザルの多くは感受性が高い(22頭中15頭)．そしてオスザル全体(19頭)とメスザルの一部(22頭中7頭)で感度が低かった．さらに暗順応と色順応条件下で単色光の感受性測定を行った結果，① 感受性変動は網膜内のフィルター特性の変動性によるものではないこと，② 高感受性をもつメスザルは緑色と赤色の比率の異なる順応機構をもっており，低感受性のサルにはないことがわかった．これは，人間の色覚障害の性差，つまり男性にその発生率が多いことと符合している．

JacobsとBlakeslee (1984)は，原産の異なるリスザル(ボリビア，コロンビア，ガイアナ産の10頭)について，その色覚の個体差を検討した．色覚と視覚感受性のテストは強制選択弁別法によって行った．ペルー産のサルを用いた初期の研究と同様に，これらのサルでも色覚に非常に大きな個体差がみられた．2頭が3色型色覚をもち，残りは2色型色覚であった．細分化すると全部で五つの表現型に類別でき，これらのほとんどは人間の色覚障害の形態と類似していた．図4.34はスペクトル中性点(単色光が等輝度白色光にみえる色覚欠如点)を示したものである．図の各点は単色光と等輝度白色光との正当弁別率(％)を示す．番号はサルの識別番号で，14番のサルは中性点をもっていないことに注目のこと．被験体によってその波長が異なっている．またスペクトル中性点をもたないサルもいた．

Jacobsら(1987)は，5頭のタマリン(シシザル)の色覚を調べた．色弁別とスペクトル感受

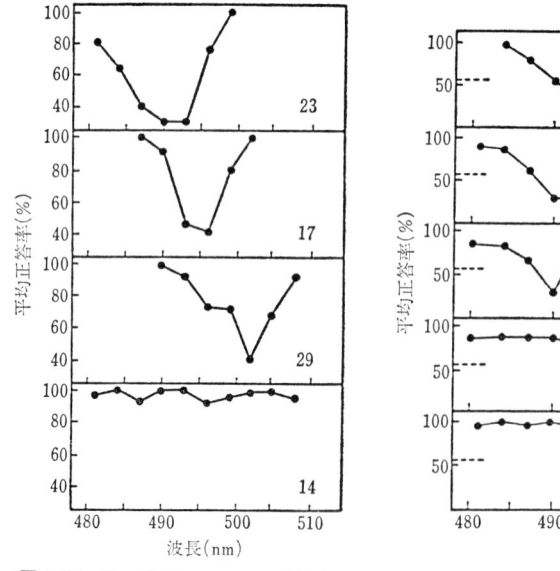

図 4.34 リスザルのスペクトル中性点
（Jacobs と Blakeslee, 1984）

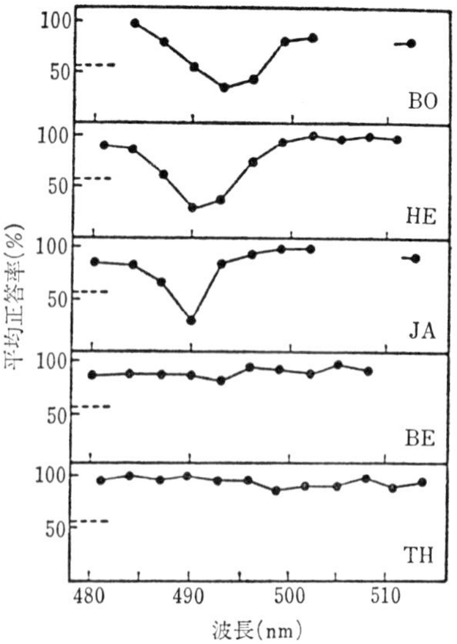

図 4.35 タマリンのスペクトル中性点
（Jacobs ら, 1987）

性を行動的にテストした結果，このサルは色覚多形型であり，2色型色覚あるいは3色型色覚をもっていることがわかった．タマリンの錐体のスペクトル感受性を網膜電位図（electroretinogram; ERG）を用いたフリッカー測光法で測定した．電気生理学と行動学的結果から，4種の錐体色素があることが示唆された．短波長感受性の錐体（タマリンすべてに共通）と，中波長と長波長感受性の錐体の3タイプ（$\lambda_{max}=545, 557, 562\,nm$）である．タマリンは共通の錐体一つと，後者の型の一つか二つをもっており，またその色覚には性差がみられる．スペクトル中性点についても，図4.35にみるように多様である．図の各点は単色光と等輝度白色光との正当弁別率（%）を示す．右の文字はタマリンの識別記号で，BE と TH のサルは中性点をもっていない．点線は弁別率の有意差（5％水準）を示す点である．

以上，動物の色覚を中心にみてきたが，同一種でもその個体差が大きいことを改めて認識することになった．一般に動物は人間よりも均質な特性をもっているという見方があるが，そうではないことを再確認した．人間は系統発生的にかなり洗練された視覚系をもっている．それにもかかわらず，いや，それゆえにというべきであろうか，その個人差は厳然として存在する．したがって，この個人差の存在を十分に認識したうえで研究，応用を進めていくべきであろう．

〔吉田　茂・佐藤愛子〕

文　　献

Bowen, R. W.: Temporal brightness enhancement: Studies of individual differences. *Perception & Psychophysics*, **36**, 401-408, 1984.

Bowen, R. W.: Consistency of individual differences in brightness perception. *Perception*

& *Psychophysics*, **40**, 159-163, 1986.
Bowen, R. W. and Markell, K. A.: Temporal brightness enhancement studied with a large sample of observers: evidence for individual differences in brightness perception. *Perception & Psychophysics*, **27**, 465-476, 1980.
Bowen, R. W., Sekuler, R., Owsley, C. J. and Markell, K. A.: Individual differences in pulse brightness perception. *Perception & Psychophysics*, **30**, 587-593, 1981.
Estévetz, O.: Interindividual receptor variability of normal colour observers: analysis of the 2-deg Stiles and Burch data. *Perception*, **15**, 677-687, 1986.
Ikeda, M. and Nakano, Y.: Spectral luminous-efficiency functions obtained by direct heterochromatic brightness matching for point sources and for 2° and 10° fields. *J. Opt. Soc. Am.*, **A 3**, 2105-2108, 1986 a.
Ikeda, M. and Nakano, Y.: The Stiles summation index applied to heterochromatic brightness matching. *Perception*, **15**, 765-776, 1986 b.
Jacobs, G. H.: Within-species variations in visual capacity among squirrel monkeys (*Saimiri sciureus*): sensitivity differences. *Vision Res.*, **23**, 239-248, 1983.
Jacobs, G. H. and Blakeslee, B.: Individual variations in color vision among squirrel monkeys (*Saimiri sciureus*) of different geographical origins. *J. Comp. Psychol.*, **98**, 347-357, 1984.
Jacobs, G. H. and Tootell, R. B. H.: Spectrally-opponent responses in ground squirrel optic nerve. *Vision Res.*, **20**, 9-13, 1980.
Jacobs, G. H., Neitz, J. and Crognale, M.: Color vision polymorphism and its photopigment basis in a callitrichid monkey (Saguinus Fuscicollis). *Vision Res.*, **27**, 2089-2100, 1987.
Kaiser, P. K.: Sensation luminance: a new name to distinguish CIE luminance from luminance dependent on an individual's spectral sensitivity. *Vision Res.*, **28**, 455-456, 1988.
Laxar, K., Miller, D. L. and Wooten, B. R.: Long-term variability in the spectral loci of unique blue and unique yellow. *J. Opt. Soc. Am.*, **5**, 1983-1985, 1988.
McGuinness, D.: Away from a unisex psychology: individual differences in visual sensory and perceptual processes. *Perception*, **5**, 279-294, 1976.
McManus, I. C., Jones, A. L. and Cottrell, J.: The aesthetics of colour. *Perception*, **10**, 651-666, 1981.
Mollon, J. D.: Understanding colour vision. *Nature*, **321**, 12-13, 1986.
Nagy, A.: Homogeneity of large-field color matches in congenital red-green color deficients. *J. Opt. Soc. Am.*, **72**, 571-577, 1982.
Neitz, J. and Jacobs, G. H.: Polymorphism of the long-wavelength cone in normal human colour vision. *Nature, London*, **323**, 623-625, 1986.
Neitz, J. and Jacobs, G. H.: Polymorphism in normal human color vision and its mechanism. *Vision Res.*, **30**, 621-636, 1990.
近江源太郎・柳瀬徹夫・椿 文雄: 日本人の色彩嗜好 (1). 色彩研究, **25**, 1978.
近江源太郎・柳瀬徹夫・椿 文雄: 日本人の色彩嗜好 (3). 色彩研究, **27**, 1980.
近江源太郎・柳瀬徹夫・椿 文雄: 日本人の色彩嗜好 (4). 色彩研究, **28**, 1981.
柳瀬徹夫・椿 文雄・近江源太郎: 日本人の色彩嗜好 (5). 色彩研究, **30**, 1983.
Osaka, N., Cohen, J. D., Akita, M. and Ejima, Y.: Long-term drifts in individual observers' unique-hue spectral loci. *Jap. Psychol. Res.*, **20**, 183-186, 1978.
Richards, W.: Differences among color normals: classes I and II. *J. Opt. Soc. Am.*, **57**, 1047-1055, 1967.
Rubin, M. L.: Spectral hue loci of normal and anomalous trichromates. *Am. J. Ophthalmol.*, **52**, 166-172, 1961.
佐藤愛子: 点滅光の明かるさの過大視と反応の変動. 心理学研究, **40**, 267-272, 1969.
Satow, A.: An ecological approach to mechanisms determining individual differences in perception. *Perceptual and Motor Skill*, **62**, 983-998, 1986.
Satow, A.: Four properties common among perceptions confirmed by a large sample of subjects: an ecological approach to mechanisms of individual differences in perception: II. *Perceptual and Motor Skill*, **64**, 507-520, 1987.
Satow, A., Honda, N. and Nakamura, M.: Two optimal activation levels in the clssical-

Chinese theory and Duffy's hypothesis. *Psychologia*, **36**, 123-132, 1993.

Stiles, W. S. and Burch, J. M.: Interim report to the Commission Internationale de l'Eclairage, Zurich, 1955, on the National Physical Laboratory's investigation of colour-matching. *Optica Acta*, **2**, 168, 1955.

Stiles, W. S. and Burch, J. M.: N. P. L. colour-matching investigation: final report. *Optica Acta*, **6**, 1-26, 1959.

Trezona, P. W.: Individual observer data for the 1955 Stiles-Burch 2 deg pilot investigation. National Physical Laboratory Report QU 68, July, 1984.

Trezona, P. W.: Individual observer data for the 1955 Stiles-Burch 2° pilot investigation. *J. Opt. Soc. Am.*, **A 4**, 769-782, 1987.

Viénot, F.: Relations between inter- and intra-individual variability of color-matching functions. Experimental results. *J. Opt. Soc. Am.*, **70**, 1476-1483, 1980.

Viénot, F.: Can variation in macular pigment account for the variation of colour matches with retinal position? In Colour Vision: Physiological and Psychophysics (J. D. Mollon and L. T. Sharpe Eds.), pp. 107-116, Academic Press, 1983.

Webster, M. A. and MacLeod, D. I. A.: Factors underlying individual differences in the color matches of normal observers. *J. Opt. Soc. Am.*, **A 5**, 1722-1735, 1988.

III
人間の日常生活にとっての快適光環境とは

1. 野生生活と光

1.1. 北極圏地域住民の生活

a. 極地の光環境

地理学的な極地(極圏)は地球の北極点と南極点を中心とした緯度66°33′以上の地域を指す．この圏内では冬至をはさんで昼のない日(常夜)と，夏至をはさんで夜のない日(常昼)が一年のうち少なくとも1日ある．太陽の視半径などを考慮に入れると，実際に常夜が起こりうるのは緯度67°23′以上，常昼が起こりうるのは緯度65°43′以上である(守田，1968)．

南極の昭和基地(69°00′S)における日照環境を図1.1に示す(松田と星合，1973)．5月下旬から7月中旬にかけて約40日太陽の出ない日があり，12月から1月中旬まで太陽の沈まない日もほぼ同数である．ただし，太陽が出なくても薄明になり(薄明は太陽高度が地平線下6°に達する状態．守田，1968)，暗黒夜というわけではない．薄明さえない暗黒夜が続くのは緯度約73°以上の地域である(図1.2)．この地域に含まれる陸地は北極圏ではグリーンランド北半部，スピッツベルゲン諸島，ノバヤゼムリア島およびシベリア北端部のみで，大部分が海で占められているのに対し，南極圏ではほとんどが大陸または大陸に続く氷棚

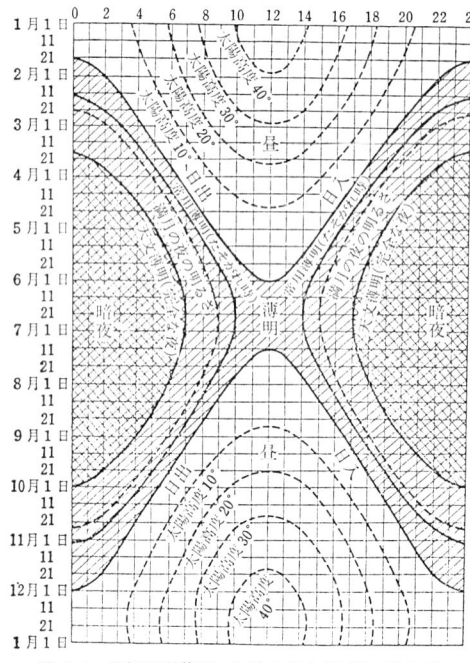

図1.1 南極昭和基地における昼夜(時刻は地方時)
(松田と星合，1973)

で占められている(守田，1968)．

一方，常昼であっても日光は斜めからさし，夏の1月1日の場合，午前10時(および午後2時)の太陽高度は約40°である．表1.1は東京と昭和基地における年間日照時間である(松田と星合，1973)．総日照時間は東京とあまり変わらないが，大部分が夏に集中している．日射量についても同じであり，10〜2月にかけての日射は多く，夏の期間の日射量は，北緯

1.1. 北極圏地域住民の生活

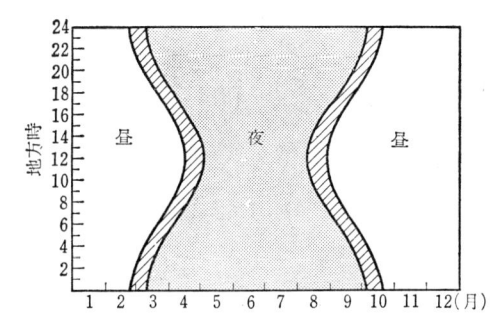

図 1.2 南緯 80° における薄明時間 (守田, 1968)

表 1.1 東京と昭和基地の日照時間 (松田と星合, 1973)

月	1	2	3	4	5	6	7	8	9	10	11	12	計
東 京	186	167	176	178	186	137	164	194	131	135	147	171	1972
昭和基地	357.7	210.6	107.6	55.5	22.2	—	5.7	55.8	146.5	205.7	291.2	424.4	1890.9

15° の地点の冬の日射量以上となる. したがって, 日射そのものよりも, 気温の低さが生物の生育を妨げているといえる (松田と星合, 1973).

ちなみに気温に関しては, 圏内の海陸分布の違いからくる熱収支の差によって, 北極圏よりも南極圏のほうがはるかに厳しい (図 1.3). また北極圏では湿潤な環境もあり, 冬には凍結するが, 夏には表層が溶けて植物が生育するところが多い. 一方, 南極圏では同じような凍土地帯であっても大陸周辺の露岩地帯は乾燥しており, 水分が完全にないところがある. そのために南極圏には人類の生活は存在しないし, また圏内の動植物相も北極圏に比べて非常に貧しい.

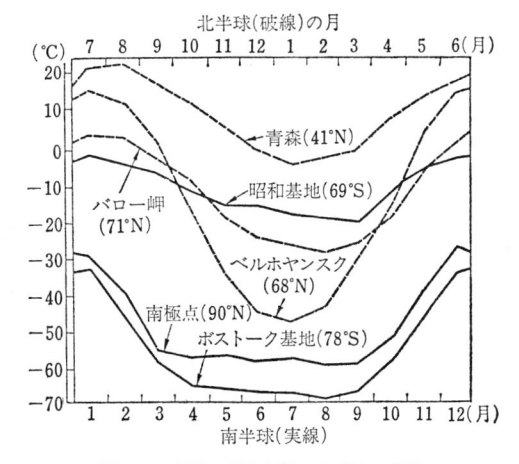

図 1.3 極地の平均気温の年変化の比較 (松田と星合, 1973)
北半球は破線, 南半球は実線.

b. 北極圏の動植物の生態

北極地方では夏 (7, 8 月) の平均気温が +10°C を示す等温線はほぼ北極圏の緯度と同じである (図 1.4 破線). 針葉樹林がこの線付近にまで迫っており, アメリカ大陸ではトウヒ属の種がみられ, アジア大陸ではさらにカラマツ属がみられる. それより以北では草本とコケを主とした植物群落がみられ, カナダ北部, シベリア北部, スピッツベルゲン島など 70~80° 付近に至るまでコケと地衣を主と

344　　　　　　　　　　　　　1. 野生生活と光

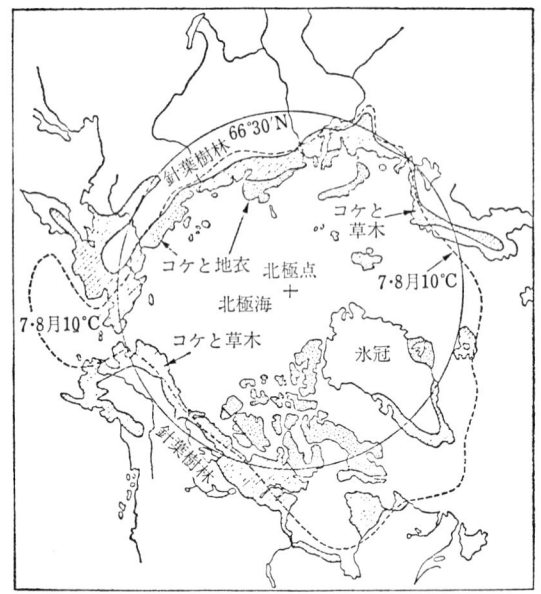

図 1.4　北極の環境と自然植生(松田と星合, 1973)

した群落に覆われている(松田と星合, 1973). 小林(1969)によると, 北極圏の高等植物は950種類(シダ類以上)であり, 陸地のあるところ高等植物があるといってもいいすぎではないほど北にまで分布している. また, スピッツベルゲン島(79°N)では夏には100種類もの花が咲くという. 木本で北限にまで分布しているのはヤナギであり, 草本ほど北にまで分布する. 陸氷に覆われているグリーンランドの海岸地帯では夏は雪がなく, 草本とコケの群落が生育する.

c. 北極圏の人々の生活

　北極圏には上述の自然環境のもとに, 多くの少数民族が生活を営んでいる. 北極圏内の陸地はカナダが38％で最も多く, ついで, 旧ソ連, デンマーク(グリーンランド)の各28％, アラスカの6％となっている. 北極圏の民族というとまずイヌイット(エスキモー)の人達が思い浮かぶ. 最終氷期(ウルム氷期；約2万年前)の終了以後シベリア東部各地の平原に住んでいた人々の一部は寒冷適応し, 約6000年前にベーリング海を越えてアラスカに渡り, さらにカナダ, グリーンランドへと広がっていった.

　彼らの光環境を考えるうえでわれわれにとって最も興味深いのはなんといっても常昼・常夜の存在であろう. 1963年5, 6月にカナダ北極圏のイグルーリクエスキモーと生活をともにした本多(1967)は常昼の情景を以下のように記述した(5月18日午後8時過ぎ. 68°50′N, 気温 −18.5°).

　「……限りなくひろがる大雪原の地平線上, 北西の方角に, 太陽が冷たく輝く. 犬と, ソリと, 人間の影が, 雪の上に長くのびて走る. ……陸地は海面すれすれの低い標高のまま西

1.1. 北極圏地域住民の生活

の地平線に消え，海は完全に凍結したまま東の地平線に消える．そのすべては雪におおわれ，陸も海も区別がつかない．……真空のように澄みきった大気．あまりにも白い雪と，濃い影とのコントラスト．……地平線に向かって斜めに近づいていった太陽が，午後11時半，雪を淡いアカネ色に染めながら沈む．が，夕焼けはそのまま朝焼けに移る．午前1時半には，太陽は再び北東寄りの地平線に顔を出した．わずか2時間の日没．その間も，新聞が読めるほど明るい．……前方の地平線は，次々とちぎれとぶ雲のように見え，後方の地平線は，逆光の中で燃える湖のようだ．……」(p.8)

こうした昼夜(明暗)のない光環境は彼らの生活にさまざまな影響を及ぼしているに違いない．その一つはある種の生活リズムの欠如と結びついているように思われる．まず，起床および就寝時間のランダム性である．

本多(1967)によると，犬ぞりで目的地に到着したとき，午前零時であったにもかかわらず，村の子ども達が大勢出迎え，午前4時ごろまで群がっていたという．常昼時には平均的な就寝時間は午前4時ごろであるが，村人全員が同時に眠るということはなく，一日中誰かが起きていて，誰かが眠っているという具合であった．特に子ども達は「寝たい時に寝る」生活であった(本多，1967)．また，食事(授乳)時間の不規則性あるいは欠如もあげられよう．食事は家族が一緒にとるということはなく，各自バラバラに自由な時間にとった．彼らにとって朝食も夕食もなく，食事とはただ「食うこと」，腹が減ったとき食い物を胃袋に詰め込むだけなのである(本多，1967)．また，イヌイットでは一般に食いだめが得意だという．授乳なども時間決めでなく，泣けばいつでも与えられた(祖父江，1960)．また全般的なプライバシーの欠如もそのなかに含めることができるかもしれない．

イグルーを住居として利用するのは，カナダエスキモーだけであり，他は雪洞式テントなどが多い．おもに冬イグルーに住み，海氷の上でアザラシ猟などを行い，夏には，(暑すぎるので)アザラシの皮のテントに住みながら内陸部で川猟やカリブー猟を行う．テントの部屋のなかには"脂肪ランプ"が四六時中燃えており，暖房と室内照明をかねている．これはおもにアザラシの脂肪を火にかけて液化し，半月形に掘った石の皿(せっけん石とよばれる)に入れ，その縁にネコヤナギの綿毛やコケ類などの芯を並べて点火する．テントの中はかなり暖かく，図1.5の寝床兼居間の上30cmで+14〜+23℃だった(本多，1967)．

イヌイットの視力の高さはよく知られている．グリーンランドの極地の人々が，あるとき犬ぞりで猟に行く途中，前

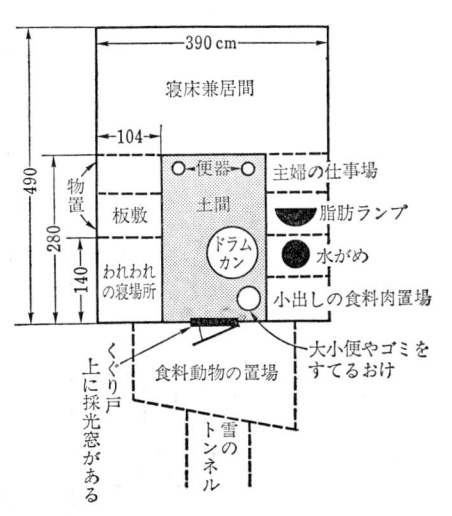

図1.5 カヤグナ家の雪洞式テント住宅の構造
(単位：cm)(本多，1967)

方にこちらに近づく犬ぞりを認めた．同乗していた日本人にはもちろん何も見えなかったが，やがてその姿が現れた．すれ違うまでの時間から最初の発見時における相手との距離を計算したら約7kmであった(1991年，テレビ朝日「ネイチャリングスペシャル—魂の大地 北極—」)．試しに相手の犬ぞりの高さを1mとして単純に計算すると，視力2.05となる．また8頭のカリブーが見えるという方向に向けて望遠鏡を固定してもらっても見えなかったという(本多，1967)．ただし，常に雪に反射する光にさらされてきた彼らは，歳をとるに従い視力が衰えるため眼鏡をかけた人が多い(蒲生，1978)．しばしば木の板に細いすきまをあけた"サングラス"を用いる．

〔三星　宗雄〕

文　　献

蒲生正男監修：北極圏，世界の民族16，平凡社，1978．
本多勝一：極限の民族—カナダエスキモー，ニューギニア高地人，アラビア遊牧民—，朝日新聞社，1967．
松田達郎・星合孝男：極地の生態，共立出版，1973．
守田康太郎：極地気象．生気象学(日本生気象学会編)，第3編，生気象の基礎(神山恵三編)，pp. 415-428，紀伊國屋書店，1968．
祖父江孝男：エスキモー．人間の行動(我妻　洋編)，現代文化人類学5，pp. 112-122，中山書店，1960．
テレビ朝日：ネイチャリングスペシャル—魂の大地 北極—，1991年放映．
吉村寿人：ヒトの適応能—気候変化への適応を中心として—，環境科学叢書，共立出版，1977．

1.2.　熱帯雨林地域住民の生活

　今では，人間は望めば不夜城に住むことも可能になった．しかし，闇夜を昼間のようにするほどの人工の光源を入手したのは，人間の歴史からみればつい最近の出来事である．自然の光環境のもとで長く生きてきた人間ははたしてこの新しい光環境と良好な関係を取り結ぶことができるのであろうか．

　ここでは，生態学的視点からこの問題に取り組むための出発点として，自然の光環境のもとでの人間の生活について，主としてアフリカ・コンゴ盆地の熱帯雨林に住む農耕民ボイエ

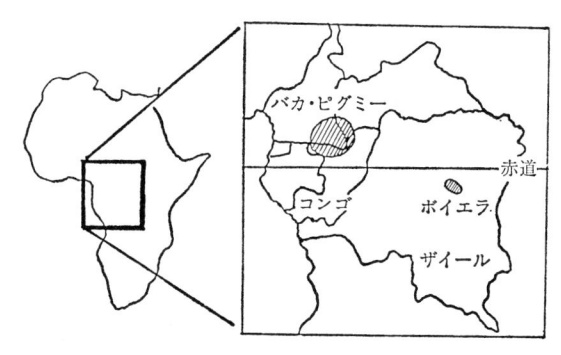

図1.6　熱帯雨林住民ボイエラとバカ・ピグミー(佐藤原図，未発表)

ラと狩猟採集民バカ・ピグミー(図1.6)の事例を通して検討することにしよう．

a．熱帯雨林の光環境

南北の回帰線の間では，太陽は一年に2度そこに住む人々の頭の真上を通過する．熱帯は太陽の光りが地球上で最も強い地域である．特に樹木の少ないオープンランドでは，それは人間にとって恵みどころか害にすらなりかねない．一方，森林帯では事情はかなり異なる．1976～77年のボイエラの現地調査で筆者がとった気象記録から推定した日照時間は，11月195時間，12月282時間，1月237時間であった．日本の静岡県浜松市の日照時間(1961～91年の平均値)は最小で梅雨時の6月の147時間，最大で8月の214時間である(理科年表, 1993)．記録方法も集計期間も違うので単純な比較はできないが，年間2000mm前後の雨量がある熱帯雨林でも日照時間そのものは相当あることがわかる．しかし，これは樹木が切り払われた村での記録である．村を離れ，熱帯雨林に一歩踏み入ると，陽光はびっしりとした樹冠に遮られ，林床は昼なお暗い(場所は全く異なるが，タイ国北部熱帯山地林の林床で1993年2月の晴れた日に測定した照度は，70～190 lxであった)．大河沿いの都市，大規模なプランテーション以外は，コンゴ盆地内陸部はこのような熱帯雨林に覆われる．太陽の光が地表に届くのは，わずかに人間の活動の証しでもある小さな焼畑や森のなかを貫く道，そして沿道の小集落だけである．

b．住まいと光源

ボイエラの道沿いにある定住集落の家の多くは，せいぜい30 m²ほどの長方形の家で，屋根はヤシの葉でふかれ，壁には粘土が塗りこめられる．窓のある家は少なく，小さな出入口が一つか二つあるだけである．したがって，戸を閉めると日中でも家の中は闇夜のように暗い．戸が開け放たれていても大切なものを置いてある家の奥のほうは暗く，何があるやら筆者のような外来者にはわからない．天気のよい午後は家屋の外と内の明暗の差が激しく，外出先から戻ったとき，家のなかが何も見えず，しばらくたたずむという経験を何度もした．しかし住民のふるまいを見る限り，こういう経験をしているのは筆者だけだったようである．

出入口近くには炉があり，炊事と暖をとるために薪が燃やされる．赤道直下とはいえ，夜は20℃以下のこともあり，意外に冷える．灯油ランプは普及しているが，灯油が貴重品であるため普段は使われない．また，森で採取した樹脂がランプ代わりに燃やされることもある．いずれにせよ，夜の光源は炉の明りがたよりとなる．夜の外出時には，近ければ炉のなかの燃えさしが，遠ければ樹皮や乾いた竹を束ねたたいまつが使われる．以上のようなボイエラに見られる家屋と光源は，バカ・ピグミーも同様な状況にある．

明るい住まいというものに慣れてしまった筆者にはことさら暗く感じるのかもしれないが，ボイエラやバカの住まいは採光部分が少なく，その内部が暗いのは確かである．同じことは最近見ることができたタイ国北部熱帯山地林に住むティン族の木造家屋についてもいえ，晴れた日の午後1時ごろ測定した照度を示すと，居間として使われる屋根が深くかぶったベランダ部分の奥の方につくられたいろりの周囲で2～40 lxの範囲であった．この居間の奥にある寝室や米倉の部分は，採光装置はいっさいなく，小さな入口を閉めると真っ暗である．このようなボイエラやバカ，さらにはティンの住まいの内部の暗さは，明るくするための強力な人工光源がないからというだけでなく，その必要がないからであるようにも思え

る．次に熱帯雨林住民の日常生活についてみてみよう．

c. 森林における日常生活

　赤道直下では，一年を通して日は午前6時ごろ明け，午後6時ごろ暮れる．ボイエラもバカも，普段はまだ薄暗い朝5時ごろに起き出し，日が落ち，短い熱帯のたそがれが過ぎ，すっかり暗くなる午後7時ごろには家に引きこもる．その後しばらく，そこ，かしこから談笑のさざめきが聞こえるが，9時ごろにはそれも終わり，村中寝静まる．強力な人工光源をもたないボイエラやバカの生活は，おおむね太陽の動きに連動しているといえよう．

　しかし，ボイエラやバカの人々が夜にはただおしゃべりをするだけで，われわれが明るい電灯のもとでする読書や執筆，あるいはキーボード叩きなどのような作業を全くしないというわけではない．彼らもまた読み書きや篭つくりや矢の製作などの細かい手作業を日中だけでなく，夜暗くなってから炉の明りを頼りに行うこともある．明るい光が不可欠だとわれわれには思われるような作業が，はるかに弱い明りのもとで不自由なく行われているのである．調査地でろうそくの明りだけで読み書きをしてきた筆者自身，さほど困難を感じることはなかった．また，彼らは，とりわけバカは，毎晩のように戸外で歌と踊りに興じるが，明りは使わない．さらに，タイ国のティンの女性達は明りを使うことなく未明の2時頃から軒下に設置されている臼で米の精白作業を始める．慣れた作業は，強い明りを必要としないことがわかる．

　次に日中の活動に目を向けてみよう．農耕民ボイエラが最も多くの時間を費やす外出活動は，成人男女がそれぞれ平均して1日のうち1時間と2時間半を投入する焼畑耕作である(Sato, 1983)．近年ではバカも焼畑経営を始めつつある(佐藤, 1991)．すでに述べたように，焼畑は熱帯雨林のなかでも数少ない明るい場所の一つである．一方，うす暗い熱帯雨林を主要舞台とするのが男達の狩猟である．ボイエラはわな猟と弓矢猟，バカはわな猟と銃猟をおもに行う．彼らの狩猟には森林ならではの共通する狩猟戦術がある．それは，犬や人間が勢子となって森のなかを進み，藪に潜む獲物を追い出し，それを待っていた複数の猟人が槍や弓矢で捕えるというものである．このような追い立て猟では，オープンランドの狩猟に要求される遠くを見通す視力は必要ない．必要なのは，獲物が逃げてきそうな方角を予測し，暗い森の木陰から急に飛び出してくる獲物を瞬時に識別し，すばやく矢を射掛けることである．これらは経験によってつちかわれるところが大きい．狩猟はある程度の視力は必要であるが，視力がよいからといって必ずしも猟の腕前がよいとは限らないのはこのような事情による(Ohtsuka, 1983, pp.138-139)．バカの人達と森を歩いていると，彼らが突然道をはずれて脇の藪に入り，きのこを手にして戻ってくるようなことがよくある．彼らはよく筆者にきのこの在所を示してくれたが，どんなに目を凝らしても見い出しえないことがしばしばあった．筆者の観察によれば，暗い森のなかで瞬間的にものを視認する能力は，バカに限らずボイエラも，また男に限らず女も，そして子どももまた，森を十分経験していれば等しく高いように思う．

　熱帯雨林住民の生活と光の関係について略述してきたが，最後にその特徴をまとめると，熱帯雨林住民は，明るい環境ではもちろん，照度の低い暗い環境においても相当な時間活動し，しかもそこでやすやすとものを識別し，さまざまな作業を不自由なく遂行しているとい

うことであろう．私達と比べるとき，人間の活動の場における光環境には大きな変異の幅があることを痛感する．人間の適切な光環境について検討するためには，地域諸社会における住民の活動と光に関する生態学的・生理学的資料の蓄積が必要となろう．

〔佐藤　弘明〕

文　　献

国立天文台編：理科年表，丸善，1993.
Ohtsuka, R.: Oriomo Papuans: Ecology of Sago-Eaters in Lowland Papua, University of Tokyo Press, 1983.
Sato, H.: Hunting of the Boyela, slash-and-burn agriculturalists, in the central Zaire Forest. *African Study Monographs*, 4, 1-54, 1983.
佐藤弘明：定住した狩猟採集民バカ・ピグミー．ヒトの自然誌(田中二郎・掛谷　誠編), pp. 543-566, 平凡社, 1991.

2. 動物の光刺激選択と学習

2.1. 光を報酬としたオペラント学習

　高等な動物は，光を報酬(強化子)としたオペラント学習(道具条件づけ学習)が可能である．Butler (1965)は，アカゲザルを外の見えない部屋のなかに閉じこめ，サルがスイッチを押すと，一定時間だけ窓が開いて外界の様子が見える仕掛けをつくった．サルはスイッチを頻繁に押すようになった(図2.1)．スイッチを押しても餌や水がもらえるわけではない．古くはこういった現象を動物にも"探索動因"や"好奇心"があるからだと説明したが，この場合，外界の風景という感覚刺激それ自体が，報酬(この場合は一次性強化子)になりスイッチを押すというオペラント反応を強化・維持していると考えられることから，近年では"感覚性強化(sensory reinforcement)"(Kish, 1966; Fowler, 1971; 松沢, 1981)とよばれている．

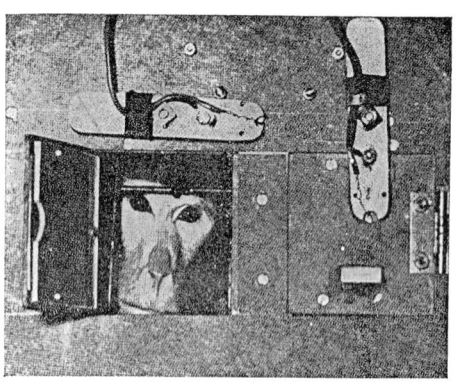

図 2.1 のぞき窓を開けて，外をうかがうアカゲザル(Butler, 1965；この写真自体は松沢，1981より引用)

　鳥類や哺乳類では，室内照明の点灯・消灯や明るさ変化などがオペラント学習の報酬となることが示されている．たとえばEackerとMeyer (1967)は，ニワトリのヒヨコがフォトビームを横切ると，3秒間だけ薄暗い照明(4 ftc，あるいは6 ftc)がオン・オフしたり，明るさが2 ftcだけ変化するようにした．いずれの場合にも，ヒヨコのビームを横切る反応は増加した．この実験では，単に光の変化によって一般活動性が増加しただけという可能性もあるが，Sterritt (1966)は，暗室で飼育されているヒヨコを対象に，キーつつきに随伴して10 Wの電球が点灯する場合と，反応と無関係に光が提示される場合を比較して，前者の場合にだけ反応が増加することを報告しているので，おそらくEackerとMeyer (1967)の場合にも，照明の変化を得るためにビームを横切るという行動を学習したのだろうと思われる．Meyerはさらに一連のヒヨコの研究から，消灯が報酬になる作用は比較的弱いこと，光を剥奪すると点灯の報酬としての作用が強まることなどを明らかにしている(Meyer, 1969a, 1969b; MeyerとCollins, 1971; MeyerとGordon, 1971; Meyerら，1970)．また，光の点灯の効力は発達初期に変化し，孵化から10日の間に急速にその報酬としての作用は弱くなることを見い出している(Meyer, 1968)．

ラットやマウスは夜行性の動物であり，明るい照明を避ける傾向がある(Keller, 1941). しかし，弱い照明の場合には，消灯のみならず，点灯もオペラント反応を強化することが知られている(Girdner, 1953; Kish, 1955; Marx ら, 1955; Roberts ら, 1958; Robinson, 1959, 1961). Forgays と Levin (1959)は，点灯を報酬としてラットにレバーの位置の弁別を訓練することに成功した．点灯・消灯の強化力は幼時の視覚経験にも依存し，白黒の縞模様の飼育箱のなかで育ったラットでは，白い壁面の飼育箱で育てられたラットよりも点灯が報酬になる度合いが強い(Singh ら, 1967).

点灯の報酬としての作用の少なくとも一部分には，照明によって環境を探索できるという側面が含まれているようである．たとえば隣に別のラットがいる場合には，いない場合に比べて点灯の強化力が強くなる(Lowe と Williams, 1968). また，食餌制限を強めると点灯を求める行動が強くなる(Davis, 1958; Segal, 1959). 同様のことは視床下部摂食中枢の電気刺激によっても生じる(Ackil ら, 1975).

2.2. 明暗への好みと活動性

明るさは動物の活動性を変化させる．Kavanau らは，マウスやオポッサムやムササビやジネズミなどの小型の夜行性動物が自分で照明を制御できるようにした．完全な暗黒から 200 lx に至る種々の明るさの照明が用意され，二つのレバーのうち一方が押されると照明が1段階明るくなり，他方のレバーを押すと1段階暗くなった．彼らはほとんどの活動時間を全暗黒か非常に弱い照明下で過ごした．輪回し時間を指標にした一般活動性は，全暗黒か薄明の照明条件下で非常に高くなった(Kavanau, 1967, 1978; Kavanau と Havenhill, 1976). 同様のことは，夜行性の霊長類(オオガラゴ，ショウガラゴ，スローロリスの3種の原猿類と，南米産真猿類のヨザル)でも示されている(Kavanau と Peters, 1979). これらのことは，点灯・消灯の強化力には，自分自身の活動性に対する好みが含まれていることを示唆している．

このように，点灯・消灯の強化力には種々の要因が寄与しており，感覚性強化という言葉自体が適切かどうかさえにも議論の余地があるものと思われる．しかし，上記 Kavanau と Peters (1979)の実験でも，夜行性の霊長類はマウスなどに比べてはるかに高頻度に照明条件を変化させたという．また，浅野と熊崎(1975)は，チンパンジーに室内照明のオン・オフを委ねると，1日に何度も点灯・消灯を繰返すことを報告している．自分の活動性のみが照明の強化力の源泉であるならば，定常的な照明の方がむしろ都合がよいはずである．おそらく霊長類では，環境刺激が変化することが比較的強い強化刺激として作用するようになっているのであろう．特に昼行性の霊長類では，一般活動性や探索行動や食物獲得の必要性などの要因から独立した，比較的純粋な光刺激の強化力がより強くなっており，またその機能は，光刺激の質によってさらに細分化したものになっているように思われる．この点に関連した研究を少し詳しくみよう．

Humphrey (1971)はアカゲザルを被験体として，種々の明るさの光の感覚性強化子としての効力を比較している．実験パネルにはボタンが1個取り付けられている．ボタンを押し

ている時間，スライドプロジェクターから正面のスクリーンに光が照射された．ボタンを1回押すごとに照射される光の明るさが統制（0.9 Log フートランベルト）とテスト刺激の間で入れ替わる．ボタン押しには餌も随伴していて，ボタン押し時間の積算がある値になると餌が与えられた．どちらの照明の下でもタイマーは同じように進むので，どの光刺激が出現するときに長くボタンを押すか（あるいは"滞在"するか）はサルの自由であった．種々の明るさの光に対する一種の"視覚的な好み（visual preference）"を測定したものといえる．

ここで，ボタンを押している間中ずっと刺激を提示したことは重要である．感覚刺激にはそれが最大の強化力を発揮するための最適な強度や間隔や持続時間があるので，それらを実験者が勝手に設定するよりも被験体の自由に委ねたほうが強化力を検出しやすいからである．

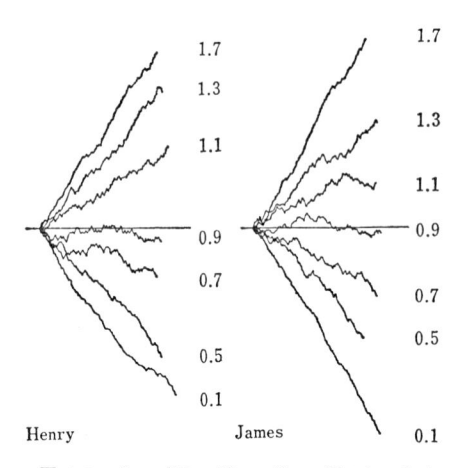

図 2.2 ボタン押しに伴って種々の明るさの光が提示されたときの2頭のアカゲザルの反応パターン（Humphrey，1971）

ボタンを押すと，1回ごとにテスト刺激と統制刺激が入れ代わりに提示された．記録器のペンは，テスト刺激に対してボタンを押している間，上向きに75°の角度で動き，統制刺激に対する反応中は下向きに75°の角度で動く．すなわち，統制刺激より長い時間ボタンを押していると，軌跡が右上がりになり，短い時間しか押さなければ軌跡は右下がりになる．統制刺激と同じであれば水平になる．2頭のサルはいずれも刺激が明るくなるに従って，それを好むようになった．右の数字は刺激の明るさ（単位はLog フートランベルト）．

結果は図2.2のとおりである．この図は，統制刺激に対するその刺激への反応の長さが相対的に長いほど右上がりの曲線が描かれるようになっている．横軸は時間経過を示している．2頭のサルはいずれも光刺激の明るさによって分化した反応を示した．この実験で提示された明るさの範囲（0.1〜1.7 Log フートランベルト）では，いずれのサルも明るさが増すに従って反応が増加する一貫した傾向を示した．実験には4頭が用いられたが，個体差は特にみられていない．この範囲内ではサルは一般に明るい光を好むことが示された．

また Humphrey は，同じ手法を用いて色光に対するアカゲザルの好みを調べている．ラテンフィルターを通して，赤，橙，黄，緑，青が提示された．統制刺激は上記と同様の白色光で，色光の明るさは0.9 Log フートランベルトに統一されている．

結果は図2.3のようになった．表示方法は図2.2に同じである．サルは一貫して短波長側の色光を長波長の色光より好むことが示された．反応パタンは個体間で驚くほどよく一致している．アカゲザルには生得的な色光に対する好みが存在しているのかもしれない．

Humphrey と Keeble（1978）は，色光により，アカゲザルの活動性が変化することを見い出した．トンネルを通って行き来できる二つの模様のない部屋を1.2 Log フートランベルトの赤，あるいは青に照明した．2室は同時に赤照明になったり青照明になったりする．する

2.2. 明暗への好みと活動性

とサルは一貫して赤の照明下で頻繁に2室間を往来した．同じことを強さの異なる白色雑音で行うと，60 dB の雑音より 90 dB の雑音のときに往来が頻繁だった．色光や雑音がサルの環境刺激の sampling rate を変えるのであると彼らは説明している．

同様のことは，ボタン押しを指標にした Humphrey と Keeble (1977) でもみられており，赤色光の下では青色光に比べて，ボタンを押し始めるまでの時間が短く，離すまでの時間も短かった．彼らは，赤色光の下では青色光に比べて主観的な時計が速く進み，そのことにより，サルの行動の変化が速くなるのではないかと述べている．この説明の妥当性はともかくとして，環境の色光条件が，霊長類の活動性を変化させるというのはたいへん興味深い．

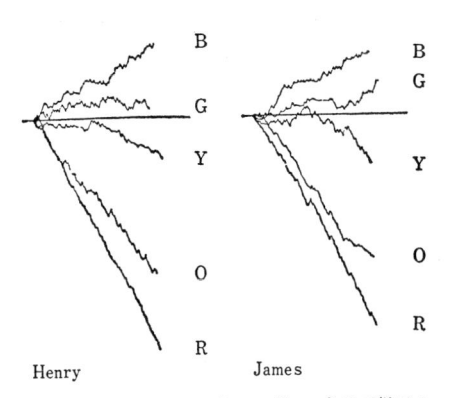

図 2.3 ボタン押しに伴って種々の色光が提示されたときの2頭のアカゲザルの反応パターン (Humphrey, 1971)
記録方式は図2.2に同じ．2頭のサルは，いずれも短波長から長波長への好みの序列を示した．
B: 青, G: 緑, Y: 黄, O: 橙, R: 赤.

光刺激に対する好みは持続的なものだろうか．あるいは一時的なものにすぎないのだろう

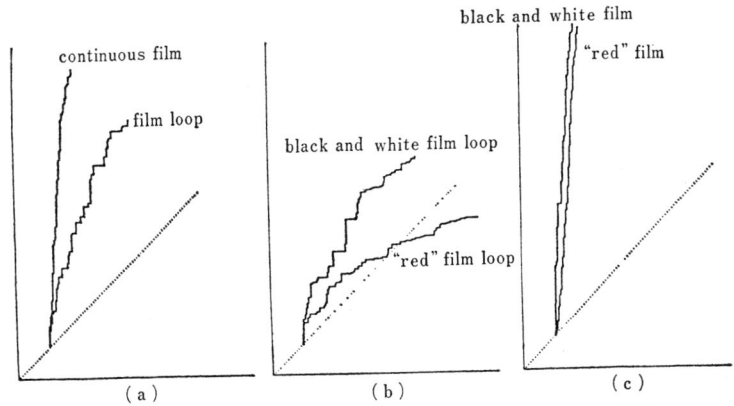

図 2.4 ボタン押しに伴って種々の動画が提示されたときのアカゲザルの反応パターン (Humphrey, 1972)

この場合，記録器のペンは，テスト刺激に対してボタンを押している間上方に，統制刺激に対する反応中は水平に動いた．したがって，統制刺激と同じ反応時間であれば，45°の右上がりとなる．テスト刺激は，(a) は通常の動画と動画を切ってエンドレスループにしたもの．通常の動画はよく好まれる．(b) は白黒の動画のエンドレスループと赤色の動画のエンドレスループ．エンドレスループではいずれも次第に好まれなくなるが，これは赤色のものに顕著に現れた．(c) は白黒の通常の動画と赤色の通常の動画．通常のフィルムでは赤色と白黒の間にほとんど差はみられなかった．

か．Humphrey（1972）は，ディズニーのカラーアニメーションフィルムの感覚性強化刺激としての効果を調べている．フィルムを切り，エンドレスループにして15秒ごとに同じシーンが反復されるようにすると，最初のうちアカゲザルは白色光よりもフィルムを好んだが，数百秒のうちにその差は消失していった．一方，同じフィルムをループにしないで提示すると，サルはいつまでもフィルムを好んで見続けた（図2.4a）．次に白黒のフィルムを用い，赤い色をつけて提示した場合と比較した．前述のようにアカゲザルは赤色光を好まない．カラーフィルムの場合と同様に，フィルムがループのときには，短時間のうちに白黒フィルムの効果は白色光と変わりがなくなった．同じ時間の間に，赤色フィルムは白色光よりもむしろ好まれなくなった（b図）．ところが，反復のないフィルムの場合には白黒，赤色いずれのフィルムもその効力が持続した（c図）．このような事実から，Humphreyは，視覚的な好みを決定する要因には"興味深さ（interest）"と"楽しさ（pleasure）"の二つがあるという．そして興味深さの効果（この場合，変化していくフィルムのシーンの効果）は同じ刺激が繰返されると比較的短時間に消失するが，楽しさの効果（この場合，フィルムの色）は持続するのだと述べている．

光刺激の強化力は色や明るさだけではなく提示される刺激の詳細により変化する．FujitaとMatsuzawa（1986）は，チンパンジーがスイッチに触れると，触れている時間だけ種々のスライドが提示されるようにした．ほかの強化刺激は一切提示されない．ヒトが含まれたスライドとヒトが含まれないスライドの間で，スイッチに触れている時間を比較すると，前者のほうが圧倒的に長くなった．

この性質を応用して，霊長類の認知世界の一端を調べる研究が行われている．筆者は同じ手法を用いてマカカ属のサル（ニホンザル，アカゲザルなど）に種々のサルのスライドを見せた．レバーを押している間だけ，カラースライドが提示された．サルは自種のサルが映っている写真に対して，高頻度に長い時間レバーを押した．このことからサルは自種と他種を視覚的に区別していることが明らかにされた（Fujita，1987）．またアカゲザルは生得的に自種を好む傾向をもっていること，それに対しニホンザルは，自種を好むように学習していくらしいことなどが明らかにされている（Fujita，1989，1990，1993）．　　〔藤田　和生〕

文　献

Ackil, J. E., Levinson, M. J. and Frommer, G. P.: Hypothalamic influence on sensory reinforcement. *Physiology and Behavior*, **14**, 133-142, 1975.
浅野俊夫・熊崎清則：チンパンジーにおける点灯および消灯オペラント．動物心理学年報，**25**, 35-42, 1975.
Butler, R.: Investigative behavior. In Behavior of Nonhuman Primates, Vol. 2 (A. M. Schrier, H. F. Harlow and F. Stollnitz Eds.), pp. 463-493, Academic Press, 1965.
Davis, J. D.: The reinforcing effect of weak-light onset as a function of amount of food deprivation. *J. Comparative and Physiological Psychology*, **51**, 496-498, 1958.
Eacker, J. N. and Meyer, E. N.: Behaviorally produced illumination change by the chick. *J. Comparative and Physiological Psychology*, **63**, 539-541, 1967.
Forgays, D. G. and Levin, H.: Discrimination and reversal learning as a function of change of sensory stimulation. *J. Comparative and Physiological Psychology*, **52**, 191-194, 1959.
Fowler, H.: Implications of sensory reinforcement. In The Nature of Reinforcement (R.

Glazer Ed.), pp. 151-195, Academic Press, 1971.

Fujita, K.: Species recognition by five macaque monkeys. *Primates*, **28**, 353-366, 1987.

藤田利生: 霊長類における種の認知. 心理学評論, **32**, 66-89, 1989.

Fujita, K.: Species preference by infant macaques with controlled social experience. *Inter. J. Primatol.*, **11**, 553-573, 1990.

Fujita, K.: Development of visual preference for closely related species by infant and juvenile macaques with restricted social experience. *Primates*, **34**, 141-150, 1993.

Fujita, K. and Matsuzawa, T.: A new procedure to study the perceptual world of animals with sensory reinforcement: recognition of humans by a chimpanzee. *Primates*, **27**, 283-291, 1986.

Girdner, J. B.: An experimental analysis of the behavioral effects of a perceptual consequence unrelated to organic drive states. *American Psychologist*, **8**, 354-355, 1953.

Humphrey, N. K.: Colour and brightness preferences in monkeys. *Nature*, **229**, 615-617, 1971.

Humphrey, N. K.: 'Interest' and 'pleasure': two determinants of a monkey's visual preferences. *Perception*, **1**, 395-416, 1972.

Humphrey, N. K. and Keeble, G. R.: Do monkeys' subjective clocks run faster in red light than in blue? *Perception*, **6**, 7-14, 1977.

Humphrey, N. K. and Keeble, G. R.: Effects of red light and loud noise on the rate at which monkeys sample the sensory environment. *Perception*, **7**, 343-348, 1978.

Kavanau, J. L.: Behavior of captive white-footed mice. *Science*, **155**, 1623-1639, 1967.

Kavanau, J. L.: Compulsory regime and control of environment in animal behviour IV. Light level preferences of Cactus mice, *Peromyscus eremicus*. *Behaviour*, **65**, 161-181, 1978.

Kavanau, J. L. and Havenhill, R. M.: Compulsory regime and control of environment in animal behviour III. Light level preferences of small nocturnal mammals. *Behaviour*, **59**, 203-225, 1976.

Kavanau, J. L. and Peters, C. R.: Illuminance preferences of nocturnal primates. *Primates*, **20**, 245-258, 1979.

Keller, F. S.: Light-aversion in the white rat. *Psychological Record*, **4**, 235-250, 1941.

Kish, G. B.: Learning when the onset of illumination is used as reinforcing stimulus. *J. Comparative and Physiological Psychology*, **48**, 261-264, 1955.

Kish, G. B.: Studies of sensory reinforcement. In Operant Behavior: Areas of Research and Application (W. K. Honig Ed.), pp. 109-159, Appleton-Century-Crofts, 1966.

Lowe, G. and Williams, D. I.: Sensory reinforcement and response facilitation. *Psychonomic Science*, **10**, 315-316, 1968.

Marx, M. H., Henderson, R. L. and Roberts, C. L.: Positive reinforcement of the bar-pressing response by a light stimulus following dark operant pretests with no aftereffect. *J. Comparative and Physiological Psychology*, **48**, 73-76, 1955.

松沢哲郎: 感覚性強化—強化刺激の多様性—. 心理学評論, **24**, 220-251, 1981.

Meyer, E. M.: The influence of maturation upon sensory reinforced behavior of chicks. *Psychonomic Science*, **10**, 317-318, 1968.

Meyer, M. E.: Activation and satiation of a sensory reinforcer in the chick. *Psychological Reports*, **24**, 967-972, 1969a.

Meyer, M. E.: Intensity of light onset or offset as a positive or negative reinforcer for domestic chicks. *Psychological Reports*, **25**, 879-882, 1969b.

Meyer, E. N. and Collins, M. D.: Light deprivation and sensory reinforced behavior in chicks. *Perceptual and Motor Skills*, **32**, 602, 1971.

Meyer, E. M., Couden, B. N. and Westford, K. L.: Light increment and decrement as sensory reinforcers for domestic chicks. *Psychological Reports*, **26**, 923-926, 1970.

Meyer, E. M. and Gordon, S. A.: Frequency of light onset on activation and sensory reinforcement in domestic chicks. *Psychological Reports*, **28**, 769-770, 1971.

Roberts, C. L., Marx, M. H. and Collier, G.: Light onset and light offset as reinforcers for the albino rat. *J. Comparative and Physiological Psychology*, **51**, 575-579, 1958.

Robinson, J. S.: Light onset and termination as reinforcers for rats living under normal light conditions. *Psychological Reports*, **5**, 793-796, 1959.

Robinson, J. S.: The reinforcing effects of response-contingent light increment and decrement in hooded rats. *J. Comparative and Physiological Psychology*, **54**, 470-473, 1961.

Segal, E. F.: Confirmation of a positive relation between deprivation and number of responses emitted for light reinforcement. *J. Experimental Analysis of Behavior*, **2**, 165-169, 1959.

Singh, D., Johnston, R. J. and Klosterman, H. J.: Effect on brain enzyme and behaviour in the rat of visual pattern restriction in early life. *Nature*, **216**, 1337-1338, 1967.

Sterritt, G. M.: Light as a reinforcer of pecking in tube-fed leghorn chicks. *Psychonomic Science*, **5**, 35-36, 1966.

3. 快適光環境とは

3.1. 光の生理的必要量と文明的必要量

§Ⅲ.1 で述べたように，極地圏では常暗・常明の季節がある．極地圏以外の生活では緯度差，高度差があるうえに，文字と文書の関係，職業と生活様式の差などがあるから，すべての人間が常時，直射太陽光 10^5 lx から星明り 10^{-3} lx まで全範囲の明るさに適応しているのではない．

大局的にみれば人間の生活に必要な光の量は，第Ⅰ部で取上げた生物としての必要量(生理的必要量)と，文字機器道具類の種類・住居様式・職業などから定まる必要量(文明上の必要量)の両面があり，さらに好みもある．§Ⅲ.2 で述べたように，サル類は明暗と色への好みを示す．理論上は，明暗の昼夜交替を加味したうえで生存上必須の受光総量を生理的必要量と定義できる．文明上の必要量はそれに加算される．しかし，実際上は減算である可能性もある．現代は，すべての住民が戸外で働いているのではないからである．オフィスビルの室内を晴天戸外の日蔭の明るさ(平均身長で直立している人の眼の高さの前額並行面で 3000〜5000 lx として)に等しくなるように照明したら，ビル内はギラギラとまぶしく連続8時間の勤務は困難であろう．そこが人工光源と天然光の差であり，戸外と室内の差でもある．

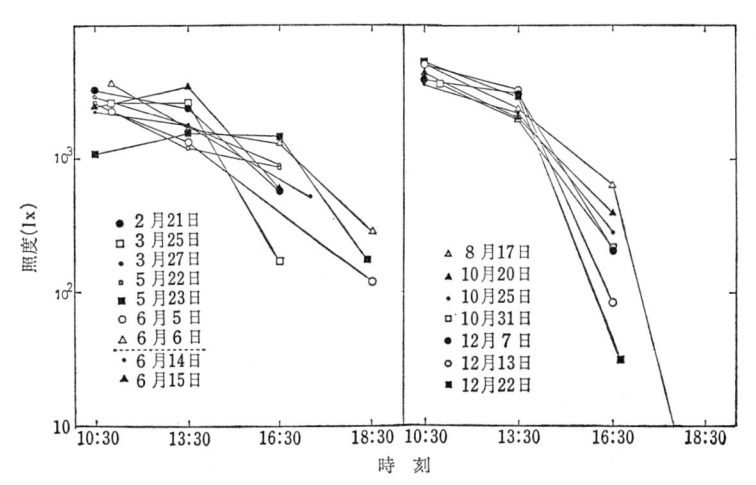

図 3.1 室内机上の明るさの季節変動と時刻変動(佐藤，1982 より抜粋)
ビル8階で南面に窓があるが，カーテンとブラインドは使用せず，直射日光は机上にさしこまない状況下での測定である．

光の必要量算定には現行の測光量(§Ⅱ.1.1 参照)に光の強度の時間的変動を加味しなければならない．現在，農業牧畜で受光総量をルクスアワーで表し，写真の露光量はミリワットで表している．これは「光は非定常放射であるが，その変化が周期的で早く，時間平均をとれば定常放射とみなすことができる」(照明学会，1990)を前提としての総量(強度×時間)である．各種の人工光源からの発光量は一定時間内では安定で，長時間になると緩やかな低下(ドリフト)がある．ドリフト量は光源ごとにほぼ判明しており，かつ製造時の規格である程度の規制もある．他方，太陽光は日の出から日没までの変化を季節ごとに反復している．図3.1 は，南側に窓がある室内で直射日光のささない机上面照度(窓からの採光のみで照明はない)年間実測の一例である．このような室内で，発光する器具を使わない作業をしている限り，受光総量算定は単純計算(季節別平均強度×時間)でもことたりる．

しかし職種と作業環境によっては光も，航空機騒音，道路騒音と同様に大きな時間的変動が観察される．住宅内でもテレビ画面から放射される光の輝度は時間変動が著しく，かつ通常の室内照明よりかなり高い輝度になる．図3.2 はテレビ画面の輝度を連続測定した記録からの抜粋である．

音では日常身辺の騒音はすべて非定常音(音圧レベルが時間的に変動する音，周波数変動も含む)であるから，騒音の測定には，図3.3 の等価騒音レベル(Leq；任意の時間内の騒音

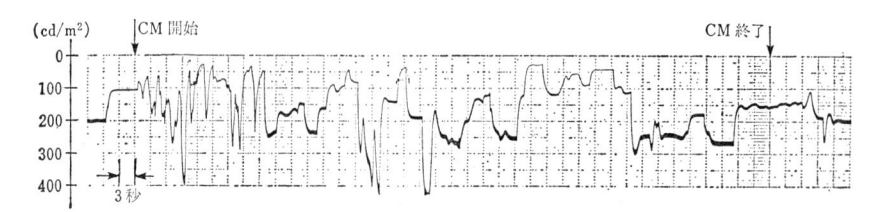

図 3.2 家庭用テレビ画面の輝度変化
民放番組ザ・ワイド1993年11月17日放映分の画面中央部の輝度を連続測定した記録から，コマーシャル部分とその前後を示した．テレビはソニー・KV-13R1 を使用した．

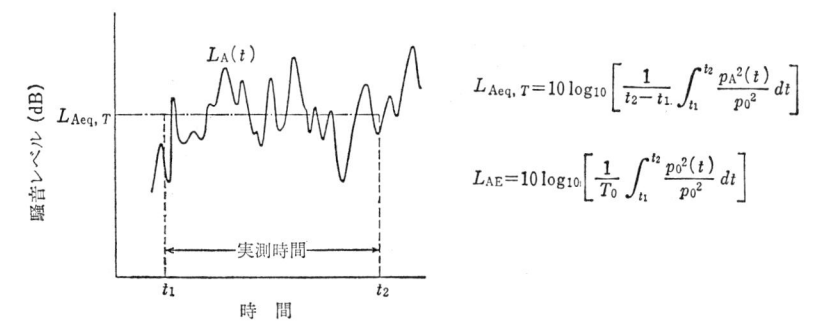

$$L_{Aeq,T} = 10 \log_{10}\left[\frac{1}{t_2-t_1}\int_{t_1}^{t_2}\frac{p_A^2(t)}{p_0^2}dt\right]$$

$$L_{AE} = 10 \log_{10}\left[\frac{1}{T_0}\int_{t_1}^{t_2}\frac{p_0^2(t)}{p_0^2}dt\right]$$

図 3.3 音圧レベルが時間変動する場合の騒音暴露量算定法
等価騒音レベルは図左のように変動している音圧を図右上のJIS解説式1で算定し，単発騒音レベルは図右下のJIS解説式3で算定する．

暴露量)と単発騒音暴露レベル(L_{AE}, JIS Z 8731, 1983附属書), および時間率騒音レベル(L5, L50, L95; 変動する音量の一定時間内累積度数分布で5%, 50%, 95%の位置にある音量)が JIS で定められている. 時間率騒音レベルは実生活での目安として便利である.

現代日本の都市生活では, 眼および全身が受ける光量の計算には騒音の場合と同様な光量短時間変動を加味した時間積分による受光総量の算定法が必要である. この算定で, 第I部, 第II部の各所に述べた光の効用と光による障害の研究結果から, 日常レベルでの一日の受光総量制限と総量の日内配分など具体的に対策を講じることが可能になる.

3.2. 環境条件設定の問題―経済効率, 環境保護, 個人尊重のバランスはどこに―

a. 同一刺激に対する反応の量の差と質(方向)の差

§II.4 の表 4.3, 図 4.8, 4.13, 4.18, 4.24, その他に, 光に対する反応の個人差各種が記載されている. 実験参加者については同節本文に記載されたとおりであるから, それらの個人差タイプの出現率が, 児童から高齢者までの各年齢層に共通するとは限らないが, 一般的にいって成人の集団内での個人差出現の目安と考えることはできる. これらの個人差は主として反応の量的な面(反応の強弱)に関するものといえるが, 個人差には反応の質(方向)の差として現れるものもある.

Witkin (1966)の報告では, 眼前に出された傾いた棒を垂直にする実験で, 棒の周辺に出された四角形の枠の傾きや自分の身体の傾きの影響を受け, 垂直と判断した方向が, 実は枠や身体の傾きの方向へ寄っていた被験者が過半数であった. しかし影響を受けずに, 実際の垂直に近い判断をする被験者(第1回実験全条件42人参加中4人)もいた. その後多数の研究が報告され, 現在でもロッドーフレイムテストの名称で, この実験法が種々の目的に利用されている.

図3.4(佐藤, 1972, 1973をまとめて図解)は, 室内で行われた点滅光・断続音の快-不快

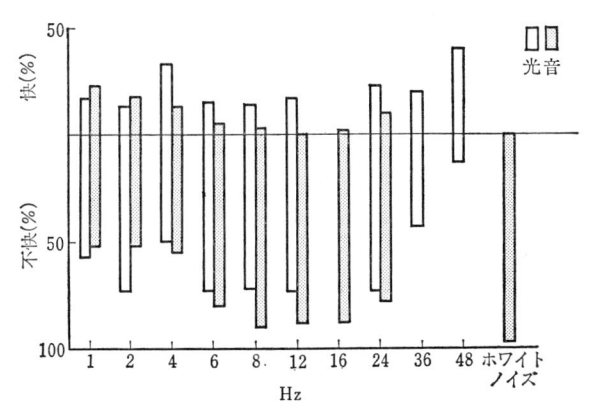

図 3.4 点滅光・断続音のもたらす快-不快反応(佐藤, 1972, 1973から再構成)

表 3.1 鳥類のひなの近寄り・回避行動を誘発する刺激の特徴(佐藤,1973)

刺激のタイプ			近寄り行動をさせる刺激状況	退きさがり行動をさせる刺激状況
近刺激			弱くて,規則的な触・味・嗅覚刺激	強くて不規則な触・味・嗅覚刺激
遠刺激	視覚	時系列	漸進的な変化,規則的な間隔(例:規則的なフリッカー),低度の運動視差	急な変化,不規則な間隔(例:不規則なフリッカー),高度の運動視差
		強度	弱から中弱まで	中強から強まで
		輪郭	まるっこいもの(例:円盤)	角ばったもの,とがったかど
		運動	規則的,低速度から中速度まで自分から離れていく	不規則,高速度,自分に向かってくる
		大きさ	小さいものから,やや小さいものまで	大きいもの
	聴覚	時系列	規則的	不規則
		強度	弱から中弱まで	強
		高さ	やや低いから低いまで,規則的	中ぐらいから高いまで,不規則
		パターン	単純	複雑(例:騒音)

この表はSchneirla(1965)のp.29 表1を引用した.訳語は心理学で一般的に用いられている語をあてた.

評定実験の結果である.全員の評定が同方向に向かったのはホワイトノイズ持続音のみで,点滅光・断続音には少人数ながら反対方向の評定がある.点滅光・断続音のもたらす快−不快反応には,感覚(光点検出や点滅頻度識別などと同様)の反応に感情的反応が複合しているから,どの程度不快かという量的相違だけでなく,快か不快かのように質的な差も生じる.ある範囲の頻度の点滅光は脳波の周波数の同期を起こす.安静にしている場合,脳波主周波数帯域は各人で多少異なるが,その人の主周波数帯域にきわめて近い点滅頻度の場合,健康な青年の50%以上に強い不快感が発生し,時に幻視を伴った(Walter, 1953). 表3.1 (Schneirla, 1965)は鳥類のひなが近寄りまたは回避の行動を示す刺激である.条件の異なる各種の実験結果の抜粋なので数値が省略されているが,この表と図3.4から,動物が近寄ったり避けたりする刺激には,人間が快・不快を感じる点滅光・断続音と共通する特徴のあることが推測できる.

b. 環境条件設定には出現率何パーセントの個人差までを含めるべきか

現代日本の大多数の職場では,建築設計と職場管理運営の経済効率から,職場の机,椅子,機器,道具類,その他を職種別,職制別に統一し,多人数に同一規格品を使わせている.多数の人々とは異なる反応を示す少数の人々は,特異な個性の持主か特異体質であるとの扱いを受けている.§Ⅱ.4の図4.7(p.322)の4タイプを例にとってみよう.ある職場でAタイプ8%,B 30%,C 35%,D 20%,タイプ不明瞭7%がいたとする.この職場の採光照明条件設定は多数決で,B, C両タイプの過半数が含まれるように定め,A, D両タイプは無視されるであろう.Dタイプの人々は手元に局所照明器具を置けばよい(それさえ,わがまま者扱いする職場もあるときく)が,Aタイプの人々はNDフィルター(全可視域均等吸収)でつくった光線吸収眼鏡でもかけねばなるまい.すると,色彩が裸眼でみるのとは多少異なるであろう.音響条件ならAタイプの人々は耳栓を必要とし,Dタイプの人々は補聴

器が欲しいかもしれない．一定の集団で反応分布の中央部分に相当する条件が，その集団にとって常に最適の選択とはかぎらない．上例の採光照明条件でいえばAタイプを基準にし，ほかの3タイプは自分に適した局所照明器具を用いるのも一案である．

病気ならば1万人に1人の難病でも治療を受けることができる．他方，職場の環境条件設定では10人に1人程度の個人差も無視されてきた．経済効率・環境保護・個人尊重のバランスをどのあたりにとるか，社会的合意をつくり上げる必要がある． 〔佐藤　愛子〕

文　献

佐藤愛子：点滅光の精神作業及び感情への影響．心理学研究，**43** (3)，146-151，1972．
佐藤愛子：断続音と白色雑音の精神作業及び感情への影響．心理学研究，**44** (1)，41-46，1973．
佐藤愛子：点滅光によって誘発されるそれ特有な心理生理的現象．照明学会雑誌，**57** (9)，576-579，1973．
佐藤愛子：日本人の感覚と生活，p.32，ナカニシヤ出版，1982．
Schneirla, T. C.: Aspects of Stimulation and Organization in Approach/Withdrawal Processes Underlying Vertebrate Behavioral Development. Vol. 1, pp. 1-74, 1965.
照明学会編：光の計測マニュアル，p.7，日本理工出版会，1990．
Walter, W. G.: The Living Brain, Gerald Duckworth, 1953.
Witkin, H. A.: Studies in space orientation, IV Further experiments on perception of upright with displaced visual field. In Experiments in Visual Perception (M. D. Vernon Ed.), pp. 136-153, Penguin Books, 1966.

あとがき

　現在の日本では，工業技術の進歩が著しく，それにともない生活の根本である居住環境が著しく変化し，健康にもその変化の影響が及んでいる．しかし，これらの技術開発計画にたずさわる各方面に，行動科学や動物生態学などですでによく知られている研究結果が十分に伝わっているとはいい難い．これは研究分野の縦割り構造のためにほかならない．行動科学や動物生態学などの側からみると，何年も前からデータが蓄積されているのに，それらが活用されないのは社会的損失であると感じることが多々ある．工業技術関係の会合に出たときなどによく経験したのは「日頃，心理学の人と話をする機会がないのでこの際に」とことわりながら行動科学や動物生態学などの各分野に関する質問がでることであった．このような研究の情報がほしいと思っておられる方々が少なくないという証拠であろう．そうこうしている間にもオゾンホール問題など，状況は楽観していられなくなってきたので，問題を広い意味での光の影響（放射の影響）に絞り，ミクロのレベルからマクロのレベルまで，終始一貫して生活とのかかわりという観点から，各種の研究を取上げたのである．本書が各方面の方々に利用していただければ，編集者，執筆者一同の大きな喜びである．なお本書に不備な点があれば，それは最初の企画者 佐藤の不徳の致すところである．どうか御寛容下さるようにとお願い申し上げる．

　本書を企画したとき，最初に御相談したのは序文をいただいた加藤　勝先生（京都大学名誉教授）であった．先生が「光と動物の生活」を上梓なさったのは1973年で，その20年後に本書がでることになった．先生御自身は健康上の理由から編集委員に入ることを辞退され，大石　正先生を御紹介下さった．利島　保先生，井深信男先生には私からお願いにあがったが，大石　正先生と井深信男先生は研究上の交流があり，大変御懇意にしておられるという幸運に恵まれた．利島　保先生は，大学改組などで超御多忙の中をお引き受け下さった．この編集委員会で

本書の骨格をつくり，執筆者としてお願いする先生方の人選もまたこの4名の編集委員会で行われた．お願いした先生方は本書の趣旨に御賛同下さり，快く御執筆下さって立派な原稿ができあがった．それを上梓するにあたっては，金子隆芳先生(筑波大学名誉教授)が，朝倉書店編集部に本書のことをお取り次ぎ下さったので話はとんとん拍子に進み，誠に有難いことであった．

　なお，本書の上梓を朝倉書店が引き受けて下さる以前の段階のことであるが，光科学研究財団(在 浜松市)に本書の企画を持込み出版を打診したことがあった．出版の企画は取上げていただけなかったが，本書編集委員会の作業に必要な費用の援助にと，同財団と浜松ホトニクス株式会社とから御寄付をいただいた．この御寄付は，編集委員間・委員筆者間の通信交通費，事務費として使わせていただき，関係諸氏から大変感謝された．このように多くの方々の御理解，御賛同，御協力によって本書ができあがったことに深く感謝している．

　最後に，本書の企画に御賛同下さり，上梓に至るまでに終始一貫してお世話下さった朝倉書店編集部諸氏に厚く御礼申し上げる．

　1995年7月20日

佐 藤 愛 子

索引

和文索引

ア

アウベルト-フライシュルの逆説 221
青-黄システム 233
アカゲザル 350,351,354
赤-緑システム 233
赤-緑障害 229
悪性黒色腫 63,149
アスコルビン酸 40
アスパラギン酸 86
アマクリン細胞 17,20
アミノ酸 157
アルギニンバソプレシン 139
アルビニズム 37
アレスチン 4
アレルギー性接触過敏反応 62
暗室テスト 34
暗所視 172
暗所視暗順応曲線 332
アンドロゲン 127
暗パルス型 86
暗不反応性 114

イ

イオンチャネル 11
イグルー 345
位相検出 217
位相反応曲線 82,96,283
位相変位 82
一酸化炭素濃度 247
一般活動性 350
遺伝子診断 57
遺伝子多形性 335
遺伝情報 48
遺伝的盲目 37
意図的な注意 310
イヌイット 106,344
色
　——の恒常性 26,235
　——のコントラスト感度 236
　——の三色性 21
色温度 179,195
色コントラスト 220
色チャネル 220
色方程式 176
飲水テスト 34
イントロン 49

ウ

ウェーバー比 223
うつ状態 300
うつ病 285,296
海の色 196
ウルトラジアン 143
運動閾 221
運動距離閾 221
運動残効 225,253,259
運動刺激頂 223
運動速度閾 221
運動野 136

エ

液状硝子体 37
液性調節 38
エキソン 49
エストロゲン 127
エネルギー 125
エレクトロルミネセンスパネル 203
遠視 33
演色 235
演色性 193
　——による区分(蛍光ランプ) 199
演色評価数 193
エンドストップ型細胞 25

オ

黄体形成ホルモン 112
黄斑色素濃度 331
オオガラゴ 351
オゾン 273
オゾン層 46,58
オフセット同期型 323
オプタコン 264
オペラント学習 350
オペラント反応 350
オポッサム 351
オンセット同期型 323
温暖期 297
温度(光周期と) 114

カ

外側膝状体 19
外的因子 143
概日時計 116
概日リズム 81,90,137,140,281,291
概年時計 116
快-不快 359,360
開放隅角緑内障 30
ガウシアンフィルタ 219
覚醒レベル 284
角膜 42,274
角膜曲率 43
角膜上皮 40
仮現運動 256,258
過去経験 131
過去の光周経験効果 130
可視光線 273
可視スペクトル 188
加速度環境 250
可塑性 138,272
褐色脂肪組織 125,126
活性酸素 50
活動性 351,353
活動電位 11
過渡型チャネル 326
下部側頭葉 19
硝子工白内障 275
硝子体生産 38
カルシウム血症 158
加齢黄斑症 276
カワガラス 111

眼圧　30
感覚輝度　322
感覚遮断　252
　　――の定義　252
感覚性強化　350
感覚性強化子　351
感覚的平衡維持　256
感覚統合　264
感覚トローランド　323
眼球運動　308
眼球振盪　225
眼球透光体　273
眼球の肥大　31
環境温度　105
環境サイクル　259
環境刺激制限技法　253
環境刺激の sampling rate　353
眼瞼縫合近視　42
眼軸長　30
看視作業　257,258
眼重量　32
感情障害　285
環状ミトコンドリア　39
完全放射体　188
桿体　14,20
桿体細胞　90,148
眼底反射法　233
カンデラ　169
眼内レンズ　275
眼優位性　272
寒冷期　297

キ
疑似二重反対色細胞　25
気象光学的視距離　245
季節性感情障害　285,300
季節性繁殖動物　122
季節繁殖　99
季節変動　318
季節変動性　297
季節リズム　99
基底細胞癌　63
輝度　169,358
輝度計　185
木の芽どき　296
逆運動　226
逆転眼鏡　262
嗅球　129
究極要因　110
急性光線角膜炎　274

強化子　350
胸腺　113
狭帯域発光形　198
興味深さ　354
共鳴実験　116
極圏　342
局所照明　206
局所の免疫抑制　62
極地　342
去勢　128
近視　29,33
均等色空間　182

ク
グアニル酸シクラーゼ　7
空間加重　206
空間周波数　212,269
空間の注意　307
屈折力　33
グランドアベレージ　320
グルタチオンパーオキシターゼ　47
グルタミン酸　86
グレア　175

ケ
蛍光表示管　204
蛍光ランプ　198
形態視阻害近視　43
系統発生　134
経年変動　318
月経周期　99
結合探索　306,307
血小板　159
血清アルブミン　154
血中メラトニン　284
下痢　159
減圧効果　36
原猿類　351
幻覚　253,256
幻視　254
原刺激　176
減能グレア　175
原発性緑内障　31

コ
高圧水銀ランプ　199
高圧ナトリウムランプ　200
光化学的変換　155
光化学反応　152
光学的光達距離　248

光環形成　155
好奇心　350
光源色による区分（蛍光ランプ）　199
光合成細菌　134
高脂肪食　123
光周期　111,121
光周期経験　131
光周性　100,116
光周反応性　130
恒常環境　259
甲状腺　113
高照度光照射　300
高照度光療法　286
交照法　171,232
縞視力　268,269
光線過敏症　71
構造異性化反応　153
光束　169
光束発散度　169
広帯域発光形　198
交代勤務　292,295
光度　169
好透光層　248
高度好塩菌　135
高度視力　213
興奮性アミノ酸　86
光量　169
抗緑内障薬　35
呼吸運動　142
呼吸数　143
国際照明委員会　166
国際単位系　166
黒体　188
ゴーグル法　255
個人間変動　316,318
個人差　316,318,319,359
個人差タイプ　359
個人内時間変動　318,319
個人内長期変動　316
個人内変動　316
個人変動要因　320
ゴナドスタット仮説　107
固有色　228
コルチコステロン　39
コルチゾール　146,289
コルテの法則　226
混色　176
コントラスト　209,246
コントラスト閾　222
コントラスト感度　210,269

索 引　　　367

コントラスト感度曲線　270
コンパクト形　198

サ

サイクロビリルビン　154,155
採光照明条件　361
最少紅斑量　60
彩色チャネル　326
彩度　176
サイモン効果　311
錯視　225
錯覚　256,258,259
錯覚的結合　305
錯覚的現象　256
殺菌作用　50
サメーションインデックス　329
三刺激値　176
漸深海水層　249
酸素欠乏　247
酸素投与　147
3波長(域発光)形　198
サンプリング　215

シ

視運動性眼震　269
紫外線　148,273
紫外線カットレンズ　277
紫外線B　58
紫外放射　188
視覚　37
　　——の鋭敏化　253,256
視角　168
視覚形成過程　264
視覚サイクル　136
視覚失認　266
視覚障害　263
視覚障害者　282
視覚探索　305
視覚の好み　352,354
視覚的探索課題　266
視覚剥奪　272
視覚ビジランス作業　257
視覚野　136
視覚優位　262
視覚誘発電位　269
時間加重　206,209
時間の明るさ増大　323
時間の変動　358
時間統合　234
視感度の個人差　327

時間変動　358
時間率騒音レベル　359
色覚　2
色覚異常　334
色光　175,352
色差　182
色彩知覚　256,258
色相　176
色素上皮細胞　90
色素性乾皮症　56,59,71
色素沈着　148
色度座標　177
色名法　228
子宮重量　127
視距離　245
至近要因　110
時空間解像度　236
時空間フィルタ　212
時空相待現象　227
刺激感受性　321
刺激削減　253
刺激の最適水準理論　258
刺激-反応整合性効果　311
嗜好性　322
自己複製　47,48
自己溶血作用　156
視細胞　2,13
時差症候群　291,295
自殺　296
脂質重量　124
思春期発来　107
視床下部　137
視床下部摂食中枢　351
視床下部-脳下垂体系　112
視神経　84
自然昼光　190
持続型チャネル　326
疾患モデルマウス　57
膝状体視床下路　84
失読症　266
室傍核　129
視程　245
自動的な注意　310
シナプス　12
視認閾　253
視認性　218
視認性評価　219
シベリアハムスター　122
脂肪ランプ　345
紫膜　135

社会的隔離　259
社会的同調因子　259
弱視　273
遮光眼鏡　277
斜視　273
視野闘争　272
視野変換　262
ジャンガリアンハムスター　122
自由継続周期　259
自由継続リズム　81
主観的感受性　322
主観的等価点　321
主観的な短日　130
主観的な時計　353
縮瞳剤　35
受光総量　358,359
種痘様水疱症　75
種内変動性　337
受容野　15,21
狩猟　348
馴化　268
馴化-脱馴化法　268
春機発動　107,129
順応水準　304
松果体　40,90,103,117,135,138,142
ショウガラゴ　351
上頚部交感神経節　142
小細胞層　22,24
照射時間　82
小視野2色型第3色覚　232
常昼　342
照度　82,169
照度計　186
常夜　342
除去修復　52
食餌　123
食餌制限　351
植物の色　202
初潮発来　107
シリアハムスター　122
視力　253,348
視力障害　294
真猿類　351
神経節細胞　17,20
人工光　357
新生児黄疸　152
新生児室の照明　147
心像　253
心拍数　142,143

ス

図　304,305
水晶体　274
水浸法　252
水素結合　154
錐体　13,14,20
錐体細胞　90
錐体視物質　8,9
水中環境　248
水平細胞　14,20
睡眠-覚醒リズム　259,290
睡眠相後退症候群　293
睡眠相前進症候群　294
睡眠中の夢　255
図形　257
図形模写　258,259
ストロボ効果　307
スパイク　12
スーパーオキサイドディスムターゼ　46
スプライシング　49
スペクトル中性点　337
スペクトル分析　255,258
スルファニルアミド　75
ずれ運動　221
スローロリス　351

セ

生活サイクル　259
性差　332
性周期　99
成熟児　143
青色光　147,148
生殖腺　110
生殖腺刺激ホルモン放出ホルモン　112
精神変調　296
性成熟　145
精巣　128
生体リズム　288
成長　159
生物時計　81
生物リズム　259
性ホルモン　127
生命の誕生　46
生理的活性水準　318
赤外光効果　41
赤外線　273
赤外線減光レンズ　277
赤外放射　188

赤外ランプ　41
赤緑色覚異常　333
雪眼炎　274
赤血球　158
摂取エネルギー　123
摂食効率　126
セロトニン　92,300
セロトニン-N-アセチル転移酵素　92
選好注視　267
選好注視法　268
全視野法　255
線状野　272
全身性紅斑性狼瘡　75
全身的免疫抑制　62
前注意的過程　305
前緑内障期間　34

ソ

相関色温度　195
双極細胞　15
相対的な長さ　132
相対的光不反応性　114
総排出口腺　114
増分閾法　232
即時型アレルギー反応　74
即時型光アレルギー性反応　77
測色　175
速度
　　──の効果　227
　　──の識別　223
速度識別閾　223
測光　166
測光標準観測者　172
測光量　169,358
空の色　196
ソラーレン　51,54,76
ゾル硝子体　37

タ

第1次視覚野　19,272
体温　143,289
体温リズム　259,292
大細胞層　22,24
第3次視覚野　19
体制化する機能　257
体組織成分　124
胎動　142
第2次視覚野　19
胎盤　141
胎盤通過性　145

太陽紫外線　46,58
タキステロール　151
滝の錯視　225
多形日光疹　74
多重チャネルモデル　212
脱馴化　268
楽しさ　354
短域過程　222
探索行動　303,351
探索動因　350
探索の非対称性　307
炭酸脱水素酵素　35
短日　116,123,125
短日不反応性　114
単純(型)細胞　25,213
単色光軌跡　177,316

チ

地　304,305
遅延型光アレルギー性反応　77
チオレドキシン-リダクターゼ　149
知覚遮断　252
知覚速度　223
知覚的体制化　263
知覚的単調化　252
逐次比較法　171
地平線　245
痴呆老年者　294,295
注意　303〜305,307,308,312
　　──の移動　308〜310,312
　　──の範囲　307,308
昼間視　2
昼行性　351
昼行性動物　83
中国古典医学　318
中心窩　232
中深海水層　248
中性点　233
長域過程　222
聴覚閾　261,262
長期予後　159
調光レンズ　277
長日　123,125
鳥類　110
　　──の光誘導性緑内障　30
直光層　248
直接比較法　171
直腸温　284
直腸温リズム　259
地理学的光達距離　248

索引

テ
チロキシン 39,113
チロシナーゼ 149
チンパンジー 351,354

テ
低圧ナトリウムランプ 200
定位反応 303
低温 116
ディスプレイ用 CRT 203
ティン族 347
適応 357
適応応答 54
テストステロン 127
7-デヒドロコレステロール 151
デヒドロレチナール 2
テレビ 37
電気刺激 351
電気性眼炎 274
電球形 199
点字 263
天然光 357
点滅光 306

ト
等価騒音レベル 358
冬期うつ病 300
等輝度色刺激 236
道具条件づけ 350
等色 176
——の個人差 327
等色関数 177,231
——の変動性 327
同調因子 83,139,259,288
同調機構 294
動脈管 158
特殊演色評価数 194
特徴 305
特徴探索 306
特徴統合理論 306
突然変異 49,154
トランスデューシン 4,5,7,8
トリプトファンの代謝 158
トローランド 169

ナ
内斜視 273
内的脱同調 259,281,283,288,289

ニ
二重反対色細胞 24,25
二色覚法 234
日変動 318
日光消毒 50
日光じんましん 73
日光網膜症 276
日光浴 150
日周サイクル 39
日照 297
日照時間 297,347
日蝕網膜症 276
日長 111,121,300
ニホンウズラ 112
ニホンザル 354
乳酸脱水素酵素 32
乳児精神物理学 267
入眠時幻覚 255
乳幼児突然死症候群 144
ニューロン 10

ネ
熱エネルギー的変換 155
熱帯雨林 346
年周リズム 99

ノ
脳波 255,258,304
ノルアドレナリン 92

ハ
バカ・ピグミー 347
白色雑音 353
白内障 274
白熱電球 198
薄膜 EL パネル 203
薄明 342
薄明視 2,172
薄明性牛眼 40
薄明光環境 41
バソプレシン 85
ハタネズミ 122
波長依存性 148
波長弁別 229
発光ダイオード 203
発情周期 99
発達段階 130
発達的変動 144
パラメータ 320
ハロゲン化サリチルアニリド 78
ハロゲン電球 198
繁殖期 99,110
反対色説 233
反応の最適度原理 321

ヒ
光アレルギー 74
光アレルギー性反応 76,77
光異性体 155
光エネルギー 147
光黄斑症 276
光回復 52
光回復酵素 60
光環境 29
光クロライドポンプ 135
光交換器 141
光受容物質 134
光照射器 287
光(アレルギー性)接触皮膚炎 78
光増感物質 154,156,157
光毒性反応 76
光パッチテスト 80
光パルス 82,132
光パルス型 86
光不反応期 111,113
光誘導性鳥類緑内障 31
光療法 142,152,155
光老化 59,71
非黒色腫皮膚癌 63
非視覚的生理学 29
皮質下投射 136
皮質機能 258
皮質機能水準 259
皮質性視覚障害 266
皮質脊髄路線維 137
皮質損傷 266
非線形ベクトルモデル 184
ビタミン B_{12} 294
ビタミン D 50,150
ビタミン E 157
ヒドロキシレチナール 2
非 24 時間睡眠覚醒症候群 294
皮膚癌 58
皮膚癌発症率 64
日変動 318
びまん性表層角膜炎 274
日焼け 59,70,149
漂泳区分帯 248

索　引

標準暗所視分光視感効率関数　173
標準観測者　318
標準分光視感効率　170
標準明所視分光視感効率関数　172
標本化定理　214
ヒヨコ　350
ピリミジンダイマー　52
ピリミジン二量体　60
ビリルビン　146
敏感期　272

フ

ファブリキウス嚢　113
フィコビリン　134
フォトダイナミック作用　51
フォトン　289
不快グレア　175
不規則睡眠-覚醒リズム　295
複雑(型)細胞　25, 213
副尺視力　213, 221, 272
複製後修復　53
部分同調　281
プラズマディスプレイ　204
フリッカー　360
フリーラン周期　283
フリーランニングリズム　294
プレビタミンD_3　151
ブローカースルツァー効果　323
プロスタグランジン　71
プロスタグランジンA　158
プロビタミンD_3　150
フロンガス　58
分光　170
分光感度関数　232
分光視感効率　329
分光測光装置　186
分光放射束　170
分散型ELパネル　203
糞中の生殖腺ホルモン　111
分布温度　194

ヘ

平均演色評価数　194
平均化　319
閉塞隅角緑内障　30
ペラグラ　73
変調感度　234

ホ

ボイエラ　346
妨害刺激　306
方向
　　——の選択性　225
　　——の特異性順応　225
放射　166
放射エネルギー　168
放射輝度　168
放射強度　168
放射照度　168
放射発散度　168
報酬　350
飽和度弁別　229
補間　215
保護眼鏡　277
母児関係　160
ホスフォジエステラーゼ　7
ポップアウト　306
ボディサイズ　125, 126
ポルフィリン症　72
ホルモン　144
雪洞式テント　345

マ

マウス　351
膜電位　10
マグニチュード法　171
マスキング　93
マスキング効果　284
マルチカラー蛍光表示管　204
慢性光線角膜炎　274
慢性皮膚反応　59
マンセル表色系　181

ミ

未熟児　144
未熟児網膜症　147
脈絡膜循環障害　277

ム

無彩色チャネル　326
ムササビ　351

メ

眼　29
明暗サイクル　143
眼以外の光受容器　116
明所視　172
明度　176

メタルハライドランプ　199
メタロドプシンII　4〜8
メラトニン　40, 90, 103, 117, 125, 126, 128, 138, 144, 145, 289
　　——の病態生理学的意義　146
免疫抑制　61

モ

網膜　19, 90, 275
網膜温度　277
網膜色素変性症　4
網膜視床下部路　84, 90, 139, 141, 282
網膜照度　169
網膜錐体色素　333
網膜像質低下　43
網膜剥離　32
網膜光障害　276
毛様体　38
模写　257
本川式電気尖光値　258

ヤ

焼畑耕作　348
薬剤による光線過敏症　75
夜行性動物　83, 351

ユ

有棘細胞癌　63
遊離酸素　46
雪盲　246
ユニーク色　316

ヨ

溶血　157
幼時の視覚経験　351
ヨザル　351

ラ

ラット　351
ランゲルハンス細胞　62
卵子形成　159
卵巣摘出　128
ランダムドットキネマトグラム　222

リ

リカバリン　7
リズムの自由継続　259

索 引 371

理想的個人 318,319
立体異性反応 153
立体角 167
立体視力 270
リボフラビン 156
流出能力 32
両眼非対応 270
両耳分離聴 308
緑色光 148
緑内障 29
臨界持続時間 209
臨界日長 130
臨界面積 208

ル

類型化 320
類囊胞黄斑浮腫 275
ルミステロール 151

レ

霊長類 351,354
レイリー均等 231
レイリー等色 333
レチナール 2,5,8,9,117,134,135,157
劣性遺伝子 rc 37
劣性遺伝病の保因者 57
レティネクス理論 235

連続照明下 83

ロ

老人性円板状黄斑変性症 276
6,4-光生成物 52,60
ロッドーフレイムテスト 359
ロドプシン 2,4,5,8,9,91
ロドプシンキナーゼ 4,8
ロドプシン様視物質 117
ローパスフィルタ 214,219
濾胞刺激ホルモン 112

ワ

枠光周期実験 116

欧 文 索 引

A

α 減衰 304
Abney の法則 177
acute photokeratitis 274
adenylate cyclase 活性 140
advanced sleep phase syndrome 294
alexia 266
allergic contact hypersensitivity 62
amacrine cell 20
amblyopia 273
annual rhythm 99
Aschoff の法則 83

B

β 受容体 140
β 運動 256
bathypelagic zone 249
Bender-Gestalt test 257
Bezold-Brucke ヒューシフト 228
bilirubin rash 156
Bloch の法則 206,209
bright light therapy 286
Broca-Sulzer effect 323
bronze baby syndrome 155

C

cathode ray tube 203
c-fos 86

cGMP 合成酵素 7
cGMP ホスホジエステラーゼ 6,7
C-Ha-ras 67
chronic photokeratitis 274
CIE 166
CIE (合成)昼光 190
CIE 表色系 176
circadian rhythm 81
cis-urocanic acid 62
color difference 181
color equation 176
color matching 176
color rendering 193
color temperature 179,195
colorimetry 175
cone 20
contrast sensitivity function 210,270
correlated color temperature 195
cost-benefit 分析 309
Coturnix coturnix japonica 112
covert な定位 308

D

δ 運動 226
day-length 121
daylight 190
delayed sleep phase

syndrome 293
deoxyglucose 143
depression 296
direct comparison method 171
direction specific adaptation 225
displacement threshold 221
distribution temperature 194
DLB 40
D_{max} 222
D_{min} 221
DNA 47
DNA 鎖切断 154
DNA 修復 46,50
DNA 損傷 59
double opponent cell 25

E

ε 運動 226
EL (electroluminescent panel) 203
electric photophthalmia 274
elipse retinopathy 276
euphotic zone 248
eye to eyecontact 160

F

feature integration theory 306
fiber optic phototheraoy unit 160

flicker method 171
free-run 259
free-running period 259
free-running rhythm 81
FSH 112

G

Gabor 関数 218
ganglion cell 20
Ganzfeld method 255
geniculohypothalamic tract 84
glare 175
glassworker's cataract 275
GnRH 112
goggles method 255
gonadostat hypothesis 107
Grassmann の法則 176
grating acuity 269
Gunn ラット 155

H

habituation-dishabituation 268
Halobacterium halobium 135
HID ランプ 199
homogenous stimulation 252
horizontal cell 20
hue 176
hyaluronic acic 38
hydroxyl radical 146
1 α-hydroxylation 151
hyperacuity 213
hypothalamic island 138

I

illusory conjunction 305
imagery 253
infant psychophysics 267
initiation 68
interplexiform cell 17
interpolation 215
IT 19

K

κ 効果 227

L

LDH 32

lean mass 127
LED (lightemitting diode) 203
LGN 19
LH 112
LIAG 30
lightness 176
LSM 42
luminance 169
luminous intensity 169

M

magnitude method 171
Magnocellular layers 24
malignant melanoma 63
MDB 法 232
Mesocricetus auratus 122
mesopelagic zone 248
mesopic vision 172
meteorological optical range 245
Microtus pennsylvanicus 122
minimum erythema dose 60
motion adaptation effect 225
Müller-Lyer の錯視 256
Munsell color system 181

N

Na⁺ チャネル 7, 8
N-acetyltransferase 活性 140
N-acetyltransferase 酵素蛋白 142
NCS 表色系 181
NK 活性 61
NMDA 型受容体 139
NO 139
non-melanoma skin cancer 63
Nyquist rate 214

O

O_2^- 148
$^1O^6$ 産生 156
O^7-メチルグアニン 52
oncogene 66
opsin shift 136
optokinetic nystagmus 225, 269
orienting response 303
Osgood の SD 法 235

P

π メカニズム 234
p53 68
Parvocellular layers 24
PDP (plasma display) 204
pelagic zone 248
perceptual deprivation 252
persistent light reaction 79
phase response curve 82
Phodopus sungorus 122
photocyclization 154
photometoric quantity 169
photometry 166
photoperiod 121
photoperiodism 100
photopic vision 172
photoreactivating enzyme 60
photorefractory period 113
phototherapy 286
physiological activation level 318
PIBIDS 症候群 61
Piper の法則 208
PL 法 268
Plank 放射則 188
preferential looking 267
progression 67
promotion 68
pseudo-double opponent cell 25
psoralen 51, 76

R

radiant energy 168
radiation 166
random dot kinematogram 222
Rayleigh match 333
Rayleigh の法則 189
rec A 54, 55
REST (restricted environmental stimulation technique) 253
retinal illuminance 169
retino hypothalamic tract 84
rg 色度図 177

RGB 表色系 176
Ricco の法則 206, 208
rod 20

S

S 効果 227
S モジュリン 7, 8
saturation 176
scotopic vision 172
seasonal affective disorder 285, 300
seasonal rhythm 99
seasonality 297
senile disciform macular degeneration 276
sensation luminance 322
sensoristasis 256
sensory deprivation 252
sensory reinforcement 350
sexual cycle 99
shearing motion 221
Simon effect 311
sister chromatid exchange 159
skin type 63
SLE 75
snow blindness 246, 274
solar keratosis 67
solar retinopathy 276
SOS 応答 54
spectral 170
spectral loci 316
step-by-step method 171
stereo acuity 270
stimulus-response compatibility 311
stimulus restriction 253
stopped motion 226
strabismus 273
suicide 296
sulfanilamide 75
sunshine duration 297
sunburn 71
suntan 71

T

τ 効果 227
tristimulus values 176
tumor necrosis factor 62
tumor suppressor genes 66
TVSS (tactile vision substitution system) 264

U

UCS 色度図 182
ultraviolet 46
uniform color space 182
unique hue 228, 316
uv 色度図 180, 182
$u'v'$ 色度図 182
UVA 51, 58, 59
UVB 51, 58, 59
UVC 51, 58

V

V1 19, 272
velocity threshold 221
VFD (vacuum fluorescent display) 204
virnear acuity 221
visibility 218, 245
visual agnosia 266
visual angle 168
visual evoked potential 269
visual range 245

W

water-immersion 252
winter depression 300

X

X 細胞 18, 213
xeroderma pigmentosum (XP) 56, 59
XYZ 表色系 178

Y

Y 細胞 18, 213

Z

Zeitgeber 259

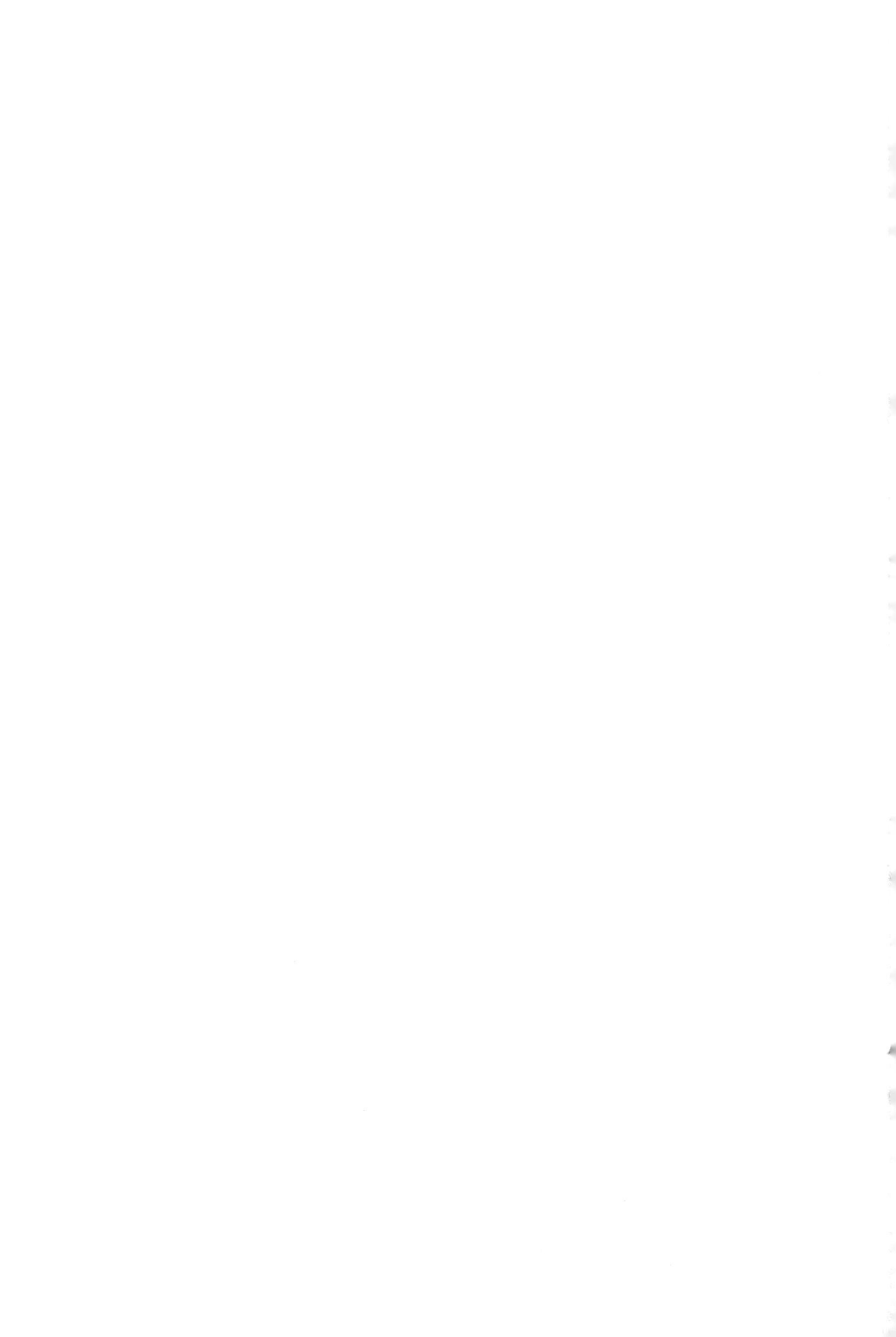

光と人間の生活ハンドブック(普及版)　　定価はカバーに表示

1995年 9 月 1 日　初　版第 1 刷
2010年 7 月25日　普及版第 1 刷

編集者	佐藤　愛子
	利島　保
	大石　正
	井深　信男

発行者　朝倉　邦造

発行所　株式会社　朝倉書店
東京都新宿区新小川町 6-29
郵便番号　162-8707
電　話　03(3260)0141
FAX　03(3260)0180
http://www.asakura.co.jp

〈検印省略〉

© 1995 〈無断複写・転載を禁ず〉　　新日本印刷・渡辺製本

ISBN 978-4-254-10241-3　C 3040　　Printed in Japan

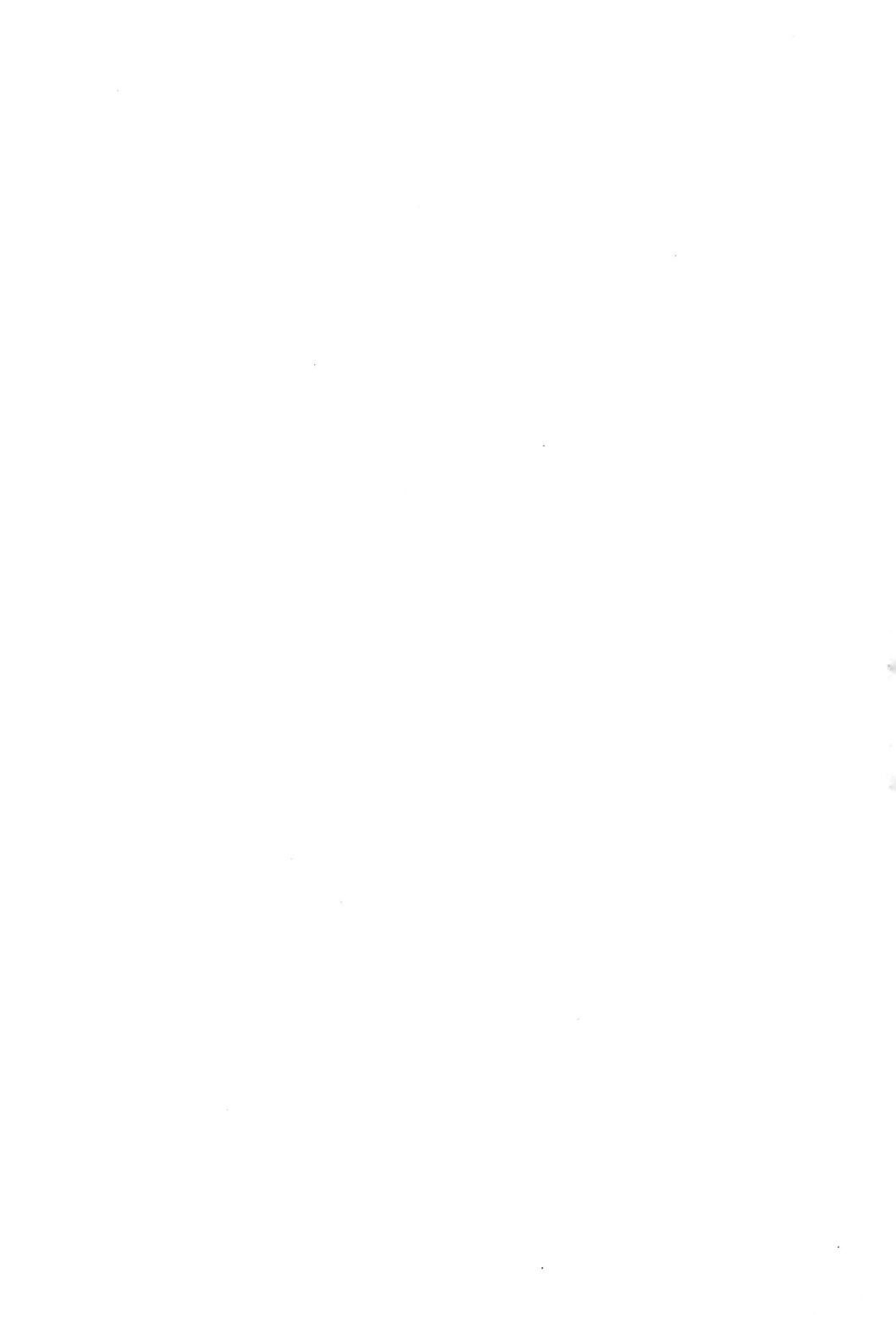